TRAITÉ COMPLET

DE

L'ANATOMIE

DES

ANIMAUX DOMESTIQUES.

SIXIÈME LIVRAISON.

T. 6

SPLANCHNOLOGIE,

APPAREILS DES SENS ET OVOLOGIE;

Achille

Par A. LAVOCAT,

PROFESSEUR D'ANATOMIE ET DE PHYSIOLOGIE A L'ÉCOLE ROYALE
VÉTÉRINAIRE DE TOULOUSE,

Membre correspondant de la Société centrale de Médecine vétérinaire.

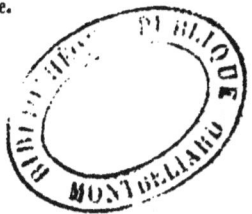

PARIS

LABÉ, ÉDITEUR, LIBRAIRE DE LA FACULTÉ DE MÉDECINE,
Place de l'École-de-Médecine, 4.

OCTOBRE **1847.**

PARIS. — IMPRIMERIE D'ALEXANDRE BAILLY,
Rue du Faubourg-Montmartre, 10.

A

LA MÉMOIRE

DE

MA MÈRE.

L'anatomie vétérinaire, si redevable au mé-
rite de.Rigot, doit tenir à conserver les écrits
inachevés de cet auteur; mais, dans ce but, il
faut les compléter. J'entreprends cette tâche,
et je crois ainsi rendre hommage à la mémoire
du professeur qui me fit aimer la science qu'il
enseignait.

Il est bien à regretter que Rigot n'ait pu terminer son œuvre, et que les parties laissées par
lui soient précisément les plus importantes. En
essayant de remplir ces lacunes, je suis heureux

de trouver dans ma position une grande partie des ressources indispensables, et mes efforts sont soutenus par le désir d'être utile, en cherchant à contribuer aux moyens d'instruction anatomique, dans les Ecoles vétérinaires.

Je commence par faire paraître la *Splanchnologie;* et, dans cette même livraison seront compris les *Appareils des sens* et l'*Ovologie.* Prochainement, l'ouvrage sera complété par la publication de l'*Angéiologie* (deuxième partie) et de la *Névrologie.*

Les différents points que j'ai à traiter ont été, surtout dans ces dernières années, l'objet de nombreux travaux; mais, au milieu de ces savantes recherches, je ne dois pas perdre de vue le but dans lequel j'écris; aussi saurai-je me borner, tout en cherchant le niveau de la science.

D'ailleurs, l'anatomie, essentiellement positive, ne peut admettre que ce qui est bien démontré; et l'anatomie vétérinaire doit surtout faire connaître les détails utiles à la physiologie, ou applicables soit à la chirurgie, soit à la pathologie. En conséquence, il ne faut pas, dans cet enseignement, insister sur les points douteux, mais s'attacher à ce qui est devenu incontestable par le contrôle de nombreuses dissections.

La micrographie est aujourd'hui d'un puissant secours dans les études sur la texture intime des organes; mais ses découvertes ne sont pas toutes parfaitement établies; les progrès ont leurs excès, qu'il faut savoir éviter. Aussi, sans repousser entièrement les investigations de cette science nouvelle, je ne les admettrai dans ce livre qu'autant qu'elles seront avérées et susceptibles d'application.

L'anatomie comparée est inséparable des études, comparatives elles-mêmes, sur l'organisation des animaux domestiques. Elle est utile en démontrant ce qu'un même organe présente d'essentiel et de constant dans sa structure et sa fonction, et comment il se modifie pour affaiblir, augmenter ou perfectionner son rôle physiologique. Dans ce genre de recherches, de grandes ressources m'ont été offertes principalement par les travaux de Cuvier et de M. Duvernoy.

Sous d'autres rapports, j'ai voulu remonter aux anatomistes anciens les plus célèbres, si riches en détails qui de nos jours passent souvent pour nouveaux.

Enfin, les auteurs modernes que j'ai consultés avec le plus de fruit seront cités dans cet ouvrage, et je me plais à leur témoigner ici toute ma reconnaissance.

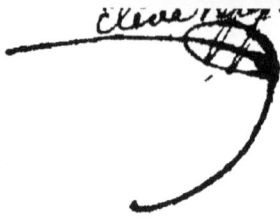

SPLANCHNOLOGIE.

GÉNÉRALITÉS.

La *splanchnologie* [1] est cette branche de l'anatomie qui a pour objet l'étude des viscères et de leurs annexes.

Le titre de *viscères* [2] s'applique rigoureusement aux organes qui servent à la nutrition ; aussi, d'après le sens littéral, la *splanchnologie proprement dite* devrait-elle comprendre exclusivement les appareils *digestif, respiratoire* et *urinaire.*

Cette acception, bien que logique, a été jugée trop restreinte pour constituer la base d'une juste classification ; les appareils organiques sont trop complexes, leurs fonctions ne sont pas assez indépendantes les unes des autres, pour que la délimitation soit bien précise.

Mais, étendre le cadre de la splanchnologie, c'était,

[1] Σπλαγχνον, viscère.
[2] *Viscera,* entrailles, de *vescor,* je me nourris.

1

en même temps, négliger ou forcer le sens étymologique, augmenter le vague et les difficultés de l'acception, enfin remettre la détermination des limites à l'appréciation de chacun.

Ainsi, les appareils *circulatoire* et *nerveux,* qui concourent aux phénomènes de la nutrition, pouvaient, à ce titre, être du ressort de la *splanchnologie ;* mais ils forment, en anatomie, des sections distinctes, nommées *angéiologie* et *névrologie,* auxquelles on a cru devoir rattacher leurs parties centrales, c'est-à-dire le cœur, le cerveau et la moelle épinière, que l'ancienne Ecole rangeait parmi les viscères ou organes splanchniques.

Les *appareils des sens,* malgré leur liaison avec la vie cérébrale ou intellectuelle, pourraient être admis dans le domaine de la *splanchnologie,* parce qu'ils concourent aussi à l'exercice de la vie matérielle, et surtout parce que certains d'entre eux, comme ceux du goût et de l'odorat, se confondent avec les organes de la digestion et de la respiration ; mais leurs connexions anatomiques et physiologiques avec le système nerveux sont telles, qu'ils peuvent être étudiés après la *névrologie,* si toutefois ils ne méritent pas de constituer une classe à part.

L'appareil de la *génération,* par son but spécial, est certainement très-distinct et susceptible d'être étudié en particulier; mais il appartient à la vie organique, et, pour plus de simplicité, on le fait entrer dans le cadre splanchnologique.

De cette manière, la classification des appareils et le sens attaché aux termes de *splanchnologie* et de *viscères,* sont devenus, sinon arbitraires, du moins conventionnels.

Dans tous les cas, il serait inexact de considérer la *splanchnologie* comme limitée aux organes renfermés dans les cavités splanchniques, qui ne portent ce titre que secondairement, parce qu'elles contiennent les principaux viscères. En effet, beaucoup d'organes, dont cette science ne traite pas, tels que certains *muscles*, des *vaisseaux*, etc., sont compris dans ces cavités, tandis qu'un grand nombre de parties, dont elle s'occupe, sont en dehors, comme l'*œsophage*, la *trachée*, les *testicules*, le *pénis*, les *mamelles*, etc.

En conclusion de ce qui précède, le terme de *splanchnologie* est inexact et ne saurait être rigoureusement défini, soit qu'on restreigne, soit qu'on étende sa signification. Malgré cet inconvénient inévitable, on doit le conserver, comme cadre d'ensemble, auquel puissent se rattacher des considérations générales ; mais, dans ce même but, il faut nécessairement lui donner une valeur conventionnelle, ainsi qu'il suit :

La *splanchnologie* ou le traité des viscères et de leurs annexes comprend, dans son acception la plus étendue, les *appareils digestif, respiratoire, urinaire* et *génital*.

L'*ovologie,* qui pourrait, à la rigueur, être considérée comme une dépendance de l'appareil génital, sera étudiée à part.

IMPORTANCE DES VISCÈRES DANS L'ORGANISME.

Les organes dont s'occupe la splanchnologie sont les instruments essentiels de la vie. Ils sont fréquemment le siége de lésions, et la plupart des questions fondamentales du diagnostic, du pronostic, de la chirurgie, en un mot, de la médecine tout entière, sont subordonnées à la connaissance exacte de leurs détails extérieurs et intérieurs. De là, l'importance bien reconnue de cette branche de l'anatomie.

Chacun des appareils viscéraux joue un rôle, dont le degré d'importance relative n'est pas le même. C'est ainsi

que l'*appareil respiratoire* est aussi prochainement nécessaire à la vie que l'exercice de la circulation et de l'innervation ; l'*appareil digestif,* au contraire, peut sus-
pendre ses manifestations d'activité, et cela surtout dans
ses parties extrêmes ; les *organes génitaux,* étrangers à
la conservation de l'individu, ont des fonctions temporaires, et peuvent être supprimés sans que la vie soit
compromise. Il en est de même pour certains organes,
tels que les *glandes salivaires,* le *corps thyroïde,* la
rate, etc.

Chaque viscère, dans sa circonscription, représente un
petit organisme spécial et complet, ayant sa vie propre et
fonctionnant à sa manière, mais, en même temps, lié à
l'ensemble par la circulation et l'innervation générales.

NOMENCLATURE.

En splanchnologie, la nomenclature n'a pas subi de vi-
cissitudes, comme dans les autres sections de l'anatomie ;
les dénominations anciennes ont été conservées.

Les unes sont absolues et sans autre signification, par
exemple, le *foie,* la *rate,* les *reins,* etc.

Les autres sont tirées :

1° De la *forme : cœcum, vagin, amygdales, utérus,* etc. ;

2° De la *situation : intestin, prostate, épididyme,
parotide,* etc. ;

3° De la *direction : rectum ;*

4° De la *structure : ovaire, réseau, feuillet,* etc. ;

5° Des *usages : poumons, œsophage, matrice, uretères,* etc. ;

6° Des *produits d'élaboration : glandes salivaires,
lacrymales,* etc. ;

7° Du *nom de l'anatomiste* qui a découvert ou le

mieux décrit l'organe : *canal de Warthon,* de *Sténon,* *membrane de Schneider, trompes de Fallope,* etc.

NOMBRE.

Les viscères sont doubles ou pairs, simples ou impairs.

L'unité appartient plus spécialement aux viscères principaux de l'appareil *digestif ;* dans les autres appareils, *respiratoire, urinaire* et *génital,* la duplicité est plus générale.

SYMÉTRIE. — ASYMÉTRIE.

Pairs ou impairs, les viscères sont généralement peu réguliers.

L'asymétrie est d'autant plus marquée que les organes sont plus profonds et plus écartés de la ligne médiane. Cette particularité semble commandée par le genre de nerfs spinaux ou sympathiques, dominant dans l'organe ; en effet, le système cérébro-spinal est caractérisé par sa symétrie, qu'il fait partager, d'une manière si remarquable, aux organes de la vie animale, pour qu'ils puissent harmonier leur action, lorsqu'ils agissent simultanément ; tandis que le système ganglionnaire communique son asymétrie aux appareils de la vie organique, dont les différentes parties, chargées de fonctions distinctes, n'exigent pas d'harmonie, dans la forme ni dans les dimensions. En conséquence de ce principe général, déjà exprimé par M. Bourgery, on constate que les viscères, situés au centre du corps et recevant des nerfs ganglionnaires, sont asymétriques, comme les *reins,* le *pancréas,* le *foie,* l'*estomac,* l'*intestin,* le *cœur,* les *poumons,* etc.; si, au contraire, on se rapproche des orifices cutanés, on trouve, dans les organes, une symétrie croissante, à mesure que les nerfs rachidiens y deviennent plus abondants, par exemple, à l'*œsophage,* au *pharynx,* à la *bouche,* aux *glandes salivaires,* au *rectum,* à la *trachée,* au *larynx,* aux *cavités nasales,* à la *vessie,* l'*urèthre,* la *matrice,* le *vagin,* le *pénis,* etc.

FORME.

Dans les belles considérations formulées, par M. Bourgery, sur la corrélation de forme des viscères, se trouvent énoncés de profonds aperçus, desquels il résulte que la forme générale est commandée par la fonction, dans les viscères creux, et non dans les viscères pleins, parce qu'en eux la fonction, n'exigeant que des actions moléculaires, peut s'accommoder de configurations d'ensemble très-différentes, comme on l'observe entre les divers animaux, etc. Conséquemment, la forme de l'organe, en général, n'est essentielle ni à lui-même, ni à sa fonction propre ; elle est le résultat de l'harmonie du volume de cet organe, pour une position et dans un lieu déterminés, avec la forme des organes voisins, de ces derniers avec la cavité qui les renferme et les enveloppes qui les contiennent, et, successivement, de proche en proche, des cavités splanchniques entre elles et avec l'appareil locomoteur, c'est-à-dire avec tout l'ensemble.

VOLUME. — DIMENSIONS.

Les dimensions des viscères peuvent être déterminées, d'une manière absolue, par des mesures linéaires, ou relativement, par comparaison, soit avec des corps connus, soit avec d'autres organes. On trouve généralement, dans la nature des fonctions, la raison des différences considérables, en certains points, que présentent entre eux les appareils ou les viscères, sous le rapport des dimensions ou de la capacité. Ainsi, l'*appareil digestif* est d'un volume supérieur à celui de tous les autres appareils viscéraux réunis, parce qu'il doit recéler une grande masse de substances étrangères à l'organisme, auxquelles il imprime de nombreuses et longues élaborations; en conséquence du même principe, il est nécessairement moins développé dans les carnivores, que chez les animaux qui se nourrissent de végétaux, matières qui résistent beaucoup aux puissances de la digestion; et, si la panse des ruminants présente d'aussi grandes dimensions, c'est encore dans un but fonctionnel.

Vient ensuite, sous le rapport du volume, l'*appareil respiratoire*, dont la capacité répond à l'importance de la fonction dont il est le siége.

Parmi les glandes, le *foie* se fait remarquer par un grand volume, en harmonie avec le rôle de cet organe, à la fois sécréteur de la bile et dépurateur du sang.

L'appareil génital, dont les fonctions sont importantes, mais d'une exécution lente, est d'un volume peu considérable.

Enfin, le volume d'un organe peut varier suivant l'*âge ;* c'est ce que présentent le poumon, le thymus, le corps thyroïde, le foie, les testicules, le rumen, la caillette, etc.; suivant les *conditions physiologiques,* comme l'estomac, l'intestin, la rate, l'utérus, etc. ; suivant aussi le *tempérament,* l'état de *santé* ou de *maladie,* etc.

COULEUR.

La couleur des viscères varie du blanc-grisâtre ou jaunâtre au rouge plus ou moins foncé, d'après la nature et la quantité des liquides contenus dans la trame organique. Ainsi la teinte rosée du *poumon* peut devenir jaunâtre à l'état exsangue; rouge ou même brune, si, au contraire, le sang abonde dans ce viscère; la *rate* prend une couleur rouge-violacé ou lilas, selon la porportion

de sang veineux qu'elle renferme ; les *reins* ont une couleur rouge-jaunâtre, due au sang et à l'urine ; le *foie*, une
teinte rouge-brun, produite par le sang veineux et la bile;
les *glandes salivaires*, le *pancréas*, une coloration jaunâtre, en raison de ce que le sang qui les traverse est peu
abondant et très-divisé dans leur tissu, etc.

Ce qui prouve que la teinte plus ou moins foncée des
viscères n'est due qu'aux liquides qu'ils renferment, c'est
que, si l'on fait passer un courant d'eau à travers les vaisseaux d'un organe très-coloré, comme la *rate* ou les *reins,*
il y a décoloration du tissu, qui devient blanc-jaunâtre ou
grisâtre.

Enfin, la couleur des viscères est susceptible de varier,
suivant l'âge, sous l'influence des maladies, etc.

CONSISTANCE.

Les viscères offrent une consistance variable, d'après
leur mode de texture. La proportion des éléments fibreux,
celluleux, musculaire, vasculaire et nerveux, la disposition
plus ou moins serrée de ces parties constituantes, produisent de grandes différences. En général, les viscères creux
sont mous et ne conservent pas leur forme, en état de vacuité; mais, en même temps, leur tissu est résistant et élastique, en raison surtout des membranes fibro-celluleuses
et charnues qui entrent dans leur organisation; c'est ce
qu'on remarque pour l'*utérus,* la *vessie,* l'*estomac,* etc.

Dans les viscères pleins, comme les *glandes,* le degré
de consistance dépend surtout de la proportion des éléments vasculaires et de leur arrangement plus ou moins
serré avec les organules élaborateurs ; c'est en conséquence de cette disposition intime, que le tissu ferme des
reins et du *foie* est plus facile à déchirer que celui des
glandes salivaires, du *testicule,* etc.

D'autres organes, comme la *rate* et les *poumons,* doivent la souplesse, la résistance et l'élasticité de leur tissu à la charpente qui en forme la base.

Dans tous les organes, la consistance varie avec l'âge, et peut être modifiée, ainsi que la couleur, par les conditions physiologiques et morbides.

POIDS.

Le *poids absolu,* de même que le volume, varie considérablement. On remarque que la matière organique, employée à la construction de chaque appareil, est dans un ordre décroissant, de l'appareil digestif, à celui de la respiration, de la sécrétion urinaire, de la reproduction, et à ceux des sens.

Dans chacun de ces appareils, on rencontre aussi de grandes différences pour le poids des divers organes qui les composent.

Le *poids spécifique* des viscères est en harmonie avec la densité de leur texture et avec la nature et la quantité des liquides contenus ; la première condition s'applique aux *ovaires,* à l'*utérus,* etc.; la seconde au *foie,* à la *rate,* etc., organes spécifiquement plus lourds que les *reins,* le *pancréas,* les *mamelles* et les *glandes salivaires,* qui renferment non pas du sang noir et des liquides riches de carbone, mais du sang rouge et des liquides azotés.

Pour le *poumon,* la pesanteur spécifique varie suivant la proportion d'air qu'il contient; de là, une grande différence dans le poids de ce viscère, suivant que l'animal a respiré ou non.

On admet, avec Huschke [1], que le poids spécifique des

[1] *Encyclopédie anatomique.*

viscères n'atteint jamais la première décimale, c'est-à-dire ne va pas jusqu'à doubler le poids de l'eau pure.

Enfin, de même que le volume et la consistance, le poids des viscères peut varier par l'âge, la maladie, etc.

SITUATION.

Les viscères essentiels à la vie sont situés dans les cavités splanchniques, qui les protégent. D'autres organes, comme les *glandes salivaires,* l'œsophage, la *trachée,* les *testicules,* le *pénis,* les *mamelles,* etc., sont en dehors des cavités splanchniques.

DIRECTION.

La direction des viscères se détermine par rapport à l'axe ou aux plans de circonscription du corps.

MODE DE FIXITÉ.

Les viscères intérieurs sont généralement pourvus d'enveloppes séreuses qui les isolent et les protégent ; ces tuniques, en se repliant, forment aux organes des liens plus ou moins longs, qui permettent l'ampliation et la mobilité nécessaires au but fonctionnel.

Les viscères extérieurs, beaucoup moins mobiles, sont entourés de tissu celluleux, comme les *glandes salivaires,* ou soutenus par des enveloppes fibreuses, qui sont élastiques, quand l'organe est susceptible d'ampliation, comme les *mamelles.* Si le viscère réclame une certaine mobilité, on le voit environné d'un tissu cellulaire plus lâche, par exemple à l'œsophage, ou pourvu d'une enveloppe séreuse, remarquable autour du *testicule.*

CONNEXIONS.

Les principaux viscères, renfermés en commun dans les cavités thoracique et abdominale, sont juxtaposés, mais distincts les uns des autres; le diaphragme isole, au moins chez les mammifères, les organes respiratoires essentiels des grands viscères digestifs; les enveloppes séreuses établissent aussi la distinction non-seulement entre les appareils différents, mais encore entre les organes d'un même appareil. Mais cette séparation, dans la partie centrale, ne se conserve pas aussi nettement aux extrémités du corps; les appareils différents se rapprochent et tendent à se confondre. C'est ainsi que les appareils *digestif* et *respiratoire* se mettent en communauté dans le pharynx, et que les appareils *urinaire* et *génital* se réunissent en un même conduit, dans l'urèthre. Si, chez les mammifères, le canal digestif ne forme pas un cloaque avec l'appareil uro-génital, au moins est-il, dans sa portion pelvienne, appliqué contre la terminaison de cet appareil.

On remarque aussi, pour les *organes des sens,* que ceux du toucher, du goût et de l'odorat s'unissent aux appareils disgestif et respiratoire, afin que la vie de relation serve de guide à la vie matérielle.

Les viscères extérieurs appartiennent à des appareils différents et sont distincts les uns des autres, aux extrémités ou à la partie inférieure du corps.

Enfin, dans la description de tous les organes, les connexions doivent être déterminées par rapport aux parties voisines quelconques et par rapport aux organes de l'appareil auquel le viscère appartient.

On sait aussi que la situation relative d'un organe peut varier, suivant les conditions physiologiques et pathologiques : c'est ce qu'on observe pour l'*utérus,* l'*estomac,* l'*intestin,* etc.

CONFIGURATION PARTICULIÈRE.

La configuration particulière des viscères se déduit de

leur ressemblance avec des objets connus ou avec des figures géométriques; sinon, elle est dite irrégulière. Dans tous les cas, pour la description, la surface extérieure est divisée en régions, et, dans les viscères creux, on examine la surface intérieure.

STRUCTURE.

Le tissu de chaque viscère se compose d'éléments anatomiques, plus ou moins complexes, et dont l'arrangement est varié. Au tissu propre, s'ajoutent les fractions spéciales des appareils vasculaire et nerveux qui appartiennent à l'organe. Ces éléments, qui fondent les relations des viscères avec la circulation et l'innervation générales, subissent, dans l'intimité de chaque organe, des modifications de forme, de proportion et de texture, constituant des particularités caractéristiques, au point de vue de l'anatomie, et d'une haute importance pour la physiologie et la pathologie des différents viscères.

DÉVELOPPEMENT.

Aux diverses périodes de la vie intra-utérine et de la vie extra-utérine, certains viscères plus que les autres, éprouvent de notables changements, dans leur couleur, leur volume, leur consistance, leur position, leur texture, etc.; ces modifications doivent être appréciées, toutes les fois au moins qu'elles sont de nature à éclairer l'anatomie de texture, la physiologie et conséquemment la pathologie. C'est ainsi que le *poumon*, le *foie*, le *larynx*, les *testicules*, les *ovaires*, les *reins*, etc., présentent dans leur développement, des particularités intéressantes, sous différents rapports.

FONCTIONS.

Chaque viscère est un rouage qui concourt à l'accomplissement d'une des grandes fonctions de l'organisme.

Le rôle spécial et limité de chacun d'eux ne doit être examiné, dans la splanchnologie, que d'une manière succincte ; sur ce sujet, il doit suffire d'une simple indication, déduite surtout de la connaissance de la structure, pour servir de base à l'étude plus générale de la physiologie.

DIFFÉRENCES.

Les viscères des animaux domestiques, autres que le cheval, sont à étudier, non pas complétement, mais sous le rapport des différences essentielles qu'ils peuvent offrir, relativement aux mêmes organes, dans l'espèce du cheval, prise pour type. De cette étude comparative ressortent souvent d'importants aperçus, au point de vue de la physiologie.

APPAREILS DE LA NUTRITION.

Les êtres organisés n'entretiennent l'intégrité de leurs tissus, qu'à la double condition de prendre des matériaux rénovateurs et de rejeter les substances devenues superflues ou nuisibles à l'organisme.

Ces phénomènes continuels d'introduction et de réjection répondent au mouvement, continuel aussi, de composition et de décomposition, qui s'effectue dans l'intimité des liquides nourriciers et des organes, de telle sorte, que la forme est constante et la matière mobile.

Les appareils *digestif* et *respiratoire* sont chargés d'emprunter au monde extérieur les substances solides, liquides et gazeuses, nécessaires à l'entretien matériel de l'individu ; au premier, appartient l'absorption alimentaire ; au second, est dévolue l'absorption aérienne. Entre ces grandes fonctions réparatrices et les diverses sécrétions dépuratoires, se placent : d'abord, la *circulation,* intermédiaire indispensable, dans les êtres à organisation complexe, pour recueillir les divers matériaux absorbés et les transporter à leur destination ; puis, dans la profondeur des tissus, le mouvement d'assimilation et de désassimilation, en un mot la *nutrition.*

Cette mutation de la matière est le but essentiel auquel les fonctions nutritives concourent, et dont elles représentent les moyens d'exécution.

Les appareils de la nutrition, qui doivent être étudiés ici, sont : l'appareil de la *digestion,* celui de la *respiration* et celui de la *sécrétion urinaire.*

APPAREIL DE LA DIGESTION.

—

CONSIDÉRATIONS GÉNÉRALES.

L'*appareil de la digestion* concourt, dans certaines limites, à réparer les pertes continuelles de l'organisme ; dans ce but, il exerce son activité sur des corps nommés *aliments*, et les convertit en un fluide particulier, le *chyle*, qui, livré à l'absorption, est transporté, par la circulation, dans tous les organes, auxquels il est assimilé par les forces occultes de la nutrition, qui transforment ainsi des substances inertes en matière vivante.

Cet appareil est un des caractères essentiels de l'animalité. Par lui, l'animal se distingue du végétal, en ce que, portant avec lui sa provision de nourriture, il peut quitter le lieu qui la lui fournit, et, pour ainsi dire, se détacher du sol sans périr d'inanition.

Les matériaux employés par la digestion au renouvellement des animaux, sont principalement des corps déjà organisés, soit végétaux, soit animaux. On sait, par les découvertes de la chimie moderne, avec quelle facilité ces diverses substances s'unissent ou se séparent, pour entrer dans de nouvelles combinaisons, et quelle prodigieuse variété offrent les composés qu'elles forment. Cette connaissance donne une idée générale de tout le jeu de la nutrition et fait concevoir comment, avec si peu d'éléments, cette fonction peut incessamment reproduire et entretenir des organes dont la composition est si différente. Cependant, comme l'a fait observer Cuvier, son pouvoir n'est pas infini : il est restreint dans certaines limites ; il semble qu'il n'y ait que la matière qui a déjà été organisée, qui puisse servir de base à la nourriture d'une autre organisation. Les végétaux eux-mêmes ne se nourrissent guère que de substances végétales décomposées. Cette condition est encore plus absolue pour les animaux : ils vivent de matières végétales ou animales ; quand ils prennent des substances minérales, c'est comme simples condiments. Mais, aucun aliment, eût-il fait partie d'un animal de même espèce que celui dans lequel il passe, n'est employé en entier à la nutrition de celui-ci ; il y a toujours un résidu qui est transmis hors du corps, après la digestion. Les substances particulières ne passent pas non plus, telles qu'elles sont, pour se réunir et s'intercaler avec les substances de même nature. Ainsi, ce ne sont pas des parcelles de chair qui vont nourrir la chair, ni des parcelles d'os qui vont nourrir les os ; tous les aliments sont réduits, par l'acte de la digestion, en un fluide homogène, dont chaque partie reçoit les éléments qui doivent la nourrir.

L'état de simplicité ou de complication des organes digestifs ne dépend pas seulement du rang que les animaux occupent dans la série zoologique ; il est subordonné aussi au genre d'alimentation. Si, dans les dernières espèces, l'appareil digestif est à peu près nul, si la fonction est réduite à l'absorption que la surface de leur corps pulpeux exerce sur le milieu ambiant et les molécules organiques en suspension, ce n'est là qu'un point de départ, une sorte de transition entre le règne végétal et le règne animal.

Bientôt une cavité digestive se prononce ; mais ce n'est d'abord qu'une simple rentrée du tégument extérieur, et l'animal tout entier n'est qu'un sac à une seule ouverture.

Plus haut, la nourriture, pompée par une ou plusieurs ouvertures, passe dans une cavité, sorte d'estomac, qui se divise en une multitude de canaux, portant, à tous les points du corps, le fluide, produit de la digestion.

En remontant toujours l'échelle animale, on voit le

sac digestif présenter deux orifices, l'un d'entrée, l'autre de sortie. Ces deux ouvertures, d'abord très-rapprochées, s'éloignent; la cavité digestive devient aussi longue que le corps, puis, plus longue encore, elle se contourne sur elle-même, avant d'atteindre l'orifice terminal.

Successivement, l'appareil digestif s'est séparé des autres appareils, avec lesquels il se confondait dans le principe; il est surtout devenu distinct de l'appareil respiratoire; un squelette et des muscles se sont développés entre lui et la peau extérieure; enfin, ce tube alimentaire s'est complété par l'adjonction d'organes glanduleux, annexes versant à sa surface leurs produits utiles à l'acte digestif.

En conséquence de ce qui précède, l'absorption alimentaire, chez les animaux inférieurs, est immédiate; elle est simplement effectuée par toute la superficie du tissu vivant qui les constitue; elle se confond avec l'absorption aérienne. Mais, dans tous les organismes supérieurs, la surface d'absorption alimentaire est spéciale et localisée profondément; elle est modifiée, dans sa forme et dans ses éléments anatomiques, de manière à remplir exclusivement son rôle essentiel.

Section fondamentale de l'appareil digestif, c'est elle dont les innombrables villosités représentent, comme on l'a dit ingénieusement, les *racines des animaux*.

Quel que soit le régime normal des êtres supérieurs, il y a toujours une grande différence entre la composition chimique de leurs aliments et celle des organes à réparer; en conséquence et pour arriver au but final, la *nutrition,* il faut que les matériaux alimentaires éprouvent de profondes modifications. Aussi, l'appareil digestif possède-t-il une série d'organes accessoires, les uns, chargés d'introduire ces substances et de les prépa-

2

rer à subir l'absorption; les autres, disposés pour conduire et rejeter au dehors le résidu excrémentitiel laissé par les forces absorbantes.

Plus grande sera la différence entre la nature de la matière nutritive et la composition du corps à nourrir, plus l'appareil digestif sera complexe ; c'est ainsi que certains poissons carnivores offrent un canal alimentaire qui n'a pas même la longueur du corps, tandis que le mouton, animal herbivore, possède un tube digestif qui égale vingt-sept ou vingt-huit fois cette longueur.

On conçoit, en général, que l'animal herbivore ait besoin d'une plus grande action digestive que le carnivore, puisqu'il a plus de changements à opérer dans la matière de ses aliments, pour la convertir en la sienne propre. En conséquence, l'appareil de la digestion doit subir des modifications caractérisées, suivant le régime alimentaire des animaux.

Dispositions générales. — On peut considérer l'appareil digestif comme un réceptacle, dans lequel les aliments sont contenus, pendant tout le temps nécessaire à l'extraction des éléments qu'ils peuvent fournir à la nutrition. Il doit être examiné par rapport à son étendue proportionnelle, qui détermine la quantité d'aliments que l'animal peut prendre à la fois, la durée nécessaire de leur séjour, et, par suite, l'espèce de ces aliments. Il faut aussi prendre en considération ses moyens de fixité, les diverses parties de sa structure et ses annexes; il n'est pas une de ces conditions qui ne varie considérablement, dans les divers animaux, et dont les modifications n'influent plus ou moins sur toute l'économie des êtres chez qui elles se manifestent.

Dans tous les animaux domestiques, l'appareil digestif est constitué par un canal plus ou moins long, replié sur lui-même, étendu de la tête à la partie postérieure du corps, depuis la bouche jusqu'à l'anus. Il présente une suite de renflements, généralement dilatables, où s'accumule la matière alimentaire, soit pour subir diverses modifications, soit pour attendre le moment d'être expulsée. Ces dilatations successives ont pour intermédiaires des portions de tube plus étroites, les unes courtes et droites, que l'aliment ne fait que traverser, les autres, longues et contournées, où il séjourne répandu snr une grande surface. Les rétrécissements établissent des points de démarcation entre les différentes parties de l'appareil, par exemple, entre la bouche et l'estomac, entre l'estomac et le gros intestin.

Le canal digestif est constitué par une membrane muqueuse, véritable *peau interne,* représentant une vaste surface de sécrétion et d'absorption, modifiée dans les différents points de son étendue, d'après ses destinations locales ou spéciales.

En dehors, le tube muqueux est doublé de fibres musculaires, dont la contraction resserre les cavités et détermine la progression des substances alimentaires.

Outre l'appareil sécrétoire, dont elle est généralement pourvue, la muqueuse digestive forme, en certains points, des canaux arborisés, d'où résultent des organes, plus ou moins complexes et volumineux, nommés *glandes,* qui versent, à sa surface, des fluides destinés à favoriser, de différentes manières, l'élaboration des matières soumises aux forces de la digestion.

Le canal digestif est situé au-dessous de la colonne vertébrale, qu'il suit exactement, dans sa portion rectiligne, et dont il s'éloigne, dans sa partie repliée, tout en y restant attaché par des liens membraneux.

Il commence, dans la partie faciale, par la cavité de la

bouche, se continue sous le crâne, par le *pharynx,* suit le cou et traverse le thorax, au moyen de l'*œsophage;* il pénètre dans l'abdomen , cavité presque exclusivement destinée à l'*estomac* et à l'*intestin,* et dont l'étendue et la dilatabilité sont en harmonie avec le volume, l'ampliabilité et les fonctions de ces viscères. Dans l'abdomen, la masse du tube digestif est soutenue par les parois abdominales, dont le raphé médian, ou la ligne blanche, constitue un cordon résistant et de support, reliant le sternum au pubis, et représentant, avec ces os, une sorte de colonne vertébrale inférieure, utile, comme la supérieure, au soutien des organes abdominaux ; enfin, le canal alimentaire, après avoir franchi le bassin, se termine, sous le coccyx, par l'orifice anal.

La partie antérieure est en connexions avec l'appareil respiratoire, et la partie postérieure avec les organes génito-urinaires; quant à la partie centrale, elle est distincte de ces appareils organiques.

Rectiligne dans la partie située en avant du diaphragme, le canal digestif se replie un grand nombre de fois sur lui-même, dans la portion abdominale, pour redevenir rectiligne dans la partie terminale ou pelvienne.

Division. — Sous le rapport physiologique, l'appareil digestif est divisé, par M. de Blainville, en trois sections :

1° La première partie, destinée à l'introduction et à la préparation des matières alimentaires, est constituée par la *bouche* et ses annexes, l'*arrière-bouche,* l'*œsophage* et l'*estomac ;*

. 2° La seconde partie, centrale, de digestion et d'absorption, comprend l'*intestin grêle* et ses annexes;

3° La troisième partie, dite d'expulsion, bien qu'elle exerce encore une grande activité digestive, surtout chez les herbivores monodactyles, est représentée par le *gros intestin*.

Les *annexes* du tube digestif sont, dans la première section, les *glandes salivaires*, annexes de la cavité buccale; dans la seconde, le *foie* et le *pancréas*, annexes de l'intestin grêle, et la *rate*, annexe du foie.

—

DE LA BOUCHE ET DE SES DÉPENDANCES.

DE LA BOUCHE EN GÉNÉRAL.

La *bouche* constitue l'entrée des voies digestives. Premier renflement du canal alimentaire, cette cavité constitue un appareil complexe, où s'effectuent la mastication et l'insalivation des aliments introduits, la gustation, le commencement de la déglutition, etc. *Définition.*

La bouche est située, dans la région de la tête, au-dessous des fosses nasales et entre les deux mâchoires. *Situation.*

Sa *direction* ou son *grand axe* est, dans les quadrupèdes, oblique en bas et en avant, parallèlement à l'inclinaison de la tête, subordonnée elle-même à la disposition particulière des condyles de l'occipital, chez ces animaux. *Direction.*

Ses *dimensions* sont plus considérables que celles de la portion du tube digestif, qui lui fait suite, d'où résulte la possibilité d'introduire des corps trop volumineux, eu égard à l'étroitesse de ce canal ; mais il faut remarquer que, dans la bouche, les substances introduites sont encore sous l'empire de la volonté et doivent être divisées sous les meules dentaires. *Dimensions. Capacité.*

Au reste, la capacité buccale varie, suivant les circonstances et les besoins. La bouche est en état d'occlusion presque complète, quand les mâchoires sont rapprochées; ses dimensions sont différentes, suivant l'écartement de ces mêmes mâchoires, plus ou moins marqué, chez les divers animaux, d'après la forme des lèvres et l'étendue de leur fissure; sa capacité sera modifiée aussi, selon que les joues seront plus ou moins distendues, les lèvres allongées, le voile du palais relevé ou non; enfin, d'après la disposition momentanée de la langue, portée au dehors ou retirée dans la cavité, qu'elle remplit presque entièrement.

Chez les animaux, et non chez l'homme, on remarque une grande prédominance du diamètre antéro-postérieur, qui se trouve en rapport exact avec l'étendue des cavités nasales et des os maxillaires. Cette disposition rentre dans la loi générale qui reconnaît un rapport inverse entre l'ampleur de la cavité encéphalique et l'ampleur des cavités gustative et olfactive, c'est-à-dire entre le développement intellectuel et le développement matériel ou des sens.

Configuration.
Limites.
De forme ovalaire, la bouche est bornée, en haut, par la voûte palatine; en bas, par le canal occupé par la langue; en avant, sur un premier plan, par les lèvres, et, sur un second plan, par les dents incisives; en arrière, par le voile du palais; latéralement, elle est limitée par les joues et les arcades alvéolo-dentaires molaires.

Elle a deux ouvertures: l'une *antérieure*, déterminée par les lèvres, et très-dilatable, ce qui permet la déglutition des corps volumineux et facilite l'exploration de la cavité; l'autre *postérieure*, communiquant avec le pharynx, interceptée par le voile du palais et dite *isthme du gosier;* elle est susceptible aussi d'une grande dilatation, lors de la déglutition, et elle peut se resserrer jusqu'à occlusion presque complète, dans la phonation.

Enfin la bouche est tapissée par une membrane muqueuse dite *buccale*.

De la membrane buccale.

La membrane qui tapisse la bouche est une portion de la *muqueuse digestive*. Elle se continue, en avant, avec la peau, au bord libre des lèvres, et, en arrière, avec la muqueuse du pharynx, à l'isthme du gosier.

Disposition.

Après avoir tapissé la face interne des lèvres, elle se replie sur les os maxillaires, en formant un sillon marqué, puis elle constitue les gencives et pénètre dans les alvéoles, où elle sert de périoste alvéolo-dentaire.

En *haut*, la muqueuse buccale se porte du bord alvéolaire à la voûte palatine, et bouche, sans y pénétrer, les trous incisifs. Chez les animaux domestiques, autres que le cheval, elle communique, en ce point, avec la muqueuse du nez, par un petit canal pair, oblique en haut et en arrière. Du palais, elle se prolonge, en arrière, sur la face antérieure du voile du palais, au bord libre duquel elle se continue avec la muqueuse nasale qui revêt la face supérieure de ce voile. Sur les côtés de l'isthme du gosier, elle forme deux replis considérables, pour les piliers de la langue et du voile du palais; puis elle se continue, en avant, sur la base de la langue, et en arrière, avec la muqueuse pharyngée.

En *bas*, la buccale passe du bord alvéolaire sur la paroi inférieure de la bouche, et, de cette paroi, sur la face inférieure de la langue, en avant de laquelle elle s'adosse pour former le frein de la langue. Tapissant ensuite les bords et la face supérieure de la langue, cette membrane arrive à la base de l'organe, où elle se continue avec la muqueuse pharyngienne.

Latéralement, la muqueuse buccale se réfléchit, de

l'un et de l'autre bord alvéolaire, sur la face interne des joues et forme ainsi une rigole supérieure et une rigole inférieure.

En outre, la muqueuse de la bouche se prolonge, en s'atténuant, dans les nombreux conduits qui s'ouvrent dans cette cavité, par exemple, antérieurement, dans les conduits de Warthon et de Rivinus, à la face interne des joues, dans les canaux de Sténon, et, dans tous, jusqu'aux dernières granulations des glandes. Enfin elle pénètre, en se modifiant jusqu'à une extrême ténuité, dans les milliers d'ouvertures folliculaires, mucipares, ou salivaires, dont est criblé l'intérieur de la cavité buccale.

Caractères. Bien que continue, la membrane muqueuse de la bouche n'offre pas les mêmes caractères, dans tous les points de son étendue. Elle n'a pas partout même densité, même épaisseur, même degré d'adhérence avec les parties sous-jacentes. Pour s'en convaincre, il suffit de comparer la muqueuse des lèvres et des joues avec celle des gencives et du palais, ou la muqueuse de la face supérieure de la langue avec celle de la face inférieure.

Les caractères principaux de la muqueuse sont :

1° La multiplicité des glandes mucipares et salivaires, tellement confluentes, en certains points, comme à la base de la langue, qu'on les voit former des surfaces distinctes, comme les *lacunes* de cet organe. Cette disposition générale est d'autant plus remarquable, que la membrane buccale n'est pas sujette aux inflammations catarrhales, comme tant d'autres muqueuses, où ces glandules sont bien moins développées, telles que la pituitaire, la muqueuse des bronches, etc.;

2° La présence d'un épiderme ou épithélium facile à démontrer par la macération, l'ébullition ou l'action d'un acide. Cet épiderme est très-épais aux gencives, au palais, à la face supérieure de la langue. C'est lui qui forme aux papilles ces étuis cornés, si remarquables chez le bœuf et le genre chat ;

3° Enfin, dans les points où cette muqueuse est dense, elle présente un troisième caractère qui consiste dans l'épaisseur de son derme, comme aux gencives, au palais et à la base de la langue.

—

PARTIES CONSTITUANTES DE LA BOUCHE.

Les diverses parties que comprend la bouche sont : 1° les *lèvres*, qui ferment son ouverture antérieure ou son entrée ; 2° les *joues*, formant les parois latérales ; 3° les *gencives*; 4° le *palais*, constituant la voûte de la cavité ; 5° la *langue*, qui, logée dans son canal, occupe le plan inférieur ; 6° le *voile du palais*, soupape située au fond de la bouche, entre l'ouverture postérieure de cette cavité et l'arrière-bouche ; 7° les *annexes* de la bouche ou les *glandes salivaires*, qui entourent la cavité et versent, dans son intérieur, leur produit de sécrétion [1].

DES LÈVRES.

Les *lèvres* sont deux prolongements tégumentaires, mobiles et sensibles, circonscrivant l'ouverture antérieure de la cavité buccale, qu'ils ferment par leur rapprochement.

Par leur contractilité, les lèvres peuvent, suivant les besoins, resserrer cette ouverture, la dilater ou modifier sa forme ; elles se prêtent aussi à ces divers changements par leur souplesse et leur extensibilité.

Définition.

[1] Il ne doit pas être question, ici, des *dents*, déjà étudiées dans l'OSTÉOLOGIE de *Rigot*, page 286.

Les mammifères seuls sont pourvus de lèvres mobiles, à mouvements indépendants de ceux des mâchoires.

Les lèvres sont distinguées en *supérieure* et en *inférieure*.

Leur hauteur est mesurée par celles des arcades alvéolaires et dentaires incisives.

La supérieure est toujours plus développée, plus mobile et plus sensible que l'inférieure, qui est généralement plus horizontale ou dirigée plus en avant.

On reconnaît aux lèvres une *face externe,* une *face interne,* un *bord adhérent,* un *bord libre* et deux *commissures.*

Face externe. La *face externe* ou *antérieure,* recouverte par la peau, présente des poils analogues à ceux du reste du corps, mais plus fins et plus courts ; elle porte, en outre, des crins longs, raides et divergents, véritables tentacules, dont le bulbe dépasse la face profonde de la peau, reçoit des filets nerveux sensitifs et plonge dans le tissu musculaire sous-jacent, qui leur imprime une certaine mobilité.

Plus développés à la lèvre supérieure, ces crins servent à prévenir les animaux de l'approche des corps étrangers, dans l'obscurité ; aussi, sont-ils très-marqués, chez les mammifères nocturnes ; ils constituent, chez le *chat,* ces longues moustaches, rudimentaires chez les autres animaux domestiques.

Face interne. La *face interne* ou *postérieure* est tapissée par la muqueuse buccale, qui ne forme pas de *frein,* pour plus de mobilité. Elle est limitée, à la base de chacune des lèvres, par un sillon, résultant de la réflexion de la muqueuse sur la mâchoire correspondante ; l'intervalle, compris entre les lèvres et les arcades incisives, forme une partie du vestibule demi-circulaire de la cavité buccale.

Le *bord adhérent* de chaque lèvre est implanté, sur l'arcade alvéolaire incisive correspondante, par des muscles et la muqueuse. Bords.

Le *bord libre* est recouvert d'un tégument très-adhérent, dépourvu de poils, offrant des follicules sécréteurs, enfin, intermédiaire, par ses caractères, à la peau et à la muqueuse.

Les *commissures,* l'une droite et l'autre gauche, établissent, de chaque côté, la réunion des bords libres; elles sont légèrement arrondies ou aiguës, suivant l'espèce des animaux. Il est à remarquer que ces commissures, entièrement musculaires, ne sont pas renforcées par du tissu fibreux, ce qui est favorable à leur dilatabilité. Commissures.

STRUCTURE.

Les lèvres sont constituées par : 1° deux couches tégumentaires, l'une *cutanée,* l'autre *muqueuse;* 2° une couche de *glandules;* 3° une couche *musculeuse;* 4° du *tissu celluleux;* 5° des *vaisseaux;* et 6° des *nerfs.*

Couches tégumentaires.

Les caractères de la couche *cutanée* ont déjà été indiqués.

La *muqueuse* est plus adhérente et plus épaisse, au bord libre des lèvres que dans le reste de son étendue. Elle est assez souvent marbrée par le prolongement du pigment de la peau; son épithélium est facile à démontrer, et elle est criblée de petits orifices glanduleux. Muqueuse.

Glandules.

Les *glandules labiales,* situées en couche, sous la muqueuse, ne sont pas de simples follicules mucipares, mais des *glandules salivaires labiales,* petites et très-abondantes. Glandules salivaires labiales.

Couche musculeuse.

Cette couche épaisse est principalement formée par le muscle *labial* ou *orbiculaire des lèvres,* qui resserre l'orifice buccal.

En outre, la lèvre supérieure reçoit, en haut, l'aponévrose commune de ses deux *releveurs propres,* qui la soulèvent directement ou la portent de côté, suivant qu'ils agissent ensemble ou séparément.

Plus bas, sont les fibres d'insertion du *sus-naso-labial,* dont la branche inférieure est spécialement affectée à relever la commissure, de concert avec le *pyramidal du nez,* qui, en même temps, dilate l'aile externe du naseau.

Enfin, la lèvre inférieure a pour base particulière le *mento-labial,* qui se confond avec l'orbiculaire, et elle a, pour moteur, le *maxillo-labial,* son abaisseur propre, qui peut aussi la porter de côté [1].

L'orbiculaire représente donc un sphincter, sorte de centre, sur lequel viennent s'attacher les extrémités des muscles de la face, qui sont destinés à le dilater.

L'épaisseur des lèvres, de leurs bords et de leurs commissures dépend de la couche musculeuse de l'orbiculaire; et leur rigidité est généralement en harmonie avec l'énergie des animaux.

Ce tissu musculeux forme, entre les deux feuillets tégumentaires, une forte couche, à fibres entre-croisées et mêlées de tissu cellulo-adipeux, de vaisseaux et de nerfs.

Tissu celluleux.

Le *tissu celluleux,* qui unit la couche musculeuse aux téguments et les différentes fibres des muscles entre elles,

---

[1] Pour plus amples détails, voir la MYOLOGIE de *Rigot,* page 128 et suivantes.

est généralement fin et serré, mais il l'est moins sous la muqueuse que sous la peau. Comme celui de toutes les ouvertures naturelles, il est filamenteux, s'infiltre facilement de sérosité et n'admet pas de tissu adipeux, produit de l'engraissement, qui aurait nui, par son accumulation croissante, aux fonctions des lèvres; cependant, il est mêlé à une graisse particulière, peu abondante et invariable de quantité, dont la présence ajoute à la souplesse du tissu labial.

Vaisseaux.

Les *artères* sont fournies, dans l'animal adulte, par les *labiales coronaires,* divisions de la maxillaire externe, auxquelles s'adjoint, pour la lèvre supérieure seulement, le canal anastomotique envoyé, à travers le trou incisif, par les *palatines,* branches de la maxillaire interne. *Artères.*

Les *veines* suivent le même trajet et reçoivent les mêmes dénominations que les divisions artérielles. *Veines.*

Les *lymphatiques* sont nombreux dans le tissu des lèvres et disposés en deux plans réticulés, l'un, *superficiel,* qui communique avec le réseau sous-cutané de la face; l'autre, *profond,* continu au réseau sous-muqueux de la cavité buccale. *Lymphatiques.*

Nerfs.

De même que les vaisseaux, les *nerfs* sont plus abondants à la lèvre supérieure. *Nerfs.*

Ils sont fournis : 1° par les branches *dentaires supérieures* et *dentaires inférieures* de la cinquième paire, distribuées aux téguments, pour la sensibilité ; 2° par la branche *sous-zygomatique* de la septième paire, ramifiée dans le tissu musculeux, pour la motilité.

FONCTIONS.

Suivant que les lèvres s'allongent, se raccourcissent, se

rapprochent ou s'écartent, elles font varier les dimensions et la forme de l'orifice buccal.

Organes de préhension, pour les solides et les liquides, elles servent aussi à fermer la bouche, et représentent une digue qui retient la salive. En outre, la lèvre supérieure, par sa grande sensibilité, est l'organe principal du toucher.

DIFFÉRENCES.

La conformation des lèvres, leur étendue, leur degré de fissure, leur épaisseur, leur mobilité, etc., ont une grande influence sur le mode de préhension des aliments, chez les divers animaux.

Didactyles. — Chez le *bœuf*, les lèvres sont peu fendues; la supérieure surtout est remarquable par son épaisseur et sa rigidité. Elle porte le *mufle*, cette large surface sensible qui remonte entre les naseaux; dépourvu de poil, il est diversement coloré, suivant les sujets, et habituellement humide et frais, si ce n'est quand l'animal est malade. Le tegument du mufle est dur et épais; il est couvert de mamelons aplatis, ou papilles déprimées, et criblé de glandules sous-cutanées fortes, abondantes et jaunâtres, dont le produit rend la surface glissante.

A sa face interne et en haut, cette même lèvre, en raison de l'absence d'arcade et de dents incisives supérieures, ne fait pas d'angle ou de sinus de réflexion, et, quand elle est portée en avant, elle forme un plan qui prolonge directement la surface du palais. De ce côté, la muqueuse est lisse, pourvue d'un épithélium épais et d'abondantes glandules labiales.

L'épaisseur du derme et de l'épithélium, les papilles déprimées, les orifices glanduleux, se remarquent aussi au bord libre des deux lèvres.

La grande consistance de la lèvre supérieure exigeait,

Mufle.

pour la mobilité de cette partie, des puissances musculeuses plus fortes que chez le cheval ; aussi le *sus-maxillo-labial* est-il très-épais et présente deux parties principales superposées.

La *supérieure,* qui relève le mufle, est, comme dans
le cheval, réunie à l'opposée, dans le plan médian, où elle
descend à la face interne de la peau, en formant un gros
cordon fibreux impair. La *portion inférieure* s'unit au
pyramidal du nez, se termine par deux tendons et tire
la lèvre supérieure en haut et de côté, tout en dilatant
l'aile externe du naseau correspondant. En outre, pour
relever la commissure, le *pyramidal* s'adjoint le *zygo-
mato-labial,* le *lacrymal* et le *sus-naso-labial,* qui prolonge le sous-cutané du front. Enfin, dans la lèvre inférieure, dont le bord libre est parfois dentelé, on remarque
le développement du *mento-labial.* Malgré ce moyen de
mobilité, la préhension des aliments n'eût pas été suffisamment facile, si, dans ce but physiologique, l'action des
lèvres n'avait été puissamment secondée par celle de la
langue, organe dont la grande mobilité est surtout remarquable chez les grands ruminants.

Chez le *mouton,* la lèvre supérieure ne porte pas de
mufle ; elle est divisée par un sillon médian.

Tétradactyles. — *Porc.* — Les lèvres ont leurs commissures reculées, et permettent ainsi à l'ouverture buccale
une grande dilatabilité. La lèvre supérieure s'unit en haut
avec le groin, et la lèvre inférieure est peu développée [1].

Chien.— Les lèvres, minces et mobiles, sont très-fendues, comme chez tous les carnivores. La supérieure porte
souvent un sillon plus ou moins marqué et, en dedans, un

---

[1] Pour les différences relatives à la couche musculeuse, voir la
MYOLOGIE de *Rigot,* pages 137 et 138.

petit frein muqueux. Ses parties latérales retombent et recouvrent la lèvre inférieure, beaucoup plus petite, et dont le bord mince est postérieurement denticulé ou festonné[1].

DES JOUES.

Parties latérales de la face et de la bouche, les *joues*, dont la circonscription extérieure est peu précise, sont limitées, à la face interne, antérieurement, par la commissure des lèvres; postérieurement, par les piliers de la langue, en haut et en bas, par la réflexion de la muqueuse buccale sur les arcades molaires. Dilatables et contractiles, ces parois peuvent faire varier beaucoup la capacité de la bouche.

La *forme* des joues est quadrilatère, et leur *étendue* est subordonnée au développement des os maxillaires et de la fissure labiale.

La *face externe* n'offre rien de particulier.

A leur *face interne*, est un mamelon percé d'un orifice, situé au niveau de la deuxième molaire supérieure, et appartenant au canal de Sténon, qui traverse obliquement l'épaisseur des parois buccales.

STRUCTURE.

Entre la *peau* fine, qui recouvre la joue, et la *muqueuse*, qui la double intérieurement, se trouve une *couche musculeuse* constituée, en haut, par la partie antérieure du *masséter externe*, et dans le reste de l'étendue, principalement par l'*alvéolo-labial*, le muscle spécial de cette région. Un *tissu cellulaire*, assez serré, unit ces diverses parties. Au bord antérieur du masséter,

Limites.

Forme.
Étendue.

Faces.

Téguments.

Muscles.

[1] Pour les différences relatives à la couche musculeuse, voir la MYOLOGIE de *Rigot*, pages 137 et 138.

rampent le *canal de Sténon,* la *veine* et l'*artère glosso-*
faciales. Sous la muqueuse se trouvent une grande quantité de *glandules,* très-petites, dites *buccales.* En outre, Glandules.
entre cette membrane et les muscles, règne le long des
arcades molaires supérieures et inférieures, un *appareil*
glanduleux, nommé par cela même, *glandes molaires.* Glandes mo-
laires.
Cette double chaîne de granulations jaunâtres et fortes
constitue des organes salivaires assez développés, dont
le produit se verse, par une foule de petits orifices, à la
face interne des joues. La *glande molaire supérieure*
remonte sous le masséter, le long de l'arcade alvéolaire
supérieure, jusqu'au niveau de l'œil. La *glande molaire*
inférieure, plus considérable que la supérieure, est en
partie recouverte par le maxillo-labial. En raison de
leurs rapports avec les muscles, ces glandes molaires sont
pressées pendant les mouvements de la mastication, et
doivent verser dans la bouche un liquide plus abondant.

Vaisseaux.

Les *artères* proviennent principalement, d'une part, Artères.
de la *glosso-faciale* et de ses divisions coronaires ;
d'autre part, de la branche *buccale* ou *alvéolaire,* division de la *maxillaire interne.*

Les *veines* sont satellites des artères. Veines.

Les *lymphatiques* sont, les uns profonds, les autres Lymphatiques.
superficiels, et accompagnent les vaisseaux sanguins.

Nerfs.

Les *nerfs* sont de deux ordres distincts: les uns, affec- Nerfs.
tés à la motilité, se distribuent aux muscles et sont
fournis par les divisions *sous-zygomatiques* de la *sep-*
tième paire; les autres, destinés à la sensibilité, appartiennent à la *cinquième paire* et se distribuent à la peau

et à la muqueuse; ce sont les rameaux de la branche *sous-zygomatique* et la division *buccale* de la branche *maxillaire*.

FONCTIONS.

Les joues sont des parois actives qui poussent, entre les dents molaires, les aliments situés entre elles et les arcades dentaires, pour la mastication. Elles servent aussi à la préhension des liquides, à la succion, etc.

Les joues et les lèvres forment la paroi externe d'une cavité buccale supplémentaire, dont la paroi interne est constituée par les dents et leurs bords alvéolaires. Ce vestibule de la cavité buccale proprement dite est susceptible d'une grande ampliation et sert de réservoir, où les aliments sont déposés pour être progressivement soumis à l'action des dents. Dans cette cavité vestibulaire s'ouvrent une multitude de glandes ou glandules salivaires, pour imprégner les aliments momentanément accumulés. A ce point de vue, il est à remarquer que c'est dans cet espace que viennent se dégorger les parotides, les plus volumineuses glandes salivaires.

DIFFÉRENCES.

Didactyles. — Chez le *bœuf*, la face interne des joues, depuis la commissure labiale jusqu'au niveau de la première molaire, est hérissée d'une foule de papilles coniques. Ces saillies, grosses et longues, sont peu rudes au toucher et sont toutes dirigées en arrière. Au delà de la première molaire et jusqu'au fond de la cavité, on ne voit plus sur les joues que des papilles mamelonnées, l'orifice saillant du canal de Sténon, et une seule rangée de papilles coniques, le long des molaires supérieures.

La muqueuse des joues est plus épaisse à l'entrée de la

Papilles.

bouche, que vers le fond. Les papilles mamelonnées et coniques des joues, de même que celles des autres parties de la bouche, et même des estomacs, ne sont pas exclusivement formées par l'épithélium: elles sont à la fois constituées par le derme, des vaisseaux et des nerfs, et coiffées d'une couche épithéliale plus ou moins épaisse.

Au reste, ces papilles des joues paraissent destinées à faciliter la préhension des aliments, si toutefois elles n'ont pas d'autres usages.

L'appareil sécréteur est abondant. Les *glandules* buccales sont jaunâtres, comme dans le tissu des lèvres. La glande *molaire supérieure* est plus marquée que dans le cheval ; l'*inférieure* est épaisse, rougeâtre et presque aussi forte que la glande maxillaire des solipèdes ; elle est séparée, par une dépression longitudinale, en deux portions, dont l'inférieure, la plus forte, est recouverte par le muscle maxillo-labial. Les orifices de cet appareil glandulaire sont gros et mamelonnés, et le fluide versé dans la bouche est visqueux et filant.

Glandules.

Glandes molaires.

Mouton. — La face interne des joues offre les mêmes dispositions essentielles ; elle est pourvue de saillies papillaires. On peut donc admettre, avec Cuvier, une corrélation d'existence entre les papilles de la bouche et celles des premiers renflements gastriques, chez les ruminants.

Tétradactyles. — Chez ces animaux, à lèvres très-fendues, l'étendue des joues est diminuée d'autant. La glande, qui règne le long de l'arcade molaire inférieure, présente un développement remarquable. L'orifice buccal du canal de Sténon n'est pas saillant.

Dans le *porc*, la glande *molaire supérieure* est considérable.

Chez le *chien*, et non chez le *chat*, outre cette même

glande, on rencontre, près de l'œil, une glande supplé-

mentaire (glande *sous-zygomatique* de Duvernoy): elle est distincte, et ses canaux s'ouvrent au fond du vestibule buccal. On la retrouve chez quelques autres carnassiers et dans plusieurs rongeurs.

DES GENCIVES.

Les *gencives* sont constituées par la portion de membrane buccale qui revêt les arcades alvéolaires et entoure le collet des dents.

Elles sont limitées, en dehors, par le sinus de réflexion que forme la muqueuse, tant en haut qu'en bas, en passant de la face interne des lèvres et des joues sur les arcades alvéolaires ; en dedans, les gencives supérieures sont bornées par la muqueuse palatine, et les inférieures par la muqueuse qui tapisse le canal de la langue.

Aux espaces interdentaires supérieurs et inférieurs, les gencives recouvrent les os des mâchoires et concourent à former les barres.

Au collet des dents, elles forment des festons interdentaires, par lesquels la gencive antérieure se continue avec la postérieure ; puis, elles se réfléchissent dans les alvéoles, pour former une sorte de périoste alvéolo-dentaire, puissant moyen d'union entre la dent et l'alvéole.

La muqueuse qui constitue les gencives adhère intimement au périoste ; son épithélium est épais : au niveau du collet des dents, elle est pourvue de petits follicules sécréteurs du tartre ; enfin, elle reçoit des vaisseaux et des nerfs de diverses sources.

Le tissu des gencives, dense et résistant, est peu sensible aux actions mécaniques, condition nécessaire pour qu'il ne soit pas lésé par le contact des aliments ; mais il devient très-sensible sous l'influence des préparations mercurielles : il se ramollit, saigne facilement, et sécrète beaucoup de tartre.

Il devient très-douloureux aussi à l'époque physiologique de l'éruption des dents, ainsi que dans les maladies de ces ostéides.

On peut considérer les follicules dentaires primitifs comme appartenant aux couches profondes de la muqueuse gengivale, réfléchies dans les alvéoles.

Chez les **didactyles**, la surface qui tient lieu d'arcade incisive supérieure est constituée par la gencive. C'est une sorte de bourrelet peu saillant, délimité, en avant, par la base de la lèvre supérieure ; en arrière, par la voûte palatine. Cette surface, courbe, à concavité postérieure, est dure et résistante ; elle a pour base le bord arrondi des petits sus-maxillaires et la muqueuse, remarquable par l'épaisseur de sa couche dermique et de son épithélium. *Différences.*

DU PALAIS.

Le *palais,* ou *la voûte palatine,* forme la paroi supérieure de la bouche. C'est une surface parabolique, inscrite dans l'arcade dentaire supérieure, et limitée, en arrière, par la base du voile palatin. *Définition.* *Circonscription.*

D'autant plus large qu'on l'examine plus postérieurement, le palais présente dans le plan médian un sillon longitudinal, et, de chaque côté, des inégalités formées par une série de reliefs et de sillons transverses. Ces saillies, au nombre de dix-huit à vingt, sont généralement arquées, à concavité postérieure ; leur bord libre est aminci et tourné vers le fond de la bouche. *Reliefs et sillons.*

Destinées à favoriser la préhension des aliments et à les retenir dans la bouche, les arêtes palatines sont le vestige de rugosités bien plus développées, de concrétions calcaires ou de dents, que présente le palais de certains animaux.

Postérieurement, ces arcs sont plus étendus et moins saillants; les plus reculés n'atteignent pas le niveau de la dernière molaire. Tout à fait en arrière, à la hauteur de la dernière molaire, sont deux sillons longitudinaux, courts, interceptant une surface spongieuse, qui a été considérée comme servant à la gustation.

Antérieurement, dans le plan médian, en arrière de l'arcade incisive, est un tubercule, plus ou moins saillant, formé par la muqueuse, moins adhérente en cet endroit.

Moins dense et plus vasculaire, chez les jeunes chevaux, le tissu du palais offre une assez grande épaisseur, surtout dans sa partie antérieure, qui est alors au niveau des dents incisives; plus tard, ce tissu, moins gorgé de sang, devient plus ferme et moins saillant.

STRUCTURE.

L'organisation du palais comprend une *base osseuse,* la *muqueuse,* des *vaisseaux* et des *nerfs.*

Base.

Base.

La *voûte osseuse,* sur laquelle se déploie la membrane palatine, sépare la bouche des cavités nasales. Elle présente une légère arête médiane, pour l'implantation du tissu du palais; de chaque côté sont un trou et une longue scissure, destinés au passage des vaisseaux et des nerfs palatins; et, en avant, sont les fentes incisives obstruées par du tissu cartilagineux.

Membrane muqueuse.

Muqueuse.

Ferme, résistante et blanchâtre, parfois marbrée, cette membrane s'unit au périoste de la voûte palatine par des filaments cellulo-fibreux, plus serrés dans le plan médian que partout ailleurs.

Elle est plus épaisse et moins adhérente, dans sa section antérieure, pour plus de résistance au contact, souvent très-dur, des substances alimentaires.

Cette muqueuse, pourvue d'un derme et d'un épithélium très-épais, possède de nombreuses *glandules palatines*, plus abondantes dans la section postérieure.

Glandules palatines.

Vaisseaux.

Les *artères palatines*, une de chaque côté, sont fournies par la *maxillaire interne*. Chacune de ces fortes artères, située dans la scissure palatine, longe le bord alvéolaire correspondant ; en arrière de l'arcade incisive, elles s'anastomosent à plein canal, et fournissent un rameau impair, qui s'engage dans le trou incisif et gagne la lèvre supérieure, où il s'anastomose avec les artères labiales supérieures. Sous la voûte palatine, les deux vaisseaux palatins échangent de nombreuses divisions anastomotiques, qui se distribuent dans le tissu de la muqueuse.

Artères.

La disposition de ces artères, déjà étudiées dans l'Angéiologie de Rigot, est importante à connaître, au point de vue chirurgical, pour la saignée au palais.

Veines. — Les radicules veineuses sont larges et très-anastomotiques ; elles forment un réseau considérable, susceptible de s'engorger et de tuméfier le tissu du palais, comme on l'observe si fréquemment chez les jeunes chevaux.

Veines.

Les *lymphatiques* sont nombreux et satellites des vaisseaux sanguins ; leurs radicules forment deux plans réticulés : l'un, superficiel, dans l'épaisseur même de la muqueuse ; l'autre, plus profond, sous cette membrane.

Lymphatiques.

Nerfs.

Nerfs.

Les *nerfs palatins,* fournis par la branche maxillaire de la cinquième paire, sont accompagnés par des filets déliés du sympathique, émanés du ganglion de Meckel. Ils forment un réseau, très-fin, qui, de même que les vaisseaux, se divise au tissu du palais, des gencives supérieures, etc. ; ces nerfs communiquent, à travers les fentes incisives, avec le ganglion de Jacobson, et cette fusion de l'appareil nerveux de la bouche et du nez, établit une sorte de solidarité entre les deux sens du goût et de l'odorat, pour le choix des aliments.

FONCTIONS.

Le palais, par ses rugosités, présente une disposition favorable à la préhension des aliments, et surtout, pour retenir ces substances, qui tendent à retomber hors de la bouche, en raison de la direction de cette cavité, chez les quadrupèdes. En outre, il sert d'appui à la langue, dans la mastication, la déglutition et pour la gustation.

DIFFÉRENCES.

Didactyles. — Chez le *bœuf,* le palais est large et souvent marbré. La dépression longitudinale médiane est peu marquée. Les reliefs transverses, au nombre de treize ou quatorze, sont très-prononcés ; leur bord, découpé en dentelures, est fortement dirigé en arrière, et le palais est très-rude au toucher. Ces crêtes palatines ne sont pas arquées ; en avant, elles s'entre-croisent, sur la ligne médiane, et leur chevauchement a pour intermédiaire un mamelon médian, peu régulier ; postérieurement, les saillies ne s'interrompent pas dans le plan médian, qui cependant est encore indiqué par la dépression longitudinale moins prononcée.

Dans son tiers postérieur, le palais est lisse, par atténuation progressive des reliefs, dont les derniers ne sont plus denticulés.

Tout à fait en avant, et près du bourrelet qui remplace les incisives supérieures, on voit, dans le plan médian, une sorte de T, à tige antérieure (⊥); à l'extrémité des branches, est un pertuis étroit, orifice inférieur ou buccal d'un canal qui monte obliquement, en arrière, à travers la fente incisive, et s'ouvre, après un trajet de 3 à 4 centimètres, dans la cavité nasale du même côté : c'est le *canal* ou l'*organe de Jacobson.*

Autour de la muqueuse qui constitue ce canal, est un réseau vasculo-nerveux très-fin, au moyen duquel les vaisseaux du palais communiquent avec ceux de la pituitaire, et les nerfs palatins s'anastomosent, dans le nez, avec le ganglion de Jacobson, c'est-à-dire avec les filets de la cinquième paire, du sympathique, etc., concourant à le former.

Le canal de Jacobson existe chez le cheval, mais il n'a pas d'orifice buccal.

On admet que cet organe, plus développé chez les herbivores que dans les carnassiers, sert à réunir, pour un même but physiologique, le sens du goût à celui de l'odorat; on attribue à cette connexion, la grande délicatesse olfactive qui permet aux herbivores de reconnaître et d'éviter les substances nuisibles ou vénéneuses, parmi des aliments généralement inodores, au moins pour d'autres animaux.

Chez le *mouton,* les reliefs de la voûte palatine sont au nombre de quatorze; leur bord libre est tranchant et dépourvu de dentelures. Le sillon médian est bien marqué.

On voit, en avant, l'orifice buccal des conduits de Jacobson. En arrière, il y a, comme chez le cheval, deux sillons longitudinaux.

Tétradactyles. — Dans le *porc*, les arcs palatins sont plus prononcés dans le milieu de la longueur, et entre-croisés sur la ligne médiane.

Chien. — Le palais, souvent marbré, s'élargit posté-rieurement, comme l'arcade dentaire qui le circonscrit. Le sillon médian est peu marqué. Les arcs, au nombre de neuf, sont, dans le milieu de l'étendue, réguliers et continus d'un côté à l'autre ; antérieurement et postérieurement, ils sont irrégulièrement disposés et séparés, sur la ligne médiane, par une série de tubercules mamelonnés.

Chat. — Le palais présente, de chaque côté, cinq lignes saillantes, formées les unes par des mamelons rapprochés, les autres par de petits tubercules écartés ; en arrière de cette surface rugueuse, sont deux autres lignes constituées par quelques petites saillies rudes au toucher.

Enfin, chez tous ces animaux tétradactyles, on voit, de chaque côté d'un tubercule médian, près et en arrière des incisives, l'orifice étroit du canal de Jacobson.

DE LA LANGUE.

Définition. La *langue* est une saillie musculeuse, située dans la cavité buccale et remplissant le *canal*, compris entre les branches du maxillaire ou les arcades alvéolo-dentaires inférieures.

Situation. Organe du goût, la langue est voisine du siége de l'odorat, ce sens nécessaire à l'accomplissement parfait de la gustation et qui, chez les animaux, présente une si grande prépondérance sur cette dernière faculté.

Elle est voisine aussi des organes chargés de la préhension et de la mastication ; protractile, rétractile, enfin mobile en tous sens, elle vient puissâmment en aide à ces organes, en même temps qu'elle apprécie la saveur des substances soumises à leur action.

Enveloppée par la membrane buccale, la langue est fixée par différents replis de cette muqueuse ; en outre, elle est unie, par ses muscles moteurs, au maxillaire et surtout à l'hyoïde, qui représente son support spécial et dont elle partage la mobilité. **Fixité.**

La langue constitue une masse oblongue, renflée postérieurement et parfaitement symétrique. **Configuration**

On lui reconnaît deux portions : l'une *antérieure* ou *libre,* l'autre *postérieure* ou *fixe.*

La partie *antérieure,* aplatie de dessus en dessous, détachée et très-mobile, offre une longueur d'un décimètre environ, ce qui est à peu près le tiers de la longueur totale de l'organe, chez les monodactyles.

L'étendue et conséquemment la mobilité de cette partie sont variées, chez les divers animaux, et impliquent des résultats différentiels, soit dans le mode, soit dans la facilité de la préhension des substances alimentaires solides ou liquides.

La partie *postérieure,* épaisse et presque quadrifaciée, est fixée aux os par les muscles et des replis de la muqueuse.

Tout à fait en arrière, la langue s'amincit, de sorte que sa surface supérieure, d'abord plane, en avant, puis légèrement renflée, vers la partie postérieure, forme, à l'entrée du pharynx, un plan dont le degré d'inclinaison en arrière est susceptible de varier, selon que l'organe est retiré au fond de la bouche ou porté hors de cette cavité.

Considérée dans son ensemble, la langue présente : deux *faces,* deux *bords,* une *base* et un *sommet.* **Régions.**

La *face supérieure,* qui répond à la voûte palatine, est **Face supérieure.**

divisée en deux moitiés latérales par un léger sillon médian, qui disparaît postérieureme nt.

Elle est douce au toucher, dans sa moitié antérieure, et un peu rugueuse en arrière.

Elle est parsemée d'une multitude de petites saillies, de nature différente :

Orifices des glandules.

1° Les unes, perforées à leur sommet, sont autant d'orifices des *glandules linguales;* elles abondent surtout sur la partie fixe de l'organe ;

Papilles.

2° Les autres, imperforées, sont des *papilles* vasculo-nerveuses, de formes variées :

Papilles coniques, filiformes.

(a) Les plus fines, nommées *papilles coniques* ou *filiformes,* existent sur toute la longueur de la langue, dont elles rendent la surface comme tomenteuse ; ce velouté papillaire est plus remarquable vers la ligne médiane que près des bords. Toutes dirigées en arrière, elles sont plus abondantes, plus déliées et réellement *filiformes,* sur la partie libre, tandis que sur la partie fixe, elles sont plus fortes et *coniques.*

(b) A la base de ces papilles, mais seulement vers la pointe et sur les bords de la langue, on observe des sail-

Papilles lenticulaires.

lies, appelées papilles *lenticulaires* ou *fongiformes;* ces petites élevures, souvent rougeâtres, sont les papilles essentiellement gustatives.

(c) Enfin, postérieurement, sur la partie fixe, sont quelques petits tubercules mamelonnés, entourés d'un relief

Papilles à calice.

circulaire et nommés *papilles à calice.* Iis sont, chez le cheval, au nombre de trois ou quatre.

Vers la base de la langue, où abondent les orifices de glandules, on voit, de chaque côté du plan médian, une petite surface irrégulièrement circulaire et mamelonnée ;

Trous borgnes.

c'est le *trou borgne* ou *foramen cœcum* de Morgagni.

Ces deux points, nommés encore les *lacunes* de la lan—

gue, sont constitués par l'agglomération de plusieurs glandules ou follicules sécréteurs.

La *face inférieure*, très-lisse, n'est libre que dans son tiers antérieur; dans le reste de l'étendue, elle est fixée par les muscles moteurs de la langue, soit au maxillaire, soit à l'hyoïde. ' Face infé-rieure.

Dans toute sa longueur, cette face répond au canal lingual, compris entre les deux branches du maxillaire et fermé inférieurement par certains muscles de l'hyoïde; limité, en arrière, par les piliers de la langue, cet espace forme la partie mobile du plancher de la bouche; il se prolonge, en avant, sur le corps du maxillaire, partie résistante de ce même plancher buccal.

Enfin, le canal lingual est tapissé, dans toute son étendue, par la muqueuse de la bouche, qui, de chaque côté, abandonne le bord alvéolaire du maxillaire, pour se réfléchir sur les muscles de la langue, puis sur l'organe lui-même, qu'elle enveloppe.

A la réunion de la partie libre avec la partie fixe, on remarque un repli de la muqueuse, constituant le *frein* de la langue et présentant assez d'étendue pour permettre une grande mobilité à la partie libre de l'organe. Frein.

De chaque côté du frein et sur un plan plus postérieur est une crête longitudinale et mamelonnée, dite *crête sublinguale,* où aboutissent les conduits de la glande sous-linguale, versant, ainsi, de la salive dans le canal de la langue.

Plus antérieurement, sur la partie résistante du plancher de la bouche, et de chaque côté de la ligne médiane, se trouve l'orifice du canal de Warthon, ou conduit excréteur de la glande maxillaire.

Les *bords* de la langue, épais et taillés presque verticalement pour la partie fixe, sont plus minces et arrondis, à la partie libre, ainsi qu'à la pointe. Bords.

ase. La *base* de la langue est fixée à l'os hyoïde, dont le prolongement antérieur s'enfonce dans sa substance; elle possède aussi, latéralement, d'autres moyens de fixité : ce sont deux gros replis muqueux, un de chaque côté, confondus ou communs avec les piliers antérieurs du voile du palais; ces replis courts, nommés *piliers de la* **Piliers.** *langue,* circonscrivent latéralement l'isthme du gosier, et sont fixés, en arrière des dernières molaires, d'une part, à la mâchoire supérieure, et d'autre part, à la mâchoire inférieure.

Ils recouvrent une agglomération de glandules, qui, prolongée en arrière, représente les *amygdales* ou *ton-* **Amygdales.** *silles* des autres animaux.

Les *amygdales,* ainsi nommées d'après leur forme en amande, sont particulières à la classe des mammifères. Elles sont constituées, de chaque côté, par une masse spongieuse composée d'une foule de petites poches s'ouvrant dans des poches successivement plus grandes, ouvertes elles-mêmes à la surface de la muqueuse, ainsi repliée ou déprimée, pour former toutes ces petites aréoles.

Ces corps glanduleux reçoivent des divisions vasculaires et nerveuses et sécrètent du mucus qui lubrifie l'isthme du gosier et facilite la déglutition. Par leur structure, ils établissent une transition entre les glandules simples des muqueuses et les glandes conglomérées.

Chez le *bœuf,* les amygdales sont indiquées par une large lacune, multiloculaire, dans laquelle on peut engager le bout du doigt.

Sommet. Enfin, le *sommet* ou la *pointe* de la langue, aplati de dessus en dessous, s'arrondit en demi-cercle et repose, en arrière de l'arcade incisive, entre la partie résistante du plancher de la bouche et la section la plus antérieure de la voûte palatine.

STRUCTURE.

Dans l'organisation de la langue, on rencontre : une *base osseuse*, une *masse musculaire*, une *enveloppe fibreuse*, une *couche adipeuse*, une *couche papillaire*, la *muqueuse*, des *vaisseaux* et des *nerfs*.

Base.

Chez tous les animaux vertébrés, l'*hyoïde* est annexé à la langue, au larynx ou aux branchies. Par sa mobilité, il favorise la déglutition de l'air ou de l'eau, pour la respiration, et des aliments, pour la digestion ; il facilite encore les mouvements de la langue, surtout quand cet organe se porte hors de la bouche, pour la préhension des matières solides ou liquides.

Cet appareil osseux peut donc être considéré, chez les mammifères domestiques, comme étant la base, le principal appui de la langue. Le degré de mobilité dont il jouit et qu'il communique à la langue est ici le point essentiel. Aussi doit-on prendre en considération, chez les divers animaux dont nous nous occupons, les formes, la composition, le mode de fixité et de connexions de cet appareil, ainsi que la disposition des muscles qui le mettent en mouvement. Tous ces détails, d'où ressort la mobilité différentielle de l'hyoïde et de la langue, sont exposés dans l'Ostéologie et la Myologie ; il n'est pas nécessaire d'y revenir.

Muscles.

La masse musculaire de la langue peut être divisée en muscles *extrinsèques*, ayant une attache excentrique, soit à l'hyoïde, soit au maxillaire, et en muscles *intrinsèques*, qui commencent et se terminent dans le tissu même de la langue.

Base osseuse.

Muscles.

Muscles extrinsèques.

Les *muscles extrinsèques,* au nombre de quatre, de chaque côté, sont : les *kérato-glosses,* les *hyo-glosses supérieurs,* les *hyo-glosses inférieurs* et les *génio-glosses.*

Kérato-glosses.

Les *kérato-glosses* ou *cérato-glosses* occupent les bords de la langue. Allongés, aplatis d'un côté à l'autre, étroits, rubanés, ils sont recouverts par la muqueuse et répondent, en dedans, aux hyo-glosses inférieurs. Chacun d'eux se fixe, postérieurement, à l'extrémité inférieure de la grande branche hyoïdienne, par une lame aponévrotique, et s'élargit, vers la partie antérieure, où il se mêle à d'autres fibres musculaires.

Hyo-glosses supérieurs.

Les *hyo-glosses supérieurs* sont constitués, de chaque côté, par deux principaux faisceaux, situés à la partie la plus reculée de la langue, au niveau de ses piliers et immédiatement sous la muqueuse. En rapport avec le transversal de l'hyoïde, qu'ils recouvrent, ils sont, un peu plus antérieurement, séparés des basio-glosses par une couche de tissu adipeux. Plus en avant encore, ils se prolongent sous la muqueuse linguale et mêlent quelques-unes de leurs fibres à celles des génio-glosses. De ces deux faisceaux, l'un s'attache en dedans et en bas de la petite branche hyoïdienne, et, avant de gagner la langue, il monte et s'infléchit, pour faire partie constituante du pilier lingual correspondant. L'autre faisceau procède de la partie supérieure de la même petite branche hyoïdienne; c'est une petite bandelette mince, dont les fibres parallèles se prolongent, sous la muqueuse, jusque dans la partie libre de la langue.

Hyo-glosses inférieurs.

Les *hyo-glosses inférieurs* ou *basio-glosses* sont situés à la base de la langue, au-dessous des kérato-glosses.
Elargis, épais, aplatis latéralement, ils sont recouverts en
haut par les kérato-glosses et par la muqueuse, en bas
par le mylo-hyoïdien. Ils comprennent, entre eux, les génio-glosses et reposent sur les génio-hyoïdiens. En outre,
ils répondent, en bas, aux vaisseaux et aux nerfs de la
langue.

Les basio-glosses s'attachent, postérieurement, sur le
corps de l'hyoïde, et leurs fibres, dirigées en dedans, en
avant et en haut, se déploient principalement dans la
partie fixe de la langue.

Génio-glosses.

Les *génio-glosses*, situés inférieurement, s'étendent,
d'avant en arrière, dans l'axe de la langue. Recouverts,
de chaque côté, par la glande sublinguale, le canal de
Warthon, l'artère ranine, le muscle mylo-hyoïdien, le basio-glosse, etc., ils se répondent, en dedans, et recouvrent, inférieurement, les génio-hyoïdiens, ainsi que les
vaisseaux et les nerfs linguaux. Ces muscles, forts et aplatis d'un côté à l'autre, naissent de la surface génienne
par un tendon qui se prolonge à leur bord inférieur.
Leurs fibres, déployées sous la langue, comme une gerbe
épanouie, montent et divergent, les unes, en arrière,
dans la base de l'organe, les autres, en avant, dans la
partie libre, et les intermédiaires s'élèvent perpendiculairement vers la surface supérieure. Toutes ces fibres
s'entremêlent avec celles des autres muscles extrinsèques
et intrinsèques. Les postérieures s'unissent en partie à
celles des hyo-glosses supérieurs et de l'hyo-épiglottique.

4

Muscles intrinsèques.

Muscles in-
trinsèques.

Les *muscles intrinsèques* peuvent être rapportés à cinq groupes principaux, constituant, de chaque côté du plan médian, les muscles désignés sous le titre générique de *linguaux*, et distingués en *longitudinal supérieur, longitudinal inférieur, oblique latéral, transverse* et *vertical*.

Lingual longitudinal supérieur.

Le *lingual longitudinal supérieur* règne sous la muqueuse de la face dorsale de la langue, en se rapprochant de l'opposé, à mesure qu'il devient plus antérieur. Ses fibres se mêlent à celles des hyo-glosses supérieurs. Elles les prolongent et les renforcent, surtout dans la partie libre.

Lingual longitudinal inférieur.

Le *lingual longitudinal inférieur* est un faisceau qui s'étend sous la langue, depuis la base, où il est séparé de la muqueuse par le basio-glosse, jusque dans la partie libre, où il est situé entre la muqueuse et le génio-glosse. Ses fibres, comme celles du précédent, sont parallèles et dirigées obliquement en dedans, de manière à se réunir à celle du côté opposé, pour constituer un seul faisceau étalé sous la pointe.

Lingual oblique latéral.

Le *lingual oblique latéral* est situé sur le bord de la partie libre de la langue. Ses fibres se dirigent en avant et en dedans. Faisceau de renforcement du kérato-glosse, il est proportionnellement plus marqué chez l'homme et les tétradactyles que dans les solipèdes et les didactyles. Il a, du reste, été décrit et figuré par Malpighi, sous le titre de *rétracteur du dos et des bords de la langue*.

Lingual transverse.

Le *lingual transverse*, très-apparent chez tous les mammifères, forme une couche profonde, recouverte, en dessus et en dessous, par les fibres longitudinales. Ces faisceaux, plus abondants et plus serrés dans la partie libre, se portent transversalement d'un bord à l'autre, sans interruption, chez les solipèdes et les didactyles ; tandis que, dans les tétradactyles, les fibres les plus inférieures s'implantent, dans le plan médian, sur une lamelle fibreuse.

Lingual vertical.

Le *lingual vertical* est formé de fibres qui s'ajoutent à celles des génio-glosses et s'étendent de la face inférieure à la face supérieure de la langue.

Dispositions générales. —Tous les muscles *extrinsèques* s'épanouissent à leur extrémité terminale : une partie de leurs fibres se plonge dans le tissu lingual, où elles s'enlacent les unes avec les autres et aussi avec les muscles *intrinsèques*. Dans cette intrication mutuelle, et en tous sens, les fibres se nattent, en quelque sorte, et se confondent plus ou moins intimement, selon l'inclinaison réciproque de chacune d'elles. De là résulte cette masse centrale, dont les faisceaux entre-croisés constituent le *noyau central de Bauër*. Aux fibres un peu pâles de ce noyau, est interposé du tissu adipeux permanent, qui augmente à la base et manque presque entièrement vers la pointe.

Dispositions générales des muscles.

Noyau central de Bauër. Tissu adipeux.

Longtemps regardée comme inextricable, la masse musculaire de la langue est formée de fibres dont la disposition n'est pas aussi irrégulière qu'il le semble tout d'abord. L'étude de ce tissu est rendue plus facile, si on fait bouillir la langue, ou mieux, si on la laisse plonger, pendant quelques jours, dans l'acide azotique affaibli. On reconnaît alors, par différentes coupes, les fibres longitudinales périphériques, formées, en dessus, par le *lingual supérieur,* renforcées, postérieurement, par les *hyoglosses supérieurs* et les *génio-glosses,* et, antérieurement, par ces derniers muscles; en dessous, c'est le *lingual inférieur,* uni à des fibres du *basio-glosse;* latéralement, le *kérato-glosse* et le *lingual oblique* bordent les côtés de la langue; dans la profondeur, on voit les *fibres transverses,* qui, dans les points de contact, s'entre-croisent et se nattent, en haut comme en bas, avec les *longitudinales;* puis, les unes et les autres sont traversées, en sens différents, par des fibres *verticales,* isolées de la masse, ou dépendantes des *génio-glosses;* elles sont croisées aussi par des *fibres obliques* en haut, soit en arrière, soit en avant, appartenant toutes à ces mêmes *génio-glosses,* ou enfin par d'autres *fibres obliques,* qui, dirigées en avant et en dedans, viennent des *basio-glosses,* des *kérato-glosses* et du *lingual latéral.* En conséquence de cette fusion mutuelle des muscles extrinsèques avec les intrinsèques, et de toutes les parties musculaires de la langue, les unes avec les autres, dans tous les points et sous toutes les directions, on peut, avec M. Bourgery, considérer la langue comme une seule masse musculaire, comme un seul muscle dont toutes les parties sont solidaires; aussi chaque muscle doit-il concourir, à sa manière, dans une proportion variée, à tous les mouvements partiels ou généraux de la langue.

Mouvements de la langue. — En raison du nombre et de la disposition de ses muscles, dont l'action se combine avec ceux qui font mouvoir l'hyoïde, la langue est un organe à mouvements étendus et variés. Protractile et rétractile, elle peut saisir les aliments hors de la bouche et

Mouvements de la langue.

les porter dans le fond de cette cavité. Mobile en tous sens, elle les ramasse et les pousse sous les molaires, ou les dirige vers le pharynx. Susceptible de porter sa pointe en tous sens, de s'allonger ou de se raccourcir, de se renfler, de s'élargir, de s'amincir, de se courber en diverses directions, de se creuser en canal ou en cuiller, elle peut ainsi répondre, chez les animaux, à des usages multiples.

La langue peut exécuter des mouvements de totalité et des mouvements partiels. Les muscles *génio-glosses* portent la langue hors de la bouche ; ils sont essentiellement *protracteurs*. La rétraction est principalement opérée par les *hyo-glosses* et les *kérato-glosses*. L'inclinaison latérale est exécutée, de chaque côté, par tous les muscles extrinsèques, auxquels s'adjoignent, dans certains cas, les *intrinsèques longitudinaux* et *oblique,* du côté correspondant. Pour les mouvements partiels, la langue sera raccourcie et rendue plus épaisse, ou allongée et amincie, selon l'état de contraction ou de relâchement des *intrinsèques longitudinaux,* aidés par les *kérato-glosses* et les *hyo-glosses*. Elle décrira, suivant sa longueur, une courbe à concavité supérieure, et portera sa pointe, en haut et même en arrière, par l'action des fibres intrinsèques *longitudinales supérieures* et des *hyo-glosses supérieurs*. Dans le mouvement opposé, la pointe sera repliée en bas, sous l'influence principale des intrinsèques *longitudinaux inférieurs*. Les *fibres transverses* rétrécissent la langue, et peuvent, en relevant ses bords, lui donner la forme de gouttière. Les *verticales* et les *obliques* élargissent l'organe en diminuant son épaisseur, et, par la contraction simultanée des fibres *transverses, verticales* et *obliques,* le tissu de la langue, plus longue et plus étroite, devient ferme et résistant. Enfin la langue peut se contracter progressivement d'avant en arrière, afin de pousser les aliments dans le pharynx ; quand le bol alimentaire est ainsi parvenu jusque dans l'isthme du gosier, le dernier temps de la déglutition buccale paraît être effectué par la contraction rapide des *hyo-glosses supérieurs* et du *transversal de l'hyoïde*. Il en résulte le soulèvement de la muqueuse qui les recouvre, le resserrement des piliers linguaux, et le rétrécissement du détroit sur le corps qui le franchit ; cette déglutition est, en même temps, bien aidée par le mouvement brusque de raccourcissement, alors exécuté par toute la base de la langue.

Couche fibreuse.

Couche fibreuse.

La *couche fibreuse*, nommée par M. Bourgery[1], *aponévrose sous-linguale*, est formée de fibres entrecroisées et percées de petites ouvertures pour le passage des vaisseaux et des nerfs. Chez les divers animaux, elle offre une épaisseur de 1/2 à 1 millimètre. Par sa face superficielle, elle répond au corps papillaire, dont elle est séparée par une couche adipeuse très-mince. Par sa face profonde, elle donne insertion aux fibres des muscles, et envoie des prolongements fibreux entre leurs faisceaux.

Couche adipeuse.

Couche adipeuse.

La *couche adipeuse*, très-peu développée, ne se rencontre que chez les animaux adultes. Elle n'existe pas dans le jeune âge. Elle est parcourue par les divisions vasculaires et nerveuses qui se rendent à la couche papillaire[2].

Couche papillaire.

Corps papillaire.

Le corps papillaire forme sous la muqueuse linguale

---

[1] Mémoire présenté à l'Institut, le 1er février 1847.
[2] *Idem.*

une couche distincte, surtout chez le bœuf. Elle est constituée par des bandes nerveuses disposées en une sorte de membrane, de laquelle s'élèvent, comme un velouté, de nombreuses papilles qui s'enfoncent dans des étuis, fournis d'abord par le derme, puis par le corps muqueux et l'épithélium. De cette disposition il résulte que, sur une coupe verticale de la langue, les papilles, et principalement celles du bœuf, font l'effet de poils dont le bulbe serait implanté sous le derme de la muqueuse.

Membrane muqueuse.

Cette couche tégumentaire qui enveloppe la langue est constituée par le derme, le corps muqueux et l'épithélium. Très-adhérente à la face supérieure et sur les bords, elle l'est peu à la face inférieure ; et c'est aussi à la face supérieure, et surtout postérieurement, que le derme et l'épithélium offrent le plus d'épaisseur. De là résulte, pour cette surface de la langue, une densité indispensable chez les herbivores, et nécessaire chez tous, pour écraser les substances alimentaires contre les parois de la bouche. *Muqueuse.*

La muqueuse linguale est abondamment pourvue de *glandules ;* les orifices saillants de ces organes sécréteurs se remarquent surtout sur la partie fixe, où ils s'agglomèrent pour former les *lacunes* ou *trous borgnes.* Ils abondent aussi, plus postérieurement, au niveau de l'isthme pharyngien, sur la base et les piliers de la langue, afin de faciliter le glissement et la déglutition du bol alimentaire. *Glandules.*

En outre, la surface de la langue est couverte de papilles : les formes et la répartition différentes de ces petits organes ont déjà été indiquées. Tous sont formés d'une production vasculo-nerveuse, coiffée d'une double couche de derme et d'épithélium. Pour les papilles *fon-* *Papilles.*

giformes ou *lenticulaires,* qui garnissent principalement les bords et la partie libre, le revêtement tégumentaire est très-aminci, pour plus de délicatesse dans la sensibilité gustative. Sur les papilles *coniques* ou *filiformes,* l'épaisseur du cornet dermique et épithélial varie beaucoup, chez les divers animaux, et, dans les différents points de la langue, chez un même animal. C'est ainsi que ces papilles, rudes et comme cornées, chez le *bœuf* et dans le genre *chat,* sont généralement souples et douces, surtout celles de la partie libre, chez les autres mammifères domestiques. Dans ces derniers, elles paraissent principalement appropriées à retenir les parties les plus divisées des substances alimentaires. Elles s'en imprègnent, soit pendant la mastication, soit lorsque l'animal lèche certains corps. En leur qualité d'organes sensibles, elles contribuent aux phénomènes de la gustation, qu'elles développent encore, par la multiplicité de leurs points de contact avec les éléments sapides ; et, c'est surtout à la partie libre de la langue, que l'effet est produit par les papilles *filiformes,* en ce point plus nombreuses et plus délicates.

Vaisseaux.

L'appareil vasculaire et nerveux de la langue est proportionnellement très-considérable ; son développement est en harmonie avec la vitalité de cet organe, avec sa mobilité et les facultés sécrétoire et sensible de sa muqueuse.

Artères. *Artères.* — Au nombre de deux, de chaque côté, les artères de la langue émanent de la *maxillaire externe* (glosso-faciale). La *sous-linguale* fournit des divisions aux muscles extrinsèques inférieurs. La *linguale* se divise dans les muscles profonds, et, ses rameaux, qui traversent la couche fibreuse, se distribuent dans le tissu de la muqueuse, à ses glandules, ainsi que dans les saillies papillaires.

A la base de la langue abordent aussi des divisions artérielles, dépendantes des artères *pharyngiennes* et *staphylines.*

Veines.—Elles forment, dans le tissu de la muqueuse, des réseaux capillaires, puis elles se rassemblent en canaux qui reviennent satellites des vaisseaux artériels.

Veines.

Lymphatiques. — Les uns profonds, les autres superficiels, ces vaisseaux sont assez considérables. Ils accompagnent les canaux sanguins et se rendent aux ganglions sous-linguaux.

Lymphatiques.

Nerfs.

Les *nerfs* sont nombreux et de sources différentes :

Nerfs.

1° Le nerf *lingual,* fourni par la branche maxillaire de la cinquième paire, est spécialement affecté à la sensibilité; il forme sous la muqueuse le corps papillaire;

2° Le nerf *hypoglosse* (douzième paire) se divise aux muscles et préside à la motilité ;

3° Une branche du *glosso-pharyngien* (neuvième paire), et, 4° une division du *laryngé supérieur* (dixième paire), se distribuent dans la base de la langue, où elles établissent à la fois les facultés motrice et sensible.

FONCTIONS.

Par l'étendue et la variété de ses mouvements, la langue peut servir à la préhension des aliments et des boissons, d'une manière différente, il est vrai chez les divers animaux. Elle concourt aussi aux phénomènes de la mastication et de la déglutition.

Elle peut encore, dans ses diverses positions, modifier les sons émis dans la phonation.

Enfin, organe sensible, elle est le siége principal, mais non exclusif, du goût.

DIFFÉRENCES.

Forme. **Didactyles.** —La langue du *bœuf* est longue et effilée; sa pointe, d'un tissu très-ferme, n'est pas aplatie en spatule, comme chez les autres animaux domestiques. Pour plus de mobilité, la partie libre, longue d'un décimètre **Frein.** et demi, est fixée par un *frein,* qui offre lui-même une grande étendue.

Piliers. Les *piliers,* moins épais que chez les solipèdes, sont distincts des piliers antérieurs du voile du palais, avec lesquels ils ne se confondent qu'à la partie supérieure.

Lisse et rosée en dessous, la langue est généralement noirâtre en dessus, dans ses deux tiers antérieurs. Cette même surface, très-résistante par l'épaisseur du derme **Papilles coni-** et de l'épithélium, est hérissée de pointes (*papilles co-* **ques.** *niques*), dures et dirigées en arrière. Ces saillies, dont nous avons déjà indiqué l'organisation, sont très-marquées vers la pointe, pour favoriser la préhension des fourrages; en arrière de ce point, elles sont moindres; mais, vers le milieu de l'organe, elles reprennent un grand développement, pour retenir les matières alimentaires soumises à la mastication. Parmi ces papilles épineuses, qui, chez le *mouton,* sont douces et forment un velouté remarquable, sont parsemées des saillies peu **Lenticulaires.** élevées (*papilles lenticulaires*), essentiellement sensitives, et principalement abondantes sur les côtés de la pointe et de la partie libre. Sur la base et jusque sur la partie la plus reculée, on voit beaucoup de papilles courtes et mamelonnées, ou légèrement coniques (*pa-*

pilles caliciformes) qui rendent cette surface très-rugueuse. Il en est de même dans l'espèce ovine. Là aussi se trouvent des orifices nombreux et considérables des glandules sous-jacentes, non pas agglomérés, comme dans les trous borgnes, mais disposés, de chaque côté de la base, en deux rangées longitudinales, sur une étendue de 3 à 4 centimètres. En arrière et de chaque côté du frein de la langue, est une rangée de papilles coniques, analogues à celles des joues, rangée double en avant, simple en arrière. Entre ces papilles s'ouvrent les canaux de la glande sublinguale.

Les *muscles,* en même nombre que chez le cheval, présentent les mêmes dispositions essentielles : seulement, les faisceaux *hyo-glosses supérieurs,* qui font partie des piliers de la langue, s'infléchissent au-dessus des deux branches antérieures de l'hyo-épiglottique remplaçant le transversal de l'hyoïde, de manière à se faire mutuellement office de poulies de renvoi [1].

La langue du bœuf est très-protractile, et, par sa grande mobilité, elle sert, plus que chez les autres animaux, à la préhension des aliments.

Mouton. — La langue du mouton, aplatie et douce, dans sa partie libre, n'est rugueuse que postérieurement, ainsi qu'il a été indiqué plus haut. De même que chez les autres didactyles, la mobilité de cet organe est favorisée par la multiplicité des pièces hyoïdiennes.

Tétradactyles. — *Porc.* — La langue est généralement forte et lisse ; son tissu est ferme et rouge. Les *hyo-glosses supérieurs* sont en rapport avec un transversal de l'hyoïde qui est double, c'est-à-dire formé de deux

Caliciformes.

Muscles.

Mobilité.

Muscles.

[1] Cette disposition a déjà été constatée par M. Tabourin, professeur à l'École de Lyon. (*Journal de Médecine vétérinaire ;* 1845.)

bandelettes croisées en X , lesquelles concourent à rétrécir l'isthme du gosier. Les *kérato-glosses* se fixent à
l'extrémité supérieure de la longue branche hyoïdienne.
L'attache supérieure de l'hyoïde, au moyen d'un ligament jaunâtre, permet à cet appareil, ainsi qu'à la langue, une grande mobilité.

    Chien.—La langue du chien est mince, longue, aplatie
et douce. Les bords sont minces, la face supérieure, veloutée, offre un sillon longitudinal, assez bien marqué.

Trous bor-gnes.
Frein. Les *trous borgnes* sont multiples; il y en a trois ou quatre de chaque côté. Le *frein* est long, pour plus de
mobilité.

    L'axe de la langue est occupé, inférieurement, dans
l'étendue de la moitié ou du tiers antérieur, par un cordon fibreux, sur lequel s'implantent les fibres transversales les plus inférieures, qui viennent de chacun des
bords de l'organe.

Muscles.   Le *kérato-glosse*, grêle, se plonge dans la base de la
langue, en dedans de l'*hyo-glosse inférieur*. Il y a un
muscle qui se fixe en haut de la grande branche hyoïdienne et répond au *stylo-glosse* de l'homme. L'*hyo-
glosse inférieur* est formé de deux branches inégales en
longueur. Les *hyo-glosses supérieurs* sont en rapport
avec l'hyo-épiglottique seulement, en raison de l'absence
du transversal de l'hyoïde.

    Chez le chien, la mobilité de la langue est bien remar-
quable, surtout dans la préhension des liquides. Cette
Mobilité. mobilité est favorisée par la multiplicité des pièces hyoïdiennes et par le mode d'attache de cet appareil au temporal, à l'aide d'une lame cartilagineuse. Chez les *tétradactyles,* le prolongement osseux de l'hyoïde, dans la
base de la langue, paraît remplacé, en ce point, par une
production qui, suivant l'âge des animaux, peut être fi-

bro-cartilagineuse ou simplement fibreuse. Au reste, elle est toujours peu marquée, au moins chez les tétradactyles domestiques.

Enfin, chez tous les mammifères domestiques autres que les solipèdes, on ne rencontre pas cette branche *digastrique*, glissant dans l'anneau du grand kérato-hyoïdien, pour soulever l'hyoïde et la langue, dans le mouvement des mâchoires.

Chat.—Chez le chat, la langue est hérissée de pointes papillaires dirigées en arrière. A la base, sont quelques papilles fongiformes, pédiculées et presque flottantes.

Les papilles pointues, dures et à étui corné, rendent la surface de la langue assez rude, dans les grands animaux de ce genre, pour écorcher et faire couler le sang lorsqu'ils viennent à lécher.

Papilles.

DU VOILE DU PALAIS.

Le *voile du palais* est une valvule membraneuse et musculeuse, qui prolonge, en arrière, la voûte palatine, et forme une cloison incomplète entre la cavité buccale et le pharynx.

Définition.

Il est formé de deux parties : l'une, *supérieure* ou *fixe*, prolonge la voûte du palais, et suit exactement la même direction ; l'autre, *inférieure* ou *mobile*, plus étendue, se dirige en bas et en arrière ; elle tend à devenir horizontale, lors de la déglutition, et reprend sa disposition primitive immédiatement après.

Direction.

L'étendue et, par conséquent, le rôle de cette soupape sont loin d'être aussi marqués, chez tous les animaux. Aucun ne présente le voile palatin aussi prolongé que les monodactyles, dans lesquels il va jusqu'à embrasser la base de l'épiglotte.

Étendue.

Allongé et aplati d'avant en arrière, le voile staphylin

présente ; deux *faces*, deux *bords* et quatre *piliers*, distingués en deux *antérieurs* et deux *postérieurs*.

La *face antérieure* ou *buccale* regarde en avant et
en bas ; légèrement concave, suivant sa longueur, elle
est tapissée par la membrane buccale, blanchâtre, irrégulièrement plissée, mamelonnée et enduite d'épaisses
mucosités, qui facilitent le glissement du bol alimentaire,
lors de la déglutition.

Une loupe fait voir les orifices très-nombreux, surtout
en bas, des glandules sous-jacentes à la muqueuse.

La *face postérieure* ou *pharyngienne*, tournée en
haut et en arrière, est tapissée par la muqueuse du pharynx et des voies nasales ; elle est rougeâtre, lisse et hu-
mectée d'un mucus assez abondant pour s'opposer au
dessèchement que produirait le double courant d'air passant sur cette surface.

Le *bord supérieur*, épais, est solidement fixé à la
voûte palatine qu'il prolonge.

Le *bord inférieur*, mince et libre, est échancré, pour
embrasser la base de l'épiglotte. Il circonscrit, en bas et
sur les côtés, l'isthme de la gorge.

Les deux *piliers antérieurs*, un de chaque côté, terminent les parties latérales de la portion fixe. Ils sont
courts, épais, glanduleux et se confondent avec ceux de
la langue.

Les *piliers postérieurs* prolongent les bords de la
partie libre ; formés par la muqueuse seulement, ils sont
minces et longs. Ils s'étendent postérieurement, de
chaque côté du larynx, en arrière duquel ils se réunissent, en s'effaçant.

De cette disposition il résulte que chacun de ces piliers forme, entre lui et les bords laryngiens, une gouttière triangulaire, élargie en avant, destinée à conduire

les liquides déglutis, dans l'œsophage, sans qu'ils puissent pénétrer dans le larynx, dont les bords toujours saillants et rapprochés, en ce moment, s'opposent aussi à cette introduction.

Entre le pilier antérieur, à peu près vertical, et le pilier postérieur, dirigé en arrière, est un enfoncement triangulaire : c'est dans cette cavité, dite *excavation amygdalienne,* que se trouve l'*amygdale,* repréentée, chez les monodactyles, par de nombreuses glandules contenues dans l'épaisseur du pilier antérieur, et servant à lubrifier l'isthme de la gorge, pour favoriser la déglutition des substances alimentaires.

Excavation amygdalienne.

STRUCTURE.

Le voile du palais offre une assez grande épaisseur, constituée par diverses couches, qui sont : une *lame fibreuse,* des *muscles* et une *couche glanduleuse ;* ces parties sont comprises entre les deux lames d'une *membrane muqueuse,* et, à cette organisation, s'ajoutent nécessairement des *vaisseaux* et des *nerfs.*

Lame fibreuse.

La charpente du septum staphylin est formée par une *lame fibreuse,* plus marquée dans la portion fixe que dans l'autre. Elle se fixe, en haut et en avant, à l'arcade palatine, et elle est renforcée par l'expansion aponévrotique du muscle stylo-staphylin.

Lame fibreuse.

Muscles.

Les *muscles* du voile du palais sont, les uns *releveurs,* les autres *abaisseurs.*

A. Les *releveurs* sont : le *stylo-staphylin* et le *palato-staphylin.*

Muscles.

Stylo-staphylin.

Le *stylo-staphylin* est pair, allongé, aplati d'un côté
à l'autre, et situé sur la face externe de la trompe d'Eustache ; il se dirige d'arrière en avant et procède de l'apophyse styloïde du temporal. Il est formé de deux branches, accolées l'une à l'autre, et représentant les *péri-
staphylins externe* et *interne* de l'homme.

La branche *externe*, plus forte, se termine par un
tendon qui passe en dedans du ptérygo-pharyngien et
glisse dans l'anneau cartilagineux, vraie poulie de renvoi que présente l'extrémité inférieure de l'apophyse
ptérygoïde.

Les deux branches du stylo-staphylin se terminent
dans le voile du palais, où elles épanouissent leurs fibres
sur le feuillet fibreux.

Palato-staphylin.

Le *palato-staphylin*, faisceau impair et très-grêle [1] ,
s'étend, suivant la longueur du voile, depuis l'arcade postérieure des os palatins, où il se fixe, jusque vers le bord
inférieur de l'organe. Il offre quelquefois, en haut, deux
principales branches, que plusieurs anatomistes ont considérées comme deux muscles symétriques et réunis inférieurement.

B. Les *muscles abaisseurs,* nommés *glosso-staphy-
lins,* sont constitués par des fibres, qui, de chaque côté
de la langue, paraissent provenir des *hyo-glosses supérieurs,* montent dans les piliers communs à la langue et
au voile du palais, et se terminent sur les parties laté
rales de cette valvule.

Les muscles du voile du palais présentent les mêmes

---

[1] Muscle *staphylin* (vélo-palatin) de **M.** Girard ; muscle *azygos,*
chez l'homme.

dispositions essentielles chez les animaux domestiques, autres que les monodactyles; seulement le *stylo-staphy-lin* est moins fort, et le *palato-staphylin* bien plus développé.

Couche glanduleuse.

La *couche glanduleuse* est épaisse et formée de granulations, jaunâtres, analogues aux glandules salivaires des joues, des lèvres, etc. Elle est située sous la muqueuse de la surface buccale, pour favoriser le glissement des substances alimentaires, pendant la déglutition.

Glandules.

Membrane muqueuse.

Les deux faces du voile palatin ont pour tégument une *muqueuse*. Ces deux feuillets membraneux offrent les caractères des cavités vers lesquelles ils sont tournés et dont ils dépendent. Ils se réunissent, au bord libre de la valvule palatine, s'adossent et vont ainsi former les piliers postérieurs. Il est à remarquer que c'est au bord libre que la muqueuse du voile palatin est le plus sensible et le plus disposée à l'inflammation. Ce point a aussi des sympathies remarquables avec les puissances vomitives, puisqu'en l'irritant on provoque le vomissement, au moins chez les tétradactyles.

Muqueuse.

Vaisseaux.

Les *vaisseaux,* abondants par rapport aux dimensions de l'organe, dépendent principalement de la *maxillaire interne* et des *pharyngiennes*.

Les *lymphatiques* n'offrent rien de particulier.

Vaisseaux.

Nerfs.

Les *nerfs* proviennent du *glosso-pharyngien* et du ganglion sous-sphénoïdal ou de Meckel.

Nerfs.

A la manière d'une soupape, la valvule palatine concourt à séparer l'exercice de deux fonctions distinctes
qui se croisent dans l'arrière bouche, c'est-à-dire, d'une
part, le passage des aliments pour la digestion, et d'autre
part, le passage de l'air pour la respiration.

C'est dans ce but que le voile du palais est contractile
et qu'il exécute deux mouvements, l'un d'élévation, l'autre
d'abaissement. Ces mouvements ne peuvent être très-
étendus, ils sont limités par les piliers et par la couche
aponévrotique toujours tendue.

Chez les *solipèdes,* quand le septum est abaissé,
l'isthme du pharynx est fermé et la respiration s'effectue
en arrière de la soupape, par le nez seulement. Au moment
de la déglutition, la valvule est soulevée par les aliments,
elle se relève aussi par la contraction musculaire ; mais
l'élévation est toujours incomplète ; le voile palatin n'arrive jamais à être renversé en arrière, jusqu'à se mettre
en contact avec les ouvertures nasales. Aussitôt après le
passage du bol alimentaire, la valvule est abaissée par
son propre poids et par les muscles ; l'isthme pharyngien
est ainsi fermé, et la respiration, un instant suspendue,
reprend son cours.

Dans la déglutition des liquides, le voile palatin se
soulève. aussi, et, par cela même, met en état de tension
les piliers postérieurs, primitivement flasques et affaissés,
et les fluides suivent les ruisseaux formés. La déglutition
des liquides, quelquefois prolongée, est intermittente et
les intervalles sont remplis par les actes respiratoires,
également intermittents, selon que, pendant ou après
les gorgées, la valvule palatine est relevée ou abaissée.

Quant à la marche rétrograde des aliments, la régurgitation ne peut s'effectuer par la bouche chez les *mono-dactyles;* le voile du palais, manquant à son rôle de val-vule intermédiaire aux deux fonctions, force les matières alimentaires à suivre les voies nasales, destinées à l'air. Chez ces animaux, l'étendue du voile palatin a donc, pour conséquences particulières, d'empêcher la respiration par la bouche et de déterminer le vomissement par le nez. Comme autre résultat, dans ces mêmes animaux, la phonation est principalement nasale.

Le degré d'ouverture que peuvent donner à l'isthme du gosier les mouvements du voile palatin est limité, parce que la base de la langue suit ordinairement l'élé-vation et l'abaissement de ce septum, ce qui restreint l'admission dans le pharynx des substances trop volumi-neuses et trop abondantes introduites dans la bouche. Ce n'est guère que dans le vomissement que l'écartement est bien prononcé entre la base de la langue et le bord libre du voile du palais. Cette observation s'applique surtout aux animaux, dont le septum staphylin offre le plus de mobilité, tels que les *ruminants* et les *tétradactyles.*

DIFFÉRENCES.

Chez les animaux domestiques autres que les mono-dactyles, la différence essentielle du voile du palais con-siste en ce qu'il est moins prolongé en arrière; son bord libre est bien plus échancré : disposition qui permet la rumination, chez les *didactyles;* le vomissement par la bouche, chez les *tétradactyles,* et, chez tous, la respi-ration par cette même voie, ainsi que des modifications particulières relatives à la phonation buccale.

Annexes de la cavité buccale.

—

DES GLANDES SALIVAIRES EN GÉNÉRAL.

Disposition générale. 1° L'appareil salivaire est disposé, comme un collier, de chaque côté de la tête, en dedans des branches maxillaires.

Division. Cette sorte de chaîne glanduleuse présente des interruptions qui la divisent, de chaque côté, en trois masses inégales, qui sont, en procédant d'arrière en avant : 1° la glande *parotide;* 2° la glande *maxillaire;* et 3° la glande *sous-linguale.* Telles sont les glandes salivaires proprement dites.

Rôle. 2° Les glandes salivaires sont préposées à la sécrétion d'un fluide particulier nommé la salive, qui, versé dans la bouche, se mêle aux matières alimentaires, les ramollit ou les dissout, et en facilite la mastication, la gustation et la déglutition ; en outre, le liquide salivaire imprime aux aliments un certain degré d'animalisation, qui les rend encore plus aptes à être digérés.

Analogie avec les glandules buccales. Il y a analogie de structure et de destination entre ces glandes et les granulations sous-jacentes à la muqueuse buccale, dites *glandules labiales, palatines, linguales,* etc. L'identité est évidente, si l'on compare les glandes sublinguales aux glandes molaires : elles servent, pour ainsi dire, de transition entre les deux variétés.

Symétrie. 3° Les glandes salivaires proprement dites sont remarquables par leur symétrie, qui est elle-même une conséquence de la symétrie de la cavité buccale, où leurs conduits vont s'ouvrir.

Influence des gros troncs vasculaires voisins. 4° La faculté sécrétoire de ces organes est activée par les secousses légères et répétées qu'ils reçoivent des gros vaisseaux *artériels* et *veineux* qui les avoisinent, ou traversent leur substance.

5° Ce genre d'influence est encore plus marqué par les pressions qu'éprouvent ces glandes, situées entre des *os* et des *muscles;* et le versement de la salive, qui, du reste, est continu, est utilement augmenté par le mouvement des mâchoires, au moment même de la mastication.

Pression des muscles adjacents.

6° Les glandes salivaires sont d'une couleur jaunâtre. Leur tissu ferme se compose de *granulations* réunies en *lobules;* aussi sont-elles rangées dans la classe des glandes *lobulées* ou *conglomérées*.

Couleur. Tissu.

7° Elles ne possèdent pas d'enveloppes fibreuses spéciales ; mais elles sont entourées d'une *gaîne celluleuse,* plus ou moins dense, qui les unit aux organes voisins.

Enveloppe celluleuse.

8° Cette enveloppe celluleuse pénètre, dans leur épaisseur, entre les lobes, lobules et grains glanduleux ; il en résulte que chacune de ces parties décroissantes est entourée, comme la glande elle-même, d'une *capsule celluleuse* de plus en plus atténuée,

Tissu celluleux intérieur.

9° Les glandes salivaires étant essentiellement composées de grains glanduleux, et ces grains étant tous semblables, la structure d'un de ces éléments doit être l'expression de l'organisation intime d'une glande tout entière.

Étude du grain glanduleux.

Examiné au microscope, le grain salivaire, comme celui de toutes les autres glandes, présente sur sa coupe un aspect spongieux, indiquant la multiplicité des petits canaux qui le constituent. On s'accorde à considérer toutes ces cavités comme autant de culs-de-sac microscopiques formés par la muqueuse du canal d'excrétion. Cette membrane n'est elle-même que la muqueuse buccale, prolongée jusque-là et progressivement atténuée; elle se partage en canaux décroissants, se divise en rameaux et ramuscules non anastomosés entre eux; elle s'arborise, en un mot, et l'extrémité de ses dernières divisions est une très-petite *vésicule*, légèrement renflée, accolée à d'autres vésicules pressées autour d'elle.

C'est ainsi que l'élément glanduleux, réduit à sa plus grande simplicité, est un cul-de-sac du canal excréteur. Cette disposition devient facile à saisir lorsqu'on voit les glandes des insectes formées par des tubes plus ou moins ramifiés.

Vaisseaux.

10° Autour de ces vésicules élémentaires s'enlacent des réseaux excessivement fins, artériels, veineux, lymphatiques et nerveux. Les réseaux vasculaires ne communiquent pas avec la vésicule. Les injections passent facilement des artères dans les veines, sans pénétrer dans ces petites cavités.

Artères.

11° Les *artères* qui se rendent aux glandes salivaires sont fines, nombreuses, et proviennent généralement de plusieurs troncs différents; elles pénètrent dans ces organes par plusieurs points de leur périphérie; puis, elles rampent dans les interstices lobulaires, et, par des divisions de plus en plus déliées, elles parviennent autour des parties les plus ténues.

Veines.

12° Les *veines* offrent la même disposition; toujours satellites des divisions artérielles correspondantes, elles émergent du tissu glandulaire.

Lymphatiques.

13° Les vaisseaux *lymphatiques* sont abondants.

Nerfs.

14° Les *nerfs*, également très-multipliés, sont des filets du centre cérébro-spinal et du sympathique. Ils suivent les divisions vasculaires dans l'intimité du tissu glanduleux, dont ils animent les facultés sécrétoires.

Canaux excréteurs.

15° De chaque grain glanduleux émane un *canal excréteur*, très-fin, qui se réunit presque aussitôt avec les conduits excréteurs des granulations voisines; puis, tous les

petits canaux des granulations composant un même lobule se rassemblent, et s'anastomosent avec ceux des
autres lobules. Tous, dirigés vers la périphérie de la
glande, augmentent de calibre à mesure que leur nombre
diminue; ensuite, ils sortent de l'organe, soit multiples,
comme pour la sublinguale, soit réunis en un seul
canal, comme pour la parotide et la maxillaire. La multiplicité des canaux est le caractère par lequel la sublinguale établit la transition entre les glandules salivaires
proprement dites et les glandules salivaires buccales,
molaires, etc. Le trajet des conduits excréteurs est généralement long; il y a exception pour les sublinguales.
Ces canaux n'offrent pas de *réservoirs*.

Tous les conduits excréteurs sont essentiellement constitués par la muqueuse de la bouche, doublée à l'extérieur d'une couche, plus ou moins marquée, de tissu *dartoïque*, blanchâtre, extensible, et légèrement contractile.

*Leur struc-
ture.*

En divers points de leur trajet, ils reçoivent, pour leur
nutrition propre, de fines divisions vasculo-nerveuses.

16° Destinés à conduire la salive dans la bouche, les
canaux excréteurs des glandes salivaires aboutissent en
des points différents; les parotides versent leur produit,
entre les joues et les dents molaires, dans le vestibule
buccal; les maxillaires et les sublinguales, dans la cavité
buccale même, près des dents incisives inférieures et de
la partie libre de la langue.

*Leur termi-
naison.*

Cette distribution des moyens d'insalivation, dans les
deux compartiments de la bouche, n'est pas indifférente
au point de vue physiologique : la salive, versée par les
parotides, doit se mêler plus particulièrement aux substances broyées sous les molaires; tandis que le fluide des
autres glandes imprègne les matières coupées par les
incisives ou déchirées par les canines. Aussi le volume

de ces dernières glandes est-il prédominant chez les carnivores et surtout les rongeurs.

17° Dans les premiers temps de la vie, lorsque l'animal
ne se nourrit encore que de lait, les glandes salivaires
sont blanchâtres, à tissu serré, peu vasculaire, parce
qu'elles fonctionnent peu.

18° Plus tard, elles se développent et se mettent en rapport physiologique avec l'énergie de la mastication. Dans
la vieillesse, elles paraissent s'affaisser un peu, à mesure
que l'appareil de la mastication s'affaiblit et se dégrade.

19° La sécrétion de la salive est activée par la présence
des aliments, produisant dans la bouche l'excitation directe des orifices excréteurs. Le versement de la salive
est encore augmenté par l'action du mercure, par le virus
rabique; il est généralement diminué dans les affections
aiguës.

20° A peu près inutile chez les mammifères aquicoles
et chez les poissons, les oiseaux, les reptiles, et, en général, chez les animaux qui avalent leur proie à peine
mâchée ou déchirée, l'appareil salivaire présente son plus
grand développement chez les mammifères terrestres. Son
importance est généralement subordonnée au genre d'alimentation; aussi les glandes salivaires des *herbivores*
sont-elles plus volumineuses que celles des *carnivores*.

GLANDES SALIVAIRES EN PARTICULIER.

GLANDE PAROTIDE [1].

La *parotide*, ainsi nommée en raison de sa position
près de l'oreille, est la plus considérable des trois glandes
salivaires; elle remplit l'excavation dite *parotidienne*,
creusée entre le bord postérieur du maxillaire et le bord

---

[1] Παρα, auprès. Ους, ωτος, oreille.

antérieur de l'aile atloïdienne, et limitée, en haut, par la base de la conque, en bas, par la jonction des deux principales branches, faciale et glosso-faciale, de la veine jugulaire.

Allongée de haut en bas, la parotide, plane et large en dehors, offre une surface interne plus étroite, irrégulière et moulée sur les anfractuosités des parties sous-jacentes.

On lui distingue, pour déterminer ses rapports, deux *faces,* deux *bords* et deux *extrémités.*

La *face externe* ou superficielle est recouverte par le muscle parotido-auriculaire, qui la sépare du sous-cutané. Elle est parcourue par quelques filets nerveux, dont un longitudinal est le rameau trachélien du facial.

La *face interne* ou profonde recouvre successivement de haut en bas : 1° les nerfs et les vaisseaux auriculaires, ainsi que le facial, tous appliqués sur la poche gutturale; au même niveau, en arrière, est le bord antérieur du muscle *petit oblique de la tête,* couvert par les aponévroses de l'huméro-sterno-mastoïdien, du splénius et du dorso-mastoïdien ; 2° à trois travers de doigt au-dessous de la base de la conque, et en avant de la pointe de l'apophyse styloïde occipitale, recouverte par le muscle précité, on voit le muscle *stylo-hyoïdien,* accolé à l'origine du *digastrique,* tous deux interposés à la glande et à la poche gutturale. En avant de ces parties musculaires est la poche gutturale et l'artère auriculaire postérieure se dirigeant en arrière ; puis, un peu plus bas, l'angle de l'hyoïde qui supporte le tronc temporal ; 3° plus bas encore, la poche gutturale est séparée de la parotide par le digastrique et la glande maxillaire, en-dessous desquels sont : les nerfs lingual, hypo-glosse et glosso-pharyngien, ainsi que les grosses divisions de la carotide primitive.

Le *bord antérieur* est très-adhérent au contour postérieur du maxillaire sur lequel il s'amincit et s'étend ; il recouvre de haut en bas le ligament capsulaire de l'articulation maxillo-temporale, l'artère et la veine sous-zygomatiques, le cordon sous-zygomatique des nerfs facial et trifacial, le bord postérieur du masséter, l'artère et la veine maxillo-musculaire et l'insertion du stylo-maxillaire, en dehors duquel passe, en ce point, le canal de Sténon.

Bord postérieur, rapports. Le *bord postérieur,* moins adhérent que l'antérieur, est uni : 1° aux aponévroses couvrant le petit oblique de la tête ; 2° au bord antérieur de l'aile atloïdienne ; 3° et, plus bas, au tendon commun des muscles mastoïdo-huméral, splénius, etc., lequel est croisé par l'anse atloïdienne de la deuxième paire trachélienne, dirigée en haut et en arrière.

Extrémité supérieure, rapports. L'*extrémité supérieure* embrasse la base de la conque et couvre la terminaison des vaisseaux et des nerfs auriculaires antérieurs et postérieurs.

Extrémité inférieure, rapports. L'*extrémité inférieure* est flottante entre les deux branches faciale et glosso-faciale de la jugulaire, qui lui sont unies par un tissu celluleux assez lâche. Elle recouvre, en arrière, la carotide, accompagnée des nerfs pneumo-gastrique et grand sympathique, en avant, les cordons laryngés du pneumo-gastrique et de la deuxième paire trachélienne ; tous ces vaisseaux et ces nerfs la séparent du cul-de-sac inférieur de la poche gutturale, reposant lui-même sur le côté du larynx. Enfin, tout à fait en bas, en dedans de la veine glosso-faciale, du canal de Sténon et de l'extrémité de la glande, passe le tendon d'insertion du sterno-maxillaire.

Dans l'épaisseur de la parotide descend la grosse veine *faciale,* principale racine de la jugulaire.

Canal excréteur.

Décrit autrefois par Cassérius, et plus tard par Sténon [1], le canal excréteur de la glande parotide apparaît vers le milieu du bord antérieur de la glande; il se dirige en bas, en suivant le bord postérieur du masséter externe, passe en dehors de l'insertion du stylo-maxillaire, puis en dedans de l'angle de la mâchoire, et, suivant la pointe d'insertion du muscle sterno-hyoïdien, il s'insinue dans l'espace intra-maxillaire. Dans cette partie de son trajet, le canal de Sténon règne à la face interne du bord inférieur du masséter interne, et au-dessous de la veine *glosso-faciale,* longée, en dessus, par l'artère du même nom.

Parvenu au niveau du bord antérieur des masséters, à la réunion de la partie courbe et de la portion droite de la branche maxillaire, le canal parotidien s'infléchit en dehors et monte en avant du bord antérieur du masséter externe, auquel il est accolé. Dans ce nouveau trajet, il a encore pour satellites l'artère *glosso faciale,* située en avant de lui, et la veine du même nom, qui les recouvre.

A mesure que le conduit parotidien devient plus supérieur, il se porte en avant, passe en dessous des deux vaisseaux, croise obliquement leur direction, et se dirige vers le milieu de la joue, dont il perce obliquement l'épaisseur, en s'insinuant entre les couches du muscle alvéolo-labial, dans une étendue de 3 centimètres, d'avant en arrière; cette disposition, favorable à l'abord de la salive dans la bouche, s'oppose à tout reflux. Enfin, le canal perce la muqueuse buccale et s'ouvre, à la face interne de la joue, par un orifice pratiqué au centre d'un mamelon situé au niveau de la troisième molaire supérieure.

Origine, trajet, rapports.

Portion intra-maxillaire.

Portion extra-maxillaire ou faciale.

Terminaison.

Orifice.

[1] Nicolas STÉNON, anatomiste hollandais. (1660.)

DIFFÉRENCES.

Didactyles. — Les parotides du *bœuf* sont rougeâtres et moins développées que celles du cheval. Elles sont doublées par la glande maxillaire correspondante, qui est considérable.

Le canal de Sténon offre la même disposition essentielle que chez les solipèdes, seulement il est accompagné, dans toute sa longueur, par deux cordons nerveux de la septième paire, qui se distribuent dans le tissu de la joue. En avant du masséter externe, la veine glosso-faciale est intermédiaire au canal et à l'artère qui la recouvrent.

Dans le *mouton,* il en est à peu près de même : cependant la disposition du canal parotidien est sujette à varier. Il arrive assez fréquemment que ce conduit est placé, comme l'a indiqué M. Girard, sur le masséter externe, à son bord inférieur, en formant une courbe à concavité supérieure.

Ce canal peut aussi présenter deux branches qui se réunissent en une seule vers le point de terminaison.

Tétradactyles. — *Porc.* — Les parotides sont plus fortes que chez les ruminants. Le canal de Sténon suit le contour inférieur du masséter externe.

Chien. — Les parotides sont peu considérables ; elles sont débordées en bas par le renflement postérieur des glandes maxillaires.

Le canal de Sténon, grêle, passe sur le milieu du masséter externe, entre les divisions nerveuses du plexus sous-zygomatique ; il est longé, à son bord inférieur, par l'artère et la veine glosso-faciales.

Son orifice buccal n'est pas saillant.

Il en est de même chez le *chat.*

GLANDE MAXILLAIRE.

La *glande maxillaire*, moins volumineuse que la pa- Situation.
rotide, est située, en partie, dans l'espace intra-maxillaire, depuis la face inférieure de l'atlas jusqu'au niveau
de la base de la langue.

Elle est allongée d'arrière en avant, et décrit une courbe Configuration.
à concavité supérieure. Aplatie d'un côté à l'autre, elle
offre deux *faces*, deux *bords* et deux *extrémités*.

La *face externe* est en rapport, d'abord, avec la paro- Rapports de la face externe.
tide, dont elle est séparée par une lame aponévrotique
appartenant aux muscles huméro-sterno-mastoïdien et
sterno-maxillaire ; plus antérieurement, elle passe en dedans des muscles stylo-maxillaire et digastrique, et, dans
la cavité intra-maxillaire, elle répond à la face interne du
masséter interne.

La *face interne* répond successivement à la poche gut- Face interne.
turale, aux grosses branches de la carotide primitive, au
nerf hypoglosse et, plus antérieurement, au pharynx, aux
muscles de cette partie et de l'hyoïde.

Le *bord supérieur*, concave, suit le contour du stylo- Bords.
maxillaire, puis le bord inférieur du digastrique.

Le *bord inférieur*, convexe, répond à la pointe d'insertion des muscles sterno-hyoïdiens, à l'artère et à la veine
glosso-faciales.

L'*extrémité postérieure* est appendue, sous l'aile de Extrémités.
l'atlas, par du tissu celluleux.

L'*extrémité antérieure*, arrondie, est au niveau de la
base de la langue, entre l'hyo-glosse et le mylo-hyodien.

Canal excréteur.

Le canal excréteur de la glande maxillaire, nommé *con- Longueur.
duit de Warthon*[1], est très-étroit et long d'environ 30 cen-

' Thomas WARTHON, anatomiste anglais. (1664.)

Origine. timètres; ses parois sont minces, transparentes et dilatables. Il émerge vers le milieu de l'organe, au côté interne du bord supérieur, et côtoie ce bord jusqu'à la partie antérieure de la glande; puis il se continue en avant jusqu'au niveau du frein de la langue. Dans cette longue **Trajet, rapports.** portion de son trajet, il est croisé, en dehors, par le nerf lingual et la glosso-faciale; en dedans, par l'hypo-glosse; il répond, en dedans, aux muscles hyo-glosse, kérato-glosse et génio-hyoïdien; en dehors, au muscle mylo-hyoïdien et, plus antérieurement, à la face interne de la glande sublinguale. Enfin, après un trajet sous-muqueux, **Terminaison.** le canal de Warthon se termine, en avant du frein de la langue, sur le côté du plancher de la bouche, en arrière **Orifice.** des incisives, par un orifice pratiqué dans un léger relief de la muqueuse; cette petite saillie, allongée et ferme, était autrefois nommée le *barbillon*.

DIFFÉRENCES.

Volume. **Didactyles.** — Les glandes maxillaires sont jaunâtres et remarquables par leur volume, bien supérieur à celui des parotides, dont elles doublent la face interne.

Disposition. Chacune d'elles décrit un arc, à concavité antérieure, descend sur le côté du larynx et du pharynx, et se porte, moins antérieurement que chez les solipèdes, jusque vers le milieu des branches du maxillaire.

Lobe infra-laryngien. La moitié postérieure se renfle progressivement de haut en bas, et forme, au-dessous du niveau de l'auge, un lobe, qui, adossé sous le larynx au lobe opposé, offre le volume d'un œuf.

Canal excréteur. Le canal de Warthon suit à peu près le même trajet que chez les solipèdes. Il s'ouvre en dedans et au sommet du barbillon. Chez le *bœuf*, cette papille, dure, forte, à sommet crénelé en dehors, est logée dans une fossette elliptique, voisine de l'arcade incisive.

Tétradactyles. — *Porc.* — La glande maxillaire, rougeâtre, est double ou formée de deux portions distinctes et placées l'une au devant de l'autre: la *postérieure* est sous-parodienne; l'*antérieure* s'étend depuis l'angle de la mâchoire jusque vers le milieu de la langue. Le canal excréteur de chacune d'elles marche parallèlement à l'autre; et tous deux se terminent, près du frein de la langue, à une petite distance l'un de l'autre.

Chien. — Plus considérables que les parotides, les glandes maxillaires sont pyramidales, renflées postérieurement.

Le canal de Warthon s'ouvre sur le côté du frein de la langue, sans faire de saillie.

En outre, chacune de ces glandes possède un petit prolongement antérieur, dont le canal, distinct, s'ouvre, comme chez le porc, à côté de celui de Warthon [1].

Chez le *chat,* les sous-maxillaires sont rougeâtres, plus grandes et plus compactes que les parotides; mais leur prédominance n'est pas aussi marquée que dans le *chien,* et elles ne présentent pas de lobe antérieur supplémentaire.

GLANDE SOUS-LINGUALE.

Cette petite glande, aplatie latéralement et allongée d'avant en arrière, est située antérieurement, sur le côté de la partie fixe de la langue, entre les muscles de cet organe et la branche maxillaire, qui présente en ce point une fossette ovalaire de réception. Son *bord supérieur,* revêtu par la muqueuse linguale, laisse échapper une multitude de petits conduits excréteurs, dits *canaux de*

Marginal notes: Glande maxillaire double. — Appendice à canal distinct. — Volume. — Pas d'appendice antérieur. — Forme. — Situation.

[1] M. Duvernoy (*Anatomie comparée* de Cuvier).

Canaux
Rivinus.

de *Rivinus* [1]. Ces petits canaux s'ouvrent par plusieurs séries de petits orifices qui percent la muqueuse et forment, au côté de la langue, en arrière du frein, une ligne saillante, appelée *crête sublinguale*.

Leur termi-
naison.

DIFFÉRENCES.

Didactyles. — Longue et plus développée que dans le cheval, la sublinguale est formée de deux portions continues : la *postérieure,* que Meckel regarde comme une *seconde sous-maxillaire,* fournit un canal qui suit celui de Warthon, et s'ouvre près de lui, en dessous du barbillon; l'*antérieure* est la véritable glande sublinguale. Ses canaux, multiples, ont leurs orifices entre les papilles mamelonnées et coniques, rangées près et en arrière du frein de la langue.

Deux portions.

Tétradactyles. — *Porc.* — Les sous-linguales sont rougeâtres et n'offrent, du reste, rien de particulier.

Chat. — Ces glandes sont petites et reculées sous la langue. Elles n'existent pas chez le *chien.*

Organes digestifs

INTERMÉDIAIRES A LA BOUCHE ET A L'ESTOMAC.

—

DU PHARYNX.

Disposition.

Le *pharynx* ou *arrière-bouche* est un canal membraneux, ampliable et contractile, situé sur la ligne médiane, et parfaitement symétrique.

Lieu de passage commun aux aliments et à l'air, il établit la communication entre la bouche et l'œsophage, entre les cavités nasales et le larynx.

[1] RIVINUS, anatomiste allemand. (1679.)

Le pharynx est placé profondément sous la base du crâne, entre les grandes branches hyoïdiennes, et chez le cheval, entre les poches gutturales. Situation.

Sa *capacité*, moindre que celle de la bouche, est supérieure à celle de l'œsophage ; aussi des corps volumineux, ayant franchi le pharynx, peuvent-ils s'arrêter dans l'œsophage. Capacité.

La largeur et la longueur du pharynx varient, suivant l'état de constriction ou de relâchement, et cela dans la déglutition, la phonation, etc.

Le pharynx a la forme d'un sac allongé, évasé en avant, rétréci en arrière ; il peut être divisé en deux sections : l'une *antérieure*, l'autre *postérieure*. Configuration.

La *section antérieure*, large mais rétrécie inférieurement par l'isthme du gosier, représente une voûte qui recouvre l'orifice supérieur du larynx. Dans cette partie, commune aux voies digestive et respiratoire, les parois du pharynx, fixées aux parties dures, sur lesquelles elles se déploient, ne reviennent jamais entièrement sur elles-mêmes. Cette disposition de béance continuelle est importante et nécessaire pour le facile passage de l'air du nez au larynx, et réciproquement. Section antérieure.

La *section postérieure* du pharynx s'incurve en bas et en arrière ; elle est prolongée par l'œsophage et repose sur la face postérieure du larynx ; exclusivement affectée au passage des aliments, elle a la forme d'un entonnoir ; ses parois sont molles, non tendues, et la cavité est habituellement effacée, excepté au moment de la déglutition. Section postérieure.

Surface extérieure. — *En haut,* le pharynx est en rapport avec la base du crâne et les conduits gutturaux du tympan. Rapports.

En arrière, il répond, postérieurement, à l'insertion du muscle fléchisseur du cou, et, antérieurement, à la face postérieure du larynx. *Latéralement,* on remarque

6

les grandes branches de l'hyoïde, l'artère glosso-faciale, le nerf lingual de la cinquième paire, le glosso-pharyngien, l'hypo-glosse. En arrière, il est séparé des parotides par les poches gutturales, les glandes maxillaires, etc.; et, tout à fait postérieurement, se trouvent les carotides internes, les nerfs pneumo-gastriques, accessoires de Willis, et les ganglions gutturaux du sympathique.

Surface intérieure. — La voûte, lisse, sans plissements, ne se prête pas à la dilatabilité permise par les plis des parois latérales.

Ouvertures.   Cette cavité présente sept ouvertures : 1° En avant et en haut, sont les *ouvertures gutturales* des cavités nasales, séparées l'une de l'autre par le bord inférieur du vomer, et laissant apercevoir le méat inférieur et la base du cornet inférieur ;

2° En avant, se trouve l'*isthme du gosier,* circonscrit par les piliers antérieurs du voile du palais et intercepté par ce voile, dont on aperçoit la face postérieure, oblique en bas et en arrière;

3° En bas, est l'*ouverture du larynx,* que l'épiglotte, habituellement renversée en avant, recouvre en s'abaissant comme une soupape, pendant la déglutition des solides. De chaque côté des bords saillants du larynx, est une gouttière triangulaire, se rétrécissant d'avant en arrière, délimitée en dehors par le pilier postérieur du voile palatin. Ces rigoles, pratiquées ainsi sur les côtés de l'orifice supérieur du larynx, servent à la déglutition des liquides qui les suivent et filent vers l'œsophage;

4° En arrière, on voit l'*orifice* infundibuliforme de l'*œsophage,* mais sans point de démarcation bien tranché;

5° En haut, antérieurement et de chaque côté, on rencontre une ouverture elliptique, déprimée d'un côté à l'autre, c'est l'*orifice guttural* de la trompe d'Eustache, ou conduit guttural du tympan. Cet orifice, soutenu par un cadre cartilagineux, est au niveau de l'extrémité postérieure du cornet inférieur. On peut y arriver par le méat inférieur des cavités nasales.

STRUCTURE.

L'organisation du pharynx comprend deux couches superposées, l'une externe, *musculeuse,* l'autre interne, *muqueuse,* des *vaisseaux* et des *nerfs.*

Couche musculeuse.

Les *muscles* du pharynx, au nombre de six de chaque côté, ont leur attache fixe aux parties environnantes; ils embrassent le pharynx en différentes directions, et se terminent sur la face supérieure de ce sac membraneux, à une ligne longitudinale médiane, qui sert de point commun d'insertion aux muscles des deux côtés.

Muscles.

Ils sont distingués en *dilatateurs* et en *constricteurs.*

A. LES MUSCLES DILATATEURS sont : *le pterygo-pharyngien* et le *kérato-pharyngien.*

Muscles dilatateurs.

Ptérygo-pharyngien.

Le *ptérygo-pharyngien* est élargi, situé en avant, et dirigé en bas et en arrière; il est doublé, en dehors, d'une mince lame fibreuse jaune, et recouvert par l'origine du masséter interne et par l'extrémité antérieure du péristaphylin externe; en dedans, il répond au péristaphylin interne. Il se fixe à l'apophyse ptérygoïde et à la crête du palatin, et s'implante sur la partie antérieure du pharynx et sur la poche gutturale correspondante. Son principal usage est de tirer le pharynx en avant et en haut.

Kérato-pharyngien.

Le *kérato-pharyngien* est allongé, pyramidal, et situé entre la poche gutturale et la face interne de la grande branche hyoïdienne, vers le milieu de laquelle il s'implante; il est dirigé, comme cette branche, en avant et en bas, conséquemment en sens inverse du ptérygo-pharyngien, près duquel il se termine sur le pharynx.

Il a pour effet de tirer les parois de cette cavité en arrière et en haut, et de les soulever directement en haut lorsqu'il agit de concert avec son congénère, le ptérygo-pharyngien.

Muscles constricteurs. B. MUSCLES CONSTRICTEURS. Ils sont constitués par quatre bandes charnues, placées l'une à côté de l'autre sur les parois latérales du pharynx, et toutes convergentes, de bas en haut, vers la ligne médiane.

Tels sont, en procédant d'avant en arrière, les muscles :

Hyo-pharyngien,

Qui s'attache sur le contour latéral du corps hyoïdien, et tient une direction légèrement oblique en arrière et en haut;

Thyro-pharyngien,

Fixé sur la face externe du cartilage thyroïde;

Crico-pharyngien,

Implanté sur le côté du cartilage cricoïde;

Aryténo-pharyngien,

Petit faisceau charnu qui, du bord interne du cartilage aryténoïde, où il se fixe, monte en avant et en dedans jusqu'à la partie supérieure de la portion la plus reculée du pharynx. Ce petit muscle représente l'origine de la couche charnue de l'œsophage. Très-grêle chez les solipèdes et les tétradactyles, il n'est bien développé que dans les didactyles.

Au reste, chez tous les mammifères domestiques, les muscles du pharynx présentent les mêmes dispositions, sauf quelques différences peu importantes relatives aux dimensions.

De même que pour la langue et le larynx, la mobilité du pharynx est encore subordonnée au jeu plus ou moins étendu de l'appareil hyoïdien chez les divers animaux.

Enfin, c'est sur cette couche musculeuse du pharynx que, dans la rage, le *virus rabique* exerce une influence si remarquable.

Membrane muqueuse.

La *muqueuse du pharynx* se continue, en avant, avec les muqueuses buccale et nasale ; en arrière, avec celle de l'œsophage ; en haut, avec la nasale et la muqueuse des trompes d'Eustache et des poches gutturales ; et, en bas, avec celle du larynx.

Muqueuse.

Cette membrane, rougeâtre, offre quelques différences dans les divers points de sa surface. En *haut,* elle est lisse et adhérente ; près des ouvertures nasales, elle a des caractères de la pituitaire.

Antérieurement, la muqueuse pharyngienne, plus mince et plus rouge que la buccale, est pourvue d'un épithélium peu épais. Elle est plissée sur les parois latérales de la cavité, près du larynx, et surtout en arrière, pour plus de dilatabilité. L'adhérence de cette membrane au plan musculaire est faible, au moyen d'un tissu celluleux lâche et jamais graisseux.

Enfin, cette muqueuse est soulevée par beaucoup de *glandules* mucipares, dont le produit de sécrétion forme à la surface un enduit abondant et visqueux qui facilite le passage du bol alimentaire.

Vaisseaux.

Artères. — De chaque côté, la maxillaire externe fournit une *artère pharyngienne* qui s'anastomose, en

Artères.

avant, avec des divisions des *staphylines;* en arrière, avec des rameaux *laryngés.*

Veines.
Lymphatiques. Les *veines* sont nombreuses, et les *lymphatiques* n'offrent rien de particulier.

Nerfs.

Nerfs. Les *nerfs* abondants qui forment le plexus *pharyngien* sont fournis par le *glosso-pharyngien,* par des divisions de la *onzième paire,* du *pneumo-gastrique,* et, plus particulièrement, de sa branche *laryngée supérieure;* enfin, le *ganglion guttural du sympathique* envoie aussi des rameaux au pharynx.

Tout cet appareil nerveux, constitué par des nerfs différents, dont aucun n'est spécial au pharynx, explique, d'abord, les relations sympathiques de cette cavité avec tout l'organisme, d'où résulte qu'elle est le siége de la soif, ce sentiment local d'un besoin général; puis, les rapports physiologiques du pharynx avec d'autres organes, tels que la base de la langue, l'estomac, le larynx, etc.; soit pour les phénomènes de la déglutition, soit pour le vomissement, ou bien quand des parcelles alimentaires se sont engagées dans le larynx. Enfin, la muqueuse pharyngienne participe aussi à la gustation : elle est le siége de l'arrière-goût, surtout pour les saveurs âcres.

FONCTIONS.

Le pharynx est un organe important pour la déglutition. Il sert, en même temps, de passage à l'air, pour la respiration.

Dilatable et contractile, cette cavité, par sa disposition intérieure, révèle tout le mécanisme d'après lequel les deux fonctions peuvent se croiser sans se nuire. Par ce mécanisme, et surtout par le jeu de ces deux soupapes, que représentent le voile du palais et l'épiglotte, on conçoit comment l'air et les aliments peuvent suivre les routes qui leur sont destinées, et non les autres. C'est ainsi que l'air, attiré dans le thorax par la raréfaction que produisent les puissances inspiratrices, pénètre des fosses nasales dans le pharynx et, de là, dans le larynx, sans passer dans l'œsophage affaissé; les liquides et les solides déglutis parviennent à l'œsophage, sans pénétrer dans les voies aériennes supérieures ou inférieures : les premières, occluses par le voile du palais, relevé en ce moment; les secondes, fermées par le renversement de la feuille épiglottique, poussée par les solides, ou préservée, par la saillie des bords laryngiens, de l'introduction des liquides, filant dans les rigoles latérales.

On conçoit aussi comment, chez le cheval, les matières qui reviennent accidentellement de l'estomac sont forcées de passer par les cavités nasales, tandis que, chez les autres animaux, elles sont rejetées par la bouche.

Enfin, le pharynx peut modifier la phonation, comme tuyau vocal, ayant divers degrés d'allongement, de raccourcissement et de constriction, pour la production des sons aigus, graves et intermédiaires.

DIFFÉRENCES.

Chez les *didactyles* et les *tétradactyles* domestiques, le pharynx, généralement plus large et plus dilatable que chez les solipèdes, présente les mêmes dispositions essentielles.

DE L'ŒSOPHAGE [1].

L'*œsophage* est un conduit membraneux, extensible et contractile, établissant la communication entre le pha-

Définition.

---

[1] Οἴω, je porte; φαγεῖν, manger : *porte-manger*.

Etendue. rynx et l'estomac; il mesure la longueur de la région trachélienne et de la région thoracique, traverse le diaphragme et se termine dans l'abdomen, en s'ouvrant dans l'estomac.

Direction. Oblique en arrière et en bas, jusqu'à l'entrée du thorax, l'œsophage s'infléchit, en ce point, et devient horizontal dans le reste de son trajet. Comme canal de passage, il ne présente aucune circonvolution, il est presque rectiligne. D'abord médian, il s'incline à gauche, en bas du cou, un peu à droite, dans la poitrine, pour s'incliner encore à gauche, dans l'abdomen.

L'inflexion, qui coude le canal œsophagien, à l'entrée du thorax, arrête quelquefois les sondes œsophagiennes, droites et flexibles, dirigées vers l'estomac, et aussi les gros corps déglutis.

Capacité. L'œsophage est un des points les plus rétrécis du tube digestif. Chez beaucoup d'animaux, on observe un certain rapport entre son diamètre, celui du pylore et celui de la terminaison de l'intestin grêle. Sa capacité, proportionnellement plus grande chez les animaux que chez l'homme, varie encore suivant les mœurs et les habitudes particulières, tels que le mode de nourriture, la voracité, etc. Le calibre œsophagien n'est pas le même dans toute l'étendue. Chez presque tous les animaux, il va graduellement augmentant jusqu'à l'estomac. Dans le cheval, il est à peu près uniforme jusqu'au milieu du trajet thoracique, où il est resserré tout à coup, jusqu'à la terminaison, par le grand développement de la tunique musculeuse. En tous points, l'œsophage est susceptible de dilatation, comme le prouvent les corps volumineux qui parfois le parcourent, lentement il est vrai, mais qui cependant arrivent dans l'estomac.

Forme. L'œsophage est cylindroïde et diffère du reste du canal alimentaire, en ce que, contracté sur lui-même, il efface sa cavité intérieure. Chez les animaux autres que les solipèdes, il est rougeâtre, peu consistant, comme affaissé, dans toute son étendue. Chez le cheval, il offre une densité générale plus marquée, et, en arrière du cœur, il devient progressivement plus volumineux, et prend l'aspect d'un canal plein, dur et blanchâtre, comme les muscles de la vie organique. *Couleur.* *Densité.*

Ses rapports sont à étudier : au *cou*, dans le *thorax* et dans l'*abdomen*. *Rapports.*

1° Portion cervicale ou trachélienne. — Cette région, la plus importante au point de vue chirurgical, est divisible en deux sections, l'une *supérieure,* l'autre *inférieure.*

(a) Dans sa *moitié supérieure,* l'œsophage est médian et postérieur à la trachée; il répond, en avant, à la partie membraneuse de ce canal, rapport qui peut expliquer la gêne de la respiration, dans le cas d'ingestion de corps volumineux. En arrière, il est contigu au muscle long fléchisseur du cou, et, sur les côtés, à la carotide, aux nerfs satellites, pneumo-gastrique et sympathique, et aux nerfs récurrents; le tout est recouvert par le muscle huméro-sterno-mastoïdien, et, de plus, vers le milieu de la région, par l'omoplat-hyoïdien.

(b) Dans sa *moitié inférieure,* l'œsophage se dévie à gauche, et sa déviation augmente progressivement jusqu'à la partie inférieure de la région, où il se trouve tout à fait sur le côté de la trachée. Il est longé, à son bord inférieur, par la carotide gauche, ses nerfs satellites et le récurrent gauche; sur un plan plus inférieur et moins profond, sont situés la jugulaire et le muscle sterno-maxillaire.

Vers l'entrée du thorax, il est contigu, en dedans, à la trachée, et, en dehors, au muscle scalène gauche, qui

le sépare du mastoïdo-huméral ; il répond aux nerfs sympathique, pneumo-gastrique, récurrent et diaphragmatique, qui croisent sa direction. Au-dessous est un espace
triangulaire, compris entre la trachée et les muscles implantés au prolongement trachélien du sternum : là se
trouvent le tronc des carotides primitives, et, au-dessous,
le golfe des jugulaires, au milieu d'un tissu celluleux
abondant, traversé par les artères cervicales inférieures
et occupé par les ganglions lymphatiques prépectoraux.

Enfin, l'œsophage pénètre dans le thorax, en passant
entre la trachée et la première côte gauche.

Cette déviation à gauche indique la moitié inférieure
de la région cervicale, comme lieu d'élection pour l'œso-
phagotomie, opération dans laquelle la connaissance des
précédents détails est indispensable.

2° **Portion thoracique.** — Placé entre les deux lames du
médiastin, l'œsophage, dans sa partie antérieure au cœur,
suit la colonne dorsale et répond, en haut, au muscle
dorso-atloïdien ; en bas et d'avant en arrière, à la trachée,
sur laquelle il se replace progressivement, à la bronche
gauche, qu'il croise, et à la base du cœur ainsi qu'à la
racine des poumons. De chaque côté il est embrassé par
les divisions artérielles et veineuses, dites vertébrales,
cervicales et dorsales. Il passe à droite de la crosse aortique, à gauche de la veine azygos, et, plus postérieurement, le canal thoracique passe au-dessus de lui, en le
croisant de droite à gauche, d'avant en arrière et de haut
en bas.

Dans sa partie postérieure au cœur, l'œsophage, toujours soutenu entre les lames médiastines, est éloigné de
la colonne vertébrale et répond au milieu de la face interne des lobes pulmonaires qui présentent, pour le recevoir, chacun un sillon, ordinairement plus prononcé du

côté droit. Dans ce trajet, l'œsophage est accompagné, à distance, en haut, par les vaisseaux œsophagiens et par les deux cordons nerveux du pneumo-gastrique, un supérieur, un inférieur, s'envoyant des anses nombreuses, dont les filets entourent l'œsophage et lui fournissent des divisions multipliées.

3° **Portion abdominale.** — Cette partie, longue, chez le cheval, d'environ 1 décimètre, traverse le diaphragme par l'ouverture dite *œsophagienne,* pratiquée entre les deux portions du pilier droit. Soutenu par une membrane fibro-séreuse qui l'entoure et se porte du diaphragme à l'estomac, ce canal se dirige vers la gauche, glisse dans l'échancrure spéciale creusée sur le bord supérieur du lobe gauche du foie, et vient s'ouvrir à l'extrémité gauche de la petite courbure, dans le sac gauche de l'estomac.

Autour de l'œsophage, on remarque partout du tissu celluleux lâche, ou des lames séreuses assez étendues pour faciliter l'ampliation ou les déplacements nécessaires de ce conduit.

La **surface interne** de l'œsophage est remarquable : 1° par sa couleur blanche, qui contraste avec celle du pharynx, du sac droit gastrique, et de l'intestin ; 2° par ses parois rapprochées et contiguës ; 3° par ses plis longitudinaux très-saillants et ses plissements transverses, en rapport avec le besoin de dilatation instantanée, pour ce canal de conduite.

Surface interne.

STRUCTURE.

L'œsophage est constitué par deux membranes, l'une *musculeuse* et l'autre *muqueuse,* auxquelles se distribuent des *vaisseaux* et des *nerfs.*

Les deux membranes représentent chacune un cylindre ou un tube ; et l'interne, *muqueux,* est engaîné dans l'externe, *musculeux.*

Couche musculeuse.

Couche mus-
culeuse.

La *tunique musculeuse* est épaisse, pour que les sub·
stances alimentaires soient poussées énergiquement et
rapidement de l'arrière-bouche dans l'estomac.

Elle est rouge, comme les muscles volontaires, jusqu'au niveau du cœur, chez les monodactyles seulement.

En arrière du cœur, l'œsophage de ces mêmes animaux
devient blanchâtre, comme les muscles involontaires.

La tunique musculeuse présente deux plans disposés
autour de la muqueuse : l'un, *superficiel*, est à fibres
longitudinales; l'autre, *profond,* paraît annulaire ; mais
il est réellement composé de fibres spiroïdes qui se su-
perposent et se croisent à angle très-aigu, les unes enroulées d'avant en arrière et de gauche à droite, les autres, d'arrière en avant et de droite à gauche. Ce dernier
plan est très-développé, dans la section postérieure,
chez les monodactyles.

Membrane muqueuse.

Muqueuse.

La *membrane muqueuse,* continue à la pharyngienne
et à la gastrique, offre une épaisseur nécessaire pour
résister aux frottements des matières dégluties ; elle est
cependant moindre que celle de la bouche.

De même qu'au rectum, cette membrane est unie au
cylindre musculaire par un tissu celluleux lâche qui permet les déplacements du tube muqueux dans le tube
musculeux.

Les plis longitudinaux et transverses de cette muqueuse
sont effaçables par la distension, mais ils ne sont pas dus
exclusivement à la rétraction des plans musculaires, ils
sont primitifs et tiennent à l'organisation de la membrane,
comme particularités nécessaires de destination.

L'épithélium est épais et facile à démontrer.

Des glandules mucipares nombreuses s'ouvrent à la surface de cette muqueuse qu'elles lubrifient, pour faciliter le passage des substances alimentaires. *Glandules.*

Vaisseaux.

Les *artères* sont fournies, dans la partie cervicale, par les carotides primitives; dans la portion thoracique antérieure, par les vertébrales, cervicales et dorsales; et, plus postérieurement, par l'artère œsophagienne, souvent double. *Artères.*

Les *veines* sont satellites des divisions artérielles; les antérieures se dégorgent dans la jugulaire, les autres dans les veines sous-dorsales antérieures, et quelques-unes dans l'azygos. *Veines.*

Les *vaisseaux lymphatiques* n'offrent rien de particulier. *Lymphatiques.*

Nerfs.

Les *nerfs* sont principalement fournis par le pneumogastrique et le sympathique; aussi l'œsophage est-il peu sensible. *Nerfs.*

FONCTIONS.

L'œsophage fait passer rapidement les substances alimentaires du pharynx dans l'estomac. Cet acte physiologique est accompli par l'action des fibres longitudinales, qui raccourcissent le conduit, et par la contraction des fibres spiroïdes, qui pressent successivement les matières engagées et les poussent de haut en bas et d'avant en arrière, pour la déglutition. Ces mêmes fibres agissent de bas en haut et d'arrière en avant, pour le vomissement et la rumination.

DIFFÉRENCES.

Didactyles. — L'œsophage des didactyles est large et pourvu d'une forte couche musculeuse. Mais la couleur rougeâtre, la consistance un peu molle et l'épaisseur de cette tunique, sont les mêmes dans toute l'étendue.

A l'intérieur, les plis longitudinaux de la muqueuse sont très-prononcés, pour l'ampliabilité du canal.

L'œsophage des ruminants se termine au sac gauche du rumen par un évasement en entonnoir, peu prolongé et compris entre les deux portions du pilier droit, très-développé dans ces animaux.

Tétradactyles. — Le conduit œsophagien est très-ampliable, surtout chez les *carnivores ;* la couche charnue est rouge, forte et affaissée sur elle-même, dans toute l'étendue.

Dans tous les tétradactyles, l'œsophage passe entre les deux piliers du diaphragme.

Enfin, les monodactyles sont les seuls dont l'œsophage forme, dans l'abdomen, un véritable prolongement, fortement incliné à gauche ; disposition qui, jointe à d'autres, concourt à établir la difficulté du vomissement chez ces animaux.

Organes digestifs

COMPRIS DANS LA CAVITÉ ABDOMINALE.

—

DE L'ABDOMEN.

L'*abdomen* est la plus grande des cavités splanchniques. Il renferme les principaux viscères digestifs et une grande partie des organes génito-urinaires. Nécessairement plus développée chez les herbivores que chez les carnivores, cette cavité est remarquable par la nature de ses parois, généralement mobiles, ampliables et rétractiles.

Situé en arrière du thorax, au-dessous de la région des

lombes, l'abdomen est de forme irrégulièrement ovalaire, il est allongé d'avant en arrière, élargi antérieurement, et présente une légère inclinaison en avant et en bas.

Ses parois, tapissées par le péritoine , peuvent être divisées en six régions : une *antérieure,* une *postérieure,* une *supérieure,* une *inférieure* et deux *latérales.*

La PAROI ANTÉRIEURE OU DIAPHRAGMATIQUE sépare le thorax de l'abdomen ; elle est constituée par le diaphragme, oblique en bas et en avant : le genre d'obliquité de cette paroi est favorable au diamètre antéro-postérieur du thorax, sans être préjudiciable à la capacité de l'abdomen, dont les pesants viscères occupent principalement les régions inférieures, tandis que, de l'autre côté, les poumons, par leur légèreté, peuvent se loger, en partie, dans le sinus supérieur.

Alternativement concave ou plane, selon l'état de relâchement ou de contraction du diaphragme, cette cloison musculeuse fait éprouver à la capacité de l'abdomen, à la position et à la pression des viscères contenus, des modifications subordonnées à l'étendue de chaque mouvement respiratoire.

De forme ovalaire, la paroi diaphragmatique, aponévrotique à son centre et musculeuse à sa périphérie, est circonscrite, en haut, par la colonne lombaire, en bas, par l'appendice abdominal du sternum, et, latéralement, par le cercle costal. Elle présente trois ouvertures : la première, supérieure, dite *aortique,* est pratiquée entre les deux piliers diaphragmatiques, et livre passage à l'aorte postérieure, au canal thoracique, à la veine azygos et aux cordons du grand sympathique ; la deuxième, dite *œsophagienne,* est un peu au-dessous, entre les deux portions du pilier droit, chez les solipèdes et les didactyles ; entre les deux piliers chez les autres mammifères domestiques :

elle est traversée par l'œsophage, les nerfs pneumo-gastriques, etc. ; la troisième, percée dans le centre aponévrotique, est spécialement réservée au trajet de la veine
cave postérieure.

Les organes en rapport avec la région diaphragmatique sont principalement : l'estomac, le foie, la rate et
les grosses courbures de l'intestin colon.

La RÉGION POSTÉRIEURE OU PELVIENNE, bien moins
étendue que l'antérieure, est prolongée par une grande
excavation, sorte d'arrière-fond, appelée le *bassin,* où
sont logés le rectum, la vessie, une partie des organes
génitaux internes du mâle, le vagin et le corps de la matrice chez la femelle.

Cette cavité, dite *pelvienne,* a la forme d'un cône tronqué en arrière, à base antérieure, et présente elle-même
une entrée et un fond. L'*entrée* est ovalaire ; le *fond,*
plus étroit, mais circonscrit par des parties molles ou mobiles, est dilatable, disposition favorable, chez les femelles, pour l'exécution du part.

Sous ce même point de vue, on doit remarquer que la
cavité, d'une coupe à peu près circulaire, chez les *carnivores,* est ovalaire, dans le sens vertical, chez les *herbivores,* conformation qui est en harmonie avec celle de
la poitrine du fœtus, chez ces différents animaux.

Les parois du bassin, tapissées en partie par le péritoine, sont constituées, en haut, par le sacrum ; en bas,
par la réunion des pubis et des ischium ; latéralement, par
les ilium et les ligaments sacro-ischiatiques.

De chaque côté de l'entrée du bassin, l'aponévrose
sous-lombaire est prolongée, en arrière, en bas et en dehors, par l'aponévrose crurale, tendue elle-même par le
ligament de Fallope.

La RÉGION SUPÉRIEURE OU SOUS-LOMBAIRE a pour base

les vertèbres lombaires, revêtues des muscles psoas et de l'aponévrose sous-lombaire. Ce plan, peu étendu, fait office de voûte résistante et flexible, où sont suspendus la plupart des lourds viscères abdominaux. Il est parcouru par l'aorte et la veine cave postérieures, par le cordon du sympathique, etc. Il répond aux deux reins et à leurs uretères, au pancréas, à la base de la rate, à l'origine du cœcum et du colon; il donne attache au long mésentère de l'intestin grêle, à celui du colon flottant, etc.

La RÉGION INFÉRIEURE, bien plus longue que la supérieure, est, avec les parties latérales, celle qui se prête le plus à l'ampliabilité de l'abdomen et des viscères; elle est à la fois résistante et légèrement élastique, pour supporter les gros intestins qui pèsent sur elle. Dans le même but, elle est un peu oblique en avant et en bas : disposition qui, jointe à une grande densité postérieure, a aussi, pour résultat important, de rendre les membres postérieurs d'autant moins chargés, et de permettre ainsi, à ces ressorts d'impulsion, une plus grande efficacité de détente pour la locomotion.

Cette région a pour base résistante, dans le plan médian, la *ligne blanche,* cordon fibreux qui, avec le sternum, représente en quelque sorte une colonne vertébrale inférieure, concourant à soutenir les viscères appendus à la colonne supérieure; sur ce cordon s'implantent, de chaque côté, les aponévroses des muscles abdominaux obliques et transverse, ainsi que les bords des muscles *droits,* agissant ici comme deux sangles longitudinales. En dessus, se trouvent le péritoine et le fascia transversalis; en dessous, se déploie l'expansion élastique de la tunique abdominale.

Examiné d'avant en arrière, le plan médian de cette région présente trois parties principales : 1° L'*antérieure,*

7

qui répond au prolongement abdominal du sternum, est dite *région sus-sternale ;* 2° la *mitoyenne* a pour centre l'ouverture oblitérée de l'ombilic, elle est nommée *région ombilicale ;* 3° enfin, la *postérieure,* ayant pour base le tendon carré, insertion commune des muscles abdominaux au pubis, reçoit le titre de *région prépubienne.*

A la partie postérieure de la cavité abdominale, de chaque côté de la ligne médiane, se trouve l'orifice supérieur ou interne du trajet inguinal. Inférieurement, l'orifice externe de ce même trajet, ou l'*anneau inguinal,* occupe la région dite de l'*aine* ou *inguinale.*

Les RÉGIONS LATÉRALES de l'abdomen sont très-étendues, ampliables et rétractiles. Dans la partie antérieure, elles ont pour base le cercle postérieur des côtes et prennent, en cet endroit, le nom d'*hypochondres ;* dans l'hypochondre droit, se trouvent l'origine du colon et le foie ; dans l'hypochondre gauche est située la rate. En arrière des hypochondres, les régions latérales de la cavité sont constituées par les couches superposées des muscles abdominaux et de la tunique abdominale ; ces parties sont nommées les *flancs :* dans le flanc droit, sont les gros renflements intestinaux ; dans le flanc gauche, flottent l'intestin grêle et la partie terminale du colon.

Du Péritoine.

Le *péritoine* est une grande membrane séreuse qui tapisse la cavité abdominale et enveloppe la plupart des viscères qui y sont contenus, soit pour faciliter leur ampliation et leurs déplacements, soit pour les assujettir d'une manière plus ou moins solide, soutenir leurs vaisseaux, etc. Mince, blanchâtre ou demi-transparent, le péritoine, par le nombre et la complication de ses replis, est, à lui seul, plus étendu que toutes les autres séreuses. Comme toutes ces membranes, il forme un sac clos, excepté chez les femelles, où sa cavité communique avec la muqueuse des trompes utérines. De telle sorte que, s'il était possible de le détacher entièrement, d'effacer ses duplicatures et ses prolongements, on obtiendrait un grand sac de forme très-irrégulière, et ne contenant qu'une faible quantité de sérosité.

Si, pour comprendre la disposition du péritoine, on le suppose procéder de la région ombilicale et s'étendre dans toutes les directions pour tapisser les parois de l'abdomen, on le verra parvenir à la région sous-lombaire, par exemple, se replier en dedans de lui-même et comprendre, dans le fond de ce refoulement plus ou moins étendu, le tube intestinal, ainsi que ses vaisseaux et ses nerfs, qui procèdent de la région lombaire. Ou bien, dans un autre point, à la région diaphragmatique, par exemple, le péritoine abandonne cette surface en constituant les deux lames adossées et rentrantes de la cavité séreuse; à la rencontre du foie, ces deux lames s'écartent, laissant entre elles un espace triangulaire, passage des vaisseaux et des nerfs propres à l'organe, puis elles se déploient sur la périphérie du viscère. Ensuite, elles s'adossent de nouveau, au delà de l'organe qu'elles viennent d'entourer, pour s'écarter encore et entourer un autre viscère, l'estomac, par exemple. Il en résulte, pour le premier, un lien qui le fixe au diaphragme, et, entre cet organe et le second, un lien intermédiaire. Postérieurement, la disposition est plus simple : la vessie, la matrice, ou les canaux efférents dépriment et refoulent en avant le sac séreux qui se déploie sur leur périphérie. Dans tous ces cas, bien que la disposition du péritoine paraisse compliquée, par la multiplicité et la variété de ses replis, l'arrangement est encore assez simple, puisque, en définitive, tous les organes sont en dehors de cette membrane.

Le sac péritonéal présente une *surface externe* et une *surface interne*.

La *surface externe* est généralement adhérente, soit aux parois de la cavité abdominale, soit à la surface des organes ; on la voit aussi, dans plusieurs replis, s'adosser à elle-même. L'étendue de cette surface qui est unie aux parois, est dite *partie pariétale,* celle qui se déploie sur les organes est nommée *viscérale ;* elle est généralement plus mince que la première. Dans la *portion pariétale,* l'adhérence du péritoine est serrée sur les parties fibreuses, comme le centre aponévrotique du diaphragme, etc.; dans les autres points, sur le tissu musculeux, l'union se fait à l'aide d'un tissu celluleux assez lâche.

Dans la *portion viscérale,* le degré d'adhérence est soumis aux mêmes lois. Généralement, les deux lames qui se séparent pour envelopper un viscère, laissent entre elles, dans un ou plusieurs points de la périphérie, un écartement triangulaire rempli de tissu celluleux, de vaisseaux et de nerfs propres à l'organe.

Cet espace est destiné à favoriser l'ampliation du viscère enveloppé; aussi son étendue est-elle proportionnée aux besoins d'ampliabilité de ce même viscère.

A l'endroit où la séreuse aborde un organe, l'union est peu intime, elle se resserre à mesure que la séreuse avance sur la partie.

Par ses nombreux replis, et en se portant d'un organe à l'autre, le péritoine parvient à former, autour de chacun d'eux, une capsule particulière. Mais tous les viscères abdominaux ne sont pas également enveloppés : il en est, comme les reins, le pancréas, au-dessous desquels la séreuse ne fait que passer; les autres, excepté quelques organes pelviens, sont complétement entourés, si ce n'est dans les endroits par où pénètrent les vaisseaux et les nerfs.

Dans quelques points, deux lames péritonéales repliées et adossées se portent d'une paroi à un organe. Généralement peu étendues, elles comprennent entre elles du tissu fibreux, qui augmente leur force de résistance : elles font alors office de *ligaments*. Quand ces lames, plus ou moins prolongées, selon les besoins, servent à soutenir le canal alimentaire, à y conduire les vaisseaux et les nerfs, elles constituent des *mésentères,* dont le nom varie suivant les parties auxquelles ces lames sont annexées.

Enfin, ces duplicatures sont des *épiploons,* si, n'ayant que peu de connexions, elles flottent dans la cavité séreuse et ne renferment entre leurs lames que des vaisseaux, de la graisse, etc. Ces plis irréguliers rappellent bien les *franges* des *synoviales* [1].

La *surface interne* du péritoine est libre, lisse, contiguë à elle-même. Comme dans toutes les autres séreuses, elle est rendue humide et glissante par la sérosité continuellement sécrétée et absorbée. Les adhérences sont ici moins fréquentes que dans les plèvres, parce que les déplacements sont plus étendus et l'inflammation plus rare.

Structure. — La *structure* du péritoine est la même que celle des séreuses proprement dites. Cette membrane reçoit des vaisseaux fins et abondants, qui proviennent des différentes branches vasculaires, qu'elle recouvre.

---

[1] Nous n'indiquons pas ici les différents *ligaments, mésentères, épiploons* que forme le péritoine. Ces parties seront examinées après les viscères, à qui elles se rattachent. Alors il sera plus opportun d'établir ce qu'on doit entendre par *mésentère proprement dit, mésocolon, méso-rectum, épiploon gastro-colique,* etc.

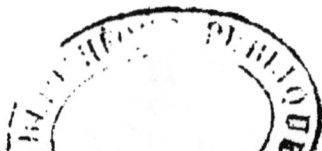

Il en est de même pour les nerfs qui, longtemps niés ou méconnus, ont été récemment démontrés par les belles recherches du docteur Bourgery. Ils forment sous la séreuse un réseau serré et très-délié qui, à l'œil nu, se confond avec le tissu de la membrane.

L'abondance de ces nerfs, chez le *cheval,* explique la grande susceptibilité du péritoine; tandis que, chez le *bœuf,* cette membrane, moins pourvue de rameaux nerveux, est bien moins irritable. Au reste, le péritoine de cet animal est épais et doublé, dans toute sa portion pariétale, d'une lame fibreuse jaune, pour mieux résister au poids considérable des viscères abdominaux. Enfin, chez les *tétradactyles,* cette séreuse est mince et irritable.

DE L'ESTOMAC [1].

Définition. L'estomac, l'un des principaux viscères digestifs, constitue un renflement intermédiaire à l'œsophage et à l'intestin, une poche membraneuse et contractile où les aliments s'accumulent et sont convertis en une pâte appelée *chyme.*

Nombre. L'estomac des monodactyles est simple, bien qu'on le puisse considérer comme biloculaire, sa partie gauche représentant un renflement œsophagien séparé, par un sillon circulaire, de la partie droite constituant alors le véritable estomac, sécrétant le suc gastrique, enfin l'estomac chymifiant des tétradactyles.

Appliquée aux ruminants, cette considération physiologique est encore fondée sur ce que la *caillette* est le véritable estomac digérant, tandis que les trois autres renflements ne sont que des dilatations de l'œsophage, préparatoires à la chymification.

[1] Γαστηρ.

De même chez les oiseaux, le *jabot* et le *ventricule succenturié* ne sont que des organes d'insalivation, le *gésier* un appareil de trituration et en même temps de digestion gastrique, par l'acide ou suc gastrique.

Le nombre des estomacs n'est donc pas déterminé par celui des compartiments gastriques, mais par des caractères anatomiques et physiologiques, par l'état de la muqueuse, etc. Et il n'y a toujours qu'un estomac.

Quoi qu'il en soit, chez tous les animaux, sauf les *monodactyles,* l'estomac est le renflement le plus considérable du tube alimentaire. L'exception présentée par les monodactyles indique, chez eux, un rôle moins important, moins complet de l'estomac dans la digestion, rôle suppléé par celui de l'intestin grêle et par celui du cœcum, dont les dimensions et les fonctions prédominantes sont des traits particuliers de l'organisation de ces animaux; leurs mouvements rapides, à courtes intermittences, exigeaient une courte digestion gastrique. C'est donc par suite d'un rapport de moyen à but, que la digestion est plus intestinale que gastrique chez les monodactyles. C'est une loi de destination primitive, établie pour permettre la vélocité des courses immédiatement après les-repas, sans préjudice pour l'intégrité fonctionnelle de la digestion, double moyen qui s'enchaîne dans le but commun de la conservation individuelle.

Volume.

Susceptible de dilatation et de resserrement, l'estomac est d'un volume variable, non-seulement suivant son état de plénitude ou de vacuité, mais aussi suivant les proportions habituelles de l'alimentation : les animaux grands mangeurs ont l'estomac plus capace que les autres; l'abstinence rétrécit cet organe, mais jamais au point d'effacer entièrement sa cavité.

L'estomac des monodactyles est situé profondément, *Situation.*

dans la partie antérieure et supérieure de l'abdomen ; il est maintenu dans sa position par l'œsophage, le duodénum, et par divers replis du péritoine qui le fixent au diaphragme, au foie, à la rate, etc. Placé transversalement, il est oblique en bas et à droite ; il se déplace, à mesure qu'il se remplit, en se portant en arrière et à gauche, déplacement permis, chez les solipèdes, par le prolongement abdominal de l'œsophage.

Fixité.

Direction.

EXTÉRIEUR DE L'ESTOMAC.

Configuration. L'estomac représente un sac allongé, déprimé d'avant en arrière, et offrant, d'un côté à l'autre, une incurvation dont la convexité regarde en bas et à gauche ; renflé en cul-de-sac à l'une de ses extrémités, il affecte de l'autre côté une forme conique : cette configuration générale a été assez exactement comparée à celle d'une *cornemuse.*

Régions. Un léger sillon circulaire divise l'estomac en deux parties latérales, ou *sacs*, l'un *supérieur* ou *gauche*, l'autre *inférieur* ou *droit*, à peu près égaux ; cette division en deux sacs est bien plus manifeste à l'intérieur. On reconnaît à l'estomac : deux *faces*, deux bords ou *courbures*, deux *extrémités*, et deux *orifices.*

Rapports. La *face antérieure* est en contact, à droite, avec le lobe gauche du foie, et, à gauche, avec le diaphragme.

Faces. La *face postérieure* répond aux circonvolutions intestinales, et surtout à la courbure dite *gastrique* du colon.

Courbures. La *petite courbure* s'étend d'un orifice à l'autre ; concave, peu étendue chez les monodactyles, et regardant en haut et à droite, elle répond à la partie gauche et inférieure du pancréas, et se trouve liée au diaphragme, ainsi qu'au foie, par des replis du péritoine.

La *grande courbure* s'étend de l'orifice pylorique au sommet du cul-de-sac gastrique ; convexe, très-étendue, et tournée en bas et à gauche, elle est liée par le grand épiploon *gastro-splénique*, au bord interne de la rate. Par sa partie déclive, qui répond au milieu du sac droit, elle repose sur les grosses courbures intestinales, qui la séparent toujours des parois inférieures de l'abdomen, au moins chez les solipèdes.

L'*extrémité gauche*, formée par un renflement qui . **Extrémités.** prend le nom de *cul-de-sac* ou de *grosse tubérosité* de l'estomac, comprend toute la portion du viscère située à gauche de l'orifice œsophagien, et sur un plan plus élevé. Le sommet de ce cul-de-sac est la partie culminante de l'estomac; il est de niveau avec la base de la rate, adhère à l'angle gauche du pancréas et du rein correspondant, en avant duquel il est comme appendu aux piliers du diaphragme [1].

L'*extrémité droite* représente une sorte de conoïde incurvé en haut et terminé par le pylore; elle est dite *petite tubérosité* de l'estomac. Elle est unie à la partie inférieure de la grande scissure du foie par une portion du ligament séreux *hépato-gastrique*.

Orifice œsophagien. — L'œsophage oblique en arrière **Orifices.** et à gauche, dans son trajet abdominal, arrive à l'estomac sous un angle variable, suivant l'état de réplétion ou de vacuité de ce viscère. Le lieu de l'insertion, mal nommé *cardia*, est à l'extrémité gauche de la petite courbure, à droite du cul-de-sac gastrique. En ce point, le péritoine se réfléchit directement du diaphragme sur l'œsophage,

---

[1] Cette dilatation du sac existe aussi chez les omnivores et disparaît chez les carnivores. Au reste, son volume varie suivant les individus. Du développement de cette partie, chez les solipèdes, il résulte que l'œsophage s'insère au milieu de l'arc supérieur droit de l'estomac et partage cette étendue en deux portions à peu près égales.

et de là sur l'estomac, en formant un lien ou repli double appelé *gastro-diaphragmatique* (phrénico-gastrique de Sœmmering).

Orifice pylorique ou *pylore*[1]. — Situé à droite, à l'extrémité des deux courbures gastriques, le pylore est représenté à l'extérieur par un rétrécissement circulaire, limitant l'estomac de l'intestin.

Cette ouverture, dirigée en haut, occupe un plan moins élevé que celle de l'œsophage; elle répond à peu près au milieu de la face postérieure du foie; elle est fixée dans sa position par la partie pylorique de l'intestin grêle, qui monte en arrière du foie. Au reste, le ligament hépato-gastrique, commun à cet orifice et à la portion intestinale qui lui fait suite, les unit, d'une part, à la scissure postérieure du foie, et, d'autre part, à la partie inférieure du pancréas.

INTÉRIEUR DE L'ESTOMAC.

Intérieur. La surface interne de l'estomac présente les mêmes régions que l'extérieure. La délimitation des deux sacs, gauche et droit, si légèrement marquée à l'extérieur, par le sillon circulaire, est ici manifeste et tranchée, sur la ligne correspondante : c'est un bord sinueux qui sépare la partie gauche, tapissée par la muqueuse œsophagienne, de la partie droite, que revêt la muqueuse intestinale. La première est blanche et plissée; la seconde, grisâtre, nuancée de rose et de jaune, sécrète le suc chymifiant dit acide gastrique.

Orifice œso-phagien. L'*orifice œsophagien* est froncé; les plis radiés qu'il présente s'effacent par la distension. Il est remarquable par son épaisseur et par son exacte et puissante occlusion; l'énergie de ce sphincter est telle que, sur le cadavre,

---

[1] Πυλη, porte; ουρος, gardien : *portier*.

par une forte injection d'air ou de liquide par le pylore,
pas une bulle d'air, pas une goutte de liquide ne passe
dans l'œsophage; et, si on continue, l'estomac, immodé-
rément distendu, ne tarde pas à se rupturer.

L'*orifice pylorique* est loin d'être, chez les monodac- Orifice pylo-
rique.
tyles, aussi exactement fermé que l'ouverture œsopha-
gienne. Sans être béant, le pylore, dilatable d'ailleurs,
est circulairement rétréci, mais pas assez énergiquement
pour que les matières un peu divisées ne puissent facilement le franchir. Cette disposition particulière des orifices de l'estomac, chez les monodactyles, est intéressante pour la physiologie de ces animaux : elle explique
déjà l'impossibilité normale du vomissement, et le court
séjour que font les solides et les liquides dans ce réservoir, de capacité médiocre pour des herbivores.

STRUCTURE.

Dans la structure de l'estomac, on rencontre des *membranes* superposées de nature différente, des *vaisseaux*
et des *nerfs*.

Tunique séreuse.

Le péritoine fournit une enveloppe, à peu près com- Tunique sé-
reuse.
plète, à l'estomac, comme à presque tous les viscères mobiles de la cavité abdominale. C'est principalement du
diaphragme et du bord interne de la rate que procèdent
deux lames séreuses qui gagnent l'estomac, les unes à la
petite, les autres à la grande courbure, pour se déployer
sur la face antérieure et sur la face postérieure du viscère. Aux extrémités de la poche gastrique, les lames
péritonéales l'abandonnent et se portent, à gauche et en
haut, sur la voûte de l'abdomen, où elles se déploient;
à droite et en bas, elles se prolongent sur le duodénum
et gagnent la scissure postérieure du foie.

En abordant à l'estomac, les deux feuillets séreux s'écartent et laissent entre eux un espace triangulaire occupé par un cercle vasculaire. Il en résulte que le péritoine enveloppe complétement l'estomac, excepté au niveau de la petite et de la grande courbure, par suite de l'écartement des deux lames séreuses, écartement destiné à permettre l'ampliation de l'organe. En outre, dans les grandes distensions, les deux feuillets séreux se désunissent, s'écartent, dans une plus grande étendue, et s'appliquent sur l'estomac engagé entre eux ; ces moyens d'extensibilité étaient nécessaires en raison de l'élasticité restreinte de la tunique séreuse. L'adhérence de cette membrane, peu prononcée au voisinage de l'une et de l'autre courbure, augmente à mesure qu'elle s'étend vers la partie centrale des faces de l'estomac. Les usages de cette tunique extérieure sont mécaniques : elle concourt à donner de la résistance aux parois de l'estomac, à assurer sa forme, et elle facilite ses glissements sur les parties ambiantes.

Membrane musculeuse.

Membrane musculeuse.

Formée de faisceaux blanchâtres, la couche musculeuse de l'estomac est unie, par un tissu cellulaire fin et serré, à la tunique séreuse qui l'enveloppe ; en dedans, l'adhérence est bien moins intime entre ce muscle creux et la muqueuse qui le tapisse. Son épaisseur n'est pas la même dans tous les points : elle est plus marquée dans le sac gauche que dans le sac droit; plus forte aussi le long des courbures, et surtout de la petite, cette couche est bien moins prononcée à l'ouverture pylorique qu'à l'orifice œsophagien, où elle se trouve renforcée, de manière à former une sorte de bourrelet très-remarquable.

Au reste, l'épaisseur de la couche musculeuse de l'estomac peut varier selon les individus : elle est plus considérable chez ceux dont l'estomac est étroit que chez ceux dont cet organe est large et volumineux. Elle est plus considérable aussi dans l'état de vacuité et de contraction, que pendant la distension.

Cette couche musculaire est composée de trois plans superposés : le *superficiel,* le *mitoyen* et le *profond.*

A. Le PLAN SUPERFICIEL présente deux ordres de fibres : les unes sont le prolongement des fibres superficielles de l'œsophage, les autres sont particulières à l'estomac.

Plan superficiel.

1° Disposées en faisceaux serrés autour de l'orifice œsophagien, les fibres longitudinales de l'œsophage semblent partir de ce point, comme d'un centre, pour rayonner et se répandre sur toute la surface de l'estomac. Les unes s'étalent sur les faces antérieure et postérieure, en divergeant vers la grande courbure; en bas, entre leurs écartemens, elles laissent apercevoir d'autres fibres presque parallèles, mais plus rapprochées les unes des autres et plus régulièrement disposées : ce sont les fibres circulaires du corps de l'estomac. Les autres fibres œsophagiénnes se prolongent, à droite, sur la petite courbure, et se déploient, à gauche, sur le cul-de-sac de l'estomac; ces derniers faisceaux, plus prononcés que les autres, concourent à resserrer la grosse tubérosité et conséquemment à pousser les substances alimentaires vers le centre de la cavité gastrique.

Fibres œsophagiennes.

2° Les *fibres propres superficielles* constituent quelques faisceaux isolés, diversement disposés. Le plus considérable est étendu longitudinalement, à la grande courbure, depuis le cul-de-sac gauche jusqu'à l'extrémité pylorique; il rétracte la grande courbure et concourt au resserrement général de l'estomac, suivant son grand

Fibres propres.

diamètre. A la petite courbure est un autre faisceau de renforcement, confondu avec les fibres œsophagiennes de cette partie ; il s'étend, en long, de l'orifice œsophagien au pylore ; de même que le faisceau opposé, il s'attache sur l'anneau pylorique et en opère la dilatation ; au reste, par sa position, il a pour effet spécial d'augmenter la coudure générale de l'estomac.

Enfin, d'autres fascicules de renforcement, à directions variées, soutiennent certains points renflés du viscère, par exemple, à la face antérieure du sac gauche, etc.

Plan mitoyen. B. Le PLAN MITOYEN est constitué par des fibres *circulaires*.

Fibres circulaires. Ces *fibres circulaires* ou *annulaires* forment une couche générale, divisible en trois régions qui sont : celles du corps de l'estomac, celles du cul-de-sac gauche, et celles de l'extrémité pylorique.

a. Les *fibres annulaires du corps* sont des anses qui descendent de la petite à la grande courbure, en suivant l'une des deux faces, et remontent à la petite courbure, en suivant la face opposée. Près de l'orifice œsophagien, le sommet de ces anneaux laisse à découvert la bande elliptique, propre au sac gauche ; d'où il résulte que cette bande profonde est, dans ce point, en contact avec le plan de fibres superficielles.

b. Les *fibres annulaires du grand cul-de-sac* sont toutes à gauche de l'orifice œsophagien. Dirigées très-obliquement vers la grosse tubérosité, elles entourent cette partie et se réunissent à son sommet, en formant une sorte de tourbillon par la série d'anses spiroïdes qu'elles décrivent en cet endroit. De même que les fibres circulaires du corps, près de l'orifice œsophagien, elles laissent à découvert la bande elliptique du sac droit.

c. Les *fibres circulaires de l'extrémité pylorique*

font suite à celles du corps ; elles sont régulièrement disposées et augmentent progressivement d'épaisseur en
avançant vers le pylore, où elles sont toujours moins
développées chez les solipèdes que dans les tétradactyles.

C. Le PLAN PROFOND est formé de *fibres obliques* disposées en deux zônes elliptiques qui s'entre-croisent autour de l'orifice œsophagien et sont jetées obliquement
autour de chacun des deux sacs gastriques.

Plan profond.

Ces *fibres obliques,* visibles en dessous de la muqueuse,
n'occupent pas toute la surface de l'estomac. Les deux
faisceaux elliptiques qu'elles constituent s'allongent en
sens contraire, suivant le diamètre de l'organe ; ils offrent,
chez les monodactyles, une remarquable différence dans
leur développement. Le moins considérable des deux,
nommé *bande elliptique du sac gauche,* forme une zône
dont l'extrémité droite embrasse le côté correspondant
de l'orifice œsophagien ; l'extrémité gauche se déploie
dans la grosse tubérosité, où l'ellipse va se refermer ;
antérieurement, cette bande passe en dedans de l'opposée ; postérieurement, elle passe en dehors. L'autre
faisceau, appelé *bande elliptique du sac droit,* présente,
chez les solipèdes, une épaisseur qui est un des traits
caractéristiques de leur organisation. Dirigé obliquement
en bas et à droite, ce grand anneau constitue, par son
extrémité gauche, une demi-ceinture au côté correspondant de l'orifice œsophagien ; puis, il descend et va réunir
ses fibres vers l'extrémité droite de la grande courbure,
après avoir croisé la bande elliptique de l'autre sac, qu'il
recouvre, à la face antérieure de l'estomac, et dont il est
recouvert, à la face postérieure.

Fibres obli-
ques.

Bande ellipti-
que du sac gau-
che.

Bande ellip-
tique du sac
droit.

Chacune de ces deux bandes elliptiques est recouverte,
autour de l'orifice œsophagien, par le plan superficiel,

et, dans le reste de son étendue, par le plan moyen ou circulaire.

Ces deux faisceaux, par leur disposition en demi-ceinture, de chaque côté de l'orifice œsophagien, constituent un double moyen de constriction pour cette ouverture. Leur développement, plus considérable chez les *solipèdes* que dans les *tétradactyles,* explique, en grande partie, la difficulté du vomissement chez les premiers de ces animaux.

On voit aussi, chez les monodactyles, quelques faisceaux de la bande elliptique du sac gauche s'étendre, en s'amincissant le long de la petite courbure, de manière à figurer un principe de gouttière œsophagienne. Enfin, à cette même petite courbure, est un faisceau demi-annulaire, inscrit dans le précédent, mais moins épais ; il est du reste dirigé dans le même sens ; ses extrémités, presque parallèles, tournées à droite, s'allongent et s'amincissent vers le pylore, qu'elles rapprochent de l'orifice œsophagien, en contribuant à augmenter l'incurvation de la petite courbure.

Telle est la disposition des trois plans musculeux de l'estomac. Leurs fibres, superposées et dirigées en sens différents, sont arrangées de telle sorte que la couche charnue totale, qui en résulte, ne possède pas partout les trois plans musculeux : entre les faisceaux existent, en certains points, des écartements dépourvus, au moins, d'un de ces plans : ce sont autant de points faibles pour le viscère en état de réplétion ; lors de la vacuité, ces espaces disparaissent presque complétement, par le rapprochement des faisceaux de chaque plan, et aussi par la tendance des fibres contractées, dans les différentes couches, à ne pas conserver leur direction respective, à se décroiser et à se rapprocher du parallélisme, en formant, les unes relativement aux autres, des angles plus aigus.

Tunique fibreuse.

La membrane musculaire de l'estomac est doublée d'une lame mince, plus manifeste chez les carnivores que dans les herbivores : c'est la *tunique fibreuse*, connue des anciens sous le titre de *membrane nerveuse*. On la retrouve dans l'organisation de la langue, de l'estomac et de l'intestin, chez tous les animaux, et, en général, dans la structure de tous les viscères creux et ampliables.

Cette tunique peut être considérée comme la charpente résistante de l'estomac ; elle forme un sac complet, qu'on peut isoler par la dissection de ses deux faces, et qui, alors même, est susceptible de résister à une assez forte distension.

Elle devient malade et s'épaissit dans les affections chroniques de l'estomac.

Membrane muqueuse.

En continuité, d'une part, avec la muqueuse œsophagienne, et, d'autre part, avec la muqueuse intestinale, cette membrane offre deux faces, l'une adhérente, l'autre libre. La *surface adhérente* est unie, d'une manière assez lâche, à la membrane charnue, par l'intermédiaire d'une couche de tissu celluleux, qui facilite l'ampliation de la muqueuse. Cette même face présente une lame celluleuse condensée, qui augmente sa résistance et soutient ses organules sécréteurs ; cette lame, examinée chez les carnivores, est plus distincte et tout à fait fibreuse. La *surface libre* est recouverte d'un épithélium, bien différent dans les deux sacs : dans le sac gauche, il est épais et blanchâtre ; c'est la continuité de l'épithélium œsophagien ; dans le sac droit, au delà de la ligne circulaire de

8

Epithélium. démarcation, l'épithélium est mince, incolore et difficile à démontrer, comme sur toute la muqueuse de l'intestin. Cependant, l'épaisseur de la muqueuse est à peu près la même à droite et à gauche.

Plis. Toute cette surface est irrégulièrement plissée ; ces plis, effaçables par la distension, facilitent la dilatation de l'estomac.

Généralement enduite d'une couche de mucosités plus ou moins abondantes, destinées à la lubrifier, la mu-
Papilles. queuse gastrique est parsemée de très-fines papilles, peu nombreuses, visibles à la loupe, et qui sont l'un des caractères essentiels des membranes tégumentaires.

Dans le sac droit, cette membrane présente un aspect, en quelque sorte, granuleux, qui est dû aux nombreuses
Glandules mu-cipares. *glandules mucipares* sous-jacentes. A l'aide des instruments grossissants, on reconnaît les orifices de cet appareil sécréteur sur toute la surface de l'estomac, mais ils sont plus marqués à droite, et forment de petits enfoncements séparés les uns des autres par les saillies papillaires. Quelquefois, on y trouve logés des entozoaires (crinons de Chabert) qui déterminent des tumeurs dures et assez volumineuses. Ces granulations de la muqueuse gastrique se retrouvent dans l'estomac de tous les animaux, et c'est chez le porc qu'elles òffrent le plus grand développement. En outre, et seulement dans le sac droit, l'œil, armé d'une forte loupe, découvre d'autres orifices
Appareil sé-créteur du suc gastrique. extrêmement fins et nombreux, appartenant à l'appareil sécréteur du *sac gastrique*. Cet appareil spécial, qui a été étudié et bien décrit par M. Lacauchie [1], est constitué par une foule de petits tubes droits, situés, les uns contre les autres, dans l'épaisseur de la muqueuse. Ils

[1] *Etudes hydrotomiques ; 1844.*

ont chacun leur orifice particulier, ou bien plusieurs ont
un orifice commun, et sont alors disposés en grappe ou
en lobules.

Ces *glandules digestives gastriques* existent aussi
dans la caillette des ruminants et dans l'estomac des tétradactyles.

Vaisseaux.

Artères. — Préposées à fournir les matériaux de la
nutrition et des sécrétions, les artères de l'estomac sont
multipliées. Elles sont fournies, à la petite courbure, par
l'*œsophagienne* et la *gastrique ;* à la grande courbure,
par la *splénique,* et, au pylore, en dessus et en dessous,
par l'*hépatique,* communiquant elle-même avec la grande
mésentérique. Toutes ces artères, à sources multiples,
s'anastomosent entre elles et forment, autour de l'estomac, une sorte de cadre vasculaire, appliqué contre le
viscère distendu, s'en écartant lors de la vacuité, et dans
lequel la circulation ne saurait être interrompue. De ce
cercle artériel émanent des rameaux qui se glissent sous
la séreuse, où ils forment un premier réseau, fournissant
des divisions à cette tunique et, profondément, à la couche
musculaire; ces ramuscules, très-nombreux, parviennent
jusqu'à la membrane fibreuse, qu'ils traversent, et en dedans de laquelle ils se disposent en un réseau sous-muqueux, à mailles fines ; ce second réseau fournit des divisions qui vont se terminer, à l'état capillaire, dans
l'épaisseur de la muqueuse.

Les vaisseaux muqueux et sous-muqueux sont plus développés à droite qu'à gauche, pour la sécrétion du suc
gastrique.

Veines. — Disposées et dirigées comme les canaux artériels, les veines de l'estomac se versent, en haut et à
gauche, à diverses hauteurs, dans la splénique, qui se

Artères.

Veines.

dégorge dans la veine porte. A droite, les veines gastriques se réunissent à la mésaraïque.

Lymphatiques. *Lymphatiques.* — Ces vaisseaux, très-nombreux, sont disposés en deux réseaux communiquants, l'un sous-muqueux, à radicules sous-épithéliales, l'autre sous-séreux; ils quittent l'estomac au niveau de la grande et de la petite courbure, où ils rencontrent et traversent quelques renflements ganglionnaires; puis, soutenus entre les lames séreuses, ils suivent le trajet des vaisseaux sanguins, s'unissent aux lymphatiques de la rate, du foie, du pancréas, et se dégorgent dans le réservoir de Pecquet.

Nerfs.

Nerfs. L'appareil nerveux de l'estomac est considérable ; il est disposé, comme les vaisseaux, en deux réseaux ou plexus, l'un superficiel ou sous-séreux, l'autre profond ou sous-muqueux, communiquant l'un avec l'autre par des rameaux qui traversent la couche musculaire.

Ces nerfs sont de deux ordres : les uns sont fournis par les cordons œsophagiens du *pneumo-gastrique,* les autres par le grand *sympathique*, et les rameaux nerveux des deux genres sont entremêlés dans les plexus.

Pneumo-gastrique. *Pneumo-gastrique.* — Le nerf œsophagien supérieur se distribue principalement au sac gauche ; l'inférieur au sac droit, au pylore, au foie, au canal cholédoque. Tous deux, et surtout le supérieur, sont en connexion avec les rameaux du sympathique. Sur les deux faces du viscère, ces nerfs, après avoir formé le plexus sous-séreux, pénètrent et se divisent dans la membrane musculaire, dont ils animent la contractilité, qui est, en effet, paralysée par la section des pneumo-gastriques. Ensuite, ils concourent à la formation du plexus profond, soutenu, comme le réseau vasculaire, par la membrane fibreuse ; de ce plexus émanent des filets très-fins, distribués à la muqueuse, et formant avec les vaisseaux, les papilles, siége de la sensibilité particulière de l'estomac. On peut admettre aussi que les appareils sécréteurs de la muqueuse reçoivent des filets du nerf vague, mais en petite quantité.

Grand sympathique. — Les cordons du grand sympathique sont fournis par le plexus cœliaque, uni au plexus solaire par le ganglion semi-lunaire. Ils arrivent à l'estomac, les uns isolés et parallèles à l'artère gastrique, les autres disposés en réseau à la périphérie des divisions de la cœliaque, qu'ils accompagnent ainsi dans le tissu de l'organe. Comme les pneumo-gastriques, les rameaux du sympathique se distribuent partout, afin de présider à la nutrition du viscère; mais ils se divisent principalement à la membrane muqueuse, où ils établissent la sensibilité normalement obscure, dite *organique;* là aussi, et surtout à droite, ils influencent les facultés sécrétoires, plus particulièrement que le pneumo-gastrique.

Par le moyen de ces deux ordres de nerfs, des sympathies nombreuses et variées sont établies entre l'estomac et l'économie : par les pneumo-gastriques, ce viscère est en connexions fonctionnelles avec les poumons, le cœur, l'œsophage, le pharynx, le larynx; par le grand sympathique, il entretient des rapports physiologiques, principalement avec les viscères abdominaux digestifs, urinaires, génitaux. Enfin, ces deux genres de nerfs font communiquer doublement l'estomac avec les centres nerveux, et conséquemment avec tout l'organisme.

FONCTIONS.

L'estomac a pour fonctions de convertir les substances alimentaires en une pâte molle appelée *chyme,* afin que ces matières, après avoir subi cette élaboration prépara-

Sympathique.

Fonctions.

toire, soient plus efficacement soumises aux forces digestives de l'intestin.

C'est dans ce but de *chymification* que les aliments
doivent séjourner dans l'estomac un certain temps, pendant lequel ils sont pressés, puis ramollis, de la circonférence au centre, par l'action dissolvante du suc gastrique ;
ces matières, déjà préparées par la mastication et l'insalivation, se disposent dans l'estomac, suivant l'ordre où
elles y arrivent : les premières sont au pylore, les dernières, près de l'orifice œsophagien, dans le fond du sac ;
puis, à mesure qu'elles sont élaborées, elles sont poussées
vers le pylore, qu'elles franchissent par portions successives, sous l'influence des contractions intermittentes du
viscère ; c'est ainsi que la pâte chymeuse est expulsée dans
le duodénum.

Chez les solipèdes, cette fonction est très-rapide, puisqu'en une heure, ils peuvent ingérer une masse considérable d'aliments fibreux. Cette particularité physiologique, commandée par les mœurs primitives de ces
herbivores, entraîne certaines conditions anatomiques
particulières aussi : d'abord, l'estomac des monodactyles,
qui déjà ne présente que peu de capacité, relativement à
leur taille et à leur genre de nourriture, n'est pourvu de
la faculté de sécréter le suc gastrique que dans la moitié
de sa surface ; ensuite, au lieu d'être horizontal, il est dirigé presque verticalement, de telle sorte que le fond du
réservoir en est la partie culminante ; sa membrane musculaire, très-développée, chasse énergiquement les substances ingérées vers le pylore, situé en bas et toujours
incomplétement fermé. Si toutes ces conditions sont favorables au passage rapide des aliments dans l'estomac
et à leur expulsion facile de cette cavité dans l'intestin,
on remarque en même temps que tout semble se réunir

pour empêcher le retour de ces matières dans l'œsophage : éloigné des parois abdominales inférieures et conséquemment presque soustrait à la puissante pression des muscles qui les constituent, l'estomac du solipède est garni, à son orifice œsophagien, d'un appareil musculeux dont la résistance est très-difficile à surmonter. En conséquence nécessaire, il faut que la digestion intestinale supplée cette action gastrique incomplète ; il faut qu'elle soit plus puissante et plus étendue que chez les autres animaux.

Pendant la digestion gastrique, s'opèrent des phénomènes locaux et généraux qui sont du domaine de la physiologie. Leur connaissance explique comment un exercice intempestif ou trop violent, un trouble quelconque, peuvent déranger l'action de l'estomac, en s'opposant à la concentration nécessaire des forces de la vie.

DIFFÉRENCES.

Les différences de l'estomac sont relatives d'abord au nombre des renflements qu'il présente. Les animaux qui n'ont qu'une poche gastrique sont dits *monogastriques* : tels sont les solipèdes et les tétradactyles ; ceux qui offrent plusieurs renflements sont nommés *polygastriques* : ce sont les ruminants et les oiseaux.

Tétradactyles. — Les principales dispositions différentielles de l'estomac tiennent à sa situation, sa direction, sa capacité, sa configuration, la disposition de ses orifices, sa structure, etc.

Tétradactyles réguliers. — Chez le *porc*, animal omnivore, l'estomac diffère moins de celui du cheval que celui des tétradactyles irréguliers ; il établit, en quelque sorte, une transition entre l'estomac de l'herbivore et celui du carnassier.

L'estomac du **porc**, comparé à celui des solipèdes, est

Différences.

Porc.

Situation. situé moins profondément ; il est plus rapproché des parois abdominales inférieures, qu'il touche en partie. Sa di-

Direction. rection est moins oblique de gauche à droite; d'où il suit que l'orifice œsophagien n'occupe pas un plan aussi élevé, relativement à l'ouverture pylorique.

Capacité. La capacité est proportionnellement plus considérable.

Forme. La configuration générale est à peu près la même ; le cul-de-sac qui est à gauche de l'insertion œsophagienne est moins développé; et la petite courbure, moins incurvée, offre plus d'étendue, de sorte que l'orifice œsophagien est plus distant du pylore : il en résulte aussi que la portion de l'estomac qui est à droite de la première ouverture est plus grande que la portion située à gauche de ce même orifice.

Intérieur. L'intérieur de l'estomac présente, dans toute son éten-due, une surface à peu près uniforme, ayant les caractères de la muqueuse intestinale, et ceux de la muqueuse de l'œsophage s'arrêtent nettement à l'insertion de ce con-duit.

Le cul-de-sac gauche est délimité du reste de la cavité par un léger repli muqueux, incomplétement circulaire.

La muqueuse, généralement fine, est remarquable par son aspect granuleux, dû à l'abondance des glandules Glandules mu-cipares. mucipares ; cette disposition, plus marquée dans le sac pylorique que partout ailleurs, est aussi très-prononcée dans le fond du cul-de-sac. Dans tous ses points, cette mu-Glandules di-gestives. queuse est pourvue des glandes tubulées sécrétant le suc gastrique.

Membrane charnue. La membrane musculaire, moins développée que chez le cheval, surtout dans son plan interne, présente une assez grande épaisseur au cul-de-sac et vers l'orifice py-lorique; cette ouverture est tenue fermée par un anneau ou bourrelet circulaire assez puissant. Quant à l'orifice Orifices.

œsophagien, il est fermé aussi, mais d'une manière moins énergique que chez les monodactyles.

Enfin, l'estomac du porc est peu mobile ; au lieu de se déplacer à mesure qu'il se remplit, il se dilate en conservant à peu près la même position. Cette fixité était nécessaire en raison de l'importance des actes physiologiques qui s'accomplissent dans ce viscère. *Fixité.*

D'après cet examen, il est évident que, dans l'estomac du porc, tout est disposé pour retenir les matières alimentaires, tant du côté de l'intestin que du côté de l'œsophage, et pour leur faire subir une élaboration prolongée, une chymification aussi complète que possible. Ces dispositions sont bien plus marquées chez les carnivores. *Conclusions.*

Tétradactyles irréguliers. — Dans ces animaux, essentiellement carnivores, l'estomac est large, dilatable, peu mobile, se rapprochant de la direction transversale, et en contact avec les parois abdominales inférieures. *Chien et chat.* *Situation. Direction.*

Il est de forme pyramidale et incurvé en haut ; son sommet, constitué par le pylore, se relève et place cet orifice presque au niveau de l'insertion œsophagienne. La petite courbure offre une grande étendue ; le renflement du sac gauche n'est que rudimentaire, de sorte que l'orifice œsophagien, éloigné du pylore, se trouve à l'extrémité gauche de l'estomac, près de la base du cône qu'il représente. Cette disposition est bien plus marquée dans le *chat* que dans le *chien*. *Forme.*

A l'intérieur, la muqueuse fine présente partout les caractères de la membrane intestinale et verse du suc gastrique sur tous les points de sa surface. *Intérieur.*

La couche charnue, généralement mince, si ce n'est au pylore, qu'elle ferme exactement, est très-peu développée à l'orifice œsophagien, toujours ouvert ; aussi le vomisse- *Couche charnue.* *Orifices.*

Conclusions. ment est-il plus facile et plus fréquent chez ces animaux que chez le porc.

Polygastriques. — Parmi ces animaux sont les *ruminants,* dont les renflements gastriques seront étudiés dans le chapitre suivant.

Oiseaux. Quant aux *oiseaux* domestiques, tous possèdent deux estomacs : l'un, glanduleux, appelé *ventricule succenturié* [1] ; l'autre, musculeux, nommé *gésier :* tous deux sont dans la cavité abdominale, et le premier communique avec le second, au moyen d'un canal court et large, sorte de simple étranglement. **Estomac succenturié.** L'estomac surajouté ou *succenturié* est remarquable par sa muqueuse qui se déprime, en se modifiant, pour constituer une foule de petits tubes perpendiculaires à sa surface, où ils ont chacun leur orifice étroit et saillant. Tous ces tubes glanduleux font de cette membrane un appareil sécréteur, fournissant une humeur abondante, destinée à ramollir les aliments, avant de les livrer à la trituration du gésier. L'estomac musculeux, le **Gésier.** *gésier,* est obrond, dur, et s'ouvre dans l'intestin. Enveloppé, comme le précédent, par le péritoine, il est tapissé d'une muqueuse résistante, à épithélium épais et dur. Entre ces deux couches se trouvent deux muscles d'une grande épaisseur ; leurs fibres, serrées, sont disposées en rayons autour de deux tendons latéraux. Cét estomac est un puissant appareil de trituration, exerçant, chez les oiseaux herbivores et granivores, un rôle important analogue à la mastication, tandis que l'estomac glanduleux remplit un office analogue à celui de l'insalivation. C'est pour faciliter le broiement opéré par le gésier que les oiseaux avalent des petites pierres, qu'on rencontre dans cet estomac.

---

[1] De *succenturiare,* surajouter.

En outre, chez les *gallinacés,* et en général chez les *granivores,* l'œsophage présente, en bas du cou, une dilatation, sorte de réservoir où s'arrêtent les aliments et où ils sont imprégnés de mucosités abondantes.

Ce renflement, nommé le *jabot,* est double chez les *pigeons ;* il y en a un de chaque côté. Dans ces mêmes oiseaux, les jabots sont le siége de phénomènes remarquables, peu de temps avant la naissance des petits : chez le mâle, comme dans la femelle, les parois deviennent plus épaisses, plus vasculaires et très-glanduleuses : il y a sécrétion d'un suc blanchâtre que les pigeons donnent à leurs petits, comme nourriture exclusive, pendant les trois premiers jours qui suivent leur naissance. Le *jabot* manque chez les *palmipèdes.*

Jabot.

ESTOMACS DES RUMINANTS.

- Herbivores ruminants, les didactyles possèdent quatre renflements gastriques, qui sont, en procédant de gauche à droite, le *rumen,* le *réseau,* le *feuillet* et la *caillette.*

Dispositions générales.

Ces viscères, de volume inégal, forment une masse considérable qui occupe presque toute la cavité abdominale, et surtout les régions antérieure, gauche et inférieure. Ils sont entourés, en commun, par une vaste capsule péritonéale qui adhère aux sillons de leur surface ; ce grand repli méso-gastrique procède de la région lombaire, il concourt à les soutenir et les sépare de la masse intestinale.

Le premier de ces réservoirs occupe tout le côté gauche ; il communique avec l'œsophage et, d'autre part, avec le réseau. Celui-ci et les deux derniers renflements sont situés dans la région diaphragmatique ; ils communiquent l'un avec l'autre, par leur petite courbure, au moyen d'un demi-canal nommé *gouttière œsophagienne ;*

enfin le quatrième, qui s'incurve dans l'hypochondre droit, communique avec l'intestin grêle par un orifice correspondant au pylore des estomacs simples.

Toute la partie supérieure et droite de la cavité abdominale, qui n'est pas remplie par les viscères gastriques, est comblée par le paquet intestinal.   .

DU RUMEN.

Disposition.   Encore nommé la *panse* ou l'*herbier,* ce réservoir est le plus vaste des quatre. Il occupe à lui seul près des trois quarts de l'abdomen. Couché dans le flanc gauche, qu'il remplit entièrement, depuis le diaphragme jusqu'au bassin, il est placé obliquement de gauche à droite, de telle sorte que sa partie gauche est remontée dans le flanc correspondant, et que sa face supérieure regarde en haut et à droite.

Extérieur.   **Extérieur du rumen.** — Le rumen est ovoïde, déprimé de dessus en dessous et divisé en deux masses inégales, **Forme.**   nommées *sacs,* par une dépression longitudinale, plus marquée et plus régulière à la face supérieure qu'à l'inférieure. Sous cette dernière face règne un autre sillon longitudinal, moins prononcé, qui se détache du principal vers la partie antérieure, et, postérieurement, deux ou trois dépressions obliques ou transversales, dont la disposition est loin d'être constante. Enfin, aux extrémités antérieure et postérieure du rumen, la dépression médiane est profonde et partage le viscère en deux lobes latéraux appartenant aux sacs correspondants. Tous ces sillons extérieurs sont représentés intérieurement par des reliefs ayant pour base principale des bandes ou des colonnes musculeuses.

Sacs.   SACS. — Le *sac gauche* ou *supérieur* est plus allongé que le *sac droit* ou *inférieur,* qui est plus évasé. — Leur *face supérieure,* tournée à droite, est en rapport avec la masse intestinale. Leur *face inférieure* répond aux parois inférieures de l'abdomen, ainsi qu'à l'hypochondre et au flanc gauches. — Le *bord libre* du sac gauche est longé, dans l'hypochondre du même côté, par la rate. Le *bord libre* du sac droit, moins élevé, répond à la partie inférieure de l'hypochondre et du flanc gauches ; il est recouvert antérieurement par la caillette, postérieurement par les circonvolutions intestinales.

Le *lobe antérieur* du sac gauche, plus développé que l'extrémité correspondante du sac droit, est contigu au diaphragme, auquel il est uni par le ligament cardiaque ; il communique en haut avec l'œsophage, en bas et à droite avec le réseau qu'il recouvre en partie.

Le *lobe antérieur* du sac droit, comme refoulé vers la ligne médiane, répond à la fois au réseau et au feuillet. Des deux *lobes postérieurs,* le gauche est le plus prolongé : il pénètre dans la cavité pelvienne, où il se met en rapport avec la vessie, et avec l'utérus chez la femelle.

Intérieur du rumen. — De même qu'à l'extérieur, le rumen est intérieurement partagé en deux sacs par des saillies allongées, à base musculeuse, qui répondent aux dépressions de la superficie et forment divers prolongements. Ces reliefs, nommés *piliers,* sont au nombre de deux, l'un antérieur, l'autre postérieur.

Le *pilier antérieur* répond, par son corps ou partie centrale, au sillon qui sépare les deux lobes ou culs-de-sac antérieurs du rumen ; ses extrémités se prolongent en arrière, tant à la face supérieure qu'à la face intérieure du viscère. Incurvé à concavité postérieure, il a la forme d'une fourche, inclinée de haut en bas et de droite à gauche ; l'extrémité inférieure s'étend postérieurement et à gauche, et diminue graduellement d'épaisseur ; l'extré-

Marginalia:
Faces.
Bords.
Extrémités ou lobes.
Piliers.
Pilier antérieur.

mité supérieure est double; la branche principale, un peu inclinée vers la gauche, règne, comme l'inférieure, sur la démarcation des deux sacs jusque vers le milieu de leur longueur ; la branche secondaire diverge en arrière et vers la droite.

Pilier posté-
rieur.

Le *pilier postérieur,* moins prolongé mais plus fort que l'antérieur, établit comme lui, par son corps, la démarcation entre les deux culs-de-sac postérieurs ; par ses extrémités, il offre une disposition analogue. Incurvé en avant, il représente dans son ensemble deux arcs adossés à une tige longitudinale. Ce relief médian se prolonge supérieurement et inférieurement, à la rencontre des colonnes principales du pilier antérieur, sans se réunir avec elles, et en s'atténuant peu à peu sur la limite des deux sacs. En haut et en bas, les extrémités des deux arcs s'incurvent de dedans en dehors en s'effilant ; il en résulte que chacun des deux culs-de-sac postérieurs du rumen se trouve circonscrit en avant par une saillie transverse qui établit une légère séparation entre ces compartiments et la cavité du sac correspondant.

Orifices.

Au fond du lobe antérieur du sac gauche se trouvent deux *ouvertures:* l'une *supérieure,* en forme d'entonnoir, est l'orifice de l'œsophage ; l'autre, située en bas et à droite, est très-large et fait communiquer librement le rumen avec le réseau. En outre, à partir de l'insertion de l'œsophage, est un demi-canal à lèvres inférieures, obliquement dirigé en bas et à droite, et qui parvient bientôt dans la cavité du réseau, où il se prolonge. Ce demi-canal est l'origine de la *gouttière œsophagienne.*

Origine de la
gouttière œso-
phagienne.

Papilles.

Enfin, on aperçoit dans l'intérieur de la panse une foule de saillies papillaires, de forme et de grandeur variées ; elles abondent sur la face inférieure du viscère et dans le fond des culs-de-sac ; elles disparaissent sur les prolongements saillants des piliers, ainsi qu'à la face supérieure, où elles sont remplacées par une surface rugueuse et sillonnée. Les papilles sont généralement aplaties, en massue, myrtiformes; d'autres sont coniques, etc.; elles sont d'un jaune plus ou moins brun; inclinées en divers sens, elles forment une sorte de peluche, rude au toucher, très-apte à retenir les matières alimentaires; les plus longues sont celles qui se trouvent dans les culs-de-sac.

Dans tous les points, la surface intérieure du rumen est jaunâtre, couleur due à l'épithélium, qui s'enlève facilement par grands lambeaux, conservant le moule des éminences papillaires.

DU RÉSEAU.

Le *réseau* doit son nom aux cellules ou aréoles qu'il présente intérieurement. Il est encore appelé le *bonnet,* en raison de sa forme globuleuse, et constitue, chez le bœuf, le moins volumineux des quatre renflements gastriques.

Situé entre le diaphragme et le rumen, dont il semble tout d'abord n'être qu'une dépendance, il est intermédiaire à ce réservoir et au feuillet, qu'il fait communiquer avec l'œsophage. *Position, rapports.*

Irrégulièrement arrondi, incurvé en haut, il offre, outre ses deux *faces,* l'une *antérieure,* l'autre *postérieure,* deux *courbures :* l'une *inférieure,* dite *grande courbure,* repose sur l'appendice abdominal du sternum; l'autre, *supérieure,* ou *petite courbure,* répond, à gauche, à l'insertion de l'œsophage et, à droite, à l'origine de la petite courbure du feuillet. *Faces.* *Courbures.*

Intérieur. — La cavité du réseau répond à la forme extérieure. Sa surface, d'un jaune plus ou moins foncé, *Intérieur.*

est couverte de cellules analogues à celles des ruches des abeilles. De forme et de grandeur variées, ces aréoles, généralement hexagones, sont formées par des replis saillants de la muqueuse; elles sont dentelées à leur bord libre et chagrinées sur leurs côtés. Chaque grande cellule en inscrit d'autres plus petites, à bords successivement décroissants, et le fond de toutes ces mailles est hérissé de petits mamelons.

Aux extrémités de la petite courbure, sont les orifices du réseau : à gauche, c'est l'ouverture au moyen de laquelle il communique largement avec le rumen; à l'extrémité droite, on voit un orifice étroit et arrondi qui pénètre dans le feuillet.

A la voûte ou petite courbure du réseau, règne, de gauche à droite, la continuation de la gouttière œsophagienne, dont les lèvres regardent en bas; ces bords, fermes, contigus et ridés à leur surface, augmentent progressivement d'épaisseur, vers le feuillet. Ce demi-canal, de plus en plus large, est tapissé, ici, comme à son origine, d'une muqueuse fine et lisse présentant quelques plis longitudinaux, pourvus, près du feuillet, de plusieurs pointes papillaires. C'est par la réunion des deux lèvres de la gouttière œsophagienne, que se trouve constituée l'ouverture obronde du réseau dans le feuillet.

DU FEUILLET.

Le *feuillet,* ainsi nommé en raison de ce qu'il renferme un grand nombre de lames analogues aux feuillets d'un livre, est, chez le bœuf, un peu plus volumineux que le réseau. Intermédiaire à ce renflement et à la caillette, il est situé entre le foie et le sac droit du rumen. Il est arrondi, légèrement déprimé d'avant en arrière, et incurvé de dessus en dessous. Sa *grande cour-*

bure est supérieure; sa *petite courbure,* inférieure, répond, à la fois, à celle du réseau et à la base de la caillette.

Intérieur. — L'intérieur du feuillet présente en bas,
à la petite courbure, la gouttière œsophagienne comprise entre l'orifice étroit du réseau, à gauche, et l'ouverture large et froncée de la caillette, à droite; puis,
de chaque côté de la gouttière et dans tout le reste de la
cavité, une foule de lames inégales, pressées les unes
contre les autres. La *gouttière œsophagienne* est bien
différente, ici, de ce qu'elle est dans le réseau; son ouverture est tournée en haut; ses bords ne sont pas rapprochés l'un de l'autre: elle s'élargit progressivement du
réseau vers la caillette; elle n'est plus simple, elle est
rendue multiple par des crêtes divergentes qui la divisent et la subdivisent en autant de petites gouttières. Les
arêtes principales naissent de chaque côté de la gouttière et se dirigent obliquement, de gauche à droite, en
remontant, les unes vers la face antérieure, les autres
vers la face postérieure; les plus fortes procèdent tout
près de l'orifice du réseau et sont rapprochées, à leur
origine, de celles du côté opposé; les suivantes se détachent des parties latérales de la gouttière, elles sont décroissantes et de plus en plus écartées des crêtes opposées, à mesure qu'on avance vers la caillette. C'est ainsi
que la gouttière œsophagienne s'épuise, pour ainsi dire,
en gouttières latérales.

Au nombre de douze à treize, de chaque côté, ces colonnes divisionnaires ont leur bord libre denticulé, et
les principales portent, à leur origine, une forte papille
cornée, sorte de crochet dirigé en haut et en arrière,
comme pour aider les matières alimentaires à s'engager
dans les gouttières latérales et entre les groupes lamel-

Courbures.

Intérieur.

*Gouttière œso-
phagienne.*

*Crêtes prin-
cipales.*

laires du feuillet; non loin du point d'origine, on voit que chacune de ces arêtes sert de support à une des grandes lames du viscère. Entre ces crêtes principales, règnent des arêtes secondaires qui naissent d'autant plus loin de la gouttière œsophagienne, qu'elles sont plus petites; la disposition générale est celle-ci : il y a une crête médiane, moitié moins prononcée que les principales; de chaque côté, est une arête moitié moins élevée, ayant elle-même, à chacun de ses côtés, une petite crête, qui, dans les derniers groupes de feuillets, n'est représentée que par une ligne de mamelons. Chacune de ces arêtes, intermédiaires aux principales, porte une lame de grandeur proportionnée.

Crêtes et gouttières secondaires.

D'après cette disposition, celle des feuillets devient facile à apprécier, puisque ces lames membraneuses ne sont que des prolongements plus ou moins marqués des crêtes émanées de chaque côté de la gouttière œsophagienne. Toutes les lames du feuillet sont blanchâtres et parsemées de mamelons papillaires, analogues à des graines de millet, elles ont leur bord adhérent, convexe, fixé à la périphérie du viscère, soit le long de la grande courbure, soit sur les faces antérieure et postérieure; leur bord libre, échancré, est tourné vers la petite courbure, sorte d'axe longitudinal, au-dessus duquel les feuillets s'étendent comme des cloisons rayonnées. Ces lames, dirigées de gauche à droite, suivant la longueur du feuillet, ne lui sont pas parallèles, mais obliques, les unes en avant, les autres en arrière; elles ne sont même pas parallèles entre elles, d'un même côté de la gouttière œsophagienne, mais divergentes par suite de l'élargissement progressif de cette gouttière. Généralement allongées, semi-lunaires, et de configuration appropriée à la forme obronde du viscère qu'elles remplissent, elles

Lames du feuillet.

sont de largeur variée, mais présentent une disposition très-régulière.

Tous les feuillets sont arrangés par groupes : chaque groupe est constitué par deux grandes lames, comprenant entre elles une lame moitié moins grande, qui présente, à chacun de ses côtés, une lame moitié plus étroite; enfin, de chaque côté de cette dernière lamelle, est une crête membraneuse plus ou moins prononcée, et indiquée, dans les petits groupes latéraux, par une simple série de tubercules mamelonnés. Tous ces groupes, comme les crêtes qui servent de support à chacune de leurs lames et lamelles, procèdent de la gouttière œsophagienne, et sont, de chaque côté de ce conduit, au nombre variable, suivant les individus, de onze à treize. En conséquence, le nombre total des lames grandes, moyennes et petites, peut s'élever, chez le bœuf, de quatre-vingt-dix à quatre-vingt-dix-huit, abstraction faite des crêtes intermédiaires dont la quantité est à peu près la même : disposition qui augmente considérablement la surface intérieure du feuillet. Les crêtes, servant de support aux lames des divers groupes, diffèrent entre elles non-seulement de volume, mais aussi de longueur, puisqu'elles sont disposées les unes par rapport aux autres, comme des arcs concentriques : il en résulte nécessairement que les groupes de feuillets doivent différer, entre eux, par l'étendue des lames qui les composent.

Les groupes, dont les diverses lames ont le plus de longueur et de largeur, sont ceux qui procèdent près de l'orifice du réseau et s'étendent le long de la grande courbure, dans l'axe du feuillet. De chaque côté, et à mesure qu'on descend sur les faces antérieure et postérieure, les lames, composant les groupes latéraux, ont successivement moins d'étendue; les plus brèves appar-

Groupes de feuillets.

tiennent aux groupes les plus voisins de la gouttière œsophagienne, et naissent vers la terminaison de ce conduit.

Toutes ces lames ainsi que leurs crêtes vont aboutir circulairement sur le contour de l'orifice de la caillette : les plus longues à droite, les moyennes en avant et en arrière, et les plus courtes vers la gauche de cette ouverture.

DE LA CAILLETTE.

Forme, position, rapports.
La *caillette* (de *caille-lait*), est un sac allongé, conoïde, situé dans l'hypochondre droit, sur la partie antérieure du sac droit du rumen. Incurvée à gauche et en
Faces. haut, elle répond, par l'une de ses *faces*, au diaphragme et à l'hypochondre droit et, par l'autre, au sac droit du
Courbures. rumen. On lui reconnaît une *courbure inférieure* convexe, et une *courbure supérieure*, concave et moins étendue, sur lesquelles rampent des vaisseaux et où s'attache l'enveloppe épiploïque, commune à la masse gastrique des ruminants.

Extrémités. L'*extrémité antérieure* ou *base* de la caillette est située sous la petite courbure du feuillet ; l'*extrémité postérieure* ou sommet est encore dite *extrémité pylorique;* elle repose sur le sac droit de la panse, occupe un plan plus élevé que l'antérieure, et se trouve prolongée par l'intestin grêle.

Intérieur. **Intérieur.** — La surface intérieure de cet estomac est jaunâtre, légèrement rosée et verdâtre, douce au toucher, et recouverte d'un mucus épais, visqueux et acide. Cette cavité présente de nombreux replis irréguliers, abondants surtout vers les extrémités. Du côté de la base, ces duplicatures de la muqueuse sont considérables et presque toutes longitudinales ; dans le sommet, elles sont moins larges, disposées transversalement et obliquement, et la muqueuse est plus épaisse. Tous ces replis ont pour avantages de rendre la surface muqueuse plus étendue, dans un espace limité.

Plis.

L'*ouverture antérieure,* tournée en haut, est élargie, toujours ouverte et circonscrite par l'extrémité droite des feuillets. L'*ouverture postérieure* ou *pylorique* est étroite et fermée par un anneau musculeux.

Orifices.

STRUCTURE DES ESTOMACS DES RUMINANTS.

Les renflements gastriques des ruminants ont la même organisation essentielle que l'estomac des animaux monogastriques, sauf quelques détails différentiels.

Tunique séreuse.

La *tunique séreuse* est double : le premier feuillet adhère, comme chez tous les autres animaux, à la tunique charnue, et forme une enveloppe particulière à chacun des estomacs ; le second feuillet est superficiel et forme une enveloppe générale à toute la masse gastrique. Cette lame péritonéale, sorte d'épiploon ou de repli méso-gastrique, s'implante dans les scissures sur lesquelles il passe ; c'est ainsi qu'il adhère dans les sillons supérieur et inférieur du rumen, et le long des courbures grande et petite du réseau, du feuillet et de la caillette. Comme toutes les dépendances du péritoine, ces deux lames séreuses sont continues entre elles et dans leurs diverses parties.

Tunique séreuse.

Membrane musculeuse.

La *couche charnue* est constituée par deux principaux plans, l'un superficiel, l'autre profond, tous deux à faisceaux blanchâtres.

Tunique charnue.

Le *plan superficiel* est formé par les fibres longitudi-

Plan superficiel.

nales de l'œsophage, auquel s'ajoutent de distance en
distance d'autres fibres qui les prolongent, suivant leur
direction première. Ces faisceaux œsophagiens s'épanouissent en tous sens et s'étendent généralement dans
le sens longitudinal, c'est-à-dire suivant le grand axe des
renflements gastriques. Ils marchent donc d'avant en arrière sur la panse, à ses côtés et à sa face inférieure, tandis qu'ils se prolongent de gauche à droite sur la périphérie du réseau, du feuillet et de la caillette.

Outre ces fibres longitudinales, on voit, sous la séreuse
du rumen surtout, plusieurs plans de fibres obliques qui
procèdent des sillons supérieurs et inférieurs et se portent à droite et à gauche, tant en avant qu'en arrière. On
remarque aussi qu'au niveau de ces dépressions de la
panse, les fibres superficielles forment une couche plus
épaisse.

Plan profond. Le *plan profond* est transversal ; il croise la direction
du plan superficiel. Formé, dans le rumen, de gros faisceaux unis entre eux par du tissu celluleux abondant,
il présente une grande épaisseur, dans les points correspondants aux piliers et à leurs prolongements. Dans le
réseau et le feuillet, les fibres profondes sont, comme
dans le rumen, à peu près circulaires. Elles partent des
bords de la gouttière œsophagienne et se disposent en
arceaux, les uns perpendiculaires, les autres inclinés à
droite ou à gauche. Il y a aussi des fibres très-déliées de
cette même couche qui se prolongent entre les duplicatures de la membrane muqueuse ; c'est ainsi que toutes
les lames du feuillet sont pourvues de fibres contractiles,
d'autant plus apparentes, qu'on les examine plus près de
la base ou de la crête qui sert de support aux prolongements membraneux. Dans la caillette, la couche musculeuse, profonde, est également à fibres circulaires, ren-

forcées à l'extrémité pylorique, pour constituer l'anneau qui circonscrit cet orifice. L'épaisseur de la couche musculeuse varie suivant les estomacs ; elle décroît du rumen à la caillette ; elle diffère aussi dans un même estomac, suivant les points : généralement elle est plus considérable aux orifices. Dans le rumen, elle est plus marquée aux piliers et aux bandes qui les prolongent ; dans le réseau et dans le feuillet, à la petite courbure, et, pour ce dernier, dans les crêtes en lesquelles se divise latéralement la gouttière œsophagienne.

Comme annexe de ce plan interne, on rencontre sous la muqueuse de la gouttière œsophagienne une disposition de fibres toute particulière : c'est, pour ainsi dire, le muscle de cette gouttière. Depuis l'insertion de l'œsophage jusqu'à l'orifice du feuillet, tout le long de la petite courbure du réseau, est un anneau ellipsoïde, très-allongé, à bords saillants, et formé de fibres longitudinales ; par son extrémité gauche, il entoure, comme une demi-cravate, l'orifice œsophagien ; par son extrémité droite, il forme le contour inférieur de l'orifice du feuillet. Ses côtés, presque parallèles, sont progressivement plus saillants et plus épais à mesure qu'ils se rapprochent du feuillet.

Appareil musculeux de la gouttière œsophagienne.

A la périphérie, les fibres de cet anneau se fondent avec les faisceaux circulaires formant la couche profonde du réseau et du cul-de-sac antérieur gauche du rumen.

Dans le fond de l'anneau est une couche épaisse de fibres transversales qui se portent d'un bord de l'ellipse à l'autre ; ces faisceaux, arqués, à concavité inférieure tapissée par la muqueuse, répondent, de l'autre côté, à la couche longitudinale des fibres superficielles du réseau ; ils augmentent d'épaisseur de gauche à droite. Cet appareil musculeux des lèvres et du fond de la gouttière

œsophagienne est l'organe essentiel au moyen duquel
ce demi-canal modifie sa forme, selon les besoins, et
peut ainsi remplir les différents rôles physiologiques qui
lui sont dévolus. Par la contraction des fibres longitudinales, les extrémités de l'anneau sont rapprochées
l'une de l'autre, les lèvres sont écartées, et la gouttière
se dispose en un creux hémisphérique dans lequel se
moule et s'engage une portion des aliments qui, sous
forme de boules successives, doivent être soumis à la rumination. Dans ce même temps, alors que les orifices de
l'œsophage et du feuillet sont rapprochés, ces ouvertures, et surtout celle du feuillet, sont fermées par la contraction de l'appareil musculeux qui les circonscrit. Les
fibres transversales qui s'étendent d'une lèvre à l'autre,
ont évidemment pour office spécial de rapprocher ces
lèvres, dès que le plan longitudinal a cessé sa contraction.
Alors la boule alimentaire, prise entre les bords de la
gouttière, est pressée plus énergiquement à droite qu'à
gauche, et progresse ainsi vers l'orifice œsophagien, évasé
en entonnoir, où elle s'engage. C'est par ce mécanisme
que s'accomplit le premier phénomène essentiel de la rumination. Enfin, toutes les fois que des liquides ou des
aliments bien divisés, peu volumineux, passent de l'œsophage dans ce demi-canal, ils y sont maintenus, ne tom-
bent pas dans le réseau, et parviennent dans le feuillet
par la contraction de ce même plan transversal.

Telles sont les principales dispositions générales et
particulières de la tunique charnue dans les renflements
gastriques des ruminants. Il est bien quelques points où
l'arrangement n'est pas exactement aussi régulier qu'il a
été indiqué ; mais ces détails sont de peu d'importance.

Membrane muqueuse.

La *membrane muqueuse* présente des différences remarquables, si on l'examine comparativement dans les
trois premiers renflements gastriques et dans le quatrième. Membrane muqueuse.

Dans le rumen, le réseau et le feuillet, elle se distingue
par son épaisseur, sa consistance, et les aspérités de sa
surface. Elle est unie à la membrane charnue par du tissu
celluleux, bien moins serré dans la panse et le réseau que
dans le feuillet. Le derme, blanchâtre et distinct, surtout
dans les deux premiers estomacs, est recouvert d'une
couche papillaire analogue à celle de la bouche ; ces papilles vasculo-nerveuses sont entourées d'une gaîne fournie par la membrane dermique et sont, en outre, coiffées
par l'épithélium. Une couche manifeste de corps muqueux unit le derme et l'épithélium ; aussi cette membrane s'enlève-t-elle facilement par grands lambeaux conservant les étuis des papilles. Cette lame épithéliale est
plus forte dans le rumen et le réseau que dans le feuillet. Ses caractères dans les trois premiers sacs.

La membrane qui tapisse la caillette a les caractères
d'une véritable muqueuse. Lisse, molle et lubrifiée par
des mucosités, elle ressemble à la membrane de l'intestin, ou à celle qui revêt l'estomac des tétradactyles et le
sac droit des monodactyles. L'épithélium est délicat et
très-finement velouté ; enfin, elle est pourvue de *glandules digestives* qui sécrètent du suc gastrique. Dans la caillette.

C'est d'après ces différences fondamentales qu'il est
permis de considérer les trois premiers sacs comme des
renflements œsophagiens, des poches accessoires, et de
regarder la caillette comme le véritable estomac des
ruminants. Conséquence.

Vaisseaux.

Il est à remarquer que si la masse gastrique reçoit plus

de sang que la masse intestinale, c'est une conséquence nécessaire de la différence de volume.

Artères.— Fournies par la cœliaque, elles offrent une distribution qui est essentiellement la même que chez les solipèdes.

La *gastrique* aborde le rumen à sa partie antérieure ; ses deux branches gagnent, l'une la face supérieure, l'autre la face inférieure, suivent les sillons du viscère, d'où elles envoient une foule de divisions latérales.

La *splénique,* après avoir détaché, à gauche, un ou deux rameaux pour le tissu de la rate, se prolonge dans le sillon supérieur du rumen ; postérieurement, elle s'incurve de dessus en dessous pour gagner la face inférieure. Cette longue branche de la splénique répète assez exactement les vaisseaux *spléno-gastriques* et les *épiploïques gauches* des monodactyles.

L'*hépatique* présente des analogies encore plus frappantes. Après avoir fourni ses divisions au foie, à la vésicule biliaire, au canal cholédoque et au pancréas, elle envoie, sur la petite courbure du réseau, une branche qui s'épuise dans le tissu de ce viscère ; en outre, elle donne deux rameaux, l'un supérieur, l'autre inférieur, qui suivent de gauche à droite les deux courbures opposées du feuillet, puis de la caillette ; le premier parvient jusqu'au pylore, où il s'anastomose avec la première anse intestinale de la grande mésentérique ; le second, qui se termine par des divisions fines dans le repli méso-gastrique commun, représente la branche qui, chez les solipèdes, fournit les vaisseaux *hépato-gastriques* et les *épiploïques droits.*

Veines.—Les veines, volumineuses, sont satellites des divisions artérielles et se dégorgent dans la veine porte.

Les *lymphatiques* sont abondants ; ils gagnent les ganglions sous-lombaires, puis le réservoir de Pecquet.

Nerfs.

Considérée d'une manière générale, la disposition des nerfs diffère peu de celle qu'on observe chez les mono-gastriques ; il n'y a que des particularités relatives au volume et à la division de la masse gastrique.

Les rameaux nerveux sont fournis par les deux cordons œsophagiens du pneumo-gastrique et par les rameaux sympathiques du plexus cœliaque ; ils suivent les sillons et les courbures, comme les vaisseaux.

Le nerf *œsophagien supérieur* forme sur le rumen, avec les divisions du sympathique, un plexus remarquable, long d'un décimètre environ, et présentant un ganglion central. De ce plexus partent, en tous sens, des rameaux qui se distribuent sur le rumen, à ses côtés, aux extrémités et jusqu'à la face inférieure ; plusieurs divisions antérieures gagnent aussi le réseau, le feuillet, la caillette et le pylore.

Le nerf *œsophagien inférieur,* moins gros et plus rameux, fournit des divisions, d'une part, aux faces supérieure et inférieure du rumen, surtout au sac gauche, et, d'autre part, au réseau, au feuillet, à la caillette et au pylore. Il donne aussi un rameau au foie et à la vésicule biliaire.

D'après cette distribution des vaisseaux et des nerfs aux estomacs des ruminants, il est permis d'établir que ces viscères reçoivent beaucoup de sang et de nerfs, et que la caillette est proportionnellement le réservoir le mieux pourvu sous ce double rapport ; ce qui est en harmonie avec l'importance physiologique de cet organe.

FONCTIONS.

Le rumen et le réseau sont des réservoirs dans lesquels s'accumulent les substances mal broyées, précipitamment dégluties, trop volumineuses pour rester comprises entre les bords de la gouttière œsophagienne ; il en est de même pour les liquides avalés à grandes gorgées. Les matières entassées dans ces renflements, y subissent des pressions continuellement renouvelées par les contractions de la tunique charnue ; imbibées par les liquides des boissons, imprégnées par la sécrétion d'un fluide spécial, elles sont légèrement ramollies et éprouvent une sorte de fermentation qui les prépare à être ramenées dans la bouche pour être soumises à une nouvelle mastication, à une insalivation plus complète. Poussées en avant par la membrane charnue et par les muscles abdominaux, ces matières s'engagent dans la gouttière et, de là, dans l'infundibulum œsophagien. Le mécanisme d'après lequel le demi-canal exécute la préhension de la boule alimentaire a déjà été indiqué ; l'infundibulum, plissé et ampliable de l'insertion œsophagienne, se dilate et s'allonge par un mouvement que fait alors l'animal en portant la tête et le cou en avant ; l'entrée de la boule dans le canal est encore favorisée par l'inspiration exécutée dans ce même moment. A la seconde déglutition, les substances divisées, peu volumineuses et bien glissantes, sont retenues dans la gouttière du réseau et conduites dans le feuillet ; il en est de même pour les liquides pris ou administrés à petites gorgées. Les matières fluides que renferme le réseau, ainsi que les substances suffisamment atténuées qui peuvent s'échapper de la gouttière, ne sont pas renvoyées dans la bouche, elles sont successivement poussées vers l'orifice du feuillet où elles pénètrent.

Dans le feuillet, les matières les plus divisées, les plus fluides, peuvent gagner directement la caillette ; mais celles qui sont encore fibreuses sont retenues dans les embranchements de la gouttière, attirées entre les crêtes et les lames, où elles sont pressées, atténuées et mises en état d'être soumises efficacement à la chymification. Réduites en plaques, parfois noirâtres ou ardoisées, comprises entre les feuillets, ces substances sont successivement poussées, de gauche à droite, vers l'extrémité terminale des crêtes et des lames ; c'est après avoir passé par cette filière, qu'elles sont exprimées à l'orifice de la caillette.

Dans la caillette, sont imprimés aux matières alimentaires les changements essentiels constituant la *chymification ;* aussi cet estomac est-il doué d'une plus grande vitalité que les autres renflements ; ceux-ci, comme réservoirs, comme organes préparateurs, agissant sur des substances dures et mal divisées, devaient nécessairement posséder un épithélium assez épais pour émousser leur sensibilité.

Particularités.— Chez les petits ruminants domestiques, le sac droit du rumen est plus prolongé en arrière que le gauche.

Le feuillet est plus petit que le réseau.

Les papilles du feuillet sont moins prononcées ; les lames ont beaucoup moins d'étendue et leur nombre, moins considérable, s'élève à soixante environ, et même à quatre-vingts, chez quelques individus.

Différences relatives à l'âge. — Dans les veaux ou les agneaux, encore à la mamelle, le lait, pris par petites portions, se rend presque exclusivement dans la caillette ; aussi cet estomac est-il plus développé à cet âge que le rumen lui-même. Après le sevrage, quand les jeunes ani-

maux commencent à se nourrir de végétaux et à rumi-
ner, le rumen, jusque-là inactif, entre en fonctions, se
développe graduellement et finit par acquérir le volume
prédominant qu'il présente, pendant le reste de la vie.

DES INTESTINS.

On appelle *intestin* [1] ce long canal, replié un grand
nombre de fois sur lui-même, étendu de l'estomac à l'ouverture anale. Suspendu par les mésentères à la voûte
lombaire, et soutenu par les parois abdominales inférieures, il remplit presque entièrement l'abdomen, cavité
dont les parois contractiles et dilatables sont bien appropriées aux fonctions et aux besoins d'ampliation de cette
partie du tube digestif.

Les dimensions de l'intestin sont en rapport avec la
nature de l'alimentation des différents animaux. Elles
sont d'autant plus considérables que les aliments, par
leur composition chimique, sont plus éloignés de la
composition du corps qu'ils doivent réparer.

Les intestins sont divisés en *intestin grêle* et en *gros
intestin.* Cette distinction n'est pas seulement fondée sur
la différence de calibre, elle repose encore sur des bases
anatomiques et physiologiques. Ainsi, 1° ces deux parties
n'ont pas la même *situation;* 2° leur *configuration* est
généralement différente : uniforme pour l'intestin grêle,
elle est, pour le gros intestin, plus ou moins renflée en
manière de réservoirs ; ce genre de différence est très-
marqué chez les herbivores; 3° leur *mode de jonction*
est tel, qu'il y a délimitation, soit par une valvule intermédiaire, soit par un prolongement ou un rebord circulaire formé par l'orifice de l'intestin grêle dans le gros,

[1] Εντερον, de εντος, dedans.

soit encore par la présence d'un cœcum, sorte d'appendice intermédiaire ; 4° dans les mammifères dont le cœcum est très-peu développé, et chez lesquels il n'y a que peu de différence dans le diamètre et dans la configuration des deux sections intestinales, on peut se baser, pour établir la délimitation, sur la manière plus ou moins fixe dont chacune de ces parties est attachée par les productions *mésentériques,* toujours plus prolongées à l'intestin grêle que pour le gros intestin ; 5° il y a aussi une grande différence de *structure,* surtout pour la membrane muqueuse ; 6° quant au point de vue *physiologique,* la distinction n'est pas moins tranchée, puisque l'intestin grêle est l'organe où s'accomplissent la chylification et l'absorption du chyle, tandis que le gros intestin est un appareil préposé à l'expulsion des matières constituant le résidu de la digestion.

Il faut observer cependant que le rôle du gros intestin n'est pas tout à fait aussi simple ; ce n'est pas seulement un canal de rejet ou de décharge, c'est encore une surface sécrétante et absorbante, moins active, il est vrai, que l'intestin grêle. C'est surtout chez les *monodactyles,* dont la digestion est caractérisée par des traits si particuliers, que le gros intestin a plus d'importance physiologique.

DE L'INTESTIN GRÊLE.

L'*intestin grêle* est un long canal, qui s'étend du pylore au gros intestin et qui occupe toute la partie gauche de l'abdomen. Définition.

Il est cylindrique ; sa coupe est à peu près circulaire. Forme.

A son *bord supérieur,* concave, aborde le mésentère.

Son *bord inférieur* ou *libre* est convexe, lisse et glissant, ainsi que les *faces latérales.*

Division.

On distingue à cet intestin, trois sections :

1° Une *antérieure,* d'origine, *pylorique* ou *fixe;*

2° Une *moyenne* ou *flottante ;*

3° Une *postérieure,* terminale ou *cœcale.*

Portion pylorique.

PORTION PYLORIQUE. —Correspondante au *duodénum* de l'homme, elle est limitée, en avant, par l'anneau du pylore; du côté de l'intestin, le point de démarcation n'est indiqué, à l'extérieur, que par le changement de situation, de direction et de fixité, ainsi que par la distribution des branches antérieures de l'artère grande mésentérique; à l'intérieur, la structure est différentielle.

Dimensions.

Cette portion, dont la longueur est de 48 à 50 centimètres, est d'abord élargie, puis elle acquiert, peu à peu, le calibre de la partie qui lui fait suite. En raison de sa dilatation primitive, elle a été considérée comme un appendice de l'estomac, et même, par quelques anatomistes, comme un *second estomac.*

Situation.

Située, à droite, dans la région antérieure et supérieure de l'abdomen, et maintenue entre deux lames péritonéales, la partie pylorique de l'intestin grêle se dirige d'abord en haut et à droite, puis elle s'incurve en arrière et à gauche, où elle se confond avec la partie flottante. Dans ce trajet curviligne, elle répond d'abord, par sa partie renflée, à la face postérieure du foie et à l'angle inférieur ou antérieur du pancréas, et, c'est en ce point qu'elle reçoit les canaux de ces deux glandes. Plus haut, elle se dirige à droite, le long du bord droit du pancréas vers la partie supérieure du foie; puis, elle s'applique sous la portion droite de ce dernier organe et du rein droit, se contourne en arrière de l'arc du cœcum, et descend se terminer à gauche, après avoir décrit un demi-cercle irrégulier.

Direction.

Connexions.

La fixité caractéristique de cette partie de l'intestin Fixité.
était indispensable pour assurer aux sucs biliaire et
pancréatique un abord toujours facile, qui aurait été
souvent entravé, si la *portion pylorique* eût été mobile
comme la *partie flottante*.

2° PORTION LIBRE OU FLOTTANTE. — Située dans l'hy- Portion flot-
tante. Situation,
longueur, mode
de fixité.
pochondre et le flanc gauches, elle représente l'*iléon* [1]
de l'homme. Ce long tube dont l'étendue est, chez le
cheval et le mulet, de 20 à 25 mètres, et de 10 à 12, dans
l'âne, est comme appendue à la colonne lombaire par le
grand mésentère, repli péritonéal en manière d'épervier,
plus large au milieu qu'à ses extrémités. Aussi, cette
partie de l'intestin, la plus mobile de toutes, se déplace-
t-elle très-facilement. Cette grande mobilité lui permet, Mobilité.
comme à un liquide, de glisser dans l'abdomen, de fuir
sous la moindre pression, de se mouler sur les parties
ambiantes, de flotter partout et de remplir les vides.
Ainsi sont éludés les accidents des chocs et les dangers
de la distension, par fois immodérée, des autres organes
abdominaux (estomac, intestins, utérus, etc). De là aussi,
la possibilité des invaginations et la fréquence des hernies de cette portion intestinale.

La disposition flexueuse et contournée de la partie Flexuosités.
flottante rend sa direction peu facile à suivre. Les replis
nombreux (*gyri*), qu'elle décrit sur elle-même, sont dits
circonvolutions (de *circonvolvere,* tourner autour); généralement disposés en anses ou couronnes successives,
à convexité inférieure, ils s'accommodent entre eux,
sans se mêler, de manière à former une masse sinueuse,
occupant un espace peu considérable et reposant inférieurement sur les grands réservoirs intestinaux.

---

[1] Ειλεω, enrouler.

10

Le calibre de la partie flottante, ordinairement uniforme, est quelquefois modifié par des étranglements placés çà et là, variables d'étendue et fréquents surtout chez les vieux chevaux qui ont souffert de la faim.

3° PORTION COECALE. — Cette partie terminale de l'intestin grêle se dirige en avant, en haut et à droite, vers la base du cœcum, où elle s'insère. Longue de 40 centimètres environ, elle se distingue du reste de l'intestin grêle, par son étroitesse, sa constriction permanente, l'épaisseur et la rigidité de ses parois: caractères qui établissent de l'analogie entre elle et la partie postérieure de l'œsophage.

Elle a aussi un mode de fixité particulier, qui consiste en ce qu'une double lame péritonéale, réfléchie de la base du cœcum, se porte à la rencontre du petit intestin qui, soutenu entre les deux feuillets écartés de la séreuse, laisse, de chaque côté, ces deux lames s'adosser et constituer ainsi deux freins, sortes d'ailes fixées au cœcum : disposition qui diminue la mobilité de cette portion intestinale pour assurer un plus libre cours aux matériaux alimentaires qu'elle doit verser dans le gros intestin.

Dans la disposition générale de l'intestin grêle, au moins chez les monodactyles, il est important de remarquer, outre les contours très-nombreux par lesquels les aliments doivent passer, en suivant toutes les circonvolutions du tube : 1° que le canal, dilaté à son origine, est resserré à sa terminaison; 2° que sa masse, située à gauche, a cependant son origine et sa terminaison à droite; 3° que les orifices occupent un niveau différent, le cœcal étant sur un plan plus élevé que le pylorique; il en résulte que les aliments doivent suivre une marche ascensionnelle. Toutes ces conditions sont évidemment établies pour retenir plus longtemps, dans ce canal, les matières soumises à son action élaboratrice.

Surface interne de l'intestin grêle. — Cette surface, lubrifiée par un abondant mucus, est partout lisse et uniforme, si ce n'est dans la partie pylorique qui, à son origine, c'est-à-dire à sa portion renflée, présente des plis transverses et irréguliers.

Ces duplicatures, ineffaçables par la distension, sont des *valvules conniventes,* destinées à retarder le cours des matières alimentaires, et surtout à augmenter la surface digestive. Partout ailleurs, les petits plissements de la surface intestinale sont effaçables par la distension ; ils n'existent que dans l'état de vacuité du tube, dont ils permettent l'ampliabilité. En outre, à 12 centimètres environ du pylore, non loin des valvules conniventes, est une cavité digitale, formée par un repli circulaire, où les canaux cholédoque et pancréatique viennent verser leurs produits de sécrétion, par deux orifices adossés ou par un seul commun. Valvules conniventes. Plis. Orifices des canaux biliaire et pancréatique.

Les autres particularités de cette surface, telles que les *villosités* et les *glandules,* doivent être examinées dans l'étude générale de la tunique muqueuse, au point de vue de la structure.

DU GROS INTESTIN.

Le *gros intestin* constitue la partie du canal digestif qui s'étend de la terminaison de l'intestin grêle à l'ouverture anale. Définition.

Cette masse intestinale occupe une grande partie de la cavité abdominale, et réside principalement dans les régions droite et inférieure. Situation.

Long de 7 à 8 mètres, le gros intestin se replie plusieurs fois sur lui-même. Dimensions

Forme. Généralement bosselé, il présente, en quelques points, des dilatations ou renflements considérables, sortes de grands réservoirs, auxquels succèdent des portions plus étroites. Ces dilatations et ces rétrécissements ont une grande influence sur le cours des matières contenues qui sont, par cela même, plus retenues et plus longtemps soumises à l'élaboration digestive.

Mode de fixité. Les moyens de fixité du gros intestin, plus courts et plus solides que ceux de l'intestin grêle, ne s'opposent cependant pas aux mouvements de cette masse, ni même à des déplacements, quelquefois considérables.

Division. On divise le gros intestin en *cæcum, colon* et *rectum*.

DU COECUM.

Le *cæcum* est ainsi nommé, parce que sa terminaison en cul-de-sac le constitue en cavité borgne. Il portait aussi autrefois le nom de *saccum*.

Cette vaste poche, intermédiaire à l'intestin grêle et au colon, établit un des points de démarcation entre le petit **Développe-** et le gros intestin. Peu développé dans les carnivores, le **ment.** cæcum est considérable chez les herbivores, monodactyles surtout. D'après Meckel, le cæcum du cheval a pu contenir dix-huit mesures, dont cinq avaient suffi pour remplir l'estomac.

Situation. Situé dans la partie antérieure et droite de la cavité abdominale, il se dirige obliquement, en avant et en bas, depuis la région rénale jusqu'au sternum.

Forme. C'est un grand réservoir bosselé, conoïde, long d'un mètre et 2 ou 3 décimètres.

Division. On lui distingue une *base,* une *partie moyenne* et une *pointe.*

Base. La *base,* ou *extrémité supérieure,* est encore nommée *arc du cæcum ;* elle est renflée et située au niveau des reins, sous les piliers diaphragmatiques, où elle adhère à la face inférieure du pancréas. C'est en ce point que le cœcum est fixé à la voûte des lombes par du tissu celluleux et par le péritoine qui, de chaque côté, s'infléchit sur lui pour le revêtir. C'est là aussi que l'on voit s'insérer l'intestin grêle, à gauche de la base cœcale, et, à peu près en regard, du côté droit, l'origine du colon.

Forme, situation, fixité.

. Au reste, cette partie du cœcum répond, en avant, au bord supérieur du foie, en bas, aux grosses courbures du colon, et, en arrière, à l'artère grande mésentérique, ainsi qu'à l'anse contournée de la *portion pylorique,* qui gagne la partie flottante de l'intestin grêle. Dans le reste de son étendue, elle est en contact avec la partie flottante du petit intestin.

Connexions.

La *partie moyenne,* séparée de l'hypochondre droit par l'origine du colon, du foie et de l'estomac par les courbures de ce même intestin, lui répond encore à gauche et en bas, ainsi qu'à l'intestin grêle. Les moyens de fixité de cette partie ne consistent qu'en un repli peu étendu du péritoine qui l'unit, du côté droit, à la portion originelle descendante du gros colon.

Partie moyenne.

Connexions.

La *pointe* ou extrémité inférieure du cœcum est libre et flottante; elle repose, en avant et dans le plan médian, sur les parois abdominales, vers le prolongement xyphoïde du sternum : elle constitue le fond du viscère.

Pointe. Situation.

Le peu de fixité du cœcum explique les dérangements de ce viscère, qui peuvent être tels que sa pointe réponde au bassin, par exemple, dans les coliques, les morts violentes, etc.

Mobilité.

Surface extérieure. — Considéré *extérieurement,* le cœcum présente une série de bosselures transverses, séparées par des enfoncements parallèles. Ces inégalités sont autant de grands plissements produits et assujettis par

Bosselures.

Bandes.

des bandes longitudinales, au nombre de deux aux extrémités, de quatre au centre et de trois sur les parties intermédiaires.

Surface interne. — En harmonie avec la configuration
extérieure, elle offre une série de dépressions transversales, répondant aux bosselures, et des replis saillants,
dirigés dans le même sens et répondant aux dépressions
externes. Ces plissements, formés par toute l'épaisseur
du viscère, ne sont pas ce qu'on appelle, en anatomie,
des *valvules conniventes,* puisqu'ils s'effacent si on vient
à couper en dehors les bandes longitudinales. Au reste,
ils servent à multiplier les surfaces sous un moindre
volume.

Plis.

Orifices.

Dans la base du cœcum, on voit deux orifices : l'un, à
gauche, appartenant à l'intestin grêle, constitue un prolongement, à parois épaisses et serrées, qui s'avance de
2 ou 3 centimètres dans l'intérieur du viscère et dirige
son ouverture obliquement en bas ; l'autre orifice appartient au colon : il est béant ; son contour, peu résistant,
est légèrement froncé.

Chez les monodactyles, entre ces deux orifices, il n'y
a pas de valvule *iléo-cœcale,* décrite, chez l'homme et
dans quelques animaux, sous le nom de *valvule de
Bauhin.* Ce repli valvulaire, préposé à empêcher le reflux
dans l'intestin grêle, était, chez les monodactyles, parfaitement inutile, en raison du mode d'insertion de ce
canal qui, en plongeant dans la cavité cœcale son orifice
déjà fortement contracté, produit une disposition telle
que, plus grandes seront la distension du cœcum et la
pression des liquides sur cet orifice, plus ses parois, appliquées et pressées l'une contre l'autre, mettront obstacle à toute espèce de reflux.

Bien que l'orifice colique offre une issue facile aux ma-

tières contenues dans le cœcum, ce réservoir est bien disposé pour retenir et faire séjourner longtemps ces matières dans son intérieur. Sa direction, la déclivité de son
fond, ses deux orifices, percés tout à fait à sa partie supérieure, le font ressembler à un vase alimenté par l'intestin grêle et débordant, lorsqu'il est trop plein, dans les
réservoirs du colon. Sous ce rapport, on trouve, chez les
monodactyles au moins, une certaine analogie entre l'estomac et le cœcum, entre l'orifice œsophagien et celui de
l'intestin grêle, entre l'ouverture pylorique et celle du colon. Au reste, chez ces mêmes animaux, le cœcum joue
un rôle si important dans la digestion, qu'on le regarde
comme un second estomac, suppléant physiologiquement
le premier.

DU COLON [1].

Le *colon* constitue la majeure partie du gros intestin;
il s'étend du cœcum au rectum et présente dans son étendue deux parties distinctes l'une de l'autre par leur position, leur calibre, leur aspect et leur fixité. La première,
la plus considérable sous tous les rapports, est dite *portion repliée* ou mieux *gros colon*. La seconde, nommée
portion flottante, reçoit le titre de *petit colon*.

Gros colon.

Le *gros colon* fait suite au cœcum et occupe dans l'abdomen la région droite, presque toute la partie inférieure
et les régions antérieure et pelvienne. C'est un large canal,
extérieurement bosselé, comme le cœcum, et présentant,
sur différents points, des renflements considérables. Sa
longueur, évaluée à 3 mètres et 1/2, serait bien plus considérable, s'il n'était froncé et bosselé par des bandes

[1] Κωλύειν, arrêter.

charnues longitudinales dont le nombre, variable d'une à quatre, est d'autant moindre que les parties sont moins larges. Il se replie sur lui-même, suivant la longueur de l'abdomen, de telle sorte que ses deux extrémités se trouvent sur le même niveau, et peu distantes l'une de l'autre.

Orifices.

Son *origine* est située à la voûte lombaire, au côté droit de la base cœcale.

Origine.

De là, le colon, se renflant de plus en plus, descend obliquement, en avant, entre l'hypochondre droit et le cœcum, auquel il est uni par une production du péritoine. Cette portion constitue l'*arc* ou la *crosse* du colon ; parvenu à la face supérieure du prolongement sternal, il se replie de dessus en dessous et vers la partie postérieure, en constituant une première courbure, dite *susternale*. Puis, reposant sur les parois inférieures de l'abdomen, il se prolonge vers le bassin, en diminuant progressivement de capacité ; à l'entrée de la cavité pelvienne, il se rétrécit presque subitement, se contourne sur lui-même, en produisant une deuxième courbure, dite *pelvienne*, en rapport avec la vessie, la matrice, etc. ; ensuite, il se dirige, en avant, vers le diaphragme, en augmentant successivement de volume. Cette partie, liée à la précédente par un court repli péritonéal, repose sur elle en arrière, mais, à mesure qu'elle devient plus antérieure et plus large, elle vient reposer sur les parois abdominales, en côtoyant le bord gauche de l'autre portion, à peu près parallèle. Elle arrive, ainsi, à la partie inférieure du diaphragme, contre lequel elle s'incurve vers la droite, en formant une troisième courbure dite *diaphragmatique*. Immédiatement après, elle répond à la face postérieure du foie et forme, là, une quatrième courbure dite *hépatique,* remarquable en ce que c'est le point le plus dilaté du colon. Enfin, s'incurvant en haut

Arc du colon.

Courbure susternale.

Courbure pelvienne.

Courbure diaphragmatique.

Courbure hépatique.

et vers la gauche, ce canal, considérablement rétréci, se met en contact avec la face postérieure de l'estomac, ce qui constitue la cinquième et dernière courbure nommée *gastrique,* après laquelle il monte à gauche du cœcum, adhère au pancréas, et se termine par cette partie flottante, appelée *petit colon,* qui le continue.

La *surface interne* répète l'externe ; les enfoncements de l'une répondent aux saillies de l'autre.

Courbure gastrique.

Terminaison.

Surface interne.

Petit colon.

Cette seconde portion du colon est située postérieurement, dans le côté gauche de l'abdomen, où elle flotte, suspendue par un mésentère, en forme d'épervier, analogue à celui de l'intestin grêle, mais moins prolongé et très-court à ses extrémités.

Long d'environ 2 mètres et 1/2, le petit colon est étroit, bosselé régulièrement par une succession d'étranglements transverses, produits par deux bandes charnues longitudinales. Ces rétrécissements sont plus marqués et les bosselures plus sphéroïdales à la partie postérieure, et le calibre du tube diminue progressivement d'avant en arrière.

Cette portion intestinale mêle ses circonvolutions aux anses postérieures de l'intestin grêle et repose principalement sur la partie postérieure du gros colon.

Son origine, voisine de l'estomac et placée haut, donne attache à une production du péritoine, long prolongement épiploïque qui, procédant de la rate et de la grande courbure gastrique, est dit *grand épiploon* ou *épiploon spléno-colique.* Entre les deux lames minces, aréolaires, de cette production séreuse, sont comprises des rami-

Situation.

Mode de fixité.

Longueur.

Bosselures et bandes.

Connexions.

Origine.

Épiploon.

fications vasculaires et de la graisse plus ou moins abondante [1].

A sa terminaison ou extrémité rectale, le petit colon est relevé vers les lombes, dans le plan médian et à l'entrée du bassin, où il est prolongé par le rectum.

La *surface interne* est entrecoupée de saillies ou de plis circulaires, sortes de cloisonnements incomplets, correspondant aux étranglements extérieurs, et faisant ressembler l'intérieur de ce tube à une série de cavités sphéroïdales ou d'ampoules communicantes.

DU RECTUM.

Terminaison du gros intestin, le *rectum* suit une direction rectiligne, qui motive sa dénomination.

Comme la partie antérieure du canal alimentaire, cette portion terminale s'applique contre la colonne vertébrale, tandis que la partie moyenne s'en écarte, pour décrire ses nombreux circuits.

Étendu de la partie postérieure du petit colon à l'orifice anal, le rectum est situé dans le bassin dont il mesure la longueur, appliqué sous la voûte de cette cavité, à la face inférieure du sacrum.

Simple canal d'expulsion, contractile et très-ampliable, long de 3 décimètres et plus large dans son milieu qu'à ses extrémités, il se distingue des autres sections du gros intestin, en ce qu'il n'offre extérieurement ni bandes ni bosselures, mais seulement des saillies irrégulières et longitudinales, produites par les gros faisceaux grisâtres de la couche musculeuse.

[1] L'épiploon est une de ces duplicatures séreuses que M. Lacauchie regarde comme des *glandes en saillie* ou *projetées;* ingénieuse idée, qui s'applique également aux prolongements intérieurs ou *franges* des synoviales.

Sa partie antérieure est fixée, à l'entrée du bassin, par le court mésentère qui soutient l'extrémité terminale du colon ; en outre, il est entouré par un repli séreux circulaire, en manière de collerette, sorte de cul-de-sac postérieur du péritoine, qui adhère au pourtour de l'entrée du bassin et se déploie sur la partie antérieure des organes pelviens génito-urinaires. **Origine.** — **Mode de fixité.**

A ses parties moyenne et potérieure, le rectum est environné par un tissu celluleux, blanc et lâche, qui fixe, supérieurement, ce canal au sacrum et l'unit, inférieurement, aux organes génito-urinaires compris dans le bassin. **Partie moyenne.** — **Connexions.**

A sa *surface interne* sont de nombreux plissements, effaçables par la distension et, conséquemment, favorables à l'ampliabilité de cet intestin. **Intérieur.**

Enfin, le rectum se termine par l'anus. **Terminaison.**

Anus.

Orifice terminal du tube digestif, destiné à l'expulsion des matières fécales, l'*anus* est situé à l'extrémité postérieure du tronc, sous la base de la queue et toujours, au moins chez les mammifères, plus rapproché de l'ouverture extérieure de l'appareil génito-urinaire dans la femelle que dans le mâle. **Situation.**

Cet orifice est saillant, plane ou déprimé, selon les animaux, mais toujours froncé.

Il est soutenu, de chaque côté, par un appareil musculeux particulier constituant *les faisceaux suspenseurs de l'anus.* Ces productions, formées de grosses fibres blanchâtres, paraissent fournies par les fibres charnues du rectum, qui, vers la partie postérieure, s'implantent à la face inférieure du sacrum ; de ce point descendent, **Faisceaux suspenseurs.**

en arrière, les faisceaux suspenseurs de l'anus, ainsi que ceux du pénis.

Structure. Ouverture dilatable et contractile, l'anus possède des *muscles* spéciaux destinés, les uns à le tenir fermé, les autres à le tirer en avant ; les premiers sont nommés *constricteurs* et les seconds *rétracteurs*.

MUSCLES CONSTRICTEURS. — On appelle *sphincter interne* le dernier anneau musculeux du rectum. Circulaire, épais, à fibres blanchâtres, ce sphincter se confond en arrière avec les fibres rougeâtres du *sphincter externe* **Muscles.** ou *cutané*. Cet autre anneau est formé de fibres ellipsoïdes qui circonscrivent l'ouverture anale, se prolongent en haut, et se fixent sous l'origine de la queue ; en bas, ces mêmes fibres ont quelques connexions avec les muscles de l'appareil génito-urinaire, tels que le *triangulaire* chez le mâle et le *constricteur de la vulve* chez la femelle.

MUSCLES RÉTRACTEURS. — Ce sont deux petits muscles membraneux, allongés et situés, un de chaque côté, dans une direction presque horizontale, à la face interne du ligament sacro-ischiatique, près de l'ischio-coccygien. Chacun de ces muscles, nommé *ischio-anal*, se fixe en avant à la crête sus-cotyloïdienne, et en arrière sur les côtés du sphincter. Quelques fibres se mêlent au triangulaire chez le mâle au constricteur de la vulve chez la femelle.

Ils tirent l'anus en avant, le soutiennent et le ramènent à sa position, lorsqu'il a été repoussé en arrière au moment de la défécation.

Vaisseaux et nerfs. Outre ces muscles, l'organisation de l'anus comprend des divisions vasculaires et nerveuses, fournies par les branches *honteuses internes*.

Peau. La *peau* qui recouvre l'anus est mince et pourvue de nombreux follicules sébacés qui la rendent onctueuse ; elle est très-adhérente au sphincter par un tissu cellulaire serré et filamenteux.

Enfin, à cet orifice sont annexées, dans le *chien,* des *poches glunduleuses* qui seront examinées au sujet des organes de la génération.

STRUCTURE DE L'INTESTIN.

De même que l'estomac, l'intestin est constitué par des *membranes* superposées, des *vaisseaux* et des *nerfs.*

Les membranes sont, en procédant de dehors en dedans, la *tunique séreuse,* la *membrane musculeuse,* la *couche fibreuse,* et la *muqueuse.*

Tunique séreuse et ses dépendances.

La *tunique* extérieure ou *séreuse* est formée par le péritoine qui, en se repliant de diverses manières, assujettit les intestins à la colonne vertébrale, les unit entre eux et aux organes environnants, et fournit à tous une enveloppe mince et cependant résistante, lisse et glissante, pour faciliter leur mobilité. *Tunique séreuse.*

Quelles que soient les dimensions des liens péritonéaux, ils sont tous formés de deux lames adossées, entre lesquelles sont compris les vaisseaux et les nerfs de l'intestin. Près des cylindres intestinaux qu'elles vont envelopper, ces deux lames s'écartent et laissent entre elles un espace triangulaire où abordent les vaisseaux et les nerfs et qui, en raison surtout de ce que son étendue n'est pas bornée, permet l'ampliation des parties enveloppées, sans préjudice pour la circulation et l'innervation. Partout, enfin, la séreuse devient plus adhérente à la tunique charnue à mesure qu'elle s'éloigne du point où elle aborde l'organe. *Dispositions générales.*

Mode d'adhérence.

Dispositions particulières.

Pour l'intestin grêle, on voit la portion pylorique enveloppée et maintenue entre deux feuillets qui procèdent

Pour l'intestin grêle.

de la grande scissure postérieure du foie et se fixent au bord du pancréas. C'est d'une manière semblable que la portion terminale de ce même intestin grêle est unie à la base du cœcum. Quant à la partie flottante, un long mésentère ouvre ses deux lames au-dessus du bord concave, puis enveloppe le canal en se déployant sur les deux faces et le bord inférieur.

Pour le cœcum.

A la région sous-lombaire, la face supérieure du renflement cœcal est dépourvue de séreuse et adhère aux parties contiguës par du tissu celluleux ; pour le cœcum

Pour le colon.

et le colon, la séreuse péritonéale, en se repliant de chaque côté, passe de la paroi de la cavité sur la base de ces deux réservoirs intestinaux et les revêt dans toute leur étendue.

Quand les deux lames séreuses se portent d'un cylindre intestinal à l'autre, elles s'adossent et forment ces liens intermédiaires qui unissent une partie du cœcum à l'arc du colon, ainsi que les portions ascendante et descendante de ce dernier intestin entre elles.

Pour le rectum.

Le petit colon est soutenu à peu près comme l'intestin grêle ; et, c'est ce même mésentère qui forme, en arrière, un lien court, à l'origine du rectum.

Conclusions.

Tels sont ces prolongements péritonéaux, désignés sous le titre générique de *mésentères* et distingués, suivant les sections intestinales auxquelles ils appartiennent, en *mésentère proprement dit* ou *grand mésentère*, pour l'intestin grêle, *méso-cœcum, méso-colon* et *méso-rectum*.

Les mésentères fournissent aux intestins leur enveloppe protectrice, ils les soutiennent et les fixent, tout en leur laissant plus ou moins de liberté ; ils servent surtout à maintenir et à diriger les vaisseaux et les nerfs de ces organes ampliables et mobiles.

En outre, la manière d'être des mésentères détermine, en grande partie, la disposition des intestins dans la cavité abdominale, chez tous les animaux vertébrés. Enfin, l'importance physiologique d'une portion intestinale est indiquée par la manière dont elle est fixée : généralement, les attaches sont plus courtes et la mobilité plus restreinte, pour les parties à fonctions importantes. Ainsi, l'origine de l'intestin grêle, où s'accomplit la chylose, est fixe ; la partie qui fait suite est flottante, pour faciliter les mouvements péristaltiques et antipéristaltiques si utiles afin que l'absorption puisse être aussi complète que possible ; le cœcum et le gros colon, où se passent encore d'importantes élaborations, sont plus fixes que le petit colon, canal d'expulsion ; enfin, le rectum est fixe, afin de pouvoir retenir plus facilement les matières fécales, et les empêcher de sortir trop souvent, trop librement, contre la volonté. Telle est la disposition des mésentères chez les *monodactyles*. Elle est à peu près la même dans les autres animaux domestiques, si ce n'est chez les *didactyles,* qui n'offrent que peu de différence entre le mode de fixité de l'intestin grêle et celui du gros intestin.

Tunique musculeuse.

La *tunique musculeuse* est formée de deux plans, l'un superficiel, l'autre profond.

Le *plan superficiel* est constitué par des fibres parallèles à la longueur de l'intestin, ou *longitudinales*. Elles sont blanches, surtout au rectum, et adhèrent beaucoup à la tunique séreuse.

Autour de l'intestin grêle, elles sont disposées en une couche mince et continue qui, chez les herbivores comme chez les carnivores, ne laisse pas apercevoir le plan profond ; mais, au gros intestin, elles sont réparties eh faisceaux aplatis ou bandes, en nombre variable de deux à quatre, suivant le diamètre des canaux ; l'une de ces bandes longe ordinairement le bord adhérent de l'intestin. Quant au rectum, il est caractérisé par l'épaisseur de cette couche, dont les faisceaux distincts forment une enveloppe complète, à fibres insérées postérieurement sur le sphincter, pour le dilater, lors des efforts expulsifs.

Plan profond. Le *plan profond* est *annulaire;* il est plus épais au rectum que partout ailleurs ; aussi ce canal est-il contracté sur lui-même, et à parois contiguës, dans l'état de vacuité. Enfin, on considère le sphincter anal comme le dernier anneau de cette couche musculeuse circulaire.

Tunique fibreuse.

Tunique fibreuse. Le plan musculaire profond est doublé par une lame fibreuse analogue à celle dont il a été question au sujet de l'estomac. Cette membrane, qu'on regarde généralement comme servant de charpente résistante au tube intestinal, est considérée, par M. Bourgery, comme principalement formée d'un réseau nerveux, ce qui justifierait le titre de *membrane nerveuse* que lui donnaient les anciens anatomistes.

Entre cette lame et la membrane muqueuse, est une couche celluleuse assez abondante pour faciliter le jeu de cette muqueuse sur la tunique musculeuse. Cette disposition, très-marquée au rectum, explique le renversement de cette partie. C'est dans cette couche celluleuse que se déploie le réseau des vaisseaux sanguins et lymphatiques, qui, de là, se plongent dans l'épaisseur de la muqueuse et se distribuent à ses organules ; ce tissu sous-muqueux est susceptible d'infiltration séreuse ou sanguine ; en outre, on rencontre, confondue avec le réseau vasculaire, une couche de graisse constante, bien étudiée par M. Lacauchie ; ce tissu adipeux, plus abondant chez les animaux gras, accompagne les vaisseaux dans le tissu de la muqueuse, de manière à soulever la surface libre, en y formant diverses saillies.

Membrane muqueuse.

Continue en avant avec la muqueuse de l'estomac, en arrière avec la peau, la *muqueuse* intestinale représente une grande surface très-vasculaire, où s'accomplissent d'importants phénomènes de sécrétion et d'absorption.

La structure complexe de cette membrane est en harmonie avec sa destination; elle est modifiée, selon les exigences fonctionnelles, et présente, ainsi, des caractères particuliers qui la distinguent des autres membranes tégumentaires.

Presque entièrement formée d'organules sécréteurs, elle est plissée, pour augmenter la surface d'absorption; quand les replis n'existent pas, elle est hérissée de prolongements très-déliés qui jouissent, à un haut degré, de la faculté absorbante.

Sa surface libre, toujours enduite de mucosités et de suc entérique, analogue au suc gastrique, est revêtue d'un épithélium extrêmement fin. La surface adhérente est unie à la couche celluleuse sous-jacente, par l'intermédiaire d'un tissu condensé qui soutient les organules sécréteurs. Enfin, pour exercer ses phénomènes de sécrétion et d'absorption, elle reçoit une grande quantité de vaisseaux sanguins et de chylifères; elle est aussi pourvue de nombreux nerfs provenant tous du centre *sympathique*, dans le but d'animer ses manifestations d'activité, sans établir en elle une sensibilité trop grande,

Muqueuse.

Caractères.

Surfaces.

11

Épaisseur.

Couleur.

qui aurait été nuisible à l'accomplissement régulier de ses fonctions. La muqueuse intestinale est généralement plus fine dans l'intestin grêle que dans le gros intestin, si ce n'est chez les *carnivores,* où il y a presque parité d'épaisseur. Dans l'état normal, la teinte générale, d'un gris-rosé, est plus manifeste dans l'intestin grêle ; au reste, la coloration et la consistance de la membrane intestinale varient beaucoup, suivant que l'examen est fait immédiatement ou quelque temps après la mort ; ces caractères subissent des modifications très-rapides, surtout dans le gros intestin, en raison de la facile putrescibilité de la muqueuse et de la nature des matières en contact avec elle.

A la surface libre de la muqueuse intestinale, les détails à étudier sont de deux ordres, les uns en relief, les autres en creux : les premiers sont constitués par des *replis* et par des *villosités;* les seconds sont des orifices de *glandules,* versant le mucus et le suc-entérique.

Plis.

A. 1° Les *replis* sont de deux sortes : les uns, effaçables par la distension, sont de simples plissements, destinés à permettre l'ampliabilité des tubes intestinaux ; les autres, ineffaçables, servent à retarder le cours des matières soumises à l'élaboration digestive et à multiplier, dans un espace restreint, l'étendue des surfaces actives. Les premiers, très-nombreux, peu élevés, irréguliers, dirigés en tous sens, se rencontrent dans tous les points du tube intestinal ; les seconds, moins nombreux, plus considérables, et dirigés transversalement à la longueur des canaux, ne se font pas remarquer dans toute l'étendue de l'intestin. Parmi les duplicatures ineffaçables, bien qu'il y ait analogie physiologique, il faut, sous le rapport anatomique, distinguer les plis uniquement formés par la muqueuse et le tissu celluleux sous-jacent, des plis qui sont constitués par les trois membranes de l'intestin.

Les premiers occupent spécialement l'origine de la portion pylorique, chez les monodactyles, et méritent seuls le titre de *valvules conniventes*. Valvules conniventes.

Les seconds existent dans le gros intestin, partout où les bandes longitudinales raccourcissent la longueur du tube, froncent et plissent transversalement ses tuniques. C'est donc dans le cœcum et le colon que se rencontre cet ordre de duplicatures, bien distinctes des autres, puisque, si on vient à couper en dehors les bandes longitudinales, ces replis s'effacent et l'intestin acquiert, par cela même, une longueur bien plus considérable.

2° Les *villosités* sont de petits prolongements filiformes, qui hérissent la surface de l'intestin grêle, comme un gazon. On les rencontre à partir du pylore jusqu'à la fin de l'intestin grêle. Abondantes et développées au commencement, et surtout au niveau des orifices biliaire et pancréatique, elles deviennent plus espacées et moins longues à mesure qu'on approche du gros intestin. Elles sont assez faciles à examiner, lorsqu'on étale la membrane sous l'eau, et elles n'existent ni dans l'estomac, ni à la surface du gros intestin. Villosités.

L'organisation des villosités est intéressante au point de vue physiologique; aussi, ce point de fine anatomie a-t-il été étudié avec soin par M. Lacauchie, MM. Gruby et Delafond, M. Guillot, etc. Leur structure.

Pour ce genre d'examen, les villosités, dont la putréfaction est très-rapide, doivent être examinées au microscope, immédiatement après la mort, ou même après avoir été prises sur l'animal vivant.

Toute villosité est constituée par un faisceau central de vaisseaux chylifères très-fins, très-nombreux, de même longueur, de même diamètre ; autour de ce faisceau est un réseau vasculo-nerveux, destiné à la vie de la villosité ; en dehors est une couche organique, spongieuse, transparente, de même épaisseur dans tous ses points, et dont la périphérie est revêtue d'une gaîne extrêmement fine d'épithélium.

La surface de la villosité paraît criblée d'ouvertures très-petites, toutes circulaires, de même diamètre et contiguës les unes aux autres. Ces petites ouvertures, qui ne sont pas admises par tous les micrographes, ne sont peut-être que des porosités de la couche épithéliale.

Leur contractilité. La villosité est susceptible de se raccourcir par l'action de la membrane extérieure des petits tubes chylifères, que M. Lacauchie regarde comme musculeuse. Pendant cette contraction, la substance organique est plissée régulièrement en travers ; quand la contraction cesse, la villosité se déplisse et s'allonge, pour se plisser de nouveau lors d'une nouvelle contraction.

Conséquences. C'est ainsi que le chyle, tout formé dans l'intestin, serait absorbé par la substance spongieuse, et pris par le faisceau central de chylifères, d'après un mécanisme comparable à celui d'une pompe aspirante et foulante. Puis, le liquide, soutenu entre deux contractions, par des valvules très-nombreuses, passe dans les vaisseaux chylifères du mésentère, pour gagner le canal thoracique.

Les villosités sont donc des organules d'aspiration, saillants et multipliés dans l'intestin grêle, pour augmenter autant que possible la faculté absorbante de cette surface sur les matières alibiles qui la parcourent.

Organules sécréteurs. B. Dans toute son étendue, la muqueuse instestinale est criblée d'orifices : les uns, très-étroits, appartiennent aux organules qui sécrètent le *suc entérique ;* les autres, plus distincts, sont ceux des glandules fournissant le *mucus.*

1° Les glandules du premier ordre, qu'on rencontre déjà dans l'estomac, *glandules gastriques,* existent dans toute la longueur du tube intestinal, *glandules entériques ;* elles sont si nombreuses, si rapprochées, qu'elles constituent, en grande partie, le tissu de la muqueuse. Affectant la forme de petits tubes, elles sont dites aussi *glandules tubuliformes.*

Glandules entériques.

Ces petits organes, aperçus par Lieberkuhn, à la fin du dix-septième siècle, et, plus tard, par Galéati, ont été étudiés avec soin et bien décrits par M. Lacauchie [1].

Ils sont d'autant plus allongés et plus étroits, qu'on les examine plus antérieurement ; et, chez tous les animaux, leurs orifices sont plus visibles dans le gros intestin, où ils ne sont pas cachés par les villosités.

Chez les monodactyles, de même que chez tous les *herbivores,* ces petits tubes sont plus rapprochés dans le gros intestin que dans l'intestin grêle, où leurs orifices sont cependant encore plus nombreux que les villosités de ce canal.

Il en est de même chez les *omnivores.*

L'importance physiologique de cet appareil est considérable, par la grande quantité de fluide dissolvant qu'il verse à la surface de l'intestin, pour accomplir l'action digestive ; de là le titre de *glandules digestives,* donné aux petits tubes constituant cet appareil ;

2° Les *glandules mucipares,* ou généralement regardées comme telles, sont de trois ordres distincts, différents entre eux par leur position, leur arrangement, leur forme, etc. Ce sont : 1° les *glandules solitaires ;* 2° les

Glandules mucipares.

---

[1] *Études hydrotomiques;* 1844.

glandules duodénales de Brunner; 3° et les *glandules agminées de Peyer.*

Glandules so-
litaires.
(a) Les *glandules* ou *follicules solitaires* existent au commencement et la fin de l'intestin grêle ; dans le gros intestin, elles sont bien plus nombreuses et deviennent plus abondantes à mesure qu'on les examine plus postérieurement.

Chacun de ces follicules est un petit corps lenticulaire, creux, dont l'orifice est percé parmi ceux des glandules digestives, et dont le fond, situé plus profondément, est incrusté sur le feuillet condensé, sous-jacent à la muqueuse, comme moyen de support pour ces organules.

Glandules de
Brunner.
(b) Les *glandules de Brunner* n'existent, chez les herbivores, que dans le premier mètre de l'intestin grêle, et, chez les autres animaux, que dans le duodénum, d'où le nom de *glandules duodénales.*

Nombreuses et rapprochées les unes des autres, chacune d'elles forme une petite masse blanchâtre, globuleuse ou pyramidale, placée profondément dans la couche celluleuse sous-muqueuse ; vu au microscope, ce petit organe lobulé est disposé comme une grappe et présente de l'analogie avec les glandules de la bouche, du pharynx, de l'œsophage. Le col d'excrétion est assez long, et l'orifice est peu visible à l'œil nu.

Glandules de
Peyer.
(c) Les *glandules agminées,* dites de Peyer et de Pechlin, sont particulières à l'intestin grêle et sont d'autant plus nombreuses et manifestes qu'on se rapproche de l'extrémité postérieure. De distance en distance, on voit des surfaces grenues, formées par ces cryptes rapprochés les uns des autres ; la forme et l'étendue de ces sortes de plaques sont variées : les plus grandes sont allongées dans le sens du grand axe de l'intestin; les plus petites sont irrégulièrement circulaires, et, parmi les plus

postérieures, il en est qui font le tour du cylindre intestinal. Chacune de ces petites glandes est un sac, bien plus gros que les glandules digestives, dont le fond est incrusté dans la couche condensée sous-muqueuse, et dont l'orifice est rendu saillant par la matière contenue.

Vaisseaux.

Artères. — Les artères de l'intestin sont fournies par la *grande* et la *petite mésentériques,* dont les nombreuses divisions sont anastomotiques, au-dessus de l'intestin, dans toute la longueur de ce canal.

Artères.

La grande mésentérique se distribue à l'intestin grêle, au cœcum et au gros colon ; la petite mésentérique, au petit colon et à l'origine du rectum ; en outre, le rectum et l'anus reçoivent des rameaux de l'artère *bulbeuse* (honteuse interne) anastomotiques avec les dernières branches de la petite mésentérique.

Dans tous les points, les ramifications artérielles forment d'abord un réseau sous-séreux, puis un réseau sous-muqueux ; de ce dernier émanent les divisions qui se plongent dans le tissu de la muqueuse et se distribuent à ses divers organules.

Veines. — Plus larges que les artères, elles suivent le même trajet, entre les lames du mésentère, et vont se dégorger dans la veine porte, dont elles constituent les principales racines, et où elles versent le produit de leur absorption.

Veines.

Lymphatiques. — Très-multipliés surtout à l'intestin grêle, où ils reçoivent plus particulièrement le titre de *chylifères,* ils forment un réseau sous-muqueux dont les radicules sous-épithéliales sont essentiellement absorbantes, et un réseau sous-séreux ; puis ils passent entre les lames du mésentère, se rendent aux ganglions mé-

Lymphatiques.

sentériques et se dégorgent dans le réservoir lombaire du canal thoracique.

Nerfs.

Nerfs.

Exclusivement fournis par le système *sympathique* ou *ganglionnaire,* ils émanent du plexus solaire, c'est-à-dire des ganglions spéciaux, dits *mésentériques antérieur* et *postérieur ;* puis, ils entourent les artères correspondantes et descendent, avec elles, entre les deux lames du mésentère, jusqu'à l'intestin, où ils se disposent partout en réseaux sous-séreux et sous-muqueux, d'où émanent les nervules propres aux membranes adjacentes.

Par leur nature ganglionnaire, ces nerfs soustraient avantageusement les fonctions de l'intestin à l'influence de la volonté et à l'action directe du système cérébro-spinal ; mais le rectum et l'anus reçoivent, en outre, des cordons rachidiens fournis par les paires sacrées et faisant partie des nerfs *honteux internes ;* aussi la portion terminale de l'intestin est-elle, à la fois, dépendante et indépendante de la volonté.

FONCTIONS.

Les fonctions prédominantes de l'intestin sont la sécrétion et l'absorption, qui s'exercent sur les matières soumises à l'activité de cette grande surface digestive.

Fonctions de l'intestin grêle. Dans la *partie pylorique* de l'intestin grêle, les substances chymeuses, préparées par l'estomac, sont imprégnées des fluides biliaire et pancréatique, opérant, sur elles, une sorte d'émulsion favorable à l'isolement de la partie essentiellement nutritive. Cette importante séparation, dite *chylose* ou *chylification,* ne s'effectue pas instantanément ; aussi, pour que son action soit plus sûre et plus efficace, tout est disposé pour retenir les matières alimentaires : le canal est élargi, dilatable et pourvu de

Partie pylorique.

replis connivents; il est sinueux et ascendant, enfin sa mobilité est très-restreinte.

Dans cette même partie, l'élaboration est activée par l'abondance des glandules digestives versant un suc acide analogue à celui de l'estomac ; là aussi s'opère une puissante absorption sur les parties chyleuses déjà séparées, et cette faculté absorbante peut être mesurée par le développement des villosités.

Dans l'*iléon* ou partie flottante de l'intestin grêle, sont *Partie flottante.* continués les phénomènes de dissolution, de séparation et d'absorption, commencés dans le duodénum. Pour que ce triple but soit atteint aussi complétement que possible, la longue surface de ce tube muqueux se replie en nombreux contours qui s'opposent au passage trop rapide des aliments ; le canal, déjà très-mobile pour mieux agiter et diluer son contenu, se resserre et se raccourcit, tantôt d'avant en arrière, tantôt d'arrière en avant, afin, dans ce dernier cas, de faire revenir les matières dans les points qu'elles ont déjà franchis et de renouveler ainsi leur mélange avec les liquides sécrétés, et leur contact avec les bouches absorbantes.

Pendant ce long trajet, les abondants produits des sécrétions intestinales se mêlent aux matières alimentaires, et la pâte chymeuse fournie par l'estomac devient moins aigre, plus homogène et plus liquide, à mesure qu'elle arrive vers le gros intestin. Il est à remarquer que, chez les monodactyles, l'élévation et la constriction permanente de la partie cœcale de l'intestin grêle retardent le passage de ces substances dans le gros intestin et doivent conséquemment prolonger leur séjour à la surface éminemment absorbante de l'intestin grêle.

Dans le *gros intestin*, l'activité sécrétoire, très-déve- *Fonctions du gros intestin.* loppée, témoigne que le travail de dilution et d'élaboration est encore énergiquement effectué, au moins par le cœcum et le gros colon des solipèdes ; mais, dans ces renflements, l'absence de villosités démontre un pouvoir absorbant moins puissant que dans l'intestin grêle ; aussi ces deux portions intestinales sont-elles disposées en manière de réservoirs : leur grande capacité, facilement dilatable, leurs bosselures, leurs cellulosités intérieures et surtout la situation de leurs orifices, tout favorise l'accumulation et le séjour prolongé de grandes masses alimentaires qui, pour sortir, sont forcées de remonter. C'est ainsi que ces surfaces peuvent extraire, autant que possible, les matériaux alibiles contenus, en petite proportion, dans les masses végétales dont se nourrissent les herbivores.

Cœcum.
Gros colon.

Les matières renfermées dans le *cœcum* sont très-liquides, aigres et odorantes ; dans le *colon,* elles deviennent progressivement plus consistantes : à mesure que l'absorption extrait les particules nutritives qu'elles peuvent encore renfermer, la portion fécale est isolée sous forme de parcelles ou de grumeaux qui se rapprochent de plus en plus ; les parties aqueuses sont prises par les veines, et la masse excrémentitielle acquiert successivement tous ses caractères particuliers.

Petit colon.

Dans le *petit colon,* les excréments, plus durs, ont leur marche favorisée par le mucus sécrété ; ils se moulent et prennent la forme sous laquelle ils seront expulsés.

Rectum.

Le *rectum* est le conduit d'expulsion des matières fécales. Sa dilatabilité, jointe à la constriction de l'orifice anal, affranchit les animaux de rendre continuellement ces matières. Leur accumulation trop considérable fait éprouver à l'animal le besoin de leur expulsion, qui se trouve alors facilitée et activée par un mucus abondant et par la puissance des fibres charnues longitudinales qui dilatent l'anus, raccourcissent le rectum et diminuent ainsi la longueur du trajet à parcourir ; enfin les faisceaux circulaires exécutent cette expulsion, aidés par la pression synergique du diaphragme et des muscles abdominaux.

DÉVELOPPEMENT.

D'abord en communication avec la vésicule ombilicale ou vitelline, puis séparé de cette poche, le canal intestinal, dans les premiers temps de la période embryonnaire, est étroit, pas plus long que la colonne vertébrale, état normal et permanent de certains animaux inférieurs.

Bientôt ce canal s'allonge et devient flexueux, et, à quelques mois, la longueur est établie dans ses proportions définitives.

Le calibre de l'intestin grêle est d'autant plus grand, relativement à celui du gros intestin, que la période fœtale est moins avancée. En revanche, la longueur du gros intestin est alors proportionnellement plus considérable que par la suite.

La distinction entre l'intestin grêle et le gros intestin n'est d'abord que peu tranchée, par le faible développement du cœcum et la nullité des bosselures ; mais, plus tard, le gros intestin se renfle et se distend par l'accumulation des matières qu'il renferme ; ses bosselures se dessinent, et, après la naissance, ses dimensions augmentent encore sous l'influence des distensions plus considérables.

La distinction des tuniques intestinales est d'abord à peu près impossible. La musculeuse est invisible et l'intestin est transparent.

Les *valvules conniventes* se développent tard : analogie avec les animaux qui n'en ont jamais.

Les *villosités,* au contraire, apparaissent de bonne

heure ; au troisième mois, selon Meckel, qui les considère comme primitivement formées de plis muqueux, découpés ensuite et divisés en lambeaux filiformes. Suivant ce même anatomiste, il y aurait, aussi, dans le principe, à la surface du gros intestin, des villosités qui disparaissent, peu à peu, à la fin de la gestation, tandis que les villosités de l'intestin grêle persistent et se multiplient.

Pendant la vie fœtale, les intestins renferment une matière inodore, d'un jaune-vert foncé, moins épaisse dans l'intestin grêle que dans le gros. On observe qu'elle occupe d'abord en petite quantité les parties antérieures du tube, et qu'à mesure que la masse augmente, elle s'avance vers le rectum. Cette substance, comparée au suc du pavot, est dite *méconium*.

DIFFÉRENCES.

L'étude comparative du canal intestinal chez les divers animaux démontre que les dimensions de ce tube sont généralement en raison inverse de celles de l'estomac. Ainsi le chien, dont l'intestin est très-court, possède un estomac qui, malgré la différence de taille, est souvent

Dimensions. presque égal à celui du cheval. Si les ruminants semblent faire exception à cette loi, par l'ampleur de leurs réservoirs gastriques, en harmonie avec les dimensions en longueur de leurs intestins, ils ne s'écartent cependant pas de la règle, puisque, chez eux, les trois premiers renflements ne sont que des poches œsophagiennes, et que la caillette constitue à elle seule le véritable estomac de ces animaux.

Une autre loi, tout aussi générale, se déduit de cette observation comparative : il y a toujours un rapport entre les dimensions du canal intestinal et le genre de nourriture des animaux. Plus les aliments s'écartent, par leur nature et leur composition chimique, de la nature et de la composition chimique du corps animal dont ils doivent réparer les pertes, plus le tube intestinal est développé en longueur et en largeur. C'est ainsi que, parmi les carnivores, le *chien* offre un intestin étroit, non bosselé, et long de 4 à 5 mètres ; que, parmi les omnivores, le *porc* présente déjà un intestin long de 15 à 17 mètres ; et que, dans les herbivores, on voit, chez le *cheval,* cette longueur arriver jusqu'à 27 et 29 mètres, et parvenir, dans le *bœuf,* au chiffre élevé de 45 et 47 mètres.

Cette grande différence entre les ruminants et les solipèdes n'est pas aussi absolue qu'on pourrait le croire ; elle est compensée par une différence considérable dans le calibre. En effet on remarque, au moins chez les herbivores, que les dimensions différentielles en largeur du tube intestinal compensent et balancent, jusqu'à un certain point, les dimensions différentielles en longueur ; ce qui, du reste, est en harmonie avec la loi générale exprimée par Cuvier : « Lorsque la longueur du canal intesti-
« nal s'écarte beaucoup, dans un animal, de celle obser-
« vée dans les animaux voisins dont le genre de vie est à
« peu près le même, le diamètre de ce canal augmente ou
« diminue, souvent d'une manière inverse, et détruit, en
« partie, l'effet d'une semblable augmentation ou dimi-
« nution dans la largeur ; sinon le genre de vie de l'ani-
« mal en est modifié. »

Aussi, voit-on le canal intestinal du cheval être moins long, mais d'un calibre plus considérable que celui des ruminants ; et, l'intestin du *mouton,* bien qu'égal, en longueur, à celui du *cheval,* est, par son étroitesse, d'une capacité évidemment très-inférieure.

Suivant leur nature, les matières à convertir en sub-

stance animée réclament une élaboration plus ou moins
prolongée, puisque, sous un volume donné, elles contiennent des proportions très-différentes de matériaux alibiles.
En conséquence inévitable, il faudra donc, pour subveuir
à la réparation des pertes, que les animaux, suivant leur
mode de nourriture, ingèrent des masses d'aliments plus
ou moins considérables, et que ces substances soient soumises plus ou moins longtemps à l'influence digestive.
Ainsi, chez les *carnivores*, la presque identité de composition, entre les aliments et les organes à nourrir, a
pour résultat qu'une petite masse d'aliments est promptement élaborée et presque complétement convertie en matière nutritive, bien suffisante à l'organisation ; tandis
que, pour les *herbivores,* il faut que des masses considérables de végétaux soient longtemps soumises aux
puissances élaboratrices, pour qu'elles puissent céder
une quantité convenable de matériaux réparateurs, dont
elles sont peu riches. Ces modifications, dans l'acte digestif, devaient nécessairement entraîner des différences
dans les dimensions de l'appareil, pour que les moyens
soient appropriés au but. Ainsi, se trouvent commandées
les dispositions différentielles qui s'observent chez les
carnivores et les *herbivores;* et, ce qui vient encore
confirmer cette grande loi de destination, c'est que les
omnivores, placés dans des circonstances intermédiaires,
sont pourvus d'un intestin ayant aussi des dimensions
intermédiaires.

Dans le tableau suivant, sont indiquées les dimensions
en longueur du canal intestinal chez les animaux domestiques. Cette indication n'est pas rigoureuse, mais
approximative. En effet, ces dimensions sont très-variables, suivant la taille des animaux, surtout chez l'*âne,* le
porc et le *chien;* et les chiffres obtenus ont été recueillis

sur des animaux de taille ordinaire, ou ne sont que des moyennes résultant de mesures prises sur des animaux de taille différente.

TABLEAU COMPARATIF

De la longueur du canal intestinal
chez les animaux domestiques.

ESPÈCES.	LONGUEUR DE L'INTESTIN GRÊLE.	LONGUEUR DU GROS INTESTIN.	LONGUEUR TOTALE.
Cheval. , . . .	22 mètres.	7 m. . .	29 m.
Ane.	14 . . .	5 . . .	19
Bœuf.	36 . . .	11 . . .	47
Mouton.	21 . . .	7 . . .	28
Chèvre.	14 . . .	6 . . .	20
Porc.	13 . . .	4 . . .	17
Chien.	4 . . .	1 . . .	5
Chat.	2 . . .	0 50 c.	2 50 c.

Relativement à la *position, au mode de fixité*, à la *structure*, etc., les diverses portions intestinales des animaux domestiques présentent aussi quelques particularités différentielles.

Didactyles. — L'intestin est rassemblé en une masse qui occupe le flanc droit et repose sur la face supérieure du sac droit du rumen. Il est entouré d'un grand repli de l'épiploon, souvent graisseux, surtout chez le *mouton*. Par suite de la brièveté des *mésentères,* l'intestin grêle et le gros intestin sont très-contournés et réunis en une sorte de paquet, à parties peu distinctes les unes des autres et adhérentes entre elles. *(Situation et dispositions générales.)* *(Mésentères.)*

La *portion pylorique* de l'intestin grêle est longue et maintenue fixe entre deux lames péritonéales. *(Intestin grêle.)*

L'*intestin grêle*, étroit et très-long, est ramassé sur lui-même, et comme plissé au bord inférieur de son mésentère très-court.

La *portion terminale* s'enroule autour des circonvolutions du colon, avant de s'ouvrir dans le cœcum ; son orifice cœcal constitue un prolongement moins marqué que chez les solipèdes.

Cœcum.

Le *cœcum,* long, conoïde, peu élargi et sans bosselures, est dirigé en arrière, de sorte que sa pointe répond au bassin. Il est remarquable par sa longueur dans le *bouc*.

Colon : première portion.

La première portion du *colon* est, comme l'intestin grêle, un canal cylindrique, sans bosselures, et dont le calibre, presque aussi étroit, est progressivement décroissant. Soutenu par un court mésentère, il décrit sur lui-même, dès qu'il se détache du cœcum, plusieurs tours, dont trois ou quatre s'enroulent dans un sens, et, à peu près autant, dans le sens opposé ; ces derniers occupent les intervalles que laissent entre eux les premiers. Le tout forme un disque de circonvolutions, irrégulier, aplati, ellipsoïde, chez le *bœuf,* orbiculaire chez le *mouton,* soutenu par le mésentère, et dont la face opposée est tournée obliquement en bas. Autour de ces circonvolutions, s'enroule la partie terminale de l'intestin grêle, dont la masse principale occupe un plan un peu plus inférieur. Ensuite le colon, moins étroit dans sa seconde

Colon : seconde portion.

section, se dirige en avant, adhère au commencement de l'intestin grêle, puis revient en arrière, et se termine au rectum.

En général, le colon des ruminants est d'autant plus allongé, plus étroit, et à circonvolutions d'autant plus nombreuses et régulières, que les excréments sont moins mous et plus divisés en pelotes. Cette observation de R. Owen est confirmée par ce qu'on observe, d'une manière comparative, chez le *bœuf*, le *mouton* et la *chèvre*.

Les parois de l'intestin grêle sont plus minces que celles du gros intestin. Les *valvules connirentes*, les *vilosités*, les *glandules digestives*, les *glandules solitaires*, celles de *Brunner* et de *Peyer*, offrent les mêmes dispositions essentielles que chez les monodactyles.

Épaisseur des parois.
Valvules conniventes, villosités, organules sécréteurs.

Tétradactyles. — *Omnivores.* — Chez le *porc*, le tube intestinal forme deux masses principales, l'une droite, l'autre gauche, soutenues chacune par un mésentère particulier, et enveloppées par un grand repli épiploïque mince et plus ou moins graisseux. Le côté droit de l'abdomen est occupé par l'*intestin grêle* et, sur un plan plus élevé, par le *petit colon*. Le côté gauche, ainsi que les parties inférieures, sont remplies par le *cœcum* et le *gros colon*.

Situation.
Disposition.
Mésentère.

L'*intestin grêle* est long, étroit et d'un calibre uniforme.

Intestin grêle.

Le *cœcum*, situé inférieurement, est gros, court, cylindrique, bosselé et pourvu de trois bandes charnues longitudinales; sa pointe est tournée en arrière.

Cœcum.

Le *gros colon*, aussi large que le cœcum, bosselé comme lui, et pourvu de deux bandes charnues, décrit sur lui-même quatre circonvolutions concentriques, analogues à celles des ruminants et maintenues entre les deux lames du mésentère.

Colon.

Le *petit colon* se dirige transversalement de droite à gauche, décrit, à la région sous-lombaire, quelques inflexions soutenues, par le mésentère, au-dessus de la masse intestinale grêle, et se termine au *rectum*.

Petit colon.

Les parois du gros intestin sont plus épaisses que celles de l'intestin grêle. La muqueuse intestinale, très-vivante, est abondamment pourvue de *follicules muqueux* et de *glandules agminées*. Dans le duodénum, les *glandules de Brunner* sont très-nombreuses. Enfin les *valvules*

Structure.

conniventes, les *villosités* et autres *organules* sont à peu près comme chez les herbivores.

Carnivores. Chez le *chien,* la masse intestinale est entourée d'une capsule épiploïque, ordinairement graisseuse, qui s'étend jusque dans le bassin.

Situation. La section principale est constituée par l'*intestin grêle* qui, soutenu par un long mésentère, occupe les régions inférieures et latérales de l'abdomen. Le *gros intestin* est fixé, par un mésentère court, dans les régions supérieures. Il continue presque directement l'intestin grêle; la démarcation n'est guère indiquée que par l'appendice cœcal.

Intestin grêle. L'*intestin grêle* est étroit et sinueux.

Cœcum. Le *cœcum,* rudimentaire, ressemble à un doigt de gant, long de 4 centimètres environ, et recourbé sur lui-même. Chez le *chat,* le *cœcum* est à peine indiqué par une saillie d'un centimètre.

Colon. Le *colon,* un peu moins étroit que l'intestin grêle, est, comme lui, cylindrique et sans bosselures. Il est très-court, et, après avoir décrit quelques légères inflexions, à la région sous-lombaire, il se dirige, en ligne droite, vers le *rectum,* où il se termine.

Structure. Les parois intestinales sont généralement plus fortes que dans les autres animaux. La couche sous-muqueuse, qui soutient la plupart des organules sécréteurs, est manifestement fibreuse ; sa résistance empêche la muqueuse de former des replis connivents, qui sont remplacés par une plus grande abondance de *villosités*.

La muqueuse de l'intestin grêle est aussi épaisse que celle du gros intestin, et, partout, les *organules* offrent un grand développement.

Villosités. Les *villosités* sont longues et très-rapprochées. On rencontre dans le gros intestin quelques saillies rudimentaires, formées par les absorbants.

Les *glandules digestives,* très-nombreuses, longues et étroites, semblent, chez les carnivores, appelées à compenser, par leur abondance, le peu d'étendue de la surface intestinale. Leur longueur est en conséquence de l'épaisseur de la muqueuse. Dans l'intestin grêle, leurs orifices sont dissimulés par les filaments serrés des villosités.

Glandules digestives.

Les *glandules solitaires,* peu distinctes, dans l'intestin grêle, sont à orifices saillants, très-visibles, dans le gros intestin, y compris le rectum. Les *glandules duodénales* ou *de Brunner* sont peu apparentes.

Glandules mucipares.

Les *glandules agminées,* découvertes, chez le chien, par Pechlin, n'occupent pas toutes le bord libre ou inférieur de l'intestin grêle ; elles sont disposées irrégulièrement, les unes en bandelettes allongées ; les autres en petites plaques circulaires, disséminées, soit en haut, soit en bas, ou sur les côtés du cylindre intestinal. Chacune de ces glandules est sphéroïde, à fond enchâssé dans les cupules fibreuses et saillant à la face profonde. Les orifices sont très-étroits et le produit de sécrétion est granuleux.

Annexes de la portion abdominale du tube digestif.

Les organes compris sous ce titre, sont : le *foie,* le *pancréas,* glandes versant leurs produits de sécrétion dans l'intestin, et la *rate,* appareil vasculaire annexe du foie.

DU FOIE [1].

Définition.   Le *foie* est un organe glanduleux et vasculaire, préposé à la sécrétion de la bile, traversé par le système veineux abdominal et, en outre, dans le fœtus, par l'appareil veineux ombilical.

Situation.   Il est situé à la partie antérieure de la cavité abdominale, plus à droite qu'à gauche, en avant des viscères abdominaux, en arrière du diaphragme qui le sépare des organes thoraciques, et protégé latéralement par les dernières côtes constituant l'hypochondre droit.

Direction.   La partie droite occupe un plan plus élevé que la partie gauche.

Mode de fixité.   Fixé au diaphragme, à la région sous-lombaire et à l'hypochondre droit, par différents liens, le foie est encore soutenu par les deux gros troncs veineux dont l'un, *veine porte,* se plonge dans son tissu, et l'autre, *veine cave postérieure,* s'infléchit, de haut en bas, sur la face diaphragmatique.

Développement.   D'un volume et d'un poids considérables, le foie présente, dans la série animale, un développement inverse à celui des organes respiratoires; c'est ce qui est démontré par l'observation, d'une part, chez les poissons et les reptiles, dont le foie considérable correspond à une respiration peu étendue, et, d'autre part, chez les mammifères et les oiseaux, qui, respirant beaucoup, ont le foie proportionnellement moins volumineux.

Les dimensions du foie varient encore suivant l'état sain ou morbide de l'appareil respiratoire. Généralement, son volume augmente à mesure que les fonctions des poumons diminuent; de ces faits on peut déduire que le

[1] Ηπαρ, ἡπατος.

foie n'est pas seulement l'*organe sécréteur de la bile,*
mais que, lié physiologiquement aux viscères pulmonaires, il concourt, avec eux, à la *dépuration du sang,*
puisqu'on le voit suppléer l'action de ces organes.

Un autre genre de variations, dans le volume du foie,
s'observe, chez un même individu, d'après l'état de vacuité ou de réplétion des vaisseaux hépatiques. Dans le
premier cas, l'organe s'affaisse et se ride, dans le second,
au contraire, il se dilate et se gonfle.

La couleur du foie est d'un rouge-brun foncé, et paraît   Couleur.
dépendre à la fois de la quantité de sang et de bile,
dont son tissu est pénétré; elle est plus prononcée chez
les herbivores que dans les carnivores.

Compacte et fragile, il se déchire et s'écrase facilement.   Fragilité.

Cet organe, impair et non symétrique, représente une   Configuration.
masse irrégulièrement obronde, déprimée d'avant en arrière, biconvexe, à bords amincis, divisée en trois lobes
principaux par des découpures inférieures, qui permettent au foie de s'étaler sous les pressions qu'il supporte
et de se mouler plus exactement sur les organes contigus.

Le volume respectif des trois lobes du foie est bien su-   Lobes : leurs
jet à varier : ainsi, le *droit* peut être le plus gros ou le   dimensions.
plus petit; le *gauche* peut être le moyen en grandeur, ou
bien égal au droit, ou plus considérable ; enfin le lobe
mitoyen est tantôt le plus petit, tantôt de dimensions intermédiaires.

On reconnaît au foie deux *faces,* l'une *antérieure,*   Régions.
l'autre *postérieure,* et une *circonférence.*

La *face antérieure,* en rapport avec le diaphragme,   Face anté-
présente, vers son milieu, un large sillon, dirigé de haut   rieure.
en bas; c'est une surface dénudée, sur laquelle la veine
cave postérieure, avant de perforer le diaphragme, s'infléchit, pour recueillir le sang apporté du foie par les

veines sus-hépatiques, dont les orifices béants s'aper-
çoivent en cet endroit. Aux deux bords de ce sillon s'implante le *ligament diaphragmatique,* lien court à deux
lames écartées interceptant la veine cave, et unissant
ainsi le lobe gauche et le lobe mitoyen à la cloison diaphragmatique.

Sillon de la veine cave postérieure.
Ligament diaphragmatique.

La *face postérieure,* en rapport, à gauche, avec une
partie de l'estomac, et, à droite, avec la courbure hépatique du colon, est surtout remarquable par un grand
sillon dirigé très-obliquement en bas et à gauche. Dans
ce sillon, on remarque non-seulement la *veine porte,*
qui lui donne son nom, mais aussi l'artère, les nerfs hépatiques et le canal excréteur de l'organe ; aussi, cette
partie est-elle considérée comme une sorte de *hile* ou
d'*ombilic* pour le foie. De chacune des rives de ce sillon, émane le *ligament hépato-gastrique* comprenant
entre ses deux lames les nerfs, les vaisseaux sanguins
et excréteurs, et se rendant à la partie pylorique de l'estomac et de l'intestin. En outre, sur cette face postérieure on observe, en haut du lobe droit, le *lobule de
Spigel :* petit lobe détaché, pyramidal, à pointe inférieure ; lié supérieurement en avant du rein droit par
une lame ligamenteuse. Cet appendice était nommé par
les anciens *éminence* ou *lobule porte,* parce qu'ils le
considéraient comme une des portes du foie ; il doit être
regardé comme un lobe rudimentaire.

Face posté-rieure. Rapports.

Sillon de la veine porte.

Ligament hé-pato-gastrique.

Lobule de Spigel.

Circonférence. — A. La *partie supérieure* ou le *bord
supérieur* du foie est échancrée, généralement plus
épaisse que l'inférieure et adhérente, dans presque toute
son étendue, à la région sous-lombaire au moyen de
liens courts qui la maintiennent au bord antérieur des
reins et du pancréas, en contact avec les piliers du diaphragme, l'aorte, la veine cave postérieure, etc. Aux

Circonférence.

Épaisseur.

Connexions.

extrémités de cette grande courbe, on voit, à droite, une lame ligamenteuse large, unissant la partie supérieure du lobe droit à l'hypochondre ; à gauche, une autre lame fixant la partie correspondante du lobe gauche à la partie aponévrotique du diaphragme, en un point de sa périphérie.

Si on examine le bord supérieur du foie, en procédant de droite à gauche, on observe, en haut du lobe droit, point où la circonférence de l'organe est plus épaisse que partout ailleurs, une dépression transversalement allongée, recevant le bord antérieur du rein droit : c'est **Échancrure** l'*échancrure rénale*. **rénale.**

Vers le milieu, une grande échancrure, intéressant surtout le lobe mitoyen et le gauche, produit la concavité du bord supérieur du foie.

A l'extrémité droite de cette dépression, est une large surface nommée *sillon de la veine cave postérieure*. **Sillon de la** A son passage dans cette gouttière, ce gros vaisseau est **veine cave pos-** couvert incomplétement par des lames de la substance **térieure.** du foie, qui se prolongent sur lui, de chaque côté ; puis, le sillon et la veine descendent sur la face antérieure de l'organe.

A l'extrémité gauche de la concavité supérieure du foie est une dépression, évasée, oblique en arrière et à gauche, réservée à l'œsophage et dite *échancrure œsopha-* **échancrure** *gienne*. **œsophagienne.**

B. La *partie inférieure* de la circonférence du foie ou le *bord inférieur* est mince et libre. Elle porte les incisions qui délimitent les lobes.

En outre, la partie inférieure du lobe mitoyen est dé- **Découpures.** coupée en plusieurs languettes et présente une excavation infundibuliforme, où s'engage le cordon blanchâtre de la *veine ombilicale* oblitérée, qui est uni à toute la **Veine ombi-** **licale.**

partie inférieure du diaphragme par un lien triangulaire de nature séreuse.

STRUCTURE.

Avant Glisson et Malpighi, on considérait le foie et tant d'autres organes comme un *parenchyme,* mot vague qui implique *l'épanchement d'un suc particulier autour des vaisseaux.*

Malpighi étudia les granulations du foie et fit de cet organe une glande conglomérée, analogue à toutes les autres glandes.

Plus tard, Ruysch sembla, par ses belles injections, convertir en vaisseaux le foie et ses granulations, comme, du reste, tous les organes. De ces deux opinions distinctes, qui partagèrent longtemps les anatomistes, résulte cette idée mixte que la structure du foie est granuleuse et vasculaire.

L'organisation du foie comprend : des *enveloppes,* un *tissu propre,* des *vaisseaux de nutrition,* des *vaisseaux fonctionnels,* des *canaux d'excrétion* et des *nerfs.*

Enveloppes.

Enveloppes. Les *enveloppes* du foie, au nombre de deux, se distinguent en *tunique commune* ou *séreuse* et en *tunique propre* ou *fibreuse.*

Tunique séreuse. 1° La *tunique séreuse,* fournie par le péritoine, enveloppe presque complétement le foie, excepté dans les scissures que parcourent les vaisseaux. C'est elle dont les différents replis constituent les ligaments unissant le foie aux parties ambiantes. Sa surface externe, lisse et humide, favorise les glissements de l'organe. Sa surface interne est très-adhérente à la tunique propre.

Tunique propre. 2° La *tunique propre* est une membrane cellulo-fibreuse qui enveloppe immédiatement l'organe ; généralement mince, elle n'est bien distincte que dans les points du foie non contigus à la séreuse. Par sa face interne, elle adhère beaucoup à la substance hépatique et envoie, dans son épaisseur, des prolongements fibreux qui s'interposent aux granulations et forment à chacune d'elles une enveloppe particulière Cette membrane est surtout remarquable dans la scissure postérieure du foie, qu'elle tapisse. Là, elle fournit, autour des divisions de la veine porte, de l'artère hépatique et des canaux biliaires, des prolongements ou gaînes cylindriques qui pénètrent et se subdivisent dans le foie, comme ces vaisseaux. On donne le nom de *capsule de Glisson*[1] à cette partie canaliculée de la membrane fibreuse.

Capsule de Glisson.

Chacun des étuis formés par la capsule de Glisson est uni, aux vaisseaux engaînés, par un tissu cellulaire lâche qui permet à ces canaux l'ampliation et le resserrement nécessaires à la progression des fluides qu'ils charrient.

La surface externe des gaînes adhère intimement au tissu du foie par des prolongements qui fournissent des enveloppes aux granulations profondes de la glande. La disposition générale de la membrane fibreuse, relativement au tissu du foie, est donc telle que cet organe est traversé en tous sens par des tractus fibro-celluleux, arrangés de manière à figurer une multitude de petites alvéoles, dans lesquelles les granulations sont logées, chacune dans sa capsule.

Disposition générale.

Ces détails de structure sont bien manifestes, quand le tissu fibreux du foie acquiert une consistance et une épaisseur morbides, ou mieux encore, dans le cas de ra-

[1] GLISSON (1642).

mollissement des grains glanduleux, qui peuvent alors être facilement retirés de leurs petites cellules.

Tissu propre.

Si on examine avec soin la surface lisse du foie, on remarque tout d'abord que cette substance n'a pas l'aspect lobulé des autres glandes, mais qu'elle présente une disposition évidemment granuleuse. On distingue aussi deux colorations : l'une, jaune, due aux canaux biliaires ; l'autre, brune, particulière aux vaisseaux sanguins. Elles ne constituent pas deux substances différentes ; elles n'appartiennent pas à deux ordres distincts de granules, comme on l'a dit ; elles sont propres à chaque granulation, jaune, au centre, et brune, à la circonférence.

Granulations. — Elles sont toutes très-petites, polyédriques, agencées et serrées, les unes contre les autres, par leurs facettes correspondantes, sans laisser de vide entre elles. Cet isolement des granulations du foie explique comment plusieurs de ces grains peuvent être malades, sans que les grains voisins soient attaqués.

Chacune de ces granulations admet et émet des vaisseaux qui sont les mêmes pour toutes. De sorte que le secret de la structure du foie se réduit à connaître la disposition de ces vaisseaux par rapport aux granulations, en un mot, la texture d'une granulation quelconque.

En disposition générale, les granulations sont appendues aux vaisseaux, comme à des pédicelles, de manière à représenter une grappe supportant des myriades de petits grains. Cet arrangement devient évident dans les cas de ramollissement du foie. Il est aussi démontré par l'observation embryogénique du développement des grannles sur les côtés des subdivisions de la veine ombilicale, enfin par ce fait d'anatomie comparative, que, dans certains animaux inférieurs, le foie est constitué par des grains glanduleux, appendus à l'extrémité et le long des canaux plus ou moins ramifiés, flottants dans l'abdomen.

Vaisseaux.

Outre la *veine ombilicale,* particulière au fœtus, les *vaisseaux afférents* du foie sont : la *veine porte* et l'*artère hépatique.* Les *vaisseaux émergents* ou *efférents* sont: les *veines sus-hépatiques,* les *lymphatiques* et les *canaux biliaires.* Enfin, le tissu du foie reçoit des filets *nerveux.*

Il faut examiner la disposition de chacune de ces parties dans la masse du foie, avant d'étudier leur disposition relative dans la granulation.

La *veine porte,* que les anciens nommaient la *veine des portes du foie,* est, ici, un vaisseau *fonctionnel,* comme l'artère pulmonaire, dans le poumon. Elle offre cette disposition exceptionnelle d'un tronc vasculaire, placé entre deux systèmes capillaires; elle a ses racines dans les viscères digestifs abdominaux; elle gagne la scissure postérieure du foie et pénètre, en rayonnant, dans l'épaisseur de cet organe, où elle se divise et se subdivise, à la manière des artères. <!-- marginal: Veine porte. --> <!-- marginal: Disposition. -->

Les divisions de ce vaisseau, dites *veines sous-hépatiques,* ont pour caractères, reconnaissables dans les coupes de l'organe, de ne pas conserver exactement leur calibre; leur affaissement est dû à ce qu'elles n'adhèrent pas à la substance ferme du foie, mais sont soutenues par le tissu celluleux de la capsule de Glisson. <!-- marginal: Veines sous-hépatiques. Caractères. -->

L'*artère hépatique,* division du tronc cœliaque, de même que les artères de la rate et de l'estomac, est re- <!-- marginal: Artère hépatique. -->

marquable par son petit calibre, comparé au volume du foie; ce qui permet de croire que le sang charrié par ce vaisseau, insuffisant à fournir les matériaux de la sécrétion biliaire, est plutôt destiné à la nutrition de l'organe. Les divisions de cette artère accompagnent celles de la veine porte dans les gaînes de la capsule fibreuse.

Les *veines sus-hépatiques* sont en harmonie de calibre avec les veines sous-hépatiques; elles procèdent de tous les points du foie et gagnent, en convergeant, le sillon de la veine cave postérieure, dans laquelle elles se dégorgent.

Dans les coupes du foie, ces veines ont pour caractères distinctifs de ne pas posséder de gaîne fibreuse, d'adhérer intimement au tissu de l'organe, et par conséquent de rester béantes, au lieu de s'affaisser, comme les veines sous-hépatiques. Enfin, elles diffèrent des veines en général en ce que, loin de se rassembler progressivement, en ramifications, rameaux et branches, elles constituent des canaux, d'un certain diamètre, à parois criblées d'orifices étroits, où viennent se dégorger les petites divisions veineuses sus-hépatiques.

Les *vaisseaux lymphatiques* sont si nombreux qu'ils furent les premiers reconnus et qu'on les a longtemps regardés comme formant la seule origine de tout le système lymphatique ; de même qu'auparavant on avait placé dans le foie la source de tout l'appareil veineux.

Les lymphatiques du foie constituent sous la séreuse un plan *superficiel,* disposé en réseau serré, communiquant avec les vaisseaux lymphatiques *profonds* qui, nés de tous les points de l'organe, se réunissent de proche en proche, et sortent par la scissure postérieure pour gagner le canal thoracique.

Canaux biliaires.

On admet que, dans chaque granulation, un très-petit cul-de-sac est l'origine d'un canal délié, sorte de radicule, qui s'unit bientôt aux radicules voisines pour former successivement des rameaux et des branches, à la manière des veines.

De tous ces canaux, dont le calibre augmente à mesure qu'ils deviennent moins nombreux, résulte un conduit unique, qui sort du foie par la scissure postérieure : c'est le *canal cholédoque.*

Dans l'épaisseur du foie, les canaux biliaires, satellites des divisions artérielles et, par conséquent, des rameaux de la veine porte, passent dans les gaînes fibreuses de Glisson et se distinguent surtout par leur couleur jaunâtre.

Nerfs.

Les *nerfs,* peu abondants, sont fournis principalement par le *grand sympathique;* ils proviennent du *plexus hépatique,* arrivent au foie et s'y distribuent, en suivant l'artère hépatique, qu'ils enlacent. Quelques-uns, par exception, pénètrent avec la veine porte, et accompagnent ses divisions. Enfin, le *pneumo-gastrique* fournit quelques rameaux très-fins, qui paraissent destinés plus spécialement aux canaux excréteurs.

Texture de la granulation.

Vue au microscope, toute granulation hépatique a l'aspect poreux. A l'aide des injections fines, on constate que le liquide pénètre dans toutes les granulations, quel que soit le vaisseau injecté, sauf les lymphatiques. On obtient le même résultat, sur un foie de fœtus, en injectant la veine ombilicale. Par ces diverses injections, on arrive toujours à voir chaque granulation s'imbiber et se remplir de matière injectée. On peut donc établir que, dans chaque granulation du foie, il y a un *ramuscule artériel*, un *ramuscule de la veine porte*, une *radicule des veines sus-hépatiques*, et une *radicule des canaux biliaires*.

A cette organisation, déjà compliquée, il faut ajouter une *radicule lymphatique* et un *filet nerveux*.

Injections.   Pour reconnaître l'arrangement respectif des différents vaisseaux dans le grain glanduleux, il faut nécessairement avoir recours à l'injection diversement colorée de chaque genre de canaux, en suivant cet ordre : 1° la *veine cave*, 2° la *veine porte*, 3° l'*artère hépatique*, 4° le *canal cholédoque*.

Réseaux concentriques.   On parvient, ainsi, à constater que chaque grain glanduleux est un petit appareil vasculaire complexe, dont les différents canaux sont disposés en réseaux concentriques, de la manière suivante : Du centre, part un petit *canal biliaire;* ce canal est environné d'un réseau *veineux,* radicule des *veines sus-hépatiques;* ce premier réseau est entouré d'un second, ramuscule de la *veine porte;* sur les parois du canal biliaire et sur le réseau de la veine porte se distribue, comme un autre réseau, l'*artère hépatique,* qui, depuis son entrée dans le foie, accompagne rigoureusement ces deux ordres de vaisseaux; enfin, à la surface de ces petits canaux, prend naissance un *réseau lymphatique,* et serpente un *filament nerveux.*

Résumé.   En résumé, le foie est une agglomération de grains glanduleux, polyédriques, accolés les uns contre les autres, et entourés, chacun, de sa capsule fibreuse propre. Toutes ces petites alvéoles sont unies, par des prolongements fibreux, non-seulement entre elles, mais aussi à

l'enveloppe générale du foie et à la capsule de Glisson,
qui lui est continue. Toute granulation est donc isolée et
indépendante des autres; toutes sont spongieuses et formées de vaisseaux afférents et efférents, arrangés en fins
réseaux, les uns autour des autres : agglomération, en
manière de rosace, ou, comme disait Sœmmering, comparable à une *rose de Damas*.

Il résulte de cette structure du foie une certaine analogie entre ce viscère et le poumon. La *cavité centrale*
de chaque granulation, formée par le cul-de-sac d'un
canal excréteur, répond aux *cellules pulmonaires*, constituées par les terminaisons de l'arbre bronchique; la
veine porte est le vaisseau fonctionnel, qui représente
l'*artère pulmonaire*; les *veines sus-hépathiques* sont
analogues aux *veines pulmonaires*, et l'*artère hépatique* est le vaisseau de nutrition, comme l'*artère bronchique*. Dans les deux viscères, les ramuscules vasculaires sont disposés en réseaux sur les parois de la petite
cavité centrale ou élémentaire. Enfin, l'analogie serait
complète, si les granulations du foie étaient manifestement groupées en petits lobules distincts, comme les vésicules, dans le poumon. Sur ce point, l'anatomie comparée
fournit quelques exemples précieux : c'est ainsi que,
d'après l'observation de M. Duvernoy, le foie du mam-
mifère *capromys fournieri* (Desm.) et celui de certains
reptiles est entièrement composé de lobules très-petits,
formant, chacun, un petit foie pourvu de sa capsule particulière.

Conclusions.

*Parallèle en-
tre la structure
du foie et celle
du poumon.*

APPAREIL EXCRÉTEUR DU FOIE.

Chez tous les animaux, la disposition des canaux biliaires est la même dans la profondeur du foie. Ils nais-

sent de chaque granulation par des radicules qui, s'organisant en rameaux et en branches, arrivent à former un seul tronc, qui est le *canal hépatique* ou *cholédoque,* émergeant de la scissure postérieure du foie.

Canal cholé-doque.

Chez les monodactyles. Chez les *monodactyles,* ce conduit, simple et large, se dirige, en arrière et en bas, entre les deux lames du lien péritonéal hépato-gastrique. Il rencontre bientôt le canal pancréatique avec lequel il aborde l'intestin grêle, à 8 centimètres environ du pylore; il en résulte que les fluides biliaire et pancréatique se mélangent au moment où ils sont versés dans l'intestin. Ces deux canaux s'ouvrent au fond d'une sorte de capuchon circulaire, formé par un repli muqueux, à bords flottants. Par suite de cette disposition, les liquides sécrétés peuvent toujours aborder dans l'intestin, mais rien ne peut refluer dans les canaux, dont l'orifice est fermé, en cas de pression, par le repli muqueux faisant office, en tous sens, de valvule obturatrice.

Trajet.

Terminaison.

Didactyles et tétradactyles. Dans *tous les autres animaux domestiques,* l'appareil excréteur de la bile se complique par la présence d'un réservoir appelé *vésicule biliaire.*

Vésicule bi-liaire.
Situation, con-nexions, direc-tion. Cette poche, située à la face postérieure du foie, où elle occupe une dépression particulière dite *fossette cys-tique,* répond, en arrière, à la masse gastro-intestinale; dirigée verticalement, elle est ovoïde ou piriforme; sous ce dernier rapport, elle varie, selon les espèces et les individus. Son volume est variable aussi dans les individus d'une même espèce.

Forme, vo-lume.

Fond, corps, col. On lui distingue un *fond,* un *corps* et un *col.*
Le *fond* est inférieur et le *col* est supérieur.

Structure.

Les parois minces et extensibles de l'appareil excréteur de la bile sont généralement composées de trois membranes superposées.

1° La *tunique extérieure* est *séreuse* et fournie par le péritoine qui, se repliant de la face postérieure du foie, forme deux feuillets qui revêtent la vésicule du fiel, comprennent entre eux et soutiennent les canaux excréteurs du foie et du pancréas, et vont se fixer à la portion pylorique de l'intestin grêle. *Tunique séreuse.*

2° La *tunique mitoyenne* est formée d'un tissu particulier, *dartoïque,* aréolaire, élastique, permettant la distension, jusqu'à un certain point. Chez les grands animaux, comme le *bœuf,* cette couche est évidemment *musculeuse* et disposée en deux plans : l'un, longitudinal et superficiel; l'autre, profond et circulaire, formant une sorte de tourbillon, au fond de la vésicule; mais cela n'autorise pas suffisamment à considérer comme musculeuse la tunique moyenne de tout l'appareil biliaire, chez tous les animaux. *Membrane mitoyenne.*

3° La *tunique interne* ou *muqueuse* possède des follicules sécréteurs du mucus. Continuité de la membrane muqueuse intestinale, elle tapisse les canaux et la vésicule; elle se prolonge dans le foie, pour doubler aussi toutes les ramifications des petits conduits biliaires, jusqu'aux dernières radicules, où, réduite à une excessive ténuité, elle se termine, au centre de chaque granulation, en formant un étroit cul-de-sac. *Muqueuse.*

Dans l'épaisseur du foie, ces conduits biliaires, très-minces, ne sont cependant pas réduits à la muqueuse; ils ont encore, autour d'eux, des fibrilles aréolaires, élastiques, entourées elles-mêmes du tissu celluleux fourni par les gaînes de Glisson.

La surface interne de la muqueuse est lisse, dans les petits canaux biliaires. Dans la vésicule, elle est manifes- *Surface interne.*

tement parsemée de petites saillies inégales, concourant à augmenter la surface d'absorption.

Artères.

Vaisseaux. — Des divisions de l'*artère hépatique* se rendent à l'appareil biliaire ; la vésicule reçoit même une branche particulière, nommée *rameau cystique*.

Veines.

Les *veines* gagnent la veine porte.

Nerfs.

Nerfs. — Les *nerfs* viennent du *plexus hépatique* et du *pneumo-gastrique*.

DIFFÉRENCES.

Étude générale.

Dans tous les mammifères, le foie est situé contre le diaphragme, qui le sépare des poumons et du cœur, et il suit l'oscillation des mouvements respiratoires.

Situation.

Il est placé plus à droite qu'à gauche, lorsque le développement de la masse gastro-intestinale l'a empêché de s'étendre à gauche, comme chez les *monodactyles* et surtout les *didactyles ;* mais il occupe autant le côté gauche que le côté droit, si l'intestin et l'estomac, peu volumineux, n'ont pas gêné son développement, comme dans les *tétradactyles.*

Développement. Division en lobes.

En conséquence de ces deux conditions opposées, le foie sera, dans le second cas, plus complétement développé et plus divisé, tandis que, dans le premier cas, il sera moins complet, quelques-unes de ses parties seront supprimées et sa division sera moindre ou même nulle.

La bile est versée dans l'intestin directement ou après avoir séjourné dans un réservoir spécial, qui lui fait subir certaines modifications. La présence ou l'absence d'une vésicule biliaire sont des conditions qui doivent avoir une influence sur la digestion duodénale, puisque la bile cystique est plus active que la bile hépatique. Cependant, l'existence de cette poche n'est pas soumise à une loi invariable : on rencontre des exceptions non-seulement

Présence, absence de vésicule biliaire.

selon la classe et l'ordre des animaux, mais aussi dans une même famille ; c'est ainsi que parmi les mammifères pachydermes, le *porc* possède une vésicule, tandis que les *solipèdes* en sont dépourvus ; dans la famille des *ruminants*, certains genres n'en présentent pas ; parmi les *rongeurs*, plusieurs en manquent ; le *lapin* et le *lièvre* en sont pourvus ; dans la classe des *oiseaux*, parmi les *gallinacés*, on ne rencontre pas de vésicule du fiel chez les *pigeons* ; enfin, toute la classe des *reptiles* et presque tous les *poissons* possèdent ce réservoir.

Il faut remarquer que, dans toutes les classes, les animaux privés de vésicule biliaire sont des *herbivores* ou des *granivores* ; la constance de cette poche, chez les *carnivores*, semble donc s'allier avec la manière dont s'exécute la digestion, plus lente et moins interrompue chez les premiers que dans les seconds : de là, l'importance de ce que, chez les uns, la bile, incessamment sécrétée, arrive d'une manière presque continue dans l'intestin, et que, chez les autres, ce liquide soit mis en réserve, dans l'intervalle des digestions, pour être versé au moment même où son intervention sera nécessaire.

En outre, parmi les animaux pourvus de vésicule, on constate des dispositions différentielles, d'après lesquelles la bile qui sort du foie peut s'engager et s'accumuler en plus ou moins grande proportion dans cette vésicule, tandis que l'autre partie ou le reste du fluide s'écoule directement dans l'intestin. Ainsi, on remarque que l'accumulation de la bile, dans son réservoir, est favorisée, par exemple, chez le genre *bœuf,* quand ce ne serait que par l'existence des canaux *hépato-cystiques,* directement ouverts dans le long goulot de la vésicule. Canaux hépato-cystiques.

Une autre condition anatomique, très-variable chez les différents animaux, peut aussi exercer une influence Mode de terminaison du canal cholédoque.

notable sur le rôle de la bile dans les phénomènes digestifs, c'est le point, plus ou moins éloigné du pylore, où
s'ouvre le canal cholédoque ; en général, la proximité
de ces deux points s'accorde avec la voracité des animaux, quel que soit du reste leur mode d'alimentation.

Enfin, l'action de la bile devra varier encore, chez les
animaux, selon que le canal biliaire s'ouvrira, près ou
loin du canal pancréatique, et, en conséquence, selon
que les deux ordres de liquides agiront simultanément
ou isolément sur les matières soumises aux forces dis-
solvantes de la digestion.

Sous ce rapport, il est d'observation générale que les
orifices des canaux cholédoque et pancréatique ne sont
éloignés l'un de l'autre que chez les animaux pourvus
d'une vésicule ; il semble que cette disposition ait pour
but, surtout lorsque la distance est grande, de conserver
à la bile une activité plus efficace, en évitant le mélange
immédiat de ce liquide avec le suc pancréatique.

Situation.   **Didactyles.** — Le foie des ruminants est situé, à droite,
entre le diaphragme et le feuillet. Il est épais et forme
Configuration. une masse dont les divisions sont peu marquées. Quelquefois, cependant, on peut reconnaître trois lobes : le
droit et le *gauche* sont à peu près égaux, et le *mitoyen*
est le plus petit. En arrière du lobe droit, le *lobule de
Spigel* est plus gros que chez le cheval. Le *lobe mitoyen*
Fossette cys- présente, postérieurement, une dépression dite *fossette
tyque. *cystique,* où repose la vésicule du fiel ; au bord inférieur
de ce même lobe, est une échancrure peu profonde, où
pénètre le cordon de la veine ombilicale.

Le bord supérieur ne présente pas d'*échancrure œsophagienne.*

La *veine porte* est très-large et à parois épaisses.

Capsule de La *capsule de Glisson* est manifeste.
Glisson.

Les *canaux biliaires*, en relief à la face postérieure du viscère, sont d'un grand calibre et à parois épaisses.

Appareil ex-
créteur.

Les principaux, dirigés transversalement, et satellites des divisions de la veine porte, convergent et se réunissent, vers le milieu de la hauteur du foie, en un seul canal qui descend verticalement, annexé à la substance du foie, et recevant encore, de distance en distance, des petits conduits biliaires. Vers la partie supérieure de ce canal vertical, se détache, en arrière, le conduit *cholédoque,* qui se rend directement à l'intestin; enfin, après un trajet d'un décimètre environ, le canal primitif, parvenu à la partie inférieure du lobe mitoyen, se dilate pour constituer la *vésicule*. On désigne arbitrairement sous le titre de *canal hépatique,* la section supérieure de ce conduit, comprise entre la réunion des canaux biliaires principaux et le point d'où se détache le *conduit cholédoque;* le reste du canal, qui s'étend jusqu'au col de la vésicule biliaire, est dit *conduit cystique;* la longueur de cette seconde section est bien plus considérable que celle du canal dit *hépatique;* et, comme il a déjà été indiqué, plusieurs petits canaux biliaires s'ouvrent directement, à diverses hauteurs, sur la face profonde ou adhérente de ce conduit : ces canaux, nommés *hépato-cystiques,* versent directement de la bile dans la vésicule qui, en raison de sa position déclive, reçoit aussi la portion de ce fluide qui, du canal hépatique, ne s'est pas engagée dans le conduit cholédoque.

Canal hépa-
tique.

Conduit cys-
tique.

Canaux hé-
pato-cystiques.

La *vésicule biliaire* des ruminants est généralement ovoïde ; elle occupe la fossette cystique, en arrière et en bas du lobe mitoyen.

Vésicule,
forme.

Le *canal cholédoque* est large et court; il s'ouvre, loin du pylore et loin du canal pancréatique, dans la portion pylorique de l'intestin grêle, repliée et ascendante

Canal cholé-
doque.

à la face postérieure du foie. Il se glisse obliquement sous les membranes intestinales, à la manière des uretères, et, après un trajet de 3 centimètres environ, il aboutit au fond d'une saillie de la muqueuse, sorte de mamelon dont les bords mous peuvent s'appliquer l'un contre l'autre, et empêcher toute espèce de reflux par cet orifice ; au reste, le même effet est encore produit par le trajet intermembraneux.

Chez le *bœuf,* on rencontre souvent la terminaison du canal cholédoque à 3 décimètres du pylore, et tout aussi éloignée de l'orifice pancréatique.

Tétradactyles réguliers. — Chez le *porc,* le foie présente trois *lobes :* le *gauche* est plus grand que le *droit;* le *mitoyen* offre une division assez profonde, où s'engage le cordon de la veine ombilicale oblitérée; et il porte la *fossette cystique* un peu à droite du grand sillon postérieur. La *vésicule biliaire,* logée dans cette fossette, est pyriforme.

Le *conduit cystique,* moins long et plus étroit que chez les didactyles, ne reçoit pas de canaux *hépato-cystiques.*

Le *canal cholédoque* est large et s'ouvre dans le duodénum, loin du canal pancréatique, mais tout près du pylore, à 2 ou 3 centimètres. Cette condition semble contribuer à la voracité remarquable chez cet animal.

Tétradactyles irréguliers. — Le foie des *carnivores,* rougeâtre, est entièrement développé dans toutes ses parties, et, sous ce rapport, il peut servir de type. Il présente cinq *lobes,* dont le principal, qui correspond au lobe mitoyen des autres animaux, est lui-même subdivisé, par une ou deux découpures, en deux ou trois autres lobes. La vésicule biliaire est logée dans la découpure droite de ce lobe principal, et la veine ombilicale s'enfonce dans la découpure gauche. La *vésicule* est allon-

Marginalia: Terminaison. — Lobes. — Vésicule. — Conduit cystique. — Canal cholédoque. — Terminaison. — Développement. — Lobes.

gée, conoïde. Chez le *chien*, elle présente un velouté intérieur assez prononcé ; dans le *chat,* le col de cette vésicule est sinueux. Vésicule. Situation, forme.

Le *canal cystique* reçoit quelques conduits *hépato-cystiques,* et le *canal cholédoque* de ces mêmes animaux suit, avant de s'ouvrir dans le duodénum, un trajet intermembraneux. Conduits hépato-cystiques. Terminaison du canal cholédoque.

Dans le *chat*, l'embouchure de ce canal est à 2 ou 3 centimètres du pylore ; son trajet, entre la couche charnue et la muqueuse, long de 12 millimètres, forme une série de petits renflements : c'est vers le milieu, dans une de ces ampoules, que s'ouvre, assez souvent, le canal pancréatique ; de sorte que, chez le *chat,* par exception, la bile est mélangée au fluide pancréatique, avant d'être versée dans le duodénum. Quelquefois aussi, les deux canaux ont leurs orifices séparés, mais voisins. Chat.

Dans le *chien*, le canal *cholédoque* forme, dans son trajet intermembraneux, une ampoule où vient s'ouvrir quelquefois un conduit pancréatique secondaire ; l'embouchure commune est à un mamelon situé à 3 ou 4 centimètres du pylore, et celle du canal pancréatique principal est à 2 et quelquefois 3 centimètres plus loin. Chien.

DÉVELOPPEMENT.

Les premières phases du développement du foie, chez les animaux supérieurs, ont ceci de remarquable, que cette glande présente temporairement l'état permanent et normal de certains animaux inférieurs, c'est-à-dire une multitude de canaux ramifiés, flottants dans l'abdomen, et sur lesquels se ramifient des divisions vasculaires. Cette disposition primitive prouve que la formation des canaux précède celle des grains glanduleux. A mesure que l'évolution progresse, les canaux et les granulations se rapprochent et se réunissent, de manière à ne plus former qu'une seule masse, conservant, sous une enveloppe commune, les traces plus ou moins prononcées de la division embryogénique.

Volume.

Dans le *fœtus*, le foie est proportionnellement bien plus considérable que chez l'animal qui a respiré : conséquence de cette loi générale, que le volume du foie est en raison inverse de l'activité des poumons. Vers le milieu de la vie intra-utérine, il a acquis ses plus grandes dimensions, et il les maintient telles jusqu'à la naissance, pendant que les autres organes continuent leur accrois-

Vaisseaux.

sement. Après la naissance, il acquiert graduellement le volume proportionnel qu'il doit présenter chez l'adulte. Ces changements successifs sont subordonnés d'abord à l'existence, pendant la vie fœtale, de ce vaisseau supplémentaire appelé *veine ombilicale*, ensuite à l'oblitération de ce canal, dès le début de la vie extra-utérine ; on observe aussi que, chez le fœtus, l'*artère hépatique* est grosse, la *veine porte* peu considérable, et la sécrétion de la bile très-peu abondante ; à la naissance, la *veine ombilicale* s'oblitère et la *veine porte* prend une importance croissante.

Appareil excréteur.

L'appareil excréteur et la sécrétion de la bile ne sont jamais développés en raison du volume que présente le foie ; mais cela se remarque surtout chez le fœtus : c'est une preuve que, dans tous les cas, le rôle principal du foie n'est pas la sécrétion de la bile, mais bien l'élaboration qu'il fait subir d'abord au sang de la veine ombilicale, et plus tard à celui de la veine porte.

Consistance, couleur.

Dans les premiers temps de la vie intra-utérine, le foie est peu consistant ; sa coloration, d'abord claire, devient plus foncée à mesure qu'il reçoit plus de sang ; et les deux colorations, jaune et brune, ne sont pas distinctes ;

elles ne se manifestent qu'après la naissance, quand la sécrétion biliaire est devenue plus active.

Le foie est l'organe sécréteur de la bile. Les matériaux de cette sécrétion lui sont fournis par le sang que charrie la veine porte. Quant à l'artère hépatique, elle est considérée comme un vaisseau de nutrition ; en effet, elle est d'un trop petit calibre, relativement au volume du foie, pour qu'elle puisse verser dans cet organe des éléments de nutrition et de sécrétion.

La bile, continuellement sécrétée dans les granulations du foie, suit les petits canaux biliaires et parvient dans le canal cholédoque, qui la verse dans l'intestin, en plus grande quantité pendant la digestion.

Chez les animaux pourvus de vésicule, toute la bile sécrétée ne parvient pas directement dans le duodénum : une partie de ce liquide descend, par le canal cystique, dans le réservoir, où elle s'accumule et d'où elle n'est expulsée qu'au moment de la chylification, par les contractions de la vésicule. C'est ainsi que, chez ces animaux, une partie de la bile est mise en réserve, dans l'intervalle des digestions, pour être employée ultérieurement avec plus d'efficacité.

Ce qui prouve que la vésicule se dégorge pendant la digestion, c'est qu'elle est distendue pendant l'abstinence ; il en est de même quand les animaux sont malades, souffrants, ou dans de mauvaises conditions d'hygiène.

Pendant son séjour dans cette poche, la bile devient plus active et prend des caractères physiques différents : par la résorption de ses parties aqueuses, elle est plus épaisse et de couleur plus foncée.

Enfin, chez tous les animaux, le rôle physiologique du

fluide biliaire est d'activer les phénomènes de la digestion.

Quelques physiologistes ont refusé à la bile ce genre d'influence, et l'ont considérée comme un simple produit d'excrétion dépuratrice, analogue, sous ce rapport, à l'urine.

Mais le foie n'est pas seulement préposé à la sécrétion de la bile : la disproportion est trop grande entre le volume de cet organe et la capacité de l'appareil biliaire ou la quantité de bile sécrétée ; ensuite, son grand développement, chez le fœtus, alors que la bile est si peu abondante, la quantité et la nature du sang qu'il reçoit, dans l'adulte et dans le fœtus, la nature et la quantité du sang qui en sort ; enfin, le rapport, constamment inverse, observé entre cet organe et le poumon, tout démontre que le foie, tout en sécrétant la bile, fait subir au sang, qui le traverse, une élaboration particulière, une sorte de dépuration, dans le but général de l'hématose.

DU PANCRÉAS [1].

Définition.
Situation.

Le *pancréas* est un organe analogue aux glandes salivaires, profondément situé dans la cavité abdominale, à la partie antérieure de la région sous-lombaire, et dont l'humeur est versée dans le commencement de l'intestin.

Disposition, direction.

Traversé supérieurement par le tronc de la veine porte, et placé plus à droite qu'à gauche, il s'étend transversalement d'un rein à l'autre. Il tient une direction oblique en bas, en avant et à droite, et présente, suivant sa longueur, une incurvation à concavité inférieure.

Couleur, consistance.

Son tissu, jaunâtre et formé de lobulations, est mou, facile à déchirer et très-putrescible.

Configuration.

Le pancréas est aplati de dessus en dessous, irrégulièrement triangulaire, à base supéro-postérieure.

[1] Παν, tout ; χρεας, chair.

On lui reconnaît, pour déterminer ses rapports, deux *faces,* une *base,* deux *bords,* une *pointe* et un *anneau.*

La *face supérieure* ou *antérieure* est convexe ; dans sa section la plus élevée, elle répond à la veine cave postérieure et à l'aorte, qui la séparent des piliers diaphragmatiques ; plus bas, elle est tapissée par le péritoine qui, de là, se déploie sur les parties contiguës ; cette même section est en contact avec le tronc de la veine porte et s'infléchit, de haut en bas, à la face postérieure du foie, sans y adhérer autrement que par le repli péritonéal, qui encadre la veine porte.

La *face inférieure* ou *postérieure* concave est intimement unie, dans presque toute son étendue, à la base du cœcum, ainsi qu'à la terminaison du gros colon.

La *base* ou *bord supérieur* s'étend en travers, d'un rein à l'autre ; elle est appliquée, au niveau du tronc de la grande mésentérique, sous la veine cave postérieure l'aorte, le réservoir du canal thoracique, la veine azygos, les capsules surrénales, etc.

Les deux *extrémités* de cette base sont inégales : la *droite,* plus considérable, s'étend, sous le rein droit, jusqu'à l'angle externe de cet organe ; la *gauche,* moins prolongée, est en rapport avec le sommet du cul-de-sac gastrique, la base de la rate, la veine splénique et la partie antérieure du rein gauche.

Des deux *bords* du pancréas, le *gauche,* qui adhère, supérieurement, au cul-de-sac de l'estomac, devient libre, dans sa partie moyenne qui regarde la petite courbure gastrique, et, inférieurement, il s'unit médiatement à l'origine de l'anse pylorique qui, après avoir doublé la pointe du pancréas, remonte en longeant le *bord droit,* auquel elle est unie, comme à gauche, par le repli séreux *hépato-gastrique* ou *pylorique.*

Pointe.

La *pointe* ou *extrémité inférieure* répond à ce qu'on appelle, chez l'homme, *extrémité duodénale, grosse extrémité* ou *petit pancréas*. Elle se dirige aussi en avant et en bas, et porte la terminaison du canal de Wirsung ; elle est unie presque immédiatement, par le lien péritonéal indiqué plus haut, à l'anse pylorique qui la borde de chaque côté.

Anneau.

A la base ou partie supérieure du pancréas, est une grande échancrure convertie en trou par une portion de la substance glanduleuse, mince et disposée en manière d'arcade ; il en résulte une ouverture obronde, nommée *anneau du pancréas,* livrant passage au tronc de la veine porte qui, en ce point, n'est séparée de la veine cave que par cette portion mince du pancréas formant la voûte de l'anneau.

On observe, ainsi, une grande analogie entre le pancréas et les glandes salivaires, par rapport aux vaisseaux volumineux qui l'avoisinent, se frayent un trajet à travers sa substance, et lui impriment des secousses ou des pressions par le mouvement des liquides en circulation.

STRUCTURE.

Structure.

A ce point de vue, l'analogie du pancréas avec les glandes salivaires est très-marquée ; c'est la même disposition de lobules et de granulations, entourés et unis par un tissu celluleux, qui dans le pancréas est plus lâche et souvent graisseux.

Vaisseaux.

Vaisseaux.

Comme pour les glandes salivaires, les *artères* sont multipliées et abordent l'organe en un grand nombre de points ; ces divisions sont fournies par les artères ambiantes et surtout par l'*hépatique*.

Les *veines* sont satellites des rameaux artériels, et les *lymphatiques* sont en grand nombre.

Nerfs.

Les *nerfs* proviennent tous du *plexus ganglionnaire solaire*.

Nerfs.

Appareil excréteur.

Au centre de chaque grain élémentaire, est un petit cul-de-sac, origine d'une radicule de l'appareil excréteur.

Appareil ex-créteur.

Ces radicules se réunissent, de proche en proche, de manière à former un seul canal commun à toutes les radicules des granulations composant un même lobule; mais les canaux, venant de chaque lobule, ne s'anastomosent pas successivement, à la manière des veines, comme cela s'observe dans les glandes salivaires; ils se rendent obliquement, les uns à côté des autres, dans un conduit commun qui parcourt toute la glande; c'est le *canal de Wirsung* [1] : situé dans l'épaisseur du pancréas et plus rapproché de la face supérieure, il est large et présente une disposition analogue à la forme de l'organe; bifurqué comme un Y, il a deux branches supérieures qui procèdent, chacune, d'une des extrémités de la base; d'abord étroites, elles augmentent de calibre à mesure qu'elles reçoivent les petits conduits excréteurs, échelonnés et convergents sur leurs côtés; vers le centre du pancréas, elles se réunissent, à angle presque droit, en un seul canal qui, descend dans l'extrémité antérieure, où il continue à recevoir les canaux excréteurs des lobules constituants. Parvenu à la pointe de l'organe, le canal devient libre et, après un très-court trajet, entre les deux lames de la production séreuse *hépato-pylo-*

Canal de Wirsung.

Trajet.

---

[1] Joann. Georg. WIRSUNG (1642).

Terminaison. *rique,* il s'ouvre dans l'intestin, généralement à côté du *canal cholédoque.*

Quelquefois ce canal n'est pas unique : un autre conduit grêle va s'ouvrir isolément, à peu près en regard du principal, sur la paroi opposée de l'intestin.

Structure. La *structure* du *canal pancréatique* est la même que celle du *conduit cholédoque;* seulement ses parois sont plus minces.

DIFFÉRENCES.

Bœuf.

Volume : deux portions. **Didactyles.** — Chez le *bœuf,* le pancréas est gros et allongé; on peut lui reconnaître deux portions continues : l'une, *supérieure* ou *principale,* est épaisse; l'autre, *inférieure* ou *intestinale,* se prolonge, en arrière, au-dessus du paquet intestinal et du canal cholédoque, entre les

Canal pancréatique. deux lames courtes du mésentère. Le *canal pancréatique,* toujours unique et bref, après un trajet intermembraneux de 3 centimètres environ, s'ouvre, à un mamelon, dans la portion pylorique de l'intestin grêle. Dans le

Orifice. *bœuf,* cette embouchure est éloignée de celle du *canal cholédoque,* de 3 décimètres, et distante du pylore, de 6 décimètres. Chez les *petits ruminants domestiques,*

Chèvre et mouton. la disposition du pancréas est à peu près la même; mais, par exception dans la famille, le canal excréteur s'ouvre dans l'intestin avec le *conduit cholédoque.*

Porc. **Tétradactyles réguliers.** — Le pancréas du *porc* est épais et allongé sur le duodénum, où le canal s'insère loin du cholédoque, à 12 centimètres environ du pylore.

Carnivores.

Deux portions. **Tétradactyles irréguliers.** — Chez les *carnivores,* le pancréas est généralement grand et formé de deux portions : la *principale* est supérieure et située en travers; l'*accessoire,* dite *duodénale,* étroite, et longue de près de

2 décimètres, se prolonge en arrière, au-dessus du duodénum, dont elle suit les sinuosités.

Quant au *canal pancréatique*, il offre des variétés dans les espèces du genre des carnassiers, et même suivant les individus de la même espèce.

Terminaison du canal excréteur.

Dans le *chien*, on rencontre généralement l'embouchure du canal pancréatique à 3 centimètres plus loin que celle du cholédoque. Comme chez tous les animaux pourvus de pancréas, le canal est intérieur : une branche vient de l'extrémité antérieure, l'autre de l'extrémité la plus reculée, et le conduit émerge au milieu du bord inférieur, pour pénétrer immédiatement dans l'intestin, où il s'ouvre sur un petit mamelon.

Chez le chien.

Parfois, un canal pancréatique secondaire, appartenant à la portion antérieure ou principale, va s'ouvrir dans la dilatation intermembraneuse du canal cholédoque.

Dans le *chat*, l'embouchure du canal pancréatique se trouve au même niveau que celle du conduit cholédoque ; quelquefois cependant, le premier s'ouvre dans le second, et l'orifice intestinal est commun.

Chez le chat.

FONCTIONS.

Le pancréas a été nommé à juste titre, par Siébold, *glande salivaire abdominale*. En effet, le fluide que cet organe sécrète, assez analogue, du reste, à la salive, exerce dans le duodénum, sur les aliments déjà préparés par l'estomac, une action dissolvante, une influence favorable à la digestion, à peu près comme le suc salivaire agit dans la bouche, sur les substances soumises à la mastication.

Chez les différents animaux, on voit ce fluide être versé dans l'intestin, loin ou très-près de la bile ; quelquefois, les deux liquides se mélangent au moment même où ils arrivent; d'autres fois, ce mélange est fait avant leur versement. Ces variations si nombreuses, observées dans une même espèce d'animaux, semblent indiquer qu'il est indifférent, pour l'action du suc pancréatique, que ce liquide soit mélangé ou non à la bile, et que son rôle est indépendant. L'influence du fluide pancréatique, dans la digestion intestinale, est importante, si l'on en juge par le développement·du pancréas chez le fœtus, chez les carnassiers et dans les oiseaux.

Dans le *fœtus,* cet organe est déjà bien formé, quand les glandes salivaires sont peu considérables; de même, pendant l'allaitement, le pancréas est en pleine activité, tandis que les glandes salivaires fonctionnent très-peu.

Chez les *carnassiers,* le pancréas est volumineux, parce que les aliments sont à peine soumis à l'insalivation.

Chez les *oiseaux,* le fait est encore plus marqué : les aliments sont ingérés à peu près sans mastication; aussi l'appareil pancréatique est-il très-développé, et surtout chez ceux qui se nourrissent de substances végétales, afin de continuer l'action des estomacs glanduleux et musculeux.

En conséquence, il y a un rapport inverse entre le développement du pancréas, ou de la *glande salivaire abdominale,* et celui des *glandes salivaires buccales,* parce que la digestion intestinale doit suppléer aux imperfections de la première digestion, buccale et même gastrique.

DE LA RATE [1].

Définition.

La *rate* est un organe spongieux et vasculaire, dont les fonctions paraissent liées à celles de la circulation

---

[1] Σπλην, ηνος, lien.

abdominale et surtout du système veineux hépatique.

Située dans l'hypochondre gauche, contre le diaphragme et l'estomac, dans une direction oblique en bas, en arrière et à droite, la rate est comme appendue à la région sous-lombaire, et ses autres moyens d'union ont assez de laxité pour que, dans sa position, elle jouisse de quelque mobilité.

Situation, direction, mode de fixité.

La *couleur* de la rate est d'un rouge-violacé ; la teinte grisâtre qu'elle présente, à l'état frais, disparaît peu à peu par la dessiccation au contact de l'air.

Couleur.

Son tissu est mou, mais peu facile à déchirer.

Consistance.

Allongée et aplatie d'avant en arrière, elle a la figure d'une faux, dont la pointe est tournée en bas et la convexité à gauche.

Configuration.

On lui distingue deux *faces*, une *antérieure*, une *postérieure* ; deux *bords*, un *externe*, un *interne* ; une *base* et une *pointe*.

Régions.

La *face antérieure* repose contre le diaphragme ; elle est, en même temps, tournée un peu obliquement vers la gauche.

Faces.

La *face postérieure* répond au gros côlon.

Le *bord gauche* ou *externe*, mince et convexe, suivant sa longueur, est libre et en rapport avec l'hypochondre gauche.

Bords.

Le *bord droit* ou *interne*, aminci et concave, est taillé en biseau, aux dépens de la face postérieure, et présente de ce côté la *scissure splénique*, large sillon longitudinal parcouru par l'artère et la veine de la rate. C'est aussi de cet endroit que procède le grand pli séreux *spléno-gastrique* qui, large de cinq ou six travers de doigt, se porte à l'estomac et se fixe à toute l'étendue de la grande courbure, depuis le cul-de-sac gastrique jusqu'au pylore.

Scissure splénique.

Lien spléno-gastrique. Epiploon spléno-colique.

Les vaisseaux échangés par la rate et l'estomac sont

compris entre les deux lames de cette production qui, au delà de la pointe de la rate, devient aréolaire, comme percée à jour, et forme un prolongement flottant considérable, allant se fixer à l'origine du petit colon, sous le titre d'*epiploon spléno-colique*.

Base. La *base* ou *partie supérieure* de la rate, épaisse et taillée à peu près comme le bord droit, offre une lèvre antérieure libre et, en arrière, une large dépression où s'infléchit et s'attache une double lame, fournie par le péritoine replié de la face inférieure du rein gauche; il en résulte un lien, large de deux travers de doigt, qui suspend la rate et se confond à droite avec la production spléno-gastrique.

Pointe. La *pointe* ou *sommet* de la rate est au niveau de la partie la plus déclive de la grande courbure gastrique, à peu près vers le milieu du sac droit.

STRUCTURE.

Les parties qui entrent dans la constitution de la rate sont : deux *membranes* enveloppantes, une *séreuse* et une *fibreuse;* des *cellules,* de tissu fibreux, remplies d'un suc brunâtre, une *artère* et une *veine* volumineuses, des *lymphatiques* et des *nerfs*.

Enveloppes.

Tunique séreuse. La *membrane séreuse* est fournie par le péritoine qui, replié de la face inférieure du rein, vient, après avoir formé le ligament suspenseur de la rate, revêtir les deux faces de l'organe, excepté dans la scissure, d'où les deux lames opposées procèdent, pour constituer, en s'adossant, le lien spléno-gastrique.

Par sa face extérieure cette membrane est lisse et favorise les glissements de la rate. Sa face profonde est très-adhérente à la tunique fibreuse.

La *membrane fibreuse* ou *tunique propre* de la rate enveloppe complétement le viscère. Mince et transparente, elle est cependant résistante. Elle est caractérisée par une grande élasticité qui permet les ampliations de la rate. Membrane fibreuse.

De sa face interne émanent une foule de prolongements, sortes de lamelles denses, qui pénètrent dans l'épaisseur de la rate, s'entre-croisent en tous sens, pour former des petites mailles ou *cellules,* généralement communicantes, de forme et de dimensions variables. Dans la scissure splénique, cette capsule n'est pas perforée pour le passage des vaisseaux. Par une disposition semblable à la membrane de Glisson, elle se replie autour des canaux vasculaires, et accompagne, dans l'intérieur de l'organe, leurs divisions et subdivisions, en leur formant des gaînes qui, par leur surface extérieure, fournissent des lames s'entre-croisant et se confondant avec les prolongements émanés de la lame superficielle, pour la constitution des cellules intérieures. Cellules.

Toutes les cellules spléniques, analogues à celles des tissus érectiles, sont tapissées par la membrane interne des veines et remplies d'un sang épais et noirâtre, appelé *boue splénique* et que les anciens nommaient *atrabile.* Boue splénique.

Pour avoir une idée de la trame aréolaire de la rate, il suffit de malaxer dans l'eau une tranche mince de ce viscère, ou de la soumettre à l'action d'un jet d'eau continu : la boue splénique est entraînée et on obtient un canevas fibreux d'un blanc-jaunâtre, à la fois élastique et résistant. On démontre encore mieux cette charpente intérieure et la disposition aréolaire de la rate entière, en faisant passer dans l'artère splénique, pendant un jour ou deux, un courant d'eau poussé par le simple poids de la colonne liquide ; quand l'eau qui revient par la veine Modes de préparation.

n'est plus teinte de sang, après avoir insufflé et séché la rate, on soumet cet organe à différentes coupes.

Vaisseaux.

Artères.

•*Artère splénique.* — Ce vaisseau, très-considérable relativement au volume de la rate, explique comment les solutions de continuité de ce viscère peuvent donner lieu à des hémorrhagies mortelles. Logée dans la scissure splé-nique, cette artère envoie dans l'intérieur de l'organe plusieurs divisions successives qui se détachent à diffé-rentes hauteurs.

Entre les petits vaisseaux, fournis par chacune de ces divisions, les communications sont moins marquées et moins multipliées que dans les autres viscères, de telle sorte que l'injection, poussée par une de ces branches, ne passe que difficilement dans les autres.

Cette disposition explique comment, dans certains cas, il peut arriver qu'une partie circonscrite de la rate soit isolément malade.

Veine.

Veine splénique. — Plus volumineuse que l'artère, elle se dégorge dans la veine porte, dont elle constitue une des principales branches. Ses nombreuses racines, plongées dans le tissu de la rate, ne commencent pas, comme dans la plupart des organes, par des radicules aussi fines que les ramuscules artériels qu'elles conti-nuent; elles sont, au contraire, élargies, tapissent les cellules spléniques et communiquent entre elles, de ma-nière à constituer la rate en réseau ou plexus veineux, comme un tissu érectile. Ces aréoles, ainsi formées de la mince tunique interne des veines, soutenue par les la-melles et gaînes fibreuses de la rate, sont percées, à leur périphérie, de petits trous, observés par Delassone, en 1752, dans la rate du *bœuf.* Par ces nombreux orifices,

— 213 —

les divisions artérielles se dégorgent dans les cellules veineuses. Aussi, quand on injecte l'artère, la rate se gonfle-t-elle lentement; tandis qu'elle augmente rapidement de volume, si l'injection est poussée par la veine.

Cette structure spongieuse, ces cavités veineuses, à parois élastiques, constituant le tissu de la rate, expliquent les variations de volume, que, suivant son état physiologique, peut présenter cet organe, tantôt affaissé et ridé, tantôt gonflé et distendu.

En résumé, la rate est principalement formée de cellules veineuses, plus ou moins larges, communiquant entre elles, où aboutissent de fines artérioles. Les aréoles et les canaux vasculaires, artériels et veineux, sont entourés et soutenus par des colonnes, lames et gaînes émanant de l'enveloppe fibreuse générale.

Vaisseaux lymphatiques. — Quelques anatomistes ont reconnu, dans la rate de certains animaux et surtout chez le *chien* et le *chat,* une disposition granuleuse produite par un grand nombre de petits corps, mous, blancs-rougeâtres, variables, en diamètre, d'un quart de ligne à une ligne. Ces granulations, disséminées dans l'intérieur de la rate, ont été successivement étudiées par Malpighi, Ruysch, Delassone, Haller, Cruveilhier, Bourgery, etc. Elles ont été regardées comme des ganglions de l'appareil lymphatique exerçant un rôle important dans les fonctions de la rate relativement à la chylose, etc. Au reste, comme ces granules, que les injections font disparaître, sont loin d'être également visibles, dans tous les animaux, ils ont été contestés chez quelques-uns, et aussi dans l'homme.

Quoi qu'il en soit, les *vaisseaux lymphatiques* de la rate sont abondants. Nés de tous les points intérieurs, ils viennent former sous la séreuse un réseau serré, ce qui

Lymphatiques.

Granulations.

motive leur distinction en *profonds* et *superficiels*. Passant ensuite entre les deux lames du repli spléno-gastrique, ils gagnent les ganglions sous-lombaires et de là le canal thoracique.

Nerfs.

Les *nerfs*, de nature ganglionnaire, émanent du *plexus cœliaque,* entourent l'artère splénique et accompagnent ses divisions, dans la rate.

DÉVELOPPEMENT.

Contrairement au foie, et de même que la veine porte' la rate est d'autant moins volumineuse qu'on l'examine à une époque plus éloignée de la naissance.

DIFFÉRENCES.

Position. — Chez tous les animaux *monogastriques,* la rate est située dans l'hypochondre gauche, et elle est unie médiatement à la grande courbure de l'estomac.

Dans les *ruminants,* elle est appliquée immédiatement sur le côté du sac gauche du rumen, entre ce viscère et l'hypochondre gauche. Chez le *bœuf,* elle est unie assez intimement au rumen, et se prolonge en avant jusqu'au diaphragme, où elle contracte des adhérences.

Configuration. — Généralement aplatie et à bords minces chez les *ruminants,* la rate est elliptique et très-allongée d'avant en arrière dans le *bœuf;* ovalaire ou en forme de disque dans le *mouton;* plus large en avant qu'en arrière, chez la *chèvre.* Chez le *porc,* elle est à peu près triangulaire, et diffère peu de celle du cheval.

Dans les *carnivores ,* elle est généralemeut étroite et aplatie, allongée et rétrécie vers son milieu. Chez le *chien,* elle est prismatique.

Couleur. — La rate offre une teinte plus foncée dans les *herbivores* que chez les autres animaux. Celle des *carnassiers* est d'un rouge assez vif, en raison de ce que ses mailles plus fines contiennent moins de sang.

Consistance. — Chez les *ruminants*, la rate est plus molle que dans les autres animaux. Cette observation s'applique surtout au *bœuf* et au *mouton*, et beaucoup moins à la *chèvre*. La rate de ces animaux, comparée à celle du cheval et des carnassiers, présente des mailles bien plus larges ; la charpente fibreuse est moins développée, et, conséquemment, la résistance et l'élasticité du tissu sont diminuées d'autant. De ces particularités , on peut déduire cette conclusion générale, que le degré de consistance et d'élasticité de la rate est en harmonie avec l'énergie musculaire des animaux, et surtout avec la rapidité de leurs mouvements.

Vaisseaux. — Dans tous les animaux, les vaisseaux qui exportent le sang de la rate sont satellites de ceux qui ont apporté ce fluide. Mais on observe, chez les divers animaux , de notables différences relativement au nombre, au calibre de ces vaisseaux, et à leur mode de distribution. Chez tous les *monogastriques,* les dispositions vasculaires sont essentiellement semblables, sauf quelques particularités offrant peu d'intérêt, et subordonnées, chez le *chien,* par exemple, à ce que la rate ne possède pas de sillon, mais une arête interne qui rend cet organe prismatique. Il n'en est pas de même chez les *ruminants :* la rate , dépourvue de sillon vasculaire , ne présente pas, dans toute son étendue, de nombreux vaisseaux qui, de distance en distance, pénètrent dans son épaisseur, ou émergent de son tissu ; c'est en un seul et même point que se font l'entrée et la sortie des deux ordres de vaisseaux. Chez le *mouton,* une ou deux divisions de l'artère splénique se plongent dans la partie la plus antérieure de la rate, et, par la même voie, émergent une ou deux veines, un peu plus larges, qui vont se dégorger dans la veine porte.

Chez le *bœuf,* dont la rate est si longue, la disposition est la même ; seulement, en raison de ce que l'organe est très-prolongé en avant, le point d'entrée et d'issue des vaisseaux est, en arrière, sur le bord supérieur. Il en est, dans la *chèvre,* à peu près comme dans le bœuf. Il en résulte que, chez les *ruminants,* et surtout chez le *bœuf,* le sang, accumulé dans les mailles larges et peu élastiques de la rate, est loin d'en pouvoir sortir aussi facilement que chez les autres animaux, ayant à cet effet plusieurs débouchés veineux, en différents points de l'organe.

Ces dispositions vasculaires, jointes au peu de consistance du tissu, chez les *ruminants,* expliquent la fréquence des engorgements sanguins de la rate et la déchirure consécutive de ce viscère, qui s'observent dans certaines maladies, dites *de sang,* particulières à ces animaux.

FONCTIONS.

Les véritables fonctions de la rate étant inconnues, on est réduit, sur ce sujet, à des hypothèses qui sont nombreuses, comme dans tous les cas douteux et obscurs.

Les opinions les plus vraisemblables s'appuient sur la structure et les connexions vasculaires de l'organe. Ainsi, la quantité de sang qui est versé dans cet appareil et distend ses aréoles, la nature de la boue splénique, etc., font présumer que tout ce sang n'est pas uniquement destiné à la nutrition de la rate, et que certaines modifications doivent être imprimées à ce fluide dans l'intérieur du viscère. Ensuite, cette veine volumineuse, qui se rend au foie, par l'intermédiaire de la veine porte, n'implique-t-elle pas quelques relations physiologiques entre la rate et le foie?

De tout temps, ces considérations ont donné lieu à des présomptions diverses sur les usages de la rate et l'ont fait regarder comme annexe, soit du foie, soit de l'estomac, en raison des connexions vasculaires artérielles et veineuses.

Relativement aux rapports fonctionnels de la rate avec le foie, il a été admis, tour à tour, que la rate coopérait à la production de la bile, en faisant subir au sang qu'elle doit verser dans le foie d'importantes modifications préparatoires ; ou qu'elle imprimait au fluide sanguin contenu dans ses aréoles des changements analogues et préparatoires à cette dépuration, accomplie par le foie, dans le but général de l'hématose. Mais ces prétendues élaborations sont loin d'être démontrées par l'examen du sang contenu dans la rate ou par la nature de celui qui en sort.

Au point de vue des connexions physiologiques de la rate avec l'estomac, on a cru pouvoir établir que la rate est un *diverticulum,* un réservoir temporaire et de sûreté, destiné à recevoir le sang artériel, quand il n'est pas nécessaire aux fonctions de l'estomac, et cela parce que les artères splénique et gastrique naissent en commun du tronc cœliaque, et qu'en outre, la splénique envoie directement beaucoup de divisions à l'estomac. Mais les alternatives bien connues d'affaissement et de distension de la rate sont fort loin d'être, comme on l'a supposé, exactement correspondantes aux alternatives de plénitude et de vacuité de l'estomac.

Mieux vaudrait admettre, avec Haller, que si la rate est

un réservoir sanguin, un *diverticulum,* ce n'est pas seulement de la circulation gastrique, mais de toute la circulation abdominale, artérielle et veineuse, dont l'embarras et les dangers consécutifs seraient prévenus par la capacité du réservoir splénique. Ainsi s'expliqueraient les divers états d'affaissement et de distension de la rate, suivant que la circulation abdominale serait libre et facile, ou qu'elle rencontrerait quelque difficulté, surtout pour le passage du sang de la veine porte à travers le foie ; on sait, par exemple, qu'après une course soutenue ou des efforts violents, la rate est distendue par suite de l'embarras circulatoire du poumon, causant secondairement celui de la veine cave postérieure et, de proche en proche, celui des vaisseaux veineux du foie et de la veine splénique.

Dans ces derniers temps, la présence de granulations dans le tissu de la rate a servi de base à une nouvelle hypothèse. Considérant chaque granulation comme une dépendance de l'appareil lymphatique, M. Bourgery a émis l'opinion que les vaisseaux blancs, qui s'élèvent de ces corpuscules, transportent dans le canal thoracique un fluide élaboré, destiné, en se mêlant au chyle et à la lymphe contenus dans ce canal, à leur faire subir d'utiles modifications. D'après cette hypothèse, qui est partagée par quelques physiologistes, la rate serait un appareil vasculaire, à cellules tapissées de granulations, analogue par sa structure aux ganglions lymphatiques et fonctionnant, comme eux, pour modifier les fluides destinés à la nutrition générale.

En raison des propriétés *elastiques* de la rate, mises en jeu par l'accumulation du sang, ne peut-on pas considérer ce viscère comme un appareil de compression, analogue au réservoir des pompes à jet continu, et destiné à favoriser et à régulariser le cours du sang veineux dans l'intérieur du foie? Ainsi, en cas d'obstacle dans ce dernier organe, le débouché de la veine splénique devient difficile, la rate se gonfle, réagit de plus en plus sur le liquide qui la distend : cette pression, transmise dans l'intérieur du foie, pousse le sang, lui fait franchir les obstacles qui s'opposaient à sa marche et rétablit la circulation hépatique de la veine porte et, conséquemment, celle de tout l'appareil veineux abdominal. D'après notre opinion, qui d'ailleurs n'est pas exclusive, la rate n'est pas un simple réservoir, mais, par son élasticité, elle représente un agent d'impulsion, une force physique fonctionnant relativement au foie pour la circulation veineuse abdominale, comme le cœur droit relativement au poumon pour la circulation pulmonaire. Cette manière de voir, qui fait de la rate une sorte de *cœur abdominal,* s'appuie, du reste, sur le développement embryogénique de ce viscère, dont les phases suivent exactement celles de la veine porte,

Quoi qu'il en puisse être, la validité de toutes ces hypothèses sur les fonctions de la rate, est ébranlée par les observations constatant que les maladies de cet organe, telles que l'atrophie, l'hypertrophie, etc., ainsi que son ablation chez les animaux, ne produisent pas de dérangements bien notables dans les phénomènes essentiels de la vie.

APPAREIL RESPIRATOIRE.

—

CONSIDÉRATIONS GÉNÉRALES.

L'absorption moléculaire, exercée par l'appareil digestif sur les matériaux solides et liquides venus du dehors, ne suffit pas à l'entretien de la vie matérielle ; il faut encore que tout être organisé puise, dans le fluide qui l'entoure, des éléments gazeux, dans le but commun de renouveler la composition du fluide nourricier et de réparer les pertes continuelles qu'entraîne le mouvement de la vie.

De même que l'absorption alimentaire, l'absorption aérienne agit sur des substances prises au dehors de l'organisme, elle les sépare en deux portions, l'une qui est assimilée, l'autre qui est rejetée, et toujours le produit rénovateur est introduit dans le torrent de la circulation, pour être ensuite réparti à tous les organes.

En outre, dans ces phénomènes moléculaires accomplis par l'appareil respiratoire, il se passe une importante excrétion dépuratrice : par un échange réciproque, le sang admet dans sa constitution les parties vivifiantes de l'air, et l'air se charge des éléments viciés du sang ; c'est là ce qui constitue essentiellement la *respiration* de tous les corps organisés.

Cette fonction est d'une nécessité d'autant plus impérieuse que la nutrition, plus active, consomme davantage et nécessite, par conséquent, la formation nouvelle d'une proportion plus considérable de fluide réparateur. Aussi voit-on le développement de l'appareil, la quantité de sang offerte à l'influence de l'atmosphère, enfin l'in-

tensité et l'activité de la respiration être en harmonie nécessaire avec le rang que l'animal occupe dans la série
zoologique, avec son énergie musculaire, avec la rapidité
de ses mouvements. La respiration concourt, ainsi que
la digestion et les sécrétions dépuratrices, à conserver
l'intégrité du fluide nourricier et conséquemment à entretenir les manifestations d'activité, dans tous les organismes ; mais son action, bien plus prochainement nécessaire, ne saurait être interrompue par de longs intervalles, elle est et doit être continue, surtout dans les
classes supérieures des vertébrés.

L'absorption aérienne, ou la *respiration,* peut donc
être considérée comme une des sources les plus fécondes
de la vie active. Le but essentiel de la fonction, c'est l'é-
change entre l'oxygène de l'air et l'acide carbonique du
sang, en un mot, c'est l'*hématose ;* pour que ce but soit
atteint, il faut que le fluide respirable et le fluide nourricier, marchant à la rencontre l'un de l'autre, arrivent au
contact ; ce contact est toujours médiat : il se fait à travers les parois très-amincies et perméables des vaisseaux
que parcourt le sang, et de la membrane tégumentaire,
en rapport avec l'air extérieur. Telle est la disposition
fondamentale de l'appareil respiratoire réduit à ses plus
simples moyens.

Les éléments constitutifs indispensables sont donc au
nombre de deux : le *tégument* et les *vaisseaux fonctionnels.* Le tégument respiratoire, de même que la surface
digestive, se modifie ; mais comme son but principal est
l'absorption, en même temps qu'il devient plus fin et plus
vasculaire, il est peu fourni en organules de sécrétion.
Quant aux vaisseaux, ils se divisent beaucoup et se disposent en réseaux capillaires, contigus à la face interne
du tégument, afin d'exposer, en même temps, à l'influence

de l'air, une quantité plus considérable de fluide à revivifier.

Mais l'appareil respiratoire modifie ses formes et ses dispositions ; il se complique de moyens accessoires, suivant le degré que les animaux occupent dans la série zoologique, suivant aussi le milieu dans lequel ils vivent ; examinées d'une manière très-générale, ces modifications sont assez régulièrement croissantes des êtres inférieurs aux supérieurs : d'abord, l'appareil respiratoire n'a pas de lieu spécial ; la fonction est accomplie, de même que la digestion, par le tégument, à toute la surface du corps ; ensuite, l'appareil se localise et se manifeste, en certains points, par des *projections* ou saillies extérieures, vasculaires et plus ou moins divisées : cette disposition porte le titre générique de *branchies ;* caractère des animaux aquicoles, elle est remarquable en ce que c'est le sang qui va chercher le contact du fluide respirable. Plus haut, chez les animaux aériens, c'est le contraire : au lieu de saillies respiratoires, ce sont des *rentrées,* et l'air marche à la rencontre du sang ; cette condition devenait indispensable pour éviter le desséchement de la surface respiratrice. Les rentrées peuvent être multiples et ramifiées dans tous les points du corps, sous le nom de *trachées :* c'est le propre des insectes ; mais plus généralement ces rentrées tégumentaires se font en un point déterminé, lieu spécial, qui devient le siége de la respiration, et prend le titre de *sac pulmonaire* ou de *poumon.*

Ces rentrées pulmonaires sont d'abord très-simples, sans cloisonnements intérieurs ; puis, la poche se complique de compartiments, de plus en plus nombreux, dans les animaux de classes plus élevées ; enfin, le tégument se dispose en ramifications successives qui, chez les animaux supérieurs, arrivent à un grand degré de ténuité.

La transition entre les animaux qui vivent dans l'air et ceux qui respirent dans l'eau, est ménagée au moyen des *amphibies,* pourvus à la fois de *branchies* et de *poumons.* Cette particularité se fait, du reste, remarquer pour tous les autres appareils fonctionnels, dans toutes les classes d'animaux, par suite de la loi universelle qui exclut les transitions brusques, dans la gradation suivie pour toutes les œuvres si variées de la nature. Dans les animaux supérieurs, les poumons ou parties essentielles de l'appareil respiratoire étant situés profondément, des parties accessoires sont annexées : ce sont, d'abord, des canaux communiquant avec l'atmosphère, puis, une cavité protectrice, à parois mobiles et dilatables, enfin, des dépendances du système locomoteur, destinées à dilater et à resserrer l'appareil respiratoire, pour effectuer alternativement l'introduction et l'expulsion de l'air.

Division. — En conséquence, l'appareil respiratoire comprend :

A. Des organes accessoires, constituant un long conduit, et qui sont : 1° les *fosses nasales* et leurs *annexes,* 2° le *larynx,* 3° la *trachée* et les *bronches ;*

B. Ce conduit se plonge dans les parties essentielles ou les *poumons,* renfermés dans le *thorax* avec le cœur et les gros vaisseaux.

DES FOSSES NASALES

ET DE LEURS DÉPENDANCES.

Ces cavités anfractueuses, destinées au passage de l'air et affectées au sens de l'odorat, concourent aussi à la phonation.

Leur développement est généralement en rapport avec

Définition.

Développement.

celui des poumons, et conséquemment avec l'ampleur de la respiration.

Situation.
Étendue.

Situées à l'entrée des voies respiratoires et comprises entre les os de la face et quelques-uns du crâne, elles s'étendent depuis les naseaux jusqu'à l'ethmoïde et sont tapissées par la membrane muqueuse dite *pituitaire*.

Direction.

Dirigées en bas et en avant, suivant l'axe de la tête, les fosses nasales, au nombre de deux, sont séparées l'une de l'autre dans le plan médian, de telle sorte que la cavité droite ne communique pas avec celle du côté gauche.

Division.

Ces cavités, plus spacieuses en haut qu'en bas, sont divisées chacune en deux parties distinctes, bien que communicantes, qui sont : la *fosse nasale proprement dite*, et les *sinus* ou cavités secondaires, du même côté.

FOSSES NASALES PROPREMENT DITES.

Fosses nasales proprement dites. Division.

Les *fosses nasales proprement dites* comprennent, d'avant en arrière et pour chacune en particulier : 1º l'*entrée* ou l'orifice extérieur appelé le *naseau*; 2º la *cavité* elle-même; 3º le *fond,* où se trouvent l'ethmoïde et l'ouverture dite *gutturale*.

NASEAUX.

Largeur, situation.

Ces deux orifices, séparés l'un de l'autre par le bout du nez, présentent, comme ouvertures respiratoires, une largeur en harmonie avec l'ampleur de la poitrine et de la respiration ; comme ouvertures olfactives, ils sont placés près et au-dessus de la bouche, afin que les substances alimentaires puissent être immédiatement explorées par l'odorat.

Configuration.

Chaque naseau est une ouverture elliptique, tournée en avant et en dehors, allongée et arquée de haut en bas, à concavité tournée en dedans, figurant une palme ou une larme batavique, et présentant deux lèvres réunies par deux commissures.

Les *lèvres* ou *ailes du nez*, distinguées en *externe* et en *interne*, sont flexibles et dilatables, mais non contiguës, pour le libre passage de l'air. L'*externe*, à bord libre concave, est plus étendue et moins détachée que l'*interne*, dont le bord libre est convexe et plus mince. Ailes du nez.

Les *commissures* sont arrondies, et l'*inférieure* est plus élargie que la *supérieure*. Commissures.

La *face externe* des ailes du nez est revêtue par la peau, qui se replie dans l'ouverture nasale et présente, outre les poils fins, courts et serrés, analogues à ceux de tout le corps, une sorte de crins, plus ou moins longs, clair-semés sur le pourtour des lèvres; implantés dans le tissu sous-cutané, ils font office de *tentacules*. Face externe. Poils et crins.

L'orifice des naseaux est garni d'un autre genre de poils fins, droits et longs, qui s'entre-croisent avec ceux de la lèvre opposée, de manière à former un grillage; ces productions, analogues aux *vibrisses* de l'homme, sont destinées à arrêter les corpuscules grossiers qui voltigent dans l'air.

A la *face interne*, la peau rentrée conserve encore son pigment et ses productions pileuses, mais elle s'en dépouille bientôt pour revêtir le caractère de muqueuse et constituer la *pituitaire*. Vers ce point de transformation et en dedans de l'aile externe, existe une petite ouverture circulaire, parfois double, à bords nettement coupés, comme par un emporte-pièce: c'est l'orifice inférieur du *canal lacrymal*, qu'il importe de ne pas confondre avec des ulcérations de morve ou de farcin. Chez le *mulet*, la peau remonte plus haut, et l'orifice lacrymal est percé sur elle. Face interne.

En haut, au niveau de la commissure supérieure, la

peau forme un repli particulier, d'ou résulte une cavité, en forme de cornet membraneux, nommée la *fausse narine*. Ce diverticulum, ayant à peu près la longueur de l'index, occupe l'espace triangulaire compris entre l'épine nasale et le biseau sus-maxillaire et se termine, en cul-de-sac rétréci, au point de jonction de ces deux parties osseuses. Sa *face interne,* lisse et douce, est pourvue d'abondants follicules sébacés. Sa *face externe* est recouverte, en dehors, par les fibres du *petit sus-maxillo-nasal,* muscle dilatateur de cette fausse narine.

Fausse narine. *(marginal note)*

Les usages de ce repli cutané ne sont pas déterminés et doivent être peu importants. On a avancé, sans preuves convaincantes, qu'il servait à la perfection du hennissement. Il est, du reste, particulier aux monodactyles, et chez le *mulet* il est bifurqué.

STRUCTURE. — Les ailes du nez, indépendamment des téguments qui les revêtent, présentent, dans leur organisation, une *base cartilagineuse,* des *muscles,* des *vaisseaux* et des *nerfs;* ces diverses parties sont unies entre elles par un *tissu cellulaire filamenteux,* qui ne contient jamais de graisse, mais s'infiltre facilement de sérosité.

Cartilages des ailes du nez. *(marginal note)*

Base cartilagineuse. — En dessous des téguments, les ailes du nez possèdent une *base cartilagineuse* qui, par sa résistance, maintient béante l'ouverture des naseaux, et, par sa flexibilité, se prête à la dilatation nécessaire à cet orifice.

Cette charpente, double prolongement de la cloison nasale, est formée de deux *pièces* symétriques, une *droite* et une *gauche.* On peut reconnaître, à chacune d'elles, une *partie fixe* ou *élargie,* et un *prolongement* ou *partie libre.*

Partie fixe. *(marginal note)*

Les *parties fixes* sont aplaties, demi-circulaires, forment la base de l'aile interne de chaque naseau et constituent, par leur réunion dans le plan médian, une plaque ellipsoïde, située à l'extrémité de l'épine nasale et recouverte par le muscle *naso-transversal.*

Chacune d'elles, unie par son bord interne à l'opposée, est continue, par sa face inférieure, avec la substance de la cloison cartilagineuse du nez.

Les *parties libres* procèdent du contour inférieur et interne des plaques fixes. Chacun de ces prolongements représente une lame étroite qui s'écarte de l'opposée, se dirige en dehors et en bas, décrit une courbe à concavité supérieure, puis remonte dans le tissu de la lèvre externe, où il se termine en pointe ; il résulte de cette disposition que la moitié supérieure de cette même lèvre et la commissure supérieure sont dépourvues de charpente cartilagineuse ; et même, pour toute l'aile externe et la commissure inférieure, on observe que le cartilage, par sa profondeur et son éloignement du bord libre, n'en forme pas la base ; il n'y a donc réellement que l'aile interne dont le bord libre soit à base cartilagineuse. **Partie libre.**

Sur le contour de ce prolongement s'implantent des fibres musculaires, les unes, inférieures, appartenant au *labial,* les autres, plus supérieures, au grand *sus-maxillo-nasal,* dont plusieurs faisceaux, réunis à la branche antérieure du *sus-naso-labial,* se fixent à la peau de l'aile externe, dans la portion dénuée de cartilage.

Muscles — Les différents muscles qui entrent dans la structure des ailes du nez sont tous *dilatateurs* du naseau. Ainsi, la branche antérieure du *sus-naso-labial,* le *grand sus-maxillo-nasal* ou pyramidal des naseaux et le *labial* ou orbiculaire des lèvres tirent en dehors l'aile externe ; le *naso-transversal* soulève l'aile interne ; et le *petit sus-maxillo-nasal* dilate la fausse narine et **Muscles.**

la commissure supérieure ; enfin, le grand *sus-maxillo-labial* peut aussi dilater les naseaux, en relevant la lèvre supérieure.

Artères. **Vaisseaux.** — Les *artères* sont fournies par la *labiale supérieure* et par des branches terminales antérieures de la *maxillaire externe*.

Veines. Les *veines* sont satellites des divisions artérielles.

Lymphatiques; Les *lymphatiques*, nombreux et anastomosés en réseau, sont superficiels et profonds, et communiquent avec ceux de la pituitaire.

Nerfs. **Nerfs.** — Les *nerfs* sont de deux ordres : les uns, de la *septième paire* (branche sous-zygomatique), se distribuent aux muscles pour la motilité ; les autres, de la *cinquième paire* (branches sus-maxillaire et sous-zygomatique), se divisent à la peau et président à la sensibilité.

CAVITÉS NASALES.

Dimensions. Ces cavités, dont la forme et les dimensions sont en harmonie avec celles de la face, présentent, chez les monodactyles, une grande *longueur ;* leur *hauteur,* considérable vers le fond, diminue graduellement de ce point vers l'entrée, où elle est moitié moindre ; leur *largeur* est restreinte à environ 7 millimètres, distance d'une paroi à l'autre, vers le milieu de la cavité.

Régions. Chacune des deux cavités nasales offre à considérer quatre *parois :* une *supérieure,* une *inférieure* et deux *latérales.*

Voûte. La *paroi supérieure* ou la *voûte,* formée par l'os susnasal correspondant et par une portion du frontal, est concave et fait partie du méat supérieur.

Plancher. La *paroi inférieure* ou le *plancher,* formée par les os sus-maxillaires et par une portion du palatin, est plane et fait partie du méat inférieur. Cette paroi, intermédiaire aux cavités nasale et buccale, présente, au niveau des ouvertures incisives et près de la cloison, un conduit étroit, tapissé par la pituitaire et terminé en cul-de-sac sous la membrane du palais. Ce petit canal, entouré de glandules, de vaisseaux et de nerfs, constitue l'*organe* *de Jacobson*. Il manque chez l'homme ; dans tous les animaux mammifères, autres que les solipèdes, c'est un véritable conduit, établissant la communication entre les cavités gustative et olfactive. Au reste, ce sont surtout les anastomoses vasculaires et nerveuses qui mettent en relation les deux sens, et, l'appareil est plus développé, chez les herbivores que chez les carnivores, comme pour suppléer à la multiplicité des cellules olfactives de ces derniers animaux. Organe de Jacobson.

La *paroi latérale interne* est un grand septum qui sépare les deux cavités l'une de l'autre ; plane et verticale, cette cloison est formée par le vomer, la lame perpendiculaire de l'ethmoïde et la lame cartilagineuse du nez. Paroi interne, ou cloison du nez.

La *cloison cartilagineuse,* par son *extrémité supérieure,* prolonge la lame perpendiculaire de l'ethmoïde ; par son *extrémité inférieure,* elle fournit les appendices cartilagineux des ailes du nez ; par son *bord supérieur,* elle est annexée à la crête médiane des deux os sus-naseaux, et, par son *bord inférieur,* elle est enchâssée, par mortaise, avec le vomer ; enfin, antérieurement, au niveau des ouvertures incisives, elle s'épanouit sur le plancher et ferme ces orifices.

La *paroi latérale externe* a pour base le grand sus-maxillaire et porte les deux *cornets,* couchés parallèlement, l'un au-dessus de l'autre, et distingués en *supérieur* ou *ethmoïdal* et *inférieur* ou *maxillaire*. Paroi externe.

Méats. Cette surface, anfractueuse, présente trois gouttières longitudinales, nommées *méats*.

Le *méat supérieur*, compris entre le sus-nasal et le bord supérieur du cornet ethmoïdal, s'incurve en bas, par son extrémité postérieure, qui aboutit au fond de la fosse nasale, au-dessus de l'ethmoïde.

Le *méat mitoyen*, situé entre les deux cornets, se rétrécit d'avant en arrière et se termine dans le fond de la fosse nasale, au-dessous de l'ethmoïde. Il présente, dans sa partie antérieure, deux fentes longitudinales, l'une supérieure, l'autre inférieure, par lesquelles la fosse nasale communique avec le compartiment antérieur de chaque cornet; et, plus postérieurement, une ouverture demi-circulaire, étroite et toujours béante; c'est par cette échancrure, taillée aux dépens du grand sus-maxillaire, que s'établit la communication de la fosse nasale avec tous les sinus du même côté.

Le *méat inférieur*, compris entre le cornet maxillaire et le plancher de la cavité, aboutit postérieurement à l'ouverture gutturale.

Cornets. **Des cornets.** — Ces deux organes, conoïdes, analogues aux volutes ethmoïdales, sont formés chacun d'une lame osseuse, papyracée, enroulée deux fois sur elle-même, de haut en bas, pour le cornet supérieur, et, de bas en haut, pour l'inférieur.

Bords. Les *bords opposés* de ces lames sont fixés, en haut, pour le cornet ethmoïdal, sur une crête du sus-nasal et du lacrymal; en bas, pour le cornet maxillaire, sur une crête, analogue, du grand sus-maxillaire et du palatin; l'autre *bord* de chaque volute est libre et replié dans le méat mitoyen. C'est ainsi que sont établies les voies de communication de la cavité nasale avec l'intérieur des deux cornets et avec les sinus correspondants.

Par leur *base* élargie les cornets répondent à l'ethmoïde **Base.**
et se prolongent, l'un au-dessus, l'autre au-dessous des
volutes.

Le *sommet,* qui dans le squelette forme une pointe **Sommet.**
tronquée sur laquelle s'ouvre la cavité du cornet, est
rendu bifide, dans l'état frais, par deux *appendices* ou
prolongements saillants de la muqueuse nasale; ces replis, creux intérieurement, prolongent la cavité des cornets et s'effacent, en avant, vers l'entrée de la fosse nasale.

L'*extérieur* des cornets ou leur surface *nasale,* est **Extérieur.**
parsemé d'une foule de petits trous et de sillons vasculaires, principalement veineux.

L'*intérieur* des cornets est anfractueux et partagé, **Intérieur.**
par une lame osseuse transversale, en deux principaux
compartiments : l'un *supérieur* ou *postérieur,* répondant à la base, concourt à former les parois des sinus
frontaux, pour le cornet ethmoïdal, et l'un des deux
grands bas-fonds du sinus maxillaire, pour le cornet inférieur. Le compartiment *inférieur* ou *antérieur* est di-
verticulé par l'enroulement de la lame, formant elle-
même des cloisons transversales, minces, incomplètes et
percées à jour; ces loges intérieures communiquent entre
elles et avec la fosse nasale proprement dite, dans le méat
mitoyen.

En outre, les cornets recouvrent la portion membraneuse du canal lacrymal, et sont tapissés, à l'extérieur
comme à l'intérieur, par la muqueuse nasale.

Par leurs contours, les cornets, de même que l'ethmoïde,
servent à offrir une vaste surface à la membrane olfactive, dans un espace restreint. Aussi l'odorat est-il très-
développé chez les *carnivores,* animaux dont les cornets
et l'ethmoïde sont plus diverticulés que chez les *herbivores.*

FOND DES CAVITÉS NASALES.

Volutes ethmoïdales.

Outre l'extrémité postérieure des *cornets* et des *méats,* le fond de chaque fosse nasale présente, vers le milieu de sa hauteur, l'*ethmoïde,* siége essentiel de l'olfaction ; les volutes de cet os sont, comme les cornets, fixées les unes au-dessus des autres, diverticulées intérieurement, tapissées par la pituitaire et ouvertes, deux à deux, dans les petits méats intermédiaires, qui sont en libre communication avec la cavité nasale.

Ouverture gutturale.

- Tout à fait en bas est l'*ouverture gutturale,* en regard du larynx avec lequel la fosse nasale communique par l'intermédiaire du pharynx. Ce large orifice, oblong, circonscrit par le palatin et adjacent à celui du côté opposé, en est séparé par le vomer, dont le bord inférieur, libre et tranchant, est tourné vers la cavité pharyngienne et sert à diviser la colonne d'air expulsée des poumons lors de l'expiration.

DES SINUS.

Définition, situation.

Ces arrière-fonds des cavités nasales sont de grandes cavités anfractueuses, comprises entre les lames écartées de certains os de la face et du crâne.

Tapissés par une membrane muqueuse, prolongement de la pituitaire, fine et très-adhérente aux os, les sinus contiennent toujours une partie de l'air respiré et sont destinés à diminuer le poids de la tête, sans préjudice pour ses dimensions nécessaires.

Nombre. Communication.

Chez l'adulte, ils sont au nombre de *trois* principaux, de chaque côté, communiquant largement entre eux et s'ouvrant en commun dans la fosse nasale correspondante, par l'ouverture demi-circulaire du méat mitoyen ; mais ceux d'un côté de la tête sont complétement séparés des opposés, dans le plan médian, par la masse de Cloisons médianes. l'ethmoïde et par deux lames osseuses presque verticales, l'une, au-dessus de l'ethmoïde ou *frontale,* l'autre, au-dessous ou *sphénoïdale,* qui se perfore avec l'âge.

Les trois sinus sont : le *frontal,* le *sphénoïdal* et le *maxillaire.*

Le *sinus frontal* est circonscrit par le frontal, le sus-nasal, l'ethmoïde et la base du cornet supérieur. Sinus frontal.

Le *sinus sphénoïdal* est formé par le sphénoïde et le palatin. Sinus sphénoïdal.

Le *sinus maxillaire,* le plus large, est constitué par le grand sus-maxillaire, le lacrymal, le zygomatique, l'ethmoïde et le cornet inférieur. Sur sa paroi externe, on voit la portion osseuse du canal lacrymal, qui se transforme bientôt en gouttière, complétée par des parties molles. Sinus maxillaire.

L'*intérieur* des sinus présente des lames osseuses s'étendant d'une paroi à l'autre et formant des cloisons incomplètes et inégales, d'où résultent des compartiments irréguliers, terminés en cul-de-sac et de nombre variable. Intérieur du sinus.

Développement. — Les sinus frontaux se développent les premiers, et les sinus maxillaires en dernier lieu. Peu spacieux dans la jeunesse, ils s'agrandissent, avec l'âge, par l'écartement gradué et l'amincissement de leurs parois, à mesure que s'effectue la pousse des dents, et par la perforation de leurs cloisons.

Ce n'est que vers l'âge de sept à huit ans, que se développe la partie inférieure ou le *second bas-fond* du sinus maxillaire, au niveau des premières molaires ; la cloison transverse, qui sépare cette nouvelle cavité de la supérieure, se perfore bientôt. La position déclive de ce compartiment explique l'accumulation, dans son intérieur, des produits morbides provenant des sinus supérieurs, dans le cas de morve, par exemple.

DE LA PITUITAIRE.

La muqueuse nasale, nommée *pituitaire* ou *membrane de Schneider,* tapisse toute l'étendue des cavités nasales et constitue l'organe spécial de l'olfaction. En se prolongeant dans les sinus et les diverses cellules qui s'ouvrent dans les fosses nasales, elle éprouve de grandes modifications qui la rendent, pour ainsi dire, méconnaissable.

Disposition.   Prolongement de la peau, qui se replie à la face interne des naseaux, la pituitaire, *à l'entrée des fosses nasales,* se déploie sur la voûte, le plancher et les parois latérales. En cet endroit et du côté externe, elle se met en continuité avec la muqueuse conjonctive, par l'intermédiaire du canal lacrymal : ce qui explique le larmoiement, produit par les odeurs fortes et piquantes.

Sur la paroi externe, elle tapisse successivement le méat supérieur, le cornet ethmoïdal et le méat mitoyen, d'où elle se prolonge, en s'atténuant, à la face interne des sinus et dans les cornets ; puis, elle revêt le cornet maxillaire et le méat inférieur, où elle forme, sur le plancher de la cavité, au niveau des fentes incisives et près de la cloison médiane, ce petit cul-de-sac qui, chez les animaux autres que le cheval, est un véritable conduit intermédiaire au nez et à la bouche, et dont le rôle physiologique n'est pas encore bien apprécié, malgré les recherches de Jacobson et de Cuvier.

Sur la paroi interne, la pituitaire tapisse la cloison nasale et présente plus d'épaisseur que dans les autres points.

Au fond, elle se replie de toutes parts pour tapisser

l'extérieur et l'intérieur des volutes ethmoïdales, et se termine à l'orifice guttural, en se continuant, sans ligne de démarcation, avec la muqueuse du pharynx.

La pituitaire est remarquable, parmi les muqueuses, en ce qu'elle se déploie sur des *cartilages* et des *os*. Caractères.

La *surface adhérente* est intimement unie, aux diverses parties qu'elle revêt, par des filaments cellulo-fibreux plus ou moins forts et serrés, suivant les régions.

La *surface libre* est enduite de mucus, criblée de petits orifices folliculaires et parsemée de très-fines papilles érectiles, vasculo-nerveuses.

La *coloration* rougeâtre de la pituitaire, dépendant uniquement de la quantité de sang qui aborde dans son tissu, peut varier entre les teintes pâle et foncée, suivant l'état de la circulation.

Son *épaisseur,* qui est en rapport avec le contact et le renouvellement continuels de l'air à sa surface, est remarquable par son défaut d'uniformité : elle est bien moindre à la face interne des cornets, des volutes ethmoïdales et surtout des sinus, qu'à la surface des cornets et de la cloison médiane.

Quant à la *vascularité,* il en est à peu près de même ; généralement très-marquée, elle devient très-médiocre dans la partie des sinus.

STRUCTURE. — La pituitaire présente la même organisation que toutes les muqueuses, les différentes couches qui la constituent, assez faciles à démontrer dans les fosses nasales proprement dites, sont tellement amincies. dans les sinus, qu'elles semblent confondues en une simple pellicule. Structure.

Cette membrane est remarquable par l'abondance de ses *vaisseaux* et de ses *nerfs*.

Vaisseaux. — Les *artères* qui se distribuent à la pitui- Artères.

laire et, par conséquent, à toute l'étendue des cavités nasales, sont nombreuses, anastomotiques et viennent d'une
source commune, le *maxillaire interne*. Ce sont principalement : la *nasale proprement dite,* qui fournit une
branche à la paroi externe et une autre à la paroi interne,
et le *rameau nasal* ou *ethmoïdal,* division rentrante de
l'*ophthalmique* et particulière à la région ethmoïdale.

Veines.
Sinus veineux.

Veines. — Les radicules veineuses sont anastomosées
entre elles, et forment un lacis ou réseau considérable,
qui constitue, pour ainsi dire, la base de la membrane, et
lui donne son aspect spongieux. Elles occupent, avec les
ramuscules artériels, dont elles sont satellites, tous ces
petits sillons vasculaires qui se remarquent principalement à la surface des cornets. En certains points, le réseau veineux présente des dilatations oblongues, appelées
sinus veineux de la pituitaire, sinus indiqués, à la surface de la membrane, par leur coloration foncée, et remarquables principalement au niveau des appendices
antérieurs des cornets, sur le cornet inférieur et vers le
le milieu de la cloison nasale. Tout cet appareil veineux
se rassemble en gros troncs, qui se dégorgent dans les
veines *ophthalmique* et *maxillaire interne*.

Lymphatiques.

Les *lymphatiques,* très-nombreux, forment un réseau
superficiel, à mailles serrées, communiquant, en avant,
avec ceux des naseaux, et se rendant, en arrière, aux ganglions sous-linguaux. Aussi, voit-on ces derniers organes
s'engorger, lors des affections de la pituitaire (morve ;
gourme). Au reste, c'est le réseau lymphatique qui est le
siége des altérations de la morve.

Nerfs.

Nerfs. — Ils sont nombreux et diffèrent entre eux par
leur origine, leur lieu de distribution et leurs usages :

1° Le nerf de la *première paire* se distribue à la pituitaire qui tapisse l'ethmoïde ; il lui donne une sensibilité

spéciale qui localise au fond des cavités nasales le sens de l'odorat, bien placé pour apprécier les qualités de l'air respirable.

2° Le *rameau nasal,* division rentrante de la branche *ophthalmique* de la *cinquième paire*, se ramifie aussi dans la région ethmoïdale et donne à cette partie de la pituitaire la sensibilité générale.

3° Le nerf *nasal,* division de la branche *maxillaire* de la *cinquième paire*, se distribue, comme l'artère du même nom, à la pituitaire qui tapisse les parois nasales, et concourt à lui donner la sensibilité générale ou tactile.

4° Des branches rentrantes, qui contournent le biseau du petit sus-maxillaire, sont encore fournies par la *cinquième paire* (branche sous-zygomatique), et concourent à la sensibilité générale de la pituitaire.

5° Le *grand sympathique,* qui, au ganglion sphéno-palatin, s'unit aux différentes divisions de la cinquième paire, s'engage avec des filets du nerf nasal dans la gouttière du vomer, parvient ainsi jusqu'au niveau des fentes incisives, où il passe, avec des divisions vasculaires, pour se réunir à des rameaux palatins et former le *ganglion de Jacobson,* qu'on suppose destiné à établir une relation entre le sens du goût et celui de l'odorat.

En résumé, les cavités nasales reçoivent des nerfs de la *première paire,* de la *cinquième* et du *sympathique.*

La *première* est évidemment le nerf spécial de l'olfaction, puisque son développement et l'étendue de sa distribution sont constamment en rapport avec le degré de perfection de ce sens.

La *cinquième* est essentiellement préposée à la sensibilité tactile générale ; simplement accessoire, pour l'olfaction, elle doit cependant être en état d'intégrité pour l'accomplissement parfait de cette faculté.

Quant au *sympathique,* il établit les connexions physiologiques de l'odorat, non-seulement avec la gustation,
mais aussi avec presque tout l'organisme et principalement avec les fonctions de l'appareil respiratoire de l'estomac, des organes génitaux, etc.

DIFFÉRENCES

DES FOSSES NASALES.

Naseaux. Dans aucun animal, les naseaux ne sont aussi développés en largeur, que chez le cheval ; ce qui est en harmonie, d'une part, avec l'énergie respiratoire de cet animal, et d'autre part, avec son impossibilité de respirer par
la bouche, en raison de l'étendue de son voile du palais.

Didactyles. — Les *naseaux* des ruminants, moins dilatables que ceux des solipèdes, sont tournés plus en avant.
Chez le *bœuf,* ils sont béants, à peu près de même forme
que chez le cheval, mais moins allongés ; ils sont séparés
par le mufle qui remonte entre eux deux. Dans le *mouton,*
les ouvertures nasales sont étroites.

Les *cartillages* qui forment la base des naseaux du
bœuf, ont à peu près la même forme et la même disposition que dans le cheval. Épais et résistants, ils proviennent, à la fois, de la cloison médiane du nez et de la substance des cornets. C'est aussi de ce double appareil, et
surtout de la portion cartilagineuse des cornets, que procède, de chaque côté, en haut et en bas, une lame de
même nature qui, fixée au sus-nasal et au petit sus-
maxillaire, sert à combler l'angle rentrant intermédiaire
et à compléter la paroi externe des cavités nasales.

Les *muscles* des ailes du nez sont moins nombreux que
chez le cheval, aussi la mobilité de ces parties est-elle
plus restreinte.

Le *petit sus-maxillo-nasal* manque, ainsi que le *trans-*

versal. Par sa branche supérieure, le *sus-maxillo-labial,* peut, comme chez le cheval, dilater les naseaux, en relevant le mufle ; mais c'est surtout la branche inférieure de ce muscle, unie au *pyramidal,* qui peut dilater l'aile externe des naseaux ; dans ce même but, agit l'*orbiculaire des lèvres.*

Sur le plancher des cavités nasales, de chaque côté de la cloison médiane, à 4 ou 5 centimètres en arrière du naseau, on voit l'ouverture supérieure du *canal de Jacobson* ; cet orifice élargi est situé dans une sorte de bas-fond, parce que, de lui au naseau, le plancher de la cavité est plus élevé que dans le reste de son étendue ; il en résulte que les liquides qui parcourent le méat inférieur peuvent, à la faveur de ce petit conduit, descendre en partie dans la bouche. Organe de Jacobson.

Les follicules muqueux de la pituitaire sont assez abondants. Vers la partie antérieure de la cloison, il en est quelques-uns qui sont agminés. Sur la cloison et sur le cornet inférieur, on remarque de longues lignes blanchâtres qui sont considérées comme le trajet des divisions nerveuses de la cinquième paire, se rendant à l'organe de Jacobson. Ces mêmes traînées s'observent aussi dans l'espèce ovine. Pituitaire.

Dans les *didactyles,* et surtout chez le *bœuf,* la lame osseuse des cornets est percée à jour comme de la dentelle ; dans l'état frais, la délimitation entre les deux cornets est peu distincte ; ils sont prolongés en avant par du tissu cartilagineux qui fait partie des ailes du nez ; il y a aussi, au-dessus du cornet supérieur, un relief longitudinal, de même substance, qui, élargi en avant, complète la paroi externe des fosses nasales, en remplissant la grande échancrure, comprise, de chaque côté, entre le sus-nasal et le petit sus-maxillaire. Cornets.

Les cornets du *bœuf* font deux tours; chez le *mo uton,* le cornet inférieur n'en présente qu'un.

C'est par le méat inférieur, que le *cornet maxillaire* s'ouvre dans la fosse nasale. Le *cornet ethmoïdal,* moins spacieux, mais également divisé par des cloisons incomplètes et percées à jour, ne communique pas directement avec la fosse nasale : il a deux principaux compartiments, dont le supérieur s'ouvre dans le sinus frontal et l'inférieur dans le sinus maxillaire.

Antre olfactif. La plus antérieure des volutes ethmoïdales, plus considérable que les autres et nommée *antre olfactif,* se prolonge entre les deux cornets; elle est bifide, à son sommet, et divisée intérieurement en deux compartiments, dont le supérieur communique avec les sinus frontal et orbitaires du même côté.

Sinus. Chez le *bœuf,* les sinus, très-étendus et diverticulés, sont séparés, dans le plan médian, par une cloison persistante.

Ils sont au nombre de *cinq* principaux, de chaque côté, séparés les uns des autres par des cloisons qui se perforent avec l'âge; ils ont chacun leur ouverture particulière, établissant, par l'intermédiaire de l'antre olfactif ou de l'un des cornets, leur communication indirecte avec la fosse nasale correspondante.

Trois d'entre eux, moins étendus que les deux autres, sont dits *orbitaires,* en raison de leur situation autour de l'orbite; leurs ouvertures arrondies se trouvent en dedans de l'antre olfactif.

Le *quatrième,* nommé *sinus frontal* ou *cranien,* monte jusqu'au sommet de la tête, se prolonge dans le cornillon, dans le pariétal et dans le condyle occipital; il s'ouvre, près des sinus précédents, dans le compartiment supérieur du cornet ethmoïdal.

Le *cinquième* ou *sinus maxillaire* offre une partie *sus-maxillaire* et une partie *sphéno-palatine* qui s'étend dans toute la voûte du palais, jusqu'aux ouvertures incisives ; il s'ouvre largement dans la base du cornet inférieur et dans le compartiment inférieur du cornet ethmoïdal.

Dans la *chèvre* et le *mouton,* les sinus ont à peu près la même disposition, mais ils sont moins étendus que chez le *bœuf;* ainsi, les *sinus frontaux* ne se prolongent pas dans le pariétal ni dans l'occipital.

Tétradactyles réguliers. — Les ouvertures nasales du *porc* sont étroites, arrondies et dirigées en avant ; elles sont percées sur une surface plane, orbiculaire et dénuée de poils, qui surmonte la lèvre supérieure. Cette partie, nommée *groin,* est pour l'animal un organe de toucher et de fouissement. Recouverte d'une peau épaisse, humide et sensible, elle a pour base l'*os du boutoir,* et elle possède des muscles puissants qui lui donnent une certaine mobilité. Groin.

En haut et en bas, les cornets ainsi que la cloison du nez se prolongent et entourent de cartilage l'*os du boutoir,* qui se trouve ainsi fixé à l'extrémité antérieure de la cloison nasale et de l'épine du nez ; en bas, il repose sur la symphyse des petits sus-maxillaires. Os du boutor

En outre, ces prolongements cartilagineux s'incurvent en dehors, de manière à constituer un tuyau assez court, servant de base résistante et flexible aux trous par lesquels l'animal respire.

Le *muscle releveur du groin* est fort : c'est le *sus-maxillo-labial ;* le *pyramidal* est épais et formé de deux portions, dont la *supérieure* est pourvue de plusieurs petits tendons, insérés au boutoir et servant à l'incliner. Le *petit sus-maxillo-nasal* n'est pas disposé comme le muscle qui lui correspond dans le cheval : il Muscles.

est gros et sa portion la plus supérieure s'unit au tendon du *releveur du groin.*

Enfin, ces muscles longitudinaux sont recouverts de fibres transverses ou annulaires, qui dépendent de l'orbiculaire des lèvres et peuvent resserrer les orifices du nez et augmenter temporairement la consistance du groin, pendant que l'animal fouille la terre [1].

Cornets. Les *cornets* sont allongés et formés de lames pleines.

Sinus. Les *sinus frontaux* s'étendent jusque dans le pariétal, avec l'âge.

Les *sinus maxillaires* sont peu développés; de sorte que les *frontaux* sont à peu près les seuls à remarquer.

Orifices du nez. **Tétradactyles irréguliers.** — Les ouvertures nasales sont des fentes étroites, percées à la surface de cette partie saillante, noirâtre, chagrinée, sensible et mobile qui forme le nez de ces animaux.

Cartilages. La base des ailes du nez est cartilagineuse et flexible ; c'est de chaque côté un prolongement arqué de la cloison nasale et des cornets.

Muscles. Les *muscles* moteurs du nez et dilatateurs des ailes nasales sont principalement : le *sus-naso-labial,* le *grand* et le *petit sus-maxillo-nasal,* et l'*orbiculaire des lèvres.*

Canal de Jacobson. Le *canal de Jacobson* est étroit et présente, du reste, la même disposition essentielle que chez le *bœuf.*

Volutes des cornets et de l'ethmoïde. Les *cornets* et l'*ethmoïde* sont remarquables par leurs volutes multipliées et diverticulées : il en résulte une masse de petits canaux, remplissant les fosses nasales, tapissés, en dedans comme en dehors, par la pituitaire, et constamment traversés par l'air : aussi l'olfaction, se

[1] Voir, pour plus amples détails, la MYOLOGIE de *Rigot.*

faisant sur une plus grande surface, est-elle bien plus développée que chez les herbivores.

Il n'y a réellement qu'un *sinus frontal,* de chaque côté, qui s'ouvre directement dans la fosse nasale correspondante, par une petite fente située près de la cloison médiane, lame complète et persistante qui sépare les deux sinus l'un de l'autre.

Sinus.

DU LARYNX [1].

Le *larynx,* destiné au passage de l'air, constitue non-seulement une portion du conduit respiratoire, mais aussi l'organe essentiel de la phonation. Il représente, en quelque sorte, un ajutage élastique, à la partie supérieure du grand tuyau trachéal.

Définition.

Obliquement dirigé en bas et en arrière et situé sur la ligne médiane, à la partie antérieure et supérieure du cou, en arrière de la langue, entre les deux cornes du corps hyoïdien, le larynx s'ouvre, en haut, dans la cavité du pharynx, en regard des ouvertures gutturales du nez, et se continue, inférieurement, avec la trachée, dont il représente la tête.

Situation.
Direction.

Il répond, *en arrière,* au muscle long fléchisseur du cou, dont il est séparé, au niveau de l'axis, par la partie postérieure du pharynx et l'origine de l'œsophage. *En avant,* il est recouvert par les muscles sous-hyoïdiens, qui le séparent de la peau. De *chaque côté,* le larynx répond au tendon d'insertion du sterno-maxillaire, à la veine glosso-faciale, au canal de Sténon, aux rameaux laryngés de l'anse atloïdienne, au bord inférieur de la glande maxillaire, à l'extrémité inférieure de la parotide et, plus en arrière, au cul-de-sac de la poche gutturale,

Connexions.

[1] Λαρυγξ, λαρυγγος, de λαρυζειν, crier.

ainsi qu'aux grosses branches de la carotide primitive et aux nerfs pneumo-gastrique, grand sympathique, etc.

Mode de fixité. Simplement appendu à l'appareil hyoïdien, dont il partage les mouvements ainsi que ceux de la langue, le larynx jouit d'une mobilité qui lui permet d'être élevé, abaissé, porté en avant, en arrière, etc. Ces divers mouvements sont en rapport avec la déglutition et la phonation.

**Configuration.
Dimensions.** Canal court, cylindroïde et parfaitement symétrique, le larynx présente une forme générale peu régulière : la partie supérieure est bien plus allongée, d'avant en arrière, que l'inférieure, qui est presque cylindrique ; le plan postérieur est moins haut et plus élargi que l'antérieur, etc. En conséquence, le larynx est comparable à une pyramide à trois pans et à sommet inférieur tronqué.

Quant à ses dimensions en hauteur, elles sont moindres que l'étendue longitudinale de la partie supérieure.

Au reste, le volume du larynx est variable, suivant les individus, l'âge, le sexe, etc., et influe beaucoup sur la phonation.

Des parties constituantes du larynx.

Avant d'examiner l'extérieur et l'intérieur du larynx, il est nécessaire de connaître les diverses parties composant cet appareil.

Comme *voie respiratoire,* livrant continuellement un libre passage à l'air, le larynx devait offrir des parois à base résistante, pour maintenir son canal toujours ouvert;

Comme *organe de phonation,* nécessairement susceptible d'ampliation et de resserrement, il devait présenter ces mêmes parois, flexibles, élastiques et jouant les unes sur les autres, sous l'influence de la volonté.

Pour satisfaire à cette double exigence de solidité et de mobilité, le larynx est constitué par une *charpente cartilagineuse,* divisée en pièces distinctes, articulées, et mises en mouvement par des *muscles* de la vie animale, qui déterminent dans la disposition de tout l'appareil les modifications nécessaires à la production des sons variés. Puis, l'intérieur du canal est tapissé par une *membrane muqueuse ;* et, tout l'appareil reçoit des *vaisseaux* et des *nerfs,* pour ses manifestations d'activité.

Il faut d'abord examiner, dans le larynx, les détails relatifs aux *cartilages,* aux *muscles,* etc. ; puis, le considérant d'une manière plus générale, étudier les *surfaces extérieure* et *intérieure,* la *muqueuse,* les *vaisseaux* et les *nerfs.*

CARTILAGES DU LARYNX
ET LEURS MOYENS D'UNION.

Les cartilages du larynx sont au nombre de cinq : trois médians ou impairs, nommés le *thyroïde,* le *cricoïde* et l'*épiglotte,* et deux latéraux ou pairs qui sont les *aryténoïdes.*

CARTILAGE THYROÏDE.

Ainsi nommé, d'après sa forme de bouclier et ses usages de protection, le *thyroïde* est le cartilage le plus étendu du larynx, dont il occupe les parties antérieure et latérales. Forme, étendue, situation.

Il présente une partie médiane et antérieure ou *corps,* et deux parties latérales ou *ailes.* Régions.

Le CORPS, situé tout à fait en haut du plan antérieur du larynx, constitue la partie la plus étroite et la plus épaisse du cartilage. Il forme une saillie nommée, chez l'homme, *pomme d'Adam.* Corps.

Recouvert par les muscles sterno-hyoïdiens et sous-scapulo-hyoïdiens, il répond, par sa face opposée, concave, à la base de l'épiglotte, à laquelle il est uni par un court ligament nommé *thyro-épiglottique*. En outre, par cette même face, il donne attache aux ligaments et aux muscles *thyro-aryténoïdiens*.

Par son *bord supérieur*, il est uni médiatement au corps de l'hyoïde par la portion mitoyenne du ligament élastique *hyo-thyroïdien* qui, répondant, en avant, à l'insertion des muscles sous-hyoïdiens, est en rapport, par sa face supérieure, avec une masse adipeuse, le muscle hyo-épiglottique, etc.

Au *bord inférieur* est une grande échancrure qui descend entre les deux ailes et se trouve comblée par le ligament *hyo-cricoïdien,* lame élastique tapissée en arrière par la muqueuse laryngienne.

Ailes.

Les AILES représentent deux grandes lames minces, quadrilatères qui, dans leur écartement postérieur, comprennent la base de l'épiglotte, les parties latérales des aryténoïdes et le contour supérieur du cricoïde.

La *face externe* donne attache aux muscles hyo-thyroïdien et thyro-pharyngien.

La *face interne* recouvre le diverticulum de la muqueuse, constituant le *ventricule de la glotte,* les muscles thyro-aryténoïdien et crico-aryténoïdien latéral, des vaisseaux et des nerfs.

Le *bord supérieur* est uni à la branche correspondante du corps hyoïdien, par l'intermédiaire du ligament *hyo-thyroïdien,* latéralement prolongé. Par suite de l'étendue et de l'élasticité de ce ligament, le thyroïde et conséquemment le larynx peuvent exécuter des mouvements de bascule, lors de la déglutition. Tout à fait en arrière, ce bord est relevé par une petite corne, prolongement qui s'unit à l'extrémité de la corne hyoïdienne par un petit appareil ligamenteux.

Le *bord inférieur* donne attache aux muscles crico-thyroïdien et sterno-thyroïdien.

Des deux autres *bords,* le *postérieur* est libre, tandis que l'*antérieur,* concourant à délimiter l'échancrure thy-roïdienne, donne attache au ligament *hyo-cricoïdien.*

A l'*angle postérieur* et *supérieur,* est un trou, quel-quefois une simple échancrure, livrant passage au nerf laryngé supérieur.

L'*angle postérieur* et *inférieur* porte une petite facette diarthrodiale, convexe, qui s'articule, par arthrodie, avec une surface correspondante du cricoïde.

CARTILAGE CRICOÏDE.

De forme annulaire, comme l'indique son nom, le *cri-coïde* constitue la pièce la plus résistante et, pour ainsi dire, la base du larynx. Situé inférieurement, il est em-brassé en partie par les ailes thyroïdiennes, supporte les aryténoïdes et engaîne une partie du premier cerceau trachéal. <small>Forme, situa-tion.</small>

A cet anneau complet, on distingue deux *surfaces,* l'une *externe,* l'autre *interne,* et deux *bords,* un *supé-rieur,* un *inférieur.* <small>Régions.</small>

La *surface externe* est divisible elle-même en quatre *régions* ou *parties :* une *antérieure,* une *postérieure* et deux *latérales.* <small>Face externe.</small>

La *portion antérieure* représente une lame demi-cir-culaire, d'autant plus étroite et mince qu'on l'examine plus antérieurement.

La *portion postérieure,* épaisse, élargie en tous sens, a reçu le nom de *chaton* par son analogie avec celui d'une bague; elle présente, dans son milieu, une crête longitu- <small>Chaton.</small>

dinale, séparant deux dépressions latérales, destinées aux muscles crico-aryténoïdiens postérieurs.

Sur les *parties latérales* et vers le milieu de la hauteur du cricoïde, est une dépression qui s'allonge d'arrière en avant, reçoit le bord inférieur de l'aile thyroïdienne et donne implantation au muscle crico-thyroïdien. Cette gouttière est délimitée inférieurement par une crête cartilagineuse, dont la partie la plus saillante est postérieure et constitue, près du chaton, une apophyse articulaire par son plan supérieur, concave, avec l'extrémité correspondante de l'aile thyroïdienne. C'est aussi sur cette apophyse que s'attache le muscle crico-pharyngien.

Face interne. La *surface interne* du cricoïde est tapissée par la muqueuse du larynx et donne attache à la membrane fibreuse élastique qui unit ce cartilage à la trachée.

Bord supérieur. Le *bord supérieur*, plus épais que l'inférieur, et plus mince en avant qu'en arrière, présente, dans sa section *antérieure*, une échancrure demi-circulaire, où s'attache le ligament thyro-cricoïdien. Ses parties *latérales*, à peu près rectilignes, donnent implantation au muscle crico-aryténoïdien latéral et sont débordées, en dedans, par la portion correspondante du bord inférieur des aryténoïdes. La partie *postérieure*, plus élevée, s'unit, dans le plan médian, avec le bord inférieur des aryténoïdes, par l'intermédiaire d'une petite membrane élastique, dite ligament *crico-aryténoïdien*. De chaque côté, elle présente une facette convexe, articulée par arthrodie avec une petite cavité de l'aryténoïde correspondant.

Bord inférieur. Le *bord inférieur*, évasé, fournit à sa partie postérieure un prolongement large et mince. Il embrasse le contour supérieur du premier cerceau de la trachée, auquel il est uni par une membrane fibreuse élastique, qui se prolonge circulairement sous la muqueuse de la trachée et concourt à favoriser l'allongement de tout le conduit respiratoire.

CARTILAGES ARYTÉNOÏDES.

Ces cartilages sont ainsi nommés parce qu'ils représentent, à eux deux, une sorte d'entonnoir (*αρυταινα*), à bords renversés latéralement, pincés et déjetés en arrière, à la manière d'un bec d'aiguière.

Situés à la partie supérieure et postérieure du larynx, immédiatement au-dessus du chaton cricoïdien, les aryténoïdes ont une forme irrégulièrement prismatique et quadrilatère ; en conséquence, chacun d'eux présente : une *surface extérieure*, à deux pans, l'un *postérieur*, l'autre *latéral*, une *surface intérieure* et quatre *bords*.

Surface extérieure. — Le *plan postérieur*, excavé, regarde en haut ; il est recouvert par le muscle aryténoïdien, la muqueuse pharyngienne, l'œsophage, etc.

Le *plan latéral* ou *externe* est recouvert par l'aile thyroïdienne et répond au ventricule de la glotte, au muscle thyro-aryténoïdien, ainsi qu'à une masse de tissu cellulo-adipeux, où se trouvent des divisions vasculo-nerveuses.

Ces deux plans sont séparés l'un de l'autre par une crête longitudinale terminée inférieurement par une sorte d'apophyse dirigée en dehors, articulaire, par son plan inférieur concave, avec une facette convexe du cricoïde, et sur laquelle s'implantent les muscles crico-aryténoïdiens latéral et postérieur et thyro-aryténoïdien.

La *surface intérieure,* tapissée par la muqueuse, forme une cavité peu profonde, dont le diamètre est modifié par les mouvements des aryténoïdes, ce qui influe sur la production de la voix.

Les *bords antérieur* et *supérieur* sont continus ; il en résulte un contour demi-circulaire, offrant une *section antérieure* et une *section supérieure*.

Configuration.

Situation.

Régions.

Face externe: ses deux plans.

Face interne.

Bord antéro-supérieur.

(a.) La *section antérieure* est amincie et unie médiatement, au bord correspondant de l'épiglotte, par la muqueuse, qui se porte de l'un à l'autre. Cette partie présente, inférieurement, un prolongement, auquel se fixent les ligaments *aryténo-épiglottique* et *thyro-aryténoïdien,* ainsi que les fibres du muscle tenseur de la corde vocale.

En ce même point, se trouve, de chaque côté, un petit noyau cartilagineux, qui représente le *cartilage cunéiforme* de l'homme.

(b.) La *section supérieure* est libre, convexe et recouverte par la muqueuse ; elle forme une lèvre arrondie, incurvée en arrière et renversée en dehors ; réunie postérieurement, à angle aigu, avec celle de l'aryténoïde opposé, cette lèvre détermine le contour postérieur de l'orifice supérieur du larynx.

Bord postérieur.   Le *bord postérieur* est celui par lequel les deux aryténoïdes se correspondent ; de cette simple juxtaposition résulte une petite crête longitudinale, où s'attachent les faisceaux opposés du muscle aryténoïdien.

Bord inférieur.   Le *bord inférieur* est coudé et présente deux parties inégales, séparées par la facette diarthrodiale de l'apophyse précédemment indiquée : l'une de ces parties, la moins étendue, est *postérieure,* dirigée transversalement et médiatement unie, au bord supérieur du chaton, par une petite lame triangulaire ou ligament *crico-aryténoïdien ;* l'autre, dirigée longitudinalement, déborde en dedans l'anneau cricoïdien, de manière à former sous la muqueuse une grande saillie longitudinale, comprenant entre elle et l'opposée un espace à peu près triangulaire, à base postérieure, facile à observer par l'orifice inférieur du larynx.

CARTILAGE ÉPIGLOTTE.

L'*épiglotte* a reçu ce nom en raison de la position qu'elle prend momentanément sur la glotte, pendant la déglutition, afin de fermer cet orifice et d'empêcher ainsi la chute des aliments dans les voies respiratoires. Situation.

Cette lame cartilagineuse, mobile et flexible, représente donc une sorte de soupape, renversée en avant, située entre la base de la langue et l'orifice supérieur du larynx.

Percée d'un grand nombre de petits trous ou de petites cavités logeant des glandules qui s'ouvrent sur les surfaces muqueuses, l'épiglotte est de forme triangulaire, comparable à celle d'une feuille de laurier; elle présente : deux *faces,* une *base,* une *pointe* et une *circonference.* Configuration. Régions.

La *face antérieure,* concave de haut en bas, et convexe d'un côté à l'autre, est tapissée, dans sa partie libre, par la muqueuse du pharynx, et répond au bord inférieur du voile du palais, ainsi qu'à la base de la langue. Faces.

La *face postérieure,* convexe longitudinalement et concave transversalement, à sa partie inférieure, est libre dans toute son étendue et revêtue par la muqueuse laryngienne. Elle forme, avec le bord supérieur des aryténoïdes, l'ouverture supérieure du larynx, orifice triangulaire, dont elle détermine le contour antérieur ou la base.

La *base* répond, en avant, au corps thyroïdien, auquel l'unit un ligament impair et court, nommé *thyro-épiglottique.* Un peu plus haut, en dessous de la muqueuse, elle est en rapport avec une masse adipeuse et donne attache à son muscle releveur, l'hyo-épiglottique. En arrière, cette base présente, de chaque côté, un prolongement, dit *corniculé,* auquel se fixent le ligament *ary-* Base. Prolongement corniculé.

téno-épiglottique et quelques fibres du muscle thyro-aryténoïdien.

La *pointe,* dirigée en avant et incurvée en bas, répond à la face postérieure du voile du palais.

La *circonférence* est constituée par les bords amincis de la feuille, simplement aplatis, dans la moitié inférieure, et renversés en dehors et en bas, dans la partie supérieure libre.

MUSCLES DU LARYNX.

Les *muscles* moteurs du larynx sont divisés en *extrinsèques* et en *intrinsèques.*

Les EXTRINSÈQUES impriment au larynx des mouvements de totalité d'élévation ou d'abaissement qui sont importants pour la phonation et la déglutition. Tels sont les muscles *sterno-hyoïdiens, sterno-thyroïdiens,* et *sous-scapulo-hyoïdiens,* qui abaissent à la fois l'hyoïde, le larynx et la base de la langue, raccourcissent le conduit aérifère et dilatent la cavité pharyngienne.

Comme antagonistes de ces puissances, on peut considérer tous les muscles de l'hyoïde ou *sus-hyoïdiens,* au nombre de quatre, qui soulèvent cet appareil annexé au larynx, allongent le tube respiratoire et vocal, rétrécissent d'autant le pharynx, et sont aidés par les muscles pharyngiens constricteurs. Viennent enfin les muscles de la langue et principalement les *génio-glosses,* dont l'action s'ajoute à celle des *génio hyoïdiens* pour tirer en avant tout cet appareil, allonger le tuyau vocal et concourir à la déglutition.

Les muscles INTRINSÈQUES font exécuter aux différentes pièces du larynx des mouvements, d'après lesquels cet organe est raccourci, resserré ou dilaté.

Ils sont au nombre de sept, dont deux impairs.

Hyo-thyroïdien.

L'*hyo-thyroïdien,* situé sur le côté du larynx, recouvre en partie l'aile thyroïdienne ; il est aplati, à peu près quadrilatère, et se fixe, en haut, sur le contour inférieur du corps hyoïdien ; en bas, il s'implante sur la surface extérieure de l'aile thyroïdienne.

Les hyo-thyroïdiens soulèvent le larynx et le rapprochent de l'hyoïde, par un mouvement de bascule ayant pour centre l'union postérieure des cornes du thyroïde avec celles de l'hyoïde ; ils diminuent ainsi la longueur du conduit, au moins dans sa partie antérieure.

Crico-thyroïdien.

Le *crico-thyroïdien* est situé latéralement et un peu en arrière, entre le thyroïde et le cricoïde ; il est très-court et s'attache, en bas, sur le côté du cartilage cricoïde et, en haut, sur le bord inférieur de l'aile du thyroïde.

De même que les précédents, les crico-thyroïdiens diminuent la hauteur du larynx en avant, en rapprochant l'une de l'autre les deux pièces auxquelles ils se fixent ; c'est encore par un mouvement de bascule dont le centre est l'articulation crico-thyroïdienne, située en arrière.

Crico-aryténoïdien postérieur.

Le *crico-aryténoïdien postérieur* remplit l'excavation du chaton cricoïdien, où il s'implante ; il est épais, dans son milieu, et se dirige en haut et en dehors ; supérieurement il rassemble ses faisceaux sur l'apophyse de l'aryténoïde correspondant, où il s'insère par des fibres charnues et tendineuses.

Ces muscles tirent en bas et en dedans l'apophyse aryténoïdienne, par un levier du premier genre dont le point d'appui est à l'arthrodie crico-aryténoïdienne ; ils renversent en dehors le bord supérieur des aryténoïdes, écartent ces cartilages l'un de l'autre, et dilatent ainsi l'orifice supérieur du larynx, en même temps qu'ils écartent et tendent les cordes vocales.

Crico-aryténoïdien latéral.

Le *crico-aryténoïdien latéral* est un petit muscle recouvert par l'aile thyroïdienne ; dirigé en haut et en arrière, il s'attache, d'une part, sur le bord supérieur du cartilage cricoïde, et, d'autre part, sur l'apophyse aryténoïdienne. ·

Les crico-aryténoïdiens latéraux tirent les aryténoïdes en avant, tendent à rapprocher et à relâcher les cordes vocales ainsi qu'à raccourcir le larynx, en rapprochant les aryténoïdes du cartilage cricoïde.

Aryténoïdien.

L'*aryténoïdien* est impair et postérieur ; ses fibres, transversalement dirigées, présentent, dans le plan médian, une petite production fibreuse longitudinale et s'implantent de chaque côté sur la face postérieure des aryténoïdes qu'ils recouvrent.

Il rapproche la partie postérieure de ces cartilages, et conséquemment écarte leur partie antérieure ; il produit, en même temps, l'écartement des cordes vocales.

Thyro-aryténoïdien.

Le *thyro-aryténoïdien* est situé profondément sous l'aile du thyroïde, dans une direction oblique en arrière et en dehors. Ses fibres, pâles, sont divisées en deux faisceaux allongés et inégaux, comprenant entre eux le ventricule latéral correspondant ; le faisceau interne, le plus considérable des deux, concourt à former la base de la corde vocale du même côté.

Les deux thyro-aryténoïdiens se fixent en avant dans

l'excavation du corps thyroïdien ; puis ils divergent en arrière, et chacun d'eux va s'implanter sur l'apophyse d'insertion de l'aryténoïde du même côté. Quelques fibres s'attachent sur le prolongement antérieur et inférieur de ce même cartilage.

Ces muscles sont tenseurs des cordes vocales ; ils les rapprochent et servent aussi, tantôt à dilater, tantôt à resserrer les ventricules latéraux, selon que la contraction de leurs deux faisceaux est isolée ou simultanée. Enfin, ils portent en avant et en dedans la partie antérieure des aryténoïdes et resserrent ainsi la cavité du larynx.

Hyo-épiglottique.

L'*hyo-épiglottique* est un faisceau musculeux, impair, allongé d'avant en arrière et situé en avant de l'épiglotte, sous la muqueuse pharyngienne, au milieu d'un tissu adipeux abondant.

Il se fixe, en avant, sur le milieu du corps de l'hyoïde et, en arrière, à la base de l'épiglotte. En conséquence, ce muscle, de même que l'*hyo-thyroïdien,* n'est pas rigoureusement *intrinsèque.*

Il sert à ramener en avant l'épiglotte, lorsque cette feuille, mécaniquement rabattue par la pression des aliments, est venue recouvrir et fermer le larynx, pendant la déglutition.

L'élasticité du cartilage rend peu importante, dans les cas ordinaires, l'action de ce muscle qui, du reste, est aidée, pour ouvrir plus largement le larynx, par les fibres supérieures de la langue, auxquelles l'hyo-épiglottique est uni antérieurement : ce genre de coopération est accompli quand la langue s'allonge et se porte en avant.

Du larynx

CONSIDÉRÉ DANS SON ENSEMBLE.

—

EXTÉRIEUR DU LARYNX.

En résumé de tout ce qui précède, on reconnaît à l'extérieur du larynx, quatre *plans* et deux *orifices*.

Plan antérieur.

Plans. — Le *plan antérieur* répond aux muscles *sous-hyoïdiens* et présente successivement, de haut en bas : 1° la grande lame élastique du ligament *hyo-thyroïdien;* 2° la saillie formée par le *corps* du thyroïde; 3° l'échancrure thyroïdienne garnie du ligament hyo-cricoïdien; 4° la portion antérieure et l'échancrure de *l'anneau* cricoïdien.

Plans latéraux.

Plans latéraux. — Recouverts par les muscles hyo-thyroïdien, thyro-pharyngien, sterno-thyroïdien, crico-thyroïdien et crico-pharyngien, chacun d'eux présente : tout à fait en haut, entre la corne hyoïdienne et le thyroïde, le prolongement triangulaire du ligament *hyo-thyroïdien;* antérieurement et postérieurement, l'union de la corne hyoïdienne avec le thyroïde.

Plus bas est le trou ou l'échancrure, que présente l'aile thyroïdienne, pour le nerf laryngé supérieur. Plus bas encore, on voit la portion inférieure de l'anneau cricoïdien, munie de son arête dont le renflement apophysaire porte l'arthrodie crico-thyroïdienne.

Plan postérieur.

Le *plan postérieur* représente assez bien le profil d'une urne. Recouvert par les muscles aryténoïdien et crico-aryténoïdiens postérieurs, recouverts eux-mêmes par l'œsophage et supérieurement par la muqueuse pharyngienne, il présente : 1° en haut le bec aryténoïdien;

2° au-dessous, la crête indiquant la contiguïté des aryténoïdes et, de chaque côté, l'excavation propre au muscle
aryténoïdien; 3° plus bas, le ligament *crico-aryténoïdien* et, de chaque côté, l'apophyse aryténoïdienne ainsi
que l'arthrodie crico-aryténoïdienne; 4° plus bas encore,
le chaton du cricoïde avec son apophyse médiane et ses
excavations latérales, à insertions musculaires. En dehors du chaton, à la surface des muscles, passe le nerf
récurrent qui s'enfonce aussitôt sous l'aile du thyroïde.

Orifices. — Les *orifices* du larynx sont distingués en
supérieur et en *inférieur* :

L'*orifice supérieur* s'ouvre sur le plancher du pha- Orifice su-
rynx, au-dessous et en regard des ouvertures nasales, en périeur.
arrière de la bouche et du voile du palais, et en avant de
l'orifice œsophagien. Ses bords se relèvent et font saillie
au-dessus du niveau de la paroi pharyngienne, à peu
près comme la margelle d'un puits à la surface du sol.

Délimité en avant par l'épiglotte, en arrière par les
aryténoïdes, et sur les côtés par la muqueuse qui passe
d'un de ces cartilages à l'autre, cet orifice est coupé obliquement en arrière et en bas; de forme à peu près triangulaire, il est beaucoup plus large à son contour antérieur qui s'arrondit à la base de l'épiglotte, tandis que sa
partie postérieure forme un angle très-aigu entre les
deux lèvres aryténoïdiennes.

Tapissé par la muqueuse laryngée, très-sensible en ce
point, il est susceptible de dilatation et de resserrement;
il est considéré à tort, par quelques anatomistes, comme
constituant la *glotte*.

L'*orifice inférieur,* circulaire et de diamètre inva- Orifice infé-
riable, est constitué par le contour inférieur évasé de rieur.
l'anneau cricoïdien; il répond au premier cerceau de la
trachée dont il embrasse une partie de la hauteur et au-

17

quel il est uni par une membrane circulaire, élastique et
sous-muqueuse.

INTÉRIEUR DU LARYNX.

La surface intérieure du larynx n'est pas en rapport de
configuration et de dimensions avec l'extérieur de ce conduit, parce que le cartilage thyroïde ne concourt à la formation de cette cavité que par son corps et nullement par
ses lames latérales.

Sections de l'intérieur. A diverses hauteurs, la cavité laryngienne présente une
coupe différente : ainsi, dans toute la *portion supérieure,*
qui se trouve comprise entre l'épiglotte et les aryténoïdes,
elle est déprimée latéralement, allongée d'avant en arrière, plus élargie en avant que postérieurement, et de
dimensions variables par suite de la mobilité des pièces
qui la circonscrivent ; tandis que la *portion inférieure*
est à peu près circulaire et à dimensions fixes, comme
l'anneau cricoïdien qui en forme la base. Quant à la *portion mitoyenne,* elle est de forme triangulaire, plus large
en arrière qu'en avant.

Par suite de ces dispositions, la face intérieure du larynx présente des anfractuosités sur lesquelles la colonne
d'air expiré se brise et produit la phonation.

Mais la partie essentielle de la cavité laryngienne, c'est
cette *portion mitoyenne* à laquelle la plupart des anatomistes réservent le nom de *glotte* ou d'*appareil vocal.*
D'après cette désignation, les mêmes auteurs donnent
aux deux autres parties extrêmes le nom de *portion sus-
glottique* et de *portion sous-glottique.*

DE LA GLOTTE.

Glotte. Circonscrite par des parois souples et mobiles, la portion mitoyenne du larynx constitue un espace à dimen-

sions modifiables, allongé d'avant en arrière et de forme triangulaire, comme l'orifice supérieur; mais la disposition des deux triangles superposés est inverse : la base de l'inférieur est tournée en arrière, et celle du supérieur en avant.

Cette portion fondamentale du conduit laryngien est délimitée en haut par le bord supérieur des cordes vocales, et en bas par la saillie due au bord inférieur des aryténoïdes. Elle offre, du reste, à considérer quatre *parois,* dont une *antérieure,* une *postérieure* et deux *latérales.*

La *paroi antérieure,* étroite, est formée par la membrane élastique du ligament *thyro-cricoïdien* et, tout à fait en haut, par la portion médiane du thyroïde et la base de l'épiglotte, où se trouve une excavation peu profonde nommée *sinus sous-épiglottique;* son fond, terminé en pointe, est divisé en travers, par une petite lame susceptible de vibrations. Il en est à peu près de même chez le *mulet;* mais chez l'*âne,* cette cavité est profonde et large ; le repli transverse de la muqueuse manque. L'influence du sinus sous-épiglottique sur la phonation est incontestable, surtout chez l'âne ; elle est, du reste, indiquée par les effets bien connus de l'excavation hyoïdienne, qui lui correspond, dans le singe hurleur.

Paroi antérieure.

Sinus sous-épiglottique.

La *paroi postérieure,* élargie, concave et coupée obliquement en arrière et en bas, est constituée par les aryténoïdes, à la partie inférieure desquels, au niveau du ligament crico-aryténoïdien, est une dépression évasée, mais peu profonde, constituant le *sinus sous-aryténoïdien.*

Paroi postérieure.

Sinus sous-aryténoïdien.

Les *parois latérales,* verticalement coupées, ont pour base les côtés de l'épiglotte et des aryténoïdes, ainsi que les parties molles intermédiaires. Chacune d'elles présente, en haut, une saillie longitudinale dite *corde vo-*

Parois latérales.

cule, en dehors de laquelle se voit une fente parallèlement dirigée et formant l'orifice d'une cavité muqueuse appelée *sinus de la glotte* ou *ventricule du larynx.*

Cordes vocales.

Direction.

Des cordes vocales. — Nommées encore *lèvres* ou *rubans* de la glotte, elles s'étendent, en divergeant, du sinus sous-épiglottique à la portion antérieure et inférieure des cartilages aryténoïdes ; elles inscrivent ainsi un angle à sommet antérieur et dont l'écartement est modifié selon les mouvements des aryténoïdes.

Mobilité.

Ces deux lèvres peuvent même arriver au contact, mais sans produire l'occlusion complète de la glotte, le sinus sous-aryténoïdien formant, en arrière, une cavité qui ne s'efface jamais entièrement.

Structure.

Les cordes vocales ont pour base le ligament *thyro-aryténoïdien* ou *ruban de Ferrein,* peu développé chez les solipèdes, et la plus considérable des deux branches du muscle tenseur ou *thyro-aryténoïdien.*

Ces deux parties, attachées, en avant, à l'angle rentrant du thyroïde et, en arrière, aux prolongements antérieurs des aryténoïdes, sont recouvertes par la muqueuse et répondent en dehors au ventricule ainsi qu'au ligament aryténo-épiglottique.

Ventricules du larynx.

Des ventricules latéraux. — Chacune de ces cavités constitue un sac membraneux, assez grand pour admettre la moitié du pouce.

Formé par un diverticulum de la membrane muqueuse, le ventricule est recouvert par l'aile du thyroïde et entouré de tissu cellulo-adipeux, etc.

Son fond est plus large que son entrée, sorte de fente elliptique, tournée en haut, ayant la corde vocale pour rive interne, et pour rive externe le ligament aryténo-épiglottique, ainsi que la branche externe du muscle thyro-aryténoïdien, dont les fibres épanouies sur la face cor-

respondante du sac ventriculaire resserrent sa cavité lors
qu'elle est distendue par l'air dans l'acte de la phonation·
Chez l'*âne,* l'orifice des ventricules est étroit.

Muqueuse du larynx.

Continue en haut avec les muqueuses buccale, nasale,
œsophagienne, etc., par l'intermédiaire de celle du pharynx, cette membrane est prolongée inférieurement par
la muqueuse qui tapisse la trachée, les bronches et toutes
leurs divisions.

La muqueuse laryngienne procède, *en avant,* de la
base de la langue, se réfléchit sur l'une et l'autre face de
l'épiglotte, où elle est adhérente, et pénètre dans l'intérieur du larynx;

Latéralement, la muqueuse du pharynx se relève, de
dehors en dedans, contre les bords saillants du larynx et
forme de chaque côté, au-dessous du niveau de ces mêmes
bords, une gouttière pour la déglutition des liquides;

En arrière, la muqueuse du fond du pharynx revêt
une partie de la face postérieure des aryténoïdes, ainsi
que leur bord libre, et se replie dans le larynx.

A l'intérieur du larynx, la muqueuse tapisse, *en
avant,* la base de l'épiglotte, le sinus sous-épiglottique,
le ligament thyro-cricoïdien et le contour antérieur du
cricoïde. C'est elle qui forme, dans le sinus antérieur, le
petit repli transverse, près de l'extrémité contiguë des
deux cordes vocales. Sur les *côtés,* elle revêt le ligament
aryténo-épiglottique et s'invagine pour former le ventricule latéral; puis, elle se réfléchit sur la corde vocale,
et, plus bas, elle recouvre les parties latérales de l'aryténoïde et du cricoïde.

En arrière, la muqueuse laryngée se déploie sur une
surface bien moins anfractueuse constituée par les aryté-

Muqueuse.

Disposition.

noïdes, le chaton cricoïdien, le ligament intermédiaire et le sinus sous-aryténoïdien.

Enfin, au pourtour inférieur du cricoïde, elle recouvre la membrane élastique circulaire *crico-trachéenne*.

Caractères. La muqueuse laryngée est remarquable par sa *ténuité*, son *adhérence* et sa *couleur* rosée. Très-vasculaire, elle se distingue encore par sa *grande sensibilité*, beaucoup plus développée à la partie supérieure que dans la région sous-épiglottique. Enfin, elle est pourvue de *follicules* muqueux très-multipliés, situés au-dessous d'elle ou dans son épaisseur et s'ouvrant à sa surface par une foule de petits pertuis. Vers l'orifice supérieur, ces glandules offrent un développement remarquable, et surtout celles qui, logées dans les petites cavités de l'épiglotte et des aryténoïdes, forment à la surface de ces cartilages une multitude de petits points saillants.

Vaisseaux.

Vaisseaux. *Artères.* — Les principales divisions artérielles appartiennent à l'*artère laryngée,* fournie par la carotide primitive. Elles sont anastomotiques, en haut, avec des rameaux de la *pharyngienne* et avec ceux que les *linguales* donnent à l'isthme du gosier ; en bas, avec les divisions supérieures *trachéales, œsophagiennes,* etc.

Veines. — Satellites des divisions artérielles, elles se rendent à la jugulaire.

Les *lymphatiques* sont nombreux et en rapport avec les ganglions voisins.

Nerfs.

Nerfs. Indépendamment des cordons *laryngés* proprement dits, le larynx reçoit plusieurs rameaux nerveux, tels que ceux qui lui sont fournis par les neuvième, onzième et douzième paires craniennes, par les deux *premières cervicales* et le *grand sympathique;* mais les divisions les plus importantes sont celles des *pneumo-gastriques* distinguées de chaque côté en *nerfs laryngés supérieurs* et *nerfs laryngés inférieurs* ou *récurrents.*

Ces deux cordons, anastomosés chez tous les animaux, diffèrent essentiellement l'un de l'autre par la *nature intime,* le *mode de distribution* et le *rôle physiologique.* Le *supérieur,* principalement constitué par les fibres sensitives qui établissent les relations du pneumo-gastrique avec les corps rectiformes, se distribue plus spécialement à la muqueuse de la partie sus-glottique et lui donne une sensibilité si délicate, qu'elle représente en quelque sorte une sentinelle avancée pour empêcher l'introduction des corps étrangers, autres que l'air, dans les voies respiratoires. Ce cordon nerveux fournit aussi quelques divisions pour le *muscle tenseur des cordes vocales.* Cordon laryngé supérieur.

Le *laryngé inférieur* ou *récurrent* est essentiellement moteur et se divise aux muscles du larynx, *sans distinction de constricteurs et de dilatateurs.* Cordon laryngé inférieur.

Enfin, par les filets du *grand sympathique,* qui arrivent au larynx isolément ou avec les autres nerfs, cet organe est en relations sympathiques avec les principaux viscères, tels que le poumon, l'estomac, l'appareil génital, etc.

DÉVELOPPEMENT.

Pendant la jeunesse, le larynx est peu développé et ses diverses parties sont flexibles et très-mobiles.

A l'époque où les organes génitaux entrent en fonction, il acquiert presque subitement les dimensions qu'il doit présenter chez l'adulte.

Par suite de la castration, le développement du larynx est arrêté et reste incomplet.

Enfin, sous l'influence de l'âge et de l'inflammation chronique, l'ossification envahit les cartilages laryngiens et surtout le cricoïde et le thyroïde.

FONCTIONS.

Les usages du larynx sont relatifs à la respiration, à la phonation et à la déglutition.

Pour la *respiration,* il livre à l'air un passage qui n'est jamais entièrement intercepté, même dans le plus grand resserrement du canal, la base des espaces triangulaires qui s'y trouvent superposés ne s'effaçant jamais.

Pour la *phonation,* les modifications sont principalement apportées par les dimensions variables que peut offrir la glotte, d'après l'écartement des cordes vocales, leur tension, etc., toutes conditions placées elles-mêmes sous la dépendance de la mobilité des cartilages aryténoïdes. Les *sinus* et les *ventricules* servent à renforcer le son, et, comme les autres anfractuosités intérieures, elles concourent à la phonation.

En outre, la faculté de s'allonger et de se raccourcir, que possèdent la langue et le pharynx, contribue beaucoup à la variété de la phonation, puisqu'il est reconnu que les sons ne sont pas modifiés seulement par le diamètre, mais aussi par la longueur des tuyaux qu'ils parcourent.

Il faut encore remarquer, à ce sujet, l'influence de la soupape représentée par le voile du palais; elle est telle que, chez les *monodactyles,* la phonation ne peut être que nasale, en raison de l'étendue de cette cloison : aussi, ces animaux sont-ils ceux auxquels la possibilité d'articuler

des sons semble avoir été refusée de la manière la plus
absolue.

Quant à la *déglutition,* le larynx devait agir, comme
paroi du pharynx, de manière à empêcher les matières
alimentaires de pénétrer dans les voies aériennes. Pour
les *solides,* c'est l'épiglotte qui se laisse renverser, par
leur pression, sur l'orifice supérieur, et se relève aussitôt
après leur passage. Pour les *liquides,* incapables de ra-
battre l'épiglotte, la précaution consiste simplement dans
la disposition des bords saillants du larynx et dans la
gouttière creusée de chaque côté, sur un plan inférieur à
l'orifice. Les liquides peuvent ainsi filer jusque dans
l'œsophage, sans entrer dans les canaux respiratoires ;
et lorsque cet accident se produit, la sensibilité de l'orifice est mise en jeu et provoque contre la matière étran-
gère toutes les puissances capables de l'expulser.

DIFFÉRENCES.

Didactyles. — Le larynx est généralement volumineux.

Le cartilage *thyroïde* n'est pas échancré dans son milieu, de sorte qu'il constitue simplement une large plaque
presque quadrilatère, incurvée d'avant en arrière. Il est
pourvu, postérieurement et de chaque côté, d'une grande
corne qui se prolonge en bas pour s'articuler avec le
cricoïde.

Le cartilage *cricoïde* ne porte pas d'échancrure antérieurement ; la crête du chaton est prononcée, mais les
excavations latérales sont peu profondes.

Les *aryténoïdes* sont presque parallèles et peu écartés l'un de l'autre à leur bord libre, qui forme une lèvre
épaisse. Ces cartilages jouissent d'une grande mobilité ; ils
se rapprochent facilement l'un de l'autre, se portent en

avant sous la base de l'épiglotte, de manière à fermer le larynx lors de la rumination.

L'*épiglotte* est large, à sommet obtus ou demi-circu-laire. Les *muscles intrinsèques* ont à peu près la même disposition que chez les solipèdes ; seulement les *thyro-aryténoïdiens* sont indivis, et l'*hyo-épiglottique*, plus considérable, se bifurque antérieurement pour se fixer de chaque côté sur l'articulation des deux petites branches de l'hyoïde.

L'*intérieur* du larynx est plus simple, moins diverti-culé, et conséquemment plus large chez le bœuf que dans le cheval ; il est remarquable par le développement des *sinus*, ainsi que par l'absence de *ventricules* et de *cordes vocales*.

Les *nerfs laryngés* sont considérables, et fournissent de nombreuses divisions au pharynx ; les *supérieurs* et les *inférieurs* s'anastomosent non-seulement bout à bout sous l'aile thyroïdienne, mais aussi en plexus sur les côtés du larynx et du pharynx.

Les dimensions peu variables du larynx expliquent la voix grave et monotone des grands ruminants et du *bélier*.

Tétradactyles réguliers. — Chez le *porc,* la configuration extérieure du larynx est à peu près la même que dans les didactyles. Les *aryténoïdes* sont plus élevés, et leur bec postérieur, recourbé en bas, porte une légère fissure.

L'*intérieur* du larynx est rétréci par le rapprochement des *cordes vocales,* très-obliques en avant et en bas ; ce qui explique la voix aiguë de cet animal.

Le *sinus sous-épiglottique* est large et se prolonge sous la base de l'épiglotte, autre gage de phonation bruyante.

En arrière, entre les aryténoïdes, la *glotte* est arrondie.

Il y a des *ventricules latéraux* larges, peu profonds, et fournissant en arrière un petit *sinus* oblong
qui remonte entre la muqueuse et le thyroïde. Ces ventricules ne sont pas entourés par le *thyro-arytenoïdien*,
qui est indivis et peu développé ; ils sont bordés, en haut
et en dehors, par un gros cordon, sorte de *corde vocale
supérieure,* considérée, par Dugès, comme servant avec
les ventricules à modifier le grognement sourd.

L'*épiglotte,* qui offre un grand développement et beaucoup de mobilité, n'est que peu renversée en avant, ce
qui contribue à augmenter la profondeur du sinus anté
rieur, et permet au cartilage épiglottique de remplir le
rôle de soupape molle au-dessus de l'orifice du larynx,
et de modifier le son, suivant que le pharynx est occlus
à moitié, aux trois quarts, etc. C'est surtout dans ce but
que doit agir le muscle *hyo-épiglottique.*

Tétradactyles irréguliers. — Le larynx du *chien* est
moins gros, plus court et plus flexible que celui du porc.

L'*épiglotte* est large, triangulaire et peu inclinée en
avant. A son extrémité antérieure, le muscle *hyo-épiglottique* est bifurqué.

Les *aryténoïdes* sont petits ; entre eux et l'épiglotte,
de chaque côté, au bord du larynx, se voient les *cartilages cunéiformes* disposés sous la muqueuse, en forme
d'S, de manière à constituer une saillie en dehors, puis
un repli rentrant.

On reconnaît à l'intérieur du larynx quatre *cordes vocales :* les deux *inférieures* libres, tranchantes et prononcées, se rapprochent de la direction horizontale, contrairement à ce qu'on observe chez le porc ; les *supérieures,* qui manquent chez les solipèdes, ont pour base
les ligaments aryténo-épiglottiques et sont plus écartées

que les inférieures ; aussi prennent-elles une moindre part à la phonation.

Il y a des *ventricules latéraux* peu prononcés, bordés en dehors par le cartilage cunéiforme ; mais chacun d'eux est prolongé, en avant et en haut, par une grande *excavation membraneuse,* très-ampliable, ayant son ouverture, demi-circulaire, près du sinus sous-épiglottique, et son fond entre la base de l'épiglotte et la face postérieure du cartilage thyroïde. Par ses usages, sinon pour sa disposition et sa nature, cette cavité rappelle assez bien celle qui caractérise le singe hurleur.

Dans le *chat,* les ailes du *thyroïde* sont étroites, les *aryténoïdes* rhomboïdaux, l'*épiglotte* triangulaire ; en avant du thyroïde, sont deux petites pièces cartilagineuses particulières représentant les cornes antérieures de ce cartilage dans quelques mammifères. Entre le thyroïde et le cricoïde, est un grand intervalle membraneux favorable à la dilatation de la cavité laryngienne.

Les *cordes vocales inférieures* sont très-rapprochées antérieurement ; elles sont fermes et produisent la voix ordinaire dite le *miaulement.* Les *cordes vocales supérieures* sont molles et vibrent même écartées ; antérieurement, elles se réunissent au fond du sinus sous-épiglottique qui forme, en dessus, une sorte de voûte contre laquelle l'air vient se briser. Il n'y a pas de *ventricules latéraux.* Ce sont les cordes vocales supérieures et le sinus sous-épiglottique qui déterminent, selon la force du courant d'air, le grondement de la colère ou le ronflement du plaisir : ces mêmes parties sont mises en jeu dans le rugissement du lion.

Oiseaux. — Les oiseaux ont un *larynx supérieur,* plus simple que celui des mammifères : il ne sert, en se contractant plus ou moins, qu'à modifier la voix qui est produite par un *larynx inférieur,* espèce d'anche plus ou moins compliquée, située en bas de la trachée, à l'origine des bronches; de telle sorte qu'un oiseau peut encore faire entendre des cris après avoir été décapité.

DES THYROÏDES.

Près du larynx, on voit chez les solipèdes deux corps rougeâtres et fermes, ayant à peu près la forme et le volume d'un marron; ces deux organes, l'un droit et l'autre gauche, sont situés sur le côté des deux premiers cerceaux de la trachée, sous le muscle omoplat-hyoïdien, dans l'angle obtus formé en arrière par le muscle sterno-maxillaire et en haut par la veine glosso-faciale ou maxillaire externe.

Ces corps, nommés *thyroïdes,* sont plus développés, plus vasculaires et plus rouges dans les jeunes sujets; ils sont alors réunis en avant par un ruban transversal nommé *isthme* de la thyroïde; ce prolongement intermédiaire disparaît avec l'âge, tandis qu'il persiste chez l'homme et dans plusieurs animaux.

Particulier aux mammifères, le corps thyroïde est impair chez les animaux domestiques autres que les monodactyles; il est formé de deux disques latéraux, minces, mous et rouges, réunis en avant par l'isthme thyroïdien, toujours étroit chez l'adulte, quelquefois double dans le *bœuf,* et pouvant disparaître avec l'âge chez les *carnivores.*

C'est ce corps thyroïde qui, sous l'influence du climat, des eaux, etc., devient le siège de cette tuméfaction connue sous le nom de *goître.*

STRUCTURE. — Assez consistant et d'un brun-jaunâtre sur sa coupe dans les monodactyles, mou et d'un rouge-groseille chez les autres mammifères domestiques, le tissu des thyroïdes présente une foule de petites cellules communicantes, qui renferment, chez le *cheval* comme chez l'homme, un fluide particulier, jaunâtre, dont la quantité varie suivant l'âge ; dans les *didactyles* et les *tétradactyles*, ce liquide est rouge et ne paraît pas être autre que du sang. Une membrane mince, cellulo-fibreuse, enveloppe la thyroïde et envoie dans son épaisseur des prolongements déliés qui forment, en s'entrecroisant, les cloisons des cellules.

Vaisseaux. — *L'artère thyroïdienne,* fournie par la carotide primitive, est d'un calibre assez considérable pour faire présumer qu'elle ne sert pas seulement à la nutrition de l'organe.

Les *veines,* satellites, gagnent la jugulaire.

Les *lymphatiques* se rendent aux ganglions cervicaux voisins.

Nerfs. — Ils se détachent du *plexus guttural* et sont principalement fournis par le *nerf vague* et le *sympathique.*

Fonctions. — Développées de bonne heure, comme le thymus, les thyroïdes sont proportionnellement plus volumineuses pendant la vie intra-utérine et dans la jeunesse qu'aux âges suivants. On admet, en conséquence, que ces corps fonctionnent dans les premières périodes de la vie ; cependant on ne saurait assimiler entièrement les thyroïdes au thymus, puisque leur existence ne se rapporte pas exclusivement à la vie fœtale.

On ne connaît rien de bien positif sur les fonctions des thyroïdes. On a pensé que ces corps, de même que le thymus et les capsules surrénales, étaient des glandes sans canaux excréteurs, produisant, dans leurs cellules, un fluide spécial, résorbé pour des usages non encore appréciés ; on pourrait croire que ce sont, comme la rate, des ganglions sanguins, modifiant, chez le fœtus, la circulation du larynx et de la tête, sous le rapport de la quantité ou de la nature du sang.

D'après M. *Maignien* (Mémoire présenté à l'Académie des sciences en 1844) et M. *Simon* (Mémoire présenté en 1845), le corps thyroïde servirait de *diverticulum,* pour le sang de l'axe cérébro-spinal; en outre, M. Simon considère cet organe comme existant chez tous les vertébrés, et représenté chez les poissons par la *branchiole* ou fausse branchie.

En rapprochant cette dernière manière de voir de l'opinion qui attribue au fœtus des mammifères une respiration branchiale, on pourrait plutôt regarder la thyroïde comme une *branchie fœtale.*

DE LA TRACHÉE [1].

La *trachée* est un long canal flexible, constituant le tronc commun des conduits respiratoires. — Définition.

Elle s'étend depuis le larynx jusqu'au niveau de la base du cœur, où elle se bifurque pour former les *bronches.*

Située dans le plan médian, contre la colonne vertébrale, elle est oblique en bas et en arrière dans sa première partie, la plus considérable, qui est dite *cervicale;* elle devient horizontale, dans sa seconde portion, dite *dorsale* ou *thoracique.* — Situation. Direction.

Sa *flexibilité* et son *extensibilité* lui permettent de suivre les inclinaisons variées du cou, de s'allonger pendant l'extension et de se raccourcir en revenant sur elle-même, lors de la flexion.

La trachée représente un grand tube cylindroïde, déprimé d'avant en arrière et plus large à son centre qu'à ses extrémités. — Configuration.

[1] Τραχυς, εια, ayant des aspérités, des inégalités.

A l'*extérieur*, elle présente des inégalités successives produites par les reliefs à peu près circulaires des cerceaux qui la composent et par les sillons intermédiaires à ces pièces cartilagineuses.

La *face antérieure*, convexe d'un côté à l'autre, présente, de même que les *parties latérales*, ce genre d'inégalités, d'où vient le nom de *trachée*.

La *face postérieure* est au contraire plane, lisse, membraneuse et très-souple.

Les rapports sont à examiner successivement dans la *région cervicale*, à l'*entrée du thorax* et dans la *région thoracique*.

1° *Région cervicale.*— Généralement unie aux parties voisines par du tissu celluleux abondant qui favorise sa mobilité, la trachée est superficielle dans presque tout son trajet cervical, si ce n'est à la partie inférieure, où elle s'enfonce entre les muscles.

Par sa *face antérieure,* elle répond aux muscles mastoïdo-huméral, sterno-hyoïdiens et thyroïdiens; en outre, elle est recouverte, dans son tiers inférieur, par les sterno-maxillaires réunis; et, dans son tiers supérieur, par les sous-scapulo-hyoïdiens. Aussi, lorsque pour la trachéotomie on a le choix du lieu, préfère-t-on la partie moyenne, où les muscles à diviser forment une couche peu épaisse.

La *face postérieure* est en rapport avec le long fléchisseur du cou et, dans ses deux tiers supérieurs, avec l'œsophage : ce qui explique comment des corps étrangers arrêtés dans l'œsophage peuvent comprimer la partie membraneuse de la trachée et produire la suffocation. Sur les côtés, cette même face postérieure répond au récurrent, à la carotide, aux nerfs pneumo-gastrique et grand sympathique.

Les *faces latérales* de la trachée, dérobées dans une grande partie de leur étendue sous le muscle huméro-sterno-mastoïdien, répondent : en haut, à la thyroïde; plus bas, aux muscles sous-scapulo-hyoïdien, sterno-maxillaire, scalène, etc.; plus bas encore et à gauche, à l'œsophage.

2° *A l'entrée du thorax,* la trachée décrit une courbe à concavité supérieure.

Elle répond, en haut, au muscle long fléchisseur du cou; en bas, au tronc des carotides, au golfe des jugulaires, aux nerfs récurrents, etc. Entre ces parties et l'insertion sternale des muscles trachéliens, est un espace triangulaire, rempli de tissu celluleux et de ganglions lymphatiques; cet espace se trouve encadré de chaque côté par le scalène, qui recouvre ainsi la trachée, les vaisseaux e les nerfs qui la suivent, ainsi que l'œsophage, du côté gauche.

3° *Dans son trajet thoracique,* elle est située dans le médiastin antérieur et répond, par sa *face supérieure,* au muscle sous-dorso-atloïdien et à l'œsophage; par sa *face inférieure,* à l'aorte et à la veine cave antérieures ainsi qu'aux nerfs pneumo-gastriques et récurrents, et, chez le fœtus, au thymus. Les *faces latérales,* embrassées par les lames du médiastin, sont en rapport avec les grosses divisions artérielles et veineuses, telles que les dorsales, cervicales, vertébrales, etc.; avec le ganglion trachéal du sympathique et les cordons qui en émanent, et, du côté gauche, avec la crosse du canal thoracique.

Enfin, la trachée laisse à gauche la crosse de l'aorte et se termine à la racine des poumons, au-dessus de la bifurcation de l'artère pulmonaire, en fournissant les deux *bronches.* **Terminaison.**

Surface intérieure. — A l'intérieur, la trachée est d'un blanc-jaunâtre, pourvue de rides longitudinales ineffaçables, et enduite d'un mucus lubrifiant.

STRUCTURE.

L'organisation de la trachée comprend des *cerceaux cartilagineux,* des *ligaments intermédiaires,* une *couche musculeuse,* une *lame fibreuse élastique,* une *membrane muqueuse,* des *vaisseaux* et des *nerfs.*

Cartilages.

Segments cartilagineux. Les pièces cartilagineuses, qui forment la base ou partie résistante de la trachée, maintiennent son canal constamment ouvert, pour le facile passage de l'air, et s'opposent, lors de l'inspiration, à l'affaissement du tube, ce qui arriverait s'il était simplement membraneux; par leur *flexibilité,* ils se prêtent au resserrement du calibre trachéen, qu'ils rétablissent aussitôt, en revenant élastiquement sur eux-mêmes.

Nombre. Disposés en série les uns à la suite des autres, les cerceaux de la trachée sont au nombre de cinquante à cinquante-deux.

Forme. Chacun d'eux est constitué par une lame incurvée d'avant ou arrière, de manière à former les deux tiers ou les trois quarts d'un cercle, et le segment est complété postérieurement par des parties molles; cette disposition, comparable à celle d'un arc tendu par sa corde, est évidemment destinée à permettre le resserrement transversal de la trachée.

Disposition. Toutes ces lames cartilagineuses ont une *face externe* convexe, une *interne* concave, deux *bords,* un *supérieur* et un *inférieur,* par lesquels elles se correspondent et s'unissent, une *partie moyenne,* étroite et épaisse, et deux *extremités,* élargies et minces, qui, en arrière et de chaque côté de la ligne médiane, se recouvrent et s'imbriquent longitudinalement, sans disposition bien régulière.

On remarque aussi une certaine irrégularité dans la forme, les dimensions, etc., des segments trachéens : ils ne sont pas tous exactement parallèles, ni de la même hauteur ; deux cerceaux peuvent être réunis dans une partie de leur longueur ; d'autres fois, un segment est bifurqué, etc. Irrégularités.

Le premier cerceau et le dernier offrent une disposition particulière :

Le *premier* a plus de hauteur que les autres et ses extrémités sont plus rapprochées. En partie reçu dans le cricoïde, il semble établir la transition entre ce cartilage et ceux de la trachée.

Le *dernier,* qui sert de transition entre la trachée et les bronches, est comparable à une cuirasse ; sa partie moyenne ou antérieure se prolonge en bas, se recourbe en arrière, forme une saillie et constitue, à l'intérieur de la trachée, une sorte d'éperon qui sépare l'origine des deux bronches ; ce sont ces deux ouvertures inférieures qui représentent celles par lesquelles les bras sortent de la cuirasse.

Enfin, à la partie inférieure du tube et seulement sur sa face postérieure, on remarque trois ou quatre plaques cartilagineuses, elliptiques, décroissantes et paraissant représenter l'origine des segments bronchiques.

Appareil ligamenteux.

Tous les segments trachéens sont unis, bord à bord, par de petits faisceaux blancs, très-obliquement entrecroisés en X, d'un côté à l'autre. Bien que formés de tissu fibreux très-solide et inextensible, ils permettent l'écartement des pièces cartilagineuses et l'allongement du tube Ligaments.

respiratoire, en se redressant et se décroisant à peu près comme des branches de ciseaux qu'on rapproche. C'est ainsi que, sans préjudice pour la solidité, la mobilité se trouve établie entre les pièces fondamentales de la trachée.

Couche musculeuse.

Couche mus-culeuse. A la face postérieure de la trachée, en dessous de la couche fibro-celluleuse qui réunit les extrémités des cerceaux, existe, dans toute la longueur et sans interruption, une *couche musculeuse* peu épaisse et d'un rouge très-pâle ; ces faisceaux contractiles affectent tous une direction transversale ; attachés à la face interne des extrémités de chaque segment, ils ont évidemment pour effet le rapprochement de ces extrémités et, par conséquent, la diminution du diamètre transversal de la trachée.

Lame fibreuse élastique.

Lame élas-tique. A son intérieur, la trachée est garnie d'une *lame fibreuse élastique,* mince et formée de faisceaux d'un gris-jaunâtre qui s'étendent longitudinalement sous la muqueuse et produisent à sa surface libre une série de lignes saillantes ; sortes de plissements ineffaçables par la distension. Par sa face superficielle, cette couche adhère à la face interne des segments cartilagineux, des ligaments intermédiaires ainsi que de la couche musculeuse. Continue en haut avec le ligament crico-trachéen et prolongée inférieurement dans les bronches, cette membrane concourt par l'élasticité de ses faisceaux à favoriser l'allongement et le raccourcissement successifs des canaux respiratoires.

Membrane muqueuse.

Muqueuse. La surface interne de la trachée est tapissée par une membrane muqueuse, continuité de celle du larynx et se prolongeant dans les canaux bronchiques.

Peu épaisse, très-adhérente et d'une teinte pâle jaunâtre ou rosée, elle semble longitudinalement ridée, en
raison des faisceaux élastiques sous-jacents.

Elle est enduite d'un mucus qui prévient son dessèchement au contact de l'air sans cesse renouvelé, et qui
suinte par les petits orifices dont est criblée la membrane, orifices d'innombrables *glandules* situées au-dessous d'elle et dans son épaisseur.

Moins vasculaire et beaucoup moins sensible que celle
du larynx, la muqueuse trachéale éprouve le contact des
corps étrangers, des substances irritantes, sans que les
animaux manifestent de la souffrance.

Vaisseaux.

Les *artères* de la trachée sont fournies, à diverses
hauteurs, par les carotides primitives et les gros troncs
thoraciques. Leur disposition anatomique prévient les
arrêts de circulation dans la longueur de ce canal.

Les *veines* sont satellites et se réunissent en branches
peu nombreuses qui se versent dans les jugulaires et dans
les veines thoraciques antérieures.

Les *lymphatiques* sont nombreux.

Nerfs.

Les *nerfs* sont principalement fournis par les pneumo-
gastriques, les récurrents et le sympathique.

DIFFÉRENCES.

Chez les *didactyles,* les segments de la trachée sont en
même nombre que chez les solipèdes. Il n'y a pas, inférieurement, de plaques postérieures, et le dernier cerceau
n'est pas en forme de cuirasse. Avant de se diviser, la
trachée fournit, à droite, une petite bronche supplémen-

taire pour le poumon droit. Il en est de même chez le *porc,* dont les segments sont au nombre d'une trentaine.

En outre, la face postérieure de la trachée des *didac-tyles* présente une grande crête longitudinale, formée par les extrémités adossées des segments cartilagineux ; il en résulte, de chaque côté, une gouttière, plus prononcée à gauche, pour loger l'œsophage.

Chez le *chien,* cette même disposition se fait observer à la région inférieure de la trachée, dans la partie correspondante à la déviation de l'œsophage.

Chez les *oiseaux,* les pièces cartilagineuses sont des anneaux complets ; l'allongement et le raccourcissement de la trachée sont bien plus étendus que dans les mammifères : sollicités par des *fibres musculaires longitudinales,* les anneaux trachéens peuvent se recevoir réciproquement ; ce qui permet à l'oiseau de réduire considérablement la longueur de sa trachée.

Cette particularité se lie au rôle de *porte-voix* que remplit la trachée des oiseaux, puisqu'ils sont pourvus d'un *larynx inférieur.*

BRONCHES

ET DIVISIONS BRONCHIQUES.

On donne le nom de *bronches* aux deux branches résultant de la bifurcation de la trachée, au niveau de la base du cœur et de la racine des poumons.

Distinguées en droite et en gauche, elles divergent, et chacune d'elles constitue un gros canal court qui se plonge et se divise dans le poumon correspondant.

La *bronche droite,* en rapport de volume avec le poumon droit, est d'un diamètre plus considérable que la gauche.

La *bronche gauche* répond à l'aorte et, supérieurement, à l'œsophage.

Toutes deux sont en rapport inférieurement avec la bifurcation de l'artère pulmonaire et, supérieurement, avec le plexus nerveux *pulmonaire* ou *bronchique,* des ganglions lymphatiques noirâtres, etc.

Divisions bronchiques. — Parvenues dans la substance pulmonaire, les bronches se bifurquent. Chacune de leurs branches divergentes se bifurque à son tour, et ainsi de suite. A mesure que ce genre de division se reproduit successivement, après un trajet variable et dans toutes les directions, les tubes bronchiques décroissent progressivement, parviennent à l'état capillaire et se terminent dans les lobules du poumon. L'ensemble de ces rameaux et de ces ramuscules, bifurqués d'après le mode *dichotomique,* constitue une arborisation qui a reçu le nom d'*arbre bronchique.* *Mode de division.*

La capacité des deux bronches réunies est plus considérable que celle de la trachée, de même que la capacité des divisions bronchiques l'emporte sur celle des bronches; il en résulte que tout l'appareil aérien représente un cône dont le sommet est au larynx et la base à la périphérie du poumon, et que la vitesse de l'air doit être accélérée lors de son expulsion. Cette rapidité est encore favorisée par la disposition des rameaux, toujours séparés à angle aigu, et par la saillie anguleuse, sorte d'éperon placé intérieurement à l'angle de division pour couper la colonne d'air. *Capacité.*

Les premières divisions bronchiques sont entourées, même dans l'épaisseur du poumon, par des ganglions lymphatiques, de couleur foncée. Tous les tuyaux bronchiques ont pour satellites les divisions de l'artère et de la veine bronchiques, et celles de l'artère pulmonaire; *Rapports.*

ces différents vaisseaux occupent généralement la face supérieure des tubes aérifères ; quant aux veines pulmonaires, elles marchent isolément.

Forme générale. La configuration des bronches et de leurs divisions diffère notablement de celle de la trachée, en ce que chacune d'elles n'offre pas, en arrière, un plan déprimé, mais représente un cylindre complet ou un cône à sommet postérieur.

Structure. — Dans l'organisation des canaux bronchiques, on retrouve les mêmes parties que dans la trachée, **Base cartilagineuse.** sauf quelques modifications : ainsi, la *base cartilagineuse* est constituée par des segments bien moins étendus et plus multipliés que ceux de la trachée ; ils sont étroits, allongés, curvilignes, terminés en pointe et disposés tout autour du cylindre bronchique, de manière à pouvoir s'imbriquer et se recevoir réciproquement dans leurs intervalles.

Tissu fibreux. Ils sont unis entre eux par du *tissu fibreux,* à peu près comme les cerceaux trachéens. Leurs dimensions décroissent en même temps que le diamètre des tubes bronchiques, de telle sorte que, pour les divisions ternaires et quaternaires, ces petites pièces ne forment plus que des lamelles étroites, des stries linéaires, et enfin des nodules ou points cartilagineux, situés aux angles de bifurcation ; alors, les canaux se réduisent à la *partie membraneuse,* qui constitue à elle seule les dernières ramifications de l'arbre bronchique.

Tissu élastique. Les *faisceaux élastiques* longitudinaux s'épanouissent et se disséminent à la face interne des tuyaux bronchiques.

Fibres musculaires. Les *fibres musculaires,* qui, dans la trachée, étaient limitées à la portion membraneuse, s'étendent circulairement autour des tubes bronchiques membraneux, et forment une couche mince, continue, nommée par quelques auteurs *muscle trachéo-bronchique,* et généralement connue sous le titre de *fibres de Reissessen.*

La *membrane muqueuse,* perméable et pourvue de glandules, tapisse toutes les divisions bronchiques ; parvenue aux ramifications terminales, qu'elle forme presque à elle seule, elle est d'une excessive ténuité, et se termine partout en formant un petit cul-de-sac, nommé *vésicule pulmonaire.*

Muqueuse.

Les *artères* et les *veines bronchiques* suivent exactement la distribution des canaux aériens. Il en est de même pour les *lymphatiques,* qui sont abondants, et pourvus de nombreux *ganglions,* petits et grisâtres.

Vaisseaux.

Les *nerfs* proviennent du *plexus pulmonaire* ou *bronchique,* et accompagnent les divisions artérielles.

Nerfs.

DU THORAX.

Le *thorax* est cette grande cavité splanchnique, en forme de cage, où sont contenus les principaux organes de la respiration et de la circulation.

Définition.

Il est situé en dessous de la région rachidienne dorsale qui en constitue la voûte, entre le cou et l'abdomen et entre les deux membres antérieurs qui le supportent, s'appuient sur lui et forment en avant une large ceinture.

Situation.

Il représente, dans son ensemble, un cône creux, déprimé d'un côté à l'autre, à sommet antérieur tronqué, et dont la base postérieure serait coupée suivant une ligne très-oblique en bas et en avant. Le diamètre transverse supérieur est plus considérable que l'inférieur.

Forme.

Les parois de cette cavité, lisse et tapissée par les plèvres, sont remarquables par leur *solidité* et leur *mobilité,* qui s'approprient parfaitement à leur destination protectrice et à leur but fonctionnel. En effet, elles cè-

Solidité, mobilité.

dent sous les chocs et les amortissent par cela même ; en outre, elles sont susceptibles de s'écarter et de se rapprocher, sous l'empire de la volonté ; et ces mouvements alternatifs d'ampliation et de resserrement, assez analogues du reste à ceux d'un soufflet, constituent les phénomènes mécaniques de la respiration.

Capacité. La capacité du thorax, toujours en harmonie avec le volume des poumons, fait préjuger de l'ampleur de la respiration et conséquemment de l'énergie musculaire des animaux. En général, les dimensions de cette cavité sont déterminées en *longueur,* par le nombre, la largeur ou l'écartement des côtes. En *largeur* et en *hauteur,* par l'incurvation plus ou moins prononcée de ces arcs osseux.

Division. La surface intérieure du thorax présente six *plans,* dont quatre, concaves, correspondent à ceux de la surface extérieure et sont distingués en *supérieur, inférieur* et *latéraux ;* les deux autres sont l'*antérieur* et le *postérieur.*

Plan supérieur. 1° Le PLAN SUPÉRIEUR, plus large en arrière qu'en avant et formé par les vertèbres dorsales et par l'extrémité supérieure des côtes, présente deux gouttières longitudinales, séparées l'une de l'autre par la saillie médiane des vertèbres dorsales représentant, à cette voûte, une sorte de pendentif.

Ces grandes gouttières *vertébro-dorsales* reçoivent le bord supérieur du poumon correspondant. Les principales parties en rapport avec ce plan supérieur sont : en avant, la trachée qui en est séparée par l'œsophage et par la portion sous-dorsale du muscle long fléchisseur du cou ; en arrière, l'aorte postérieure, le canal thoracique, la veine azygos, les vaisseaux intercostaux, le grand sympathique, etc.

Plan inférieur. 2° Le PLAN INFÉRIEUR, qui augmente progressivement de largeur d'avant en arrière, est formé par la face supérieure du sternum et la face intérieure des cartilages propres aux côtes sternales. Recouvert par les muscles sussternaux, il donne attache au péricarde, et répond latéralement aux artères et aux veines thoraciques internes.

3° et 4° Les PLANS LATÉRAUX, concaves suivant leurs deux diamètres, et moulés sur la face correspondante du poumon, sont constitués par les arcs costaux et les muscles intercostaux, tapissés en dessous de la plèvre par une couche jaunâtre élastique concourant à l'expiration. Les espaces intercostaux augmentent progressivement de largeur d'avant en arrière, ce qui indique une mobilité plus grande pour les côtes postérieures. *Plans latéraux.*

· 5° PLAN ANTÉRIEUR ou *entrée du thorax*. — Verticalement ovalaire et circonscrite en haut par le corps de la première vertèbre dorsale, en bas et latéralement par la première côte, cette ouverture livre passage à une foule de parties dont les principales sont : le muscle long fléchisseur du cou, la trachée, l'œsophage, les troncs brachiaux artériels et veineux, le tronc des carotides, le golfe des jugulaires, les artères et les veines vertébrales, cervicales inférieures, thoraciques externes, les nerfs sympathiques, pneumo-gastriques, récurrents, diaphragmatiques, etc. *Plan antérieur.*

6° PLAN POSTÉRIEUR ou *diaphragmatique*.—Bien plus étendu que l'antérieur, il est circonscrit par le corps de la dernière vertèbre dorsale, par le prolongement abdominal du sternum et par les cartilages des côtes asternales. Il représente une grande surface ovalaire, oblique en bas et en avant, et constituée par le diaphragme, cloison musculeuse tendue entre le thorax et l'abdomen. Tantôt convexe, tantôt plane, suivant son état de relâchement ou de contraction, cette paroi, qui répond à la base du poumon, est plus mobile que les autres et prend une *Plan postérieur.*

part importante dans tous les phénomènes physiques de la respiration [1].

DES PLEVRES [2].

Définition. Les *plèvres* sont deux membranes séreuses qui tapissent les parois intérieures du thorax, se déploient à la surface des poumons et divisent la cavité thoracique en deux compartiments latéraux destinés à chacun des lobes pulmonaires ; de sorte que, des deux sacs pleuraux, l'un, plus grand, est pour le poumon droit, et l'autre pour le poumon gauche.

Disposition générale. **Disposition générale.** — Chaque plèvre représente un sac clos de toutes parts, dont la surface interne est en rapport avec elle-même, et dont la surface externe est unie aux parois et aux viscères thoraciques.

Chaque plèvre, dans une partie de son étendue, dite *pariétale,* tapisse les parois thoraciques, telles que les côtes et le diaphragme ; une autre partie, dite *viscérale,* revêt toute la surface du poumon correspondant ; dans une autre partie, *médiane* ou *médiastine,* la plèvre s'adosse à celle du côté opposé et forme une grande cloison verticale antéro-postérieure nommée *médiastin.*

Pour concevoir la disposition de la plèvre, il faut procéder d'un point quelconque, suivre sans interruption le trajet de la membrane, jusqu'à ce qu'on soit revenu au point de départ.

En partant de la face supérieure du sternum, la plèvre

[1] L'obliquité du diaphragme concourt à l'étendue de la cavité thoracique ; elle est plus grande chez les chevaux de course que dans les chevaux de trait ; elle est aussi plus marquée chez le cheval que chez le bœuf. On peut donc établir cette règle générale, que le degré d'obliquité du diaphragme est en rapport avec la vélocité des allures.

[2] Πλευρα, côté

monte : 1° *latéralement* et de dedans en dehors, pour tapisser successivement les muscles sus-sternaux, les vaisseaux thoraciques internes, la face interne des côtes, celle des muscles, vaisseaux et nerfs intercostaux, et, tout à fait en haut, les ganglions sous-costaux du cordon sympathique ; 2° *antérieurement,* où elle forme, au niveau de la première côte, une sorte de cul-de-sac destiné à recevoir l'appendice antérieur du poumon ; 3° *en arrière,* pour se déployer sur le diaphragme dont elle revêt toute la face antérieure.

Après avoir ainsi tapissé toute la cavité thoracique, les deux plèvres se réfléchissent de dehors en dedans et descendent l'une contre l'autre, pour former la cloison médiastine. Vers le milieu de la poitrine, elles sont arrêtées, en quelque sorte, par la racine des poumons qu'elles rencontrent ; en cet endroit chacune des plèvres se replie en dehors, monte à la face interne du poumon correspondant, puis revêt successivement le bord supérieur de cet organe, sa face extérieure ou costale, son bord inférieur, sa face postérieure ou diaphragmatique, et, revenue à la racine du poumon, elle s'adosse à l'autre plèvre, forme une nouvelle partie du médiastin et descend ainsi sur le sternum, d'où elle est supposée procéder.

Médiastin. — D'après ce qui précède, le *médiastin* est constitué par l'adossement médian des plèvres en avant, en arrière, au-dessus et au-dessous de la racine des poumons.

On le divise en deux portions, l'une *antérieure,* l'autre *postérieure.*

Chez les animaux, on appelle *médiastin antérieur* l'adossement des plèvres étendu longitudinalement depuis la première côte jusqu'à la racine des poumons ; entre ces deux lames séreuses sont compris : la trachée, l'œso-

Médiastin antérieur.

phage, le péricarde et le cœur, l'aorte antérieure, la veine cave antérieure et leurs divisions, les nerfs pneumogastriques, récurrents, diaphragmatiques, sympathiques, etc.; entre les deux lames médiastines et à la face supérieure du sternum, est un espace occupé, chez le fœtus, par le thymus.

Médiastin postérieur. Le *médiastin postérieur* comprend toute la portion située en arrière du cœur et verticalement fixée en arrière sur la face antérieure du diaphragme. Bien plus étendu que l'antérieur, on lui reconnaît deux parties inégales : l'une, *supérieure,* comprise entre les deux lobes pulmonaires, s'étendant du rachis à la racine des poumons et à la veine cave postérieure, et embrassant l'œsophage, les nerfs pneumo-gastriques, etc.; l'autre, *inférieure,* bien moins étendue, est comprise entre la veine cave et la face supérieure du sternum; elle présente souvent deux lames distinctes, un peu écartées.

La disposition du médiastin implique la non-communication entre le sac pleural droit et le gauche, ainsi que l'indépendance des deux plèvres et de leurs maladies; c'est en effet ce qui existe chez tous les animaux domestiques, excepté chez les *monodactyles,* en raison de la ténuité et des aréoles que présente la portion postérieure et inférieure du médiastin qui, percée à jour comme une dentelle, laisse passer les épanchements morbides d'une plèvre dans l'autre, à moins que ces ouvertures ne viennent à être fermées par des fausses membranes, produits organisés de l'inflammation.

Division.—Chacune des plèvres offre à considérer deux *surfaces :* l'une *externe,* l'autre *interne.*

Surface externe. La **SURFACE EXTERNE** ou *adhérente* n'est pas également unie aux diverses parties qu'elle revêt. Bien qu'elle soit sans interruption, on divise son étendue en région cos-

tale, diaphragmatique, pulmonaire et *médiastine.*

1° La *plèvre costale,* qui tapisse la face interne des côtes, est unie aux muscles sus-sternaux et intercostaux par l'intermédiaire d'une lame mince jaunâtre de tissu fibreux élastique, très-manifeste chez les grands quadrupèdes; c'est une des puissances mécaniques de l'expiration.

La *plèvre diaphragmatique,* plus adhérente que la plèvre costale, se trouve, comme cette dernière, déployée sur du tissu fibreux : disposition commune à la portion pariétale de toutes les séreuses ; en effet, entre la plèvre et la partie charnue du diaphragme est une lame de tissu fibreux jaune particulière aux quadrupèdes, et très-apparente chez les grands herbivores ; c'est un ressort élastique destiné à lutter contre la pression continuelle des viscères digestifs.

La *plèvre pulmonaire* ou le tégument du poumon, plus mince et plus adhérente que la plèvre pariétale, est encore assez facile à démontrer. Elle ne se développe pas sur du tissu fibreux ; c'est par un tissu celluleux fin, serré et ne contenant jamais de graisse, qu'elle est unie à la surface des poumons.

La *plèvre médiastine* est généralement peu adhérente aux parties qu'elle revêt, en raison de la laxité du tissu celluleux intermédiaire.

La SURFACE INTERNE ou *libre* de la plèvre, de même que celle de toutes les séreuses, est close de toutes parts, lisse, en rapport avec elle-même dans toute son étendue, et lubrifiée par de la sérosité sans cesse sécrétée et résorbée. Ce fluide, toujours en faible quantité dans l'état normal, favorise le glissement du poumon sur les parois thoraciques, c'est-à-dire celui de la partie viscérale de la séreuse sur sa portion pariétale ; c'est ainsi que s'exécu-

Surface interne.

tent librement l'ampliation et l'affaissement successifs du viscère essentiel de la respiration.

Enfin, la cavité des plèvres ne renferme pas d'air, fluide dont la présence se serait opposée à la dilatation du poumon et l'aurait empêché de suivre le mouvement des parois ; ce vide est facile à constater, en suivant le thorax sous l'eau ou simplement à l'air libre.

Quant aux adhérences qu'on observe assez fréquemment entre les divers points de la surface interne des sacs pleuraux, elles sont toujours accidentelles.

DES POUMONS [1].

Définition. Caractère des animaux vertébrés vivant dans l'air, les *poumons,* organes essentiels de la respiration, sont des viscères spongieux, remplis d'air et de sang. Siége de la petite circulation, ils renvoient au cœur gauche le sang qu'ils ont reçu *noir* du cœur droit, et qui, en traversant leur tissu, est devenu *rouge,* au contact de l'air contenu dans les canaux aériens, tranformation constituant l'*hématose.*

Importance. Organe de l'absorption aérienne, le poumon joue dans l'organisme un rôle analogue à celui de l'appareil digestif : tout aussi essentiel à la nutrition générale, il satisfait à un besoin de réparation bien autrement impérieux et plus prochainement nécessaire à l'entretien de la vie, puisque l'accomplissement des modifications qu'il imprime au sang doit être dans un indispensable rapport de promptitude avec la marche même du torrent circulatoire.

Rapports avec l'organisme. Le développement et le rôle des poumons, dans les divers animaux, sont essentiellement liés au développe-

---

[1] Πνεὼ, souffler, respirer, vivre.

ment et au rôle du cœur; et l'état de simplicité ou de complication relatives de ces deux viscères, ainsi que leurs modifications fonctionnelles, sont commandés par la nécessité de vivre dans des milieux différents.

Nombre.

Au nombre de deux, l'un *droit*, l'autre *gauche*, ils reçoivent l'air d'un seul canal, ainsi que le sang; ce qui assure la respiration et maintient son unité.

Volume.

Situés dans la cavité thoracique, qu'ils remplissent presque entièrement, ils sont nécessairement en rapport de volume avec les dimensions de cette cavité. Et il y a aussi rapport entre l'ampleur de la respiration et l'énergie musculaire.

Situation.

Connexions.

Protégés par les parois thoraciques, en rapport en avant et à gauche avec le cœur, séparés de l'estomac, du foie et autres viscères abdominaux, par le diaphragme, ils sont séparés l'un de l'autre par le médiastin.

Poids.

Relativement au poids du corps, le poids du poumon, après la naissance, est $\frac{1}{30}$: avant la naissance, il n'était que $\frac{1}{60}$; il a donc doublé, en conséquence de l'augmentation du volume relatif, et surtout de l'abord d'une quantité de sang beaucoup plus considérable. Sur cette observation comparative sont établies les recherches médico-légales dites *docimasie pulmonaire par la balance*.

Poids spécifique.

Chez l'animal qui a respiré, le poumon est toujours plus léger que l'eau, à cause de l'air qui semble faire partie de son tissu et qu'on ne peut chasser complétement, même par le vide : aussi le voit-on surnager; chez le fœtus, au contraire, il plonge : c'est ce genre d'épreuve qui constitue ce qu'on nomme en médecine légale la *docimasie pulmonaire hydrostatique*.

Au reste, les poumons qui, dans l'état de santé, sont de tous les viscères ceux dont le tissu est le plus léger, deviennent compactes et lourds quand ils sont malades, par exemple dans les différents cas d'*hépatisation*.

Résistance. Le tissu pulmonaire, peu dense, cède facilement sous la pression ; mais il offre une certaine cohésion qui le rend assez difficile à déchirer.

Sous une pression forte, il fait entendre un bruit de crépitation : il y a déchirure intérieure de lamelles ou filaments celluleux, et, par suite, *emphysème*. Ce même phénomène de l'épanchement intérieur de l'air peut se produire lors d'une distension immodérée par l'insufflation, à laquelle ce tissu offre encore une grande résistance.

Élasticité. Cette propriété, dans le tissu pulmonaire, est remarquablement développée : elle y tient lieu de la contractilité musculaire dont il est privé en dehors des ramifications bronchiques ; c'est par elle, qu'après la mort, un poumon, distendu par l'insufflation, revient sur lui-même et chasse l'air jusqu'à représenter, à peu près, l'effet de l'expiration pendant la vie.

Couleur. La teinte des poumons dépend surtout de la quantité et de la nature du sang qu'il renferme. Dans l'état normal et chez les sujets adultes, morts par effusion de sang, le poumon offre une couleur rosée ou légèrement rougeâtre, toujours plus claire chez les jeunes animaux. Mais si la mort n'a pas eu lieu par effusion de sang, la teinte est nécessairement rouge. Cette coloration sera d'autant plus prononcée ou brunâtre, que le viscère contiendra plus de sang non hématosé, comme dans les différents cas d'asphyxie. Les maladies du sang, telles que les affections typhoïdes, charbonneuses, etc., produisent un effet analogue.

Enfin, quel que soit le genre de mort, les deux poumons, au bout d'un certain temps, ne présentent pas le même aspect ; celui qui répond au côté sur lequel avait lieu le décubitus, présente une coloration plus foncée; cet effet, simplement cadavérique, est produit par l'action de la pesanteur sur les fluides qui s'accumulent ainsi dans toutes les parties déclives : c'est ce qu'on appelle, en anatomie pathologique, *engouement cadavérique* (*hyperhémie par hypostase* d'Andral).

Disposition générale. — La masse pulmonaire est partagée en deux principaux *lobes,* constituant le *poumon droit* et le *poumon gauche,* logés chacun dans le compartiment formé à l'intérieur du thorax par le sac pleural correspondant. Complétement séparés l'un de l'autre, en avant et en arrière de leur racine, par une grande fissure longitudinale dite *interlobaire,* et par la cloison médiastine, ils sont réunis, vers leur partie antérieure et dans le plan médian, par cette portion commune, nommée la *racine des poumons.* En ce point, qui correspond à la bifurcation des bronches et au passage des gros vaisseaux et des nerfs du poumon, on trouve le plexus nerveux pulmonaire et une masse de ganglions lymphatiques noirâtres ou ardoisés.

La partie des poumons qui est située en arrière de la racine est la plus étendue et la plus épaisse.

La *racine* des poumons constitue le principal moyen de fixité de ces viscères, ainsi unis à la trachée par les bronches et au cœur par les gros vaisseaux pulmonaires. Les autres moyens d'union sont représentés par les plèvres; en outre, du côté du diaphragme, existe un ligament séreux fixant la base de chaque poumon au centre aponévrotique. Assez souvent, une division de l'artère gastrique franchit l'ouverture œsophagienne du diaphragme, se distribue dans ce petit lien pleural, et se termine dans la substance du lobe pulmonaire, après avoir décrit sous la plèvre plusieurs flexuosités. (*Rigot.*)

Lobes.

Fixité.

Configuration. Les poumons, moulés, pour ainsi dire, dans la cavité thoracique, ont la forme d'un conoïde irrégulier, large et convexe en dehors, plane et moins étendu en dedans ; la *base,* postérieure et très-obliquement coupée, est appuyée sur le diaphragme, et le *sommet* est tourné en avant.

Les deux *lobes* présentent à peu près la même configuration ; mais le *droit* est plus volumineux que le *gauche :* cette particularité, qui se trouve en rapport avec la déviation normale de la cloison médiastine vers la gauche, et aussi avec la position du cœur, est encore expliquée par la présence d'une partie supplémentaire annexée

Lobe supplémentaire. au poumon droit et correspondant au *lobe moyen* de l'homme ; ce petit lobe, situé à la partie inférieure, au niveau de la racine des poumons, est de forme irrégulièrement triangulaire ; ses *bords* amincis s'effacent sous les lobes principaux ; sa *base* est tournée en avant ; sa *pointe* se prolonge et s'amincit en arrière ; sa *face supérieure,* adhérente, est fixée, par sa moitié droite, au poumon droit : par sa moitié gauche, elle s'étend sous le poumon gauche ; sa *face inférieure* est libre et tapissée par la plèvre.

Régions. On reconnaît à chaque poumon : deux *faces,* l'une *externe* ou *costale,* l'autre *interne* ou *médiastine ;* deux *bords,* l'un *supérieur,* l'autre *inférieur ;* on lui distingue aussi une *base* ou *plan diaphragmatique* et un *sommet* ou *appendice antérieur.*

Toute la surface des poumons est lisse et tapissée par la plèvre.

Faces. La *face externe* ou *costale* est convexe et moulée sur la face interne des côtes ; très-étendue en tous sens, elle offre en haut sa plus grande longueur.

La *face interne* ou *médiastine,* moins étendue que l'externe, est verticalement coupée et répond, par l'intermédiaire du médiastin, à la face correspondante du poumon opposé. Elle se divise d'avant en arrière en trois portions, dont une *mitoyenne* est formée par le *corps* ou *racine* des poumons ; l'*autre* appartient à l'*appendice* ou *sommet* du poumon, et la *postérieure,* bien plus étendue, répond à l'opposée, par juxtaposition ; elle présente un sillon longitudinal, plus ou moins marqué et destiné à l'œsophage ; elle répond aussi aux vaisseaux œsophagiens et aux cordons postérieurs des nerfs vagues.

Le *bord supérieur* ou *dorsal* est convexe et reçu dans **Bords.** la gouttière vertébro-costale. Il répond, en dedans, à l'aorte postérieure, la veine azygos, le canal thoracique, etc.

Le *bord inférieur,* mince, sinueux et très-étendu, est continué, en avant, par le bord de l'appendice ; en arrière, il remonte et se confond avec le bord de la base ; les diverses échancrures que peut présenter ce bord sont sans importance physiologique.

La *base* de chaque poumon, moulée sur la convexité **Base.** du diaphragme, est légèrement concave, de sorte que les poumons sont plus étendus en longueur, à la périphérie que dans la ligne médiane. Cette surface, demi-ovalaire et très-obliquement coupée en bas et en avant, présente, dans ce même sens, une grande étendue qui mesure tout l'espace compris entre l'extrémité postérieure du bord dorsal et la racine des poumons, c'est-à-dire toute la hauteur du diaphragme. Vers sa partie supérieure, elle est attachée à la portion aponévrotique du diaphragme par un lien séreux.

Les bords amincis de ce plan se continuent et se confondent avec le bord inférieur du poumon.

Le *sommet* ou l'*appendice antérieur* est ce prolonge- **Sommet.** ment que fournit chaque poumon en avant de sa racine ;

déprimé d'un côté à l'autre et terminé par une extrémité
obtuse, il est en rapport, par sa face extérieure, avec les
premiers arcs costaux et répond, en dedans, à la base
du cœur, aux gros vaisseaux annexés, à la trachée, etc.,
par l'intermédiaire du médiastin antérieur. Ses bords,
amincis et peu réguliers, se réunissent à ceux du poumon.

Inférieurement et au niveau de la masse du cœur, existe
une grande échancrure qui, nécessairement plus prononcée à gauche, rend l'appendice de ce côté plus étroit
que l'autre.

STRUCTURE.

Le tissu spongieux du poumon est essentiellement canaliculé et vésiculeux, c'est-à-dire formé d'une foule de
canaux aérifères terminés en petits culs-de-sac ou *vésicules,* et d'une grande quantité de *vaisseaux sanguins.*

*Lobules pul-
monaires.* De même que le poumon se partage en *lobes,* chaque
lobe se subdivise en *lobules* très-nombreux, de forme
variable, adossés par des surfaces planes inégales, et séparés complétement les uns des autres par des cloisons
de tissu celluleux fin, condensé, jamais graisseux, qui les
unit et prend le nom de *tissu celluleux interlobulaire.*

*Leur disposi-
tion.* Cette indépendance mutuelle des lobules pulmonaires
est facile à constater, lorsqu'en insufflant le poumon, on
voit que ses diverses parties se dilatent les unes après les
autres : ce qui démontre en même temps que les lobules
ne sont pas également perméables à l'air ; ceux qui occupent le bord dorsal sont plus perméables que les autres :
ils doivent, par conséquent, fonctionner davantage et
être plus souvent malades. Il semble, d'après cela, qu'il
y ait des lobules en réserve pour les grandes respirations.

Leur forme. Tous les lobules sont couchés le long des canaux
aériens, autour desquels ils sont agglomérés par grappes.

Affectant généralement la forme de pyramides polyédriques, d'autant plus petites et plus irrégulières qu'on les examine plus profondément, ils ont leur *sommet* tronqué tourné vers le centre, au point d'entrée des canaux afférents, et leur *base,* par laquelle s'échappent les vaisseaux efférents, est dirigée vers la périphérie du viscère. Aussi, voit-on à la surface du poumon, en dessous de la plèvre, les lobules superficiels présenter leur base, irrégulièrement losangique, circonscrite par des lignes ou sillons interlobulaires.

Ainsi groupés, les lobules sont englobés en masse par la *plèvre,* vaste cellule commune qui réunit en un tout la multiplicité de ces petits organes respiratoires.

ORGANISATION DU LOBULE PULMONAIRE.

Outre les ramuscules des *artères bronchiques* ou de *nutrition* et les divisions *nerveuses,* chaque lobule reçoit, pour sa *fonction,* un petit *canal aérifère* de l'arbre bronchique et un rameau de l'*artère pulmonaire,* tandis qu'il émet des radicules de *veines pulmonaires* et des vaisseaux *lymphatiques.*

Chaque lobule étant un petit poumon renfermant le secret de la texture et des fonctions du poumon tout entier, la disposition des parties constituantes d'un seul lobule fera connaître l'organisation de tout le viscère.

Canaux aérifères.

Dans chaque lobule, un tube bronchique débouche et se ramifie en divisions nombreuses, successivement décroissantes ; d'abord rectilignes, puis flexueuses, ces ramifications se terminent en formant des petits culs-de-sac extrêmement fins, qui ne présentent pas, pour la plupart, de renflement bien sensible et ne communiquent

Canaux aérifères.

Vésicules pul-
monaires. pas entre eux. Ces petits culs-de-sac constituent les *vésicules pulmonaires,* unies les unes aux autres par un
tissu celluleux très-délié, et entre lesquelles sont des tra-
jets sinueux parcourus par les capillaires sanguins.

Vaisseaux fonctionnels.

Vaisseaux
onctionnels.

Les *vaisseaux fonctionnels* sont distingués en *artère*
et en *veines pulmonaires.*

L'*artère pulmonaire,* très-grosse, naît du ventricule
droit; à la racine des poumons, elle se divise en deux
branches, une pour chaque lobe pulmonaire, et sert à
charrier dans ces organes le sang noir de tout le corps.

Les *veines pulmonaires,* nées de tous les points du
poumon, rapportent le sang rougi par l'hématose dans le
cœur droit, où elles se dégorgent au nombre de quatre à
huit, ordinairement disposées par paires.

Dispositions
générales.

L'ensemble des vaisseaux pulmonaires représente deux
cônes appuyés base à base, et chaque division constitue
un cône allongé dont le sommet est tourné vers le cœur,
pour les artères, et, vers le poumon, pour les veines;
cette double disposition, toute particulière à ces vaisseaux, et indiquée par M. Bourgery, semble avoir pour
objet, dans l'inspiration, de favoriser le cours du sang
noir vers le poumon, et celui du sang rouge vers le cœur
gauche.

Les divisions de l'artère pulmonaire accompagnent
toujours les canaux bronchiques et leurs ramifications.
Il n'en est pas ainsi pour les *veines,* dont la marche est
indépendante et dont le nombre, moins considérable que
celui des artérioles, est compensé par un calibre moins
étroit.

Dispositions
particulières.

Pour chaque lobule, une branche artérielle, satellite
d'un tuyau bronchique, pénètre, par le centre ou sommet

tronqué. Elle fournit bientôt des rameaux divergents et Artère pulmonaire. arborisés qui se disposent en réseaux déliés sur les parois des vésicules.

A l'extrémité des réseaux capillaires artériels nais- Veines pulmonaires. sent des radicules veineuses qui, sortant du lobule par sa périphérie, se rassemblent et constituent les *veines pulmonaires.*

Vaisseaux de nutrition.

Les divisions *artérielles* et *veineuses, dites bronchi-* Artère et veine bronchiques. *ques,* suivent exactement les ramifications des canaux aérifères. Les artères se distribuent aux parois de ces tubes et aux ganglions lymphatiques ; elles forment sous la muqueuse un réseau anastomosé avec les ramuscules de l'artère pulmonaire, communication démontrée par les injections [1].

Vaisseaux et ganglions lymphatiques. — Les vais- Lymphatique[2]. seaux lymphatiques du poumon sont nombreux, les uns *superficiels,* les autres *profonds ;* les premiers forment sous la plèvre des réseaux à mailles polyédriques serrées, et communiquent, par les plans interlobulaires, avec les profonds qui naissent de la muqueuse ; ces derniers vaisseaux, dont la masse est moins irrégulière, se rendent aux petits ganglions situés aux angles de bifurcation des canaux aérifères. Les vaisseaux qui émergent de ces ganglions profonds, s'unissent aux superficiels et sortent, au niveau de la racine des poumons, pour se dégorger dans les gros ganglions situés en ce point, et dont la couleur

---

[1] On a constaté, d'autre part, que les matières injectées passent facilement des artères pulmonaires dans les veines du même nom et dans les tuyaux bronchiques ; mais que des veines pulmonaires elles ne passent pas dans les artères, et que des tuyaux bronchiques elles ne passent ni dans les artères ni dans les veines.

normale ardoisée est plus foncée que celle des ganglions intérieurs.

Nerfs.

Nerfs.

Fournis par le *pneumo-gastrique* et par le *système sympathique,* les *nerfs* se constituent en plexus à la racine des poumons ; ils pénètrent ensuite dans l'épaisseur du viscère, en suivant les ramifications bronchiques ; ils se divisent ainsi et acquièrent une ténuité telle, qu'on ne les distingue plus dans les lobules. Ils sont animateurs de la contractilité, pour les canaux bronchiques, de la nutrition et des fonctions, pour tout l'appareil pulmonaire.

Tissu celluleux.

Tissu cellu-leux.

Le *tissu celluleux* qui entre dans l'organisation des poumons est fin, jamais graisseux, mais susceptible d'infiltration séreuse et d'emphysème. Il constitue, sous la plèvre, une grande capsule commune qui, prolongée entre les lobules, sous le nom de *tissu celluleux interlobulaire,* les unit et forme à chacun d'eux une enveloppe complète, dont la face profonde fournit des lamelles entourant, par faisceaux, les ramifications lobulaires des conduits aérifères et sanguins. Ainsi séparé de ses voisins, chaque lobule peut rester sain et fonctionner au milieu de lobules malades. Enfin, la continuité du tissu celluleux pulmonaire explique comment la déchirure d'un canalicule aérifère quelconque peut déterminer l'emphysème de tout le poumon, comme dans les derniers désordres de la pousse.

Résumé général pour la structure du poumon.

En *résumé,* la masse du poumon est composée :

1° De *canaux bronchiques* ou *aérifères,* qui en forment, pour ainsi dire, la charpente ou le canevas ; d'abord larges et cartilagineux, ces tubes vont toujours en décroissant, se réduisent à l'état membraneux ou muqueux, et se terminent par des *vésicules* très fines.

2° En outre, le poumon est sillonné par des *vaisseaux fonctionnels* (artère et veines pulmonaires).

3° Il possède aussi des *vaisseaux de nutrition,* des *nerfs,* etc.

A leur extrémité centrale, ces diverses parties, très-déliées, sont groupées entre elles de manière à constituer ce qu'on appelle des *lobules pulmonaires.*

En quantité innombrable, ces petites masses, prismatiques et à facettes plus ou moins nombreuses, reçoivent par leur *centre* ou sommet tronqué, un *tuyau aérifère,* une branche de l'*artère pulmonaire,* une division *artérielle bronchique,* un ou plusieurs *filets nerveux,* etc. ; par ce même point passent aussi une *reinule bronchique* et des *radicules lymphatiques;* par la *périphérie* et principalement par la *base* de ces lobules sortent des *radicules veineuses pulmonaires* et des *lymphatiques.*

4° Enfin, du *tissu celluleux,* très-fin et partout continu à lui-même, unit entre elles, dans chaque lobule, les diverses parties constituantes, forme autour de chaque lobule une petite capsule isolante, et se développe à toute la périphérie du poumon, en dessous de la *plèvre* qui englobe et réunit le tout.

Telle est la *texture générale* des poumons.

La *structure intime* est celle du lobule.

Ces dispositions deviennent faciles à saisir quand on examine des poumons à organisation simple, tels que ceux de certains *arachnides* et ceux des *reptiles* et des *batraciens.*

PARTICULARITÉS RELATIVES A L'AGE.

D'un développement tardif, les poumons n'apparaissent que vers le troisième mois ; ensuite, leur volume est inverse de celui du thymus.

Rouges-brunâtres avant la naissance, ils deviennent rosés quand l'animal a respiré, et brunissent avec l'âge.

Les *lobules* sont distincts chez le fœtus et faciles à séparer, comme des grains de raisin.

Les *capillaires aériens* s'élargissent avec l'âge et se déchirent plus facilement; dans la vieillesse, les *vésicules* peuvent offrir un demi-millimètre de diamètre.

DIFFÉRENCES.

Chez les *didactyles* et les *tétradactyles,* les lobes du poumon sont plus nombreux que dans les solipèdes ; mais la configuration de ce viscère et sa division en plus ou moins de lobes constituent des caractères différentiels peu importants.

Ce qu'il est essentiel de comparer, c'est le *volume* des poumons relativement à celui du corps, c'est surtout la finesse des vésicules pulmonaires et, par conséquent, leur *quantité* sous un volume donné. Le rapport entre le développement de la faculté respiratoire et l'énergie musculaire est tel, qu'on peut établir cette loi : *Plus les vésicules, fines et multipliées du poumon, assurent l'ampleur de la respiration, plus les animaux sont énergiques, vifs et rapides.* Aussi voit-on ces vésicules très-fines chez le *cheval,* élargies chez le *bœuf* et le *mouton,* et plus étroites chez la *chèvre* que dans le *chien,* le *porc,* etc.

En outre, comme l'a déjà fait observer *Dieterichs,* en 1821, le poumon du *bœuf* est remarquable, plus que tout autre, par l'abondance de son tissu celluleux interlobulaire et par la fusion de la plèvre avec ce tissu ; il y a aussi communication facile des divisions de l'artère bronchique, distribuées dans le tissu interlobulaire, avec les vaisseaux de la plèvre ; ces conditions anatomiques, plus spéciales au *bœuf*, expliquent la fréquence et l'intensité de la *péripneumonie* dans l'espèce bovine.

Chez les *oiseaux*, les poumons sont remarquables en ce qu'ils sont adhérents aux côtes, et qu'ils possèdent des dépendances en forme de poches membraneuses, sorte de réservoirs où l'air pénètre. Deux de ces poches s'étendent de chaque côté, dans l'abdomen ; d'autres, moins larges et plus nombreuses, se prolongent, en avant, sous l'attache des ailes et jusqu'à la tête ; chez les oiseaux de haut vol, ces réservoirs communiquent facilement avec l'intérieur des os longs, ainsi rempli d'air au lieu de moelle. Cette particularité, dont le but est évidemment d'alléger le poids spécifique du corps, est bien moins manifeste chez les oiseaux en état de domesticité.

FONCTIONS.

Viscères essentiels de la respiration, les poumons sont les organes dans lesquels s'accomplit la conversion du sang veineux en sang artériel, sous l'influence de l'air inspiré et de l'innervation.

Le phénomène s'effectuant dans les capillaires à travers les membranes très-minces des canaux aérifères et sanguins, c'est pour multiplier le contact du sang noir avec l'air que les divisions pulmonaires sont aussi déployées sur les parois des dernières ramifications bronchiques et des vésicules. C'est donc au sein des lobules qu'il y a échange de l'acide carbonique du sang avec l'oxygène de l'air, à travers ces membranes perméables.

La rencontre de l'air et du sang et tous les phénomènes respiratoires qui en résultent sont favorisés par les mouvements alternatifs d'ampliation et d'affaissement qu'exécutent les poumons, subordonnés en cela aux mouvements spéciaux du thorax.

DU THYMUS.

Définition. Le *thymus* est un corps blanchâtre, allongé, d'un aspect glanduleux, particulier au fœtus et aux très-jeunes sujets, et dont les usages sont inconnus.

Aspect. Sa surface onduleuse ou *ridée* lui a valu le nom de *ris*, sous lequel on le désigne communément dans les boucheries.

Situation. Situé dans la poitrine, près du sternum, entre les deux lames du médiastin antérieur, il se prolonge au devant de la trachée, et peut arriver, dans son maximum de développement, jusqu'au niveau des corps thyroïdes.

Configuration. De forme variable, mais généralement allongé, souvent bifurqué en avant et en arrière, et toujours plus volumineux dans sa *portion thoracique* que dans sa *partie cervicale,* cet organe transitoire, essentiel à la vie fœtale, est aussi variable en dimensions suivant les individus que suivant l'âge.

Structure. **Structure.** — Les deux lobes du thymus, inégaux et plus ou moins distincts, se divisent eux-mêmes en *lobules* irréguliers formés de *granulations,* à peu près comme les glandes salivaires. Ces diverses parties sont unies entre elles par du tissu cellulaire qui, plus lâche chez le *veau* que chez le *poulain*, entoure le thymus et le fixe aux parties environnantes.

En incisant cet organe, on voit qu'il renferme un suc blanchâtre, nommé *suc thymique,* dont la quantité varie suivant les sujets.

Ce fluide est contenu dans des petites cavités creusées dans les granulations et s'ouvrant en commun au centre du lobule correspondant. Chaque lobule se réunit à plusieurs autres pour s'ouvrir dans la cavité commune du lobe, nommée le *réservoir* du thymus ; en conséquence, cette cavité doit être nécessairement tortueuse, spiroïde. Elle est tapissée par une membrane très-fine, considérée comme *muqueuse* par plusieurs anatomistes.

Les *artères thymiques* sont fortes et sont fournies, dans le thorax, par les divisions des troncs brachiaux, et en dehors par les cervicales inférieures et les carotides primitives.

Les *veines* sont satellites des divisions artérielles.

Fonctions. —Considéré comme organe glanduleux, sans canal excréteur, de même que les thyroïdes et les capsules surrénales, le thymus remplit des usages qui n'ont pas encore pu être appréciés : on les croit relatifs au liquide sécrété et contenu.

La présence du thymus dans le fœtus, son volume inverse au développement du poumon, sa disparition quand l'animal respire, etc., ont fait supposer qu'il suppléait le poumon pendant la vie intra-utérine.

Le thymus disparaît dans les premiers temps de la jeunesse ; aussi n'est-ce que par de rares exceptions qu'on le rencontre chez les animaux adultes ou vieux.

Cette année même, un cheval sacrifié pour les travaux anatomiques, et âgé de quatorze ou quinze ans, présentait un thymus.

Ce corps, entouré de tissu celluleux, était situé à la partie antérieure du thorax, à la face supérieure du sternum, au-dessous des troncs brachiaux, auxquels il adhérait, et dans l'écartement des deux lames médiastines en avant du cœur.

Il était allongé et du volume du poing.

Son tissu, d'un blanc-grisâtre, était ferme ; les lobules,

encore très-distincts, étaient réunis entre eux par un tissu cellulaire serré.

Dans l'intérieur de cet organe atrophié et persistant, on ne rencontrait plus de cavités lobulaires, ni de réservoir, et le suc thymique avait disparu.

Différences. — Chez le *veau,* le thymus est plus développé et remonte plus haut que chez les monodactyles.

APPAREIL DE LA SÉCRÉTION URINAIRE.

—

CONSIDÉRATIONS GÉNÉRALES.

L'*appareil urinaire* s'adjoint aux systèmes digestif et respiratoire, pour conserver l'intégrité normale du fluide nourricier, en concourant à le débarrasser des matériaux superflus ou nuisibles, venant, soit du dehors, soit de la décomposition de l'organisme, dans le mouvement général de la nutrition.

Il est donc préposé à la dépuration du sang et de l'économie tout entière ; c'est sous ce rapport qu'il doit être rangé parmi les appareils qui servent à entretenir la vie de l'individu.

La dépuration est accomplie dans tous les points où il y a sécrétion, et surtout par les membranes tégumentaires, c'est-à-dire la peau et les muqueuses ; mais celle qui est effectuée par les reins est plus active et plus efficace que toutes les autres.

L'appareil urinaire est une rentrée tégumentaire qui va à la rencontre du sang artériel. Il est caractérisé en ce qu'il occupe un lieu déterminé qui lui est tout à fait spécial, et en ce que son produit est évacué sans remplir d'usage local ; en effet, l'urine ne représente que les matières éliminées du corps, uniquement pour assurer l'intégrité organique ; aussi la composition de ce fluide excrémentitiel, toujours plus ou moins chargé de matières azotées et salines, varie-t-elle dans les divers animaux, suivant la nature de l'alimentation.

L'appareil de la dépuration urinaire comprend deux

20

ordres d'organes : les uns, *sécréteurs,* sont situés dans l'abdomen, près du canal intestinal ; les autres, préposés à l'*excrétion* du fluide sécrété, occupent principalement le bassin, où ils contractent des rapports constants avec l'appareil de la génération : ce qui explique les liaisons physiologiques et morbides de ces deux genres d'organes.

L'importance et l'activité du rôle que remplit la sécrétion urinaire sont facilement appréciées, lorsqu'on voit les artères courtes et grosses qui se rendent aux glandes dépuratrices de l'appareil, et font passer dans le tissu de ces organes une quantité de sang évaluée au huitième de la masse totale. Aussi l'urine, qui est le fluide de sécrétion le plus abondant, possède-t-elle un grand réservoir, afin que les animaux soient affranchis de l'incommodité d'une excrétion continuelle.

C'est principalement sous la forme d'urée, d'acides urique ou benzoïque, que les débris azotés de l'organisme sont expulsés par la sécrétion urinaire ; les matières salines organiques sont éliminées aussi par cette même voie.

Outre ce rôle fondamental, la dépuration urinaire concourt encore à débarrasser le sang des matières étrangères qui peuvent être introduites dans le torrent circulatoire, et surtout des substances *fixes* salines ou colorantes : de là l'effet diurétique des sels neutres, de l'azotate de potasse, la coloration de l'urine quand les animaux mangent de la garance, etc.

On sait aussi avec quelle étonnante rapidité les boissons peuvent être évacuées par les voies urinaires.

Mais la dépuration générale n'est pas exclusivement confiée à cet appareil ; elle est encore effectuée, dans certaines limites, par les autres sécrétions, et principalement par la transpiration de la peau, de la surface pulmonaire, ainsi que par la respiration elle-même ; on observe, à ce sujet, que c'est surtout avec la sueur que la sécrétion de l'urine se trouve en balancement de quantité dans l'état physiologique.

La quantité et la nature des urines peuvent encore varier dans l'état morbide, suivant le siége et la période des maladies ; aussi leur inspection peut-elle fournir d'utiles indices au praticien.

Enfin, l'importance de l'excrétion urinaire est telle, qu'elle ne peut être supprimée plus de deux ou trois jours sans entraîner la mort.

Les *organes* qui constituent l'appareil urinaire sont :

1° Deux glandes, les *reins* et deux organes atrophiés, les *capsules surrénales ;*

2° Deux conduits d'excrétion, les *uretères ;*

3° Un réservoir, la *vessie ;*

4° Un canal excréteur définitif, l'*urèthre,* commun à l'appareil urinaire et à l'appareil génital chez le mâle.

DES REINS [1].

On donne le nom de *reins* aux deux glandes préposées à la sécrétion de l'urine. Définition.

Situés à la face inférieure de la région lombaire, nommée pour cela *région des reins,* de chaque côté de la colonne vertébrale, en dehors du péritoine, qui se replie au-dessous d'eux et tapisse leur face inférieure, ils sont entourés de tissus celluleux, généralement graisseux. Situation.

De couleur rouge-brunâtre, le tissu des reins est ferme mais fragile, s'écrasant et se déchirant avec facilité ; ce qui explique ses lésions par les chocs directs, ou par les commotions dans les chutes sur le dos. Couleur, consistance.

[1] Neppoi.

Ils présentent à leur surface des sillons plus ou moins marqués, vestiges de la division primitive de ces organes en plusieurs lobes distincts.

Distingués en *droit* et en *gauche,* les deux reins diffèrent de *forme,* de *situation* et de *rapports.*

Configuration. Plus volumineux que le gauche, le *rein droit* est triangulaire et représente assez bien un cœur de cartes à jouer.

Le *rein gauche* est allongé et offre la forme d'une fève.

Échancrure rénale. Du côté interne, tous deux portent une échancrure profonde, par laquelle entrent et sortent tous les vaisseaux de la glande, et qui est dite, pour cette raison, l'*ombilic* ou le *hile du rein,* ou simplement l'*échancrure rénale.*

Régions. Au reste, ils sont tous deux déprimés de dessus en dessous, et offrent, par conséquent, deux *faces* convexes, une *supérieure,* une *inférieure;* et, en raison de la forme particulière de chacun d'eux, on reconnaît : 1° au *rein droit,* trois *bords :* un *antérieur,* un *postérieur* et un *interne,* réunis par trois *angles* ou *pointes;* 2° au *rein gauche,* deux *bords :* un *externe,* l'autre *interne,* et deux *extrémités :* une *antérieure* et l'autre *postérieure.*

Position, rapports du rein droit. Le *rein droit,* plus écarté du plan médian que le rein gauche, est situé aussi un peu plus en avant; il semblerait qu'il ait été ainsi entraîné par le poids du foie, auquel il adhère; et ce qui tendrait à le prouver, c'est que chez l'homme, par suite de la station verticale, ce même rein droit est au-dessous du niveau du rein gauche.

Faces. La *face supérieure* du rein droit répond au muscle sous-lombo-trochantinien et, plus en dehors, à la face interne des deux dernières côtes, ainsi qu'à la partie supérieure des parois du flanc.

La *face inférieure* est unie, dans sa moitié antérieure, au pancréas ; en arrière, à la base du cœcum, ainsi qu'à l'anse pylorique.

Le *bord antérieur* est reçu et fixé dans la grande échancrure que lui présente le bord supérieur du lobe droit du foie. Bords.

Le *bord postérieur* n'offre rien de particulier.

Le *bord interne* répond, en avant de l'échancrure rénale, à la capsule surrénale droite qui le sépare de la veine cave postérieure, et, plus en arrière, au réservoir de Pecquet.

Les *angles* ne présentent rien à noter d'important.

Le *rein gauche*, plus rapproché du plan médian, répond : Position, rapports du rein gauche.

·Par la *face supérieure*, aux psoas de la cuisse et du bassin, ainsi qu'à l'aorte et, plus en arrière, à la veine cave ; Faces.

Par sa *face inférieure,* à ce repli du péritoine formant le lien suspenseur de la rate ;

Par l'*extrémité antérieure*, au cul-de-sac gastrique et à l'angle gauche du pancréas. Extrémités.

L'*extrémité postérieure* et le *bord externe* n'ont rien de remarquable. Bords.

Le *bord interne* répond, d'avant en arrière, au tronc artériel mésentérique antérieur, à la capsule surrénale gauche et à l'aorte.

STRUCTURE.

Les diverses parties à étudier, dans l'organisation des reins, sont : l'*enveloppe*, le *tissu propre*, la *cavité intérieure* ou le *bassinet,* des *vaisseaux* et des *nerfs.*

Enveloppe.

La *capsule* des reins est constituée par une lame fi- Enveloppe fibreuse.

breuse, mince, tapissée, à la face inférieure de l'organe,
par le péritoine, et entourée d'une sorte d'atmosphère cel-
lulo-adipeuse unissant le rein aux parties ambiantes. Par
sa face interne, elle adhère au tissu du rein, au moyen
d'une foule de petits prolongements fibreux, remarquables surtout dans les sillons tracés à la surface de la
glande, et qui se déchirent quand on soulève la membrane.

Tous ces tractus fibreux pénètrent dans l'épaisseur du
rein, forment divers cloisonnements interlobaires et, dans
chaque compartiment ainsi isolé, des prolongements plus
fins qui entourent et unissent les diverses parties constituantes, telles que les grains glanduleux et les canalicules néphrétiques.

Après avoir revêtu toute la périphérie du rein, cette
capsule se replie dans l'échancrure, et fournit, autour des
vaisseaux artériels et veineux, des gaînes manifestes,
adhérentes au tissu rénal, qu'elles pénètrent de prolongements fins, disposés comme ceux de la lame extérieure.
On voit déjà, par la disposition intérieure de cette tunique,
que le tissu du rein est partagé en petites masses contiguës et distinctes.

Tissu propre.

Tissu.

Aspect.

Canalicules.

Le *tissu propre* se distingue de celui des autres glandes
par l'aspect généralement *fibreux* ou *linéaire* qu'il présente sur sa coupe horizontale. Toutes ces fibres ou lignes
affectent une disposition rayonnée et sont formées par
d'innombrables *canalicules urinifères* qui, de la périphérie de la glande, se rendent en convergeant vers le
bassinet.

Un autre caractère essentiel de la substance rénale
consiste en ce que sa masse ne paraît pas *homogène* :
c'est principalement entre la partie périphérique et la

partie centrale qu'on observe certaines différences d'aspect, de coloration, etc., d'après lesquelles on a cru pouvoir établir dans le tissu de la glande deux parties distinctes : l'une *corticale,* l'autre *médullaire.* Ces deux sections, en lesquelles la longueur des tubes urinifères se trouve ainsi partagée, sont, à la vérité, différenciées l'une de l'autre, non-seulement sous le rapport physique, mais aussi relativement à la structure et aux fonctions. Elles ne sont pas simplement juxtaposées, elles sont au contraire parfaitement *continues,* les canaux de l'une étant l'origine ou le principe des tubes de l'autre ; en effet, les canalicules urinifères, qui les constituent essentiellement toutes deux, présentent à leur origine, c'est-à-dire dans la partie périphérique ou *corticale* du rein, une disposition flexueuse ; de plus, ils sont entourés de grains glanduleux sécrétant l'urine, grains qui ont fait donner à cette partie le nom de *granuleuse ;* puis ces mêmes canaux se continuent en affectant une marche à peu près rectiligne, et forment ainsi la partie centrale ou *médullaire,* nommée encore *tubuleuse, rayonnée,* etc.; ils transportent dans le bassinet rénal l'urine sécrétée par les granulations périphériques.

Sur la coupe du rein, la ligne de démarcation de ces deux parties est comme festonnée par des saillies et des rentrées réciproques, établies entre la portion granuleuse et la partie exclusivement tubuleuse des canaux néphrétiques.

La *partie granuleuse* ou *corticale* forme une couche bien moins épaisse que la partie rectiligne ou centrale de ces mêmes tubes. Ordinairement rougeâtre, elle ne doit cette coloration qu'au sang qui l'imprègne ; quand elle a été débarrassée de ce fluide, elle offre une teinte grisâtre, d'où le nom de *cendrée.*

Parti granuleuse.

Canalicules flexueux de Ferrein. Les granulations dont elle est pourvue, sont groupées sur les côtés des canalicules flexueux, dits de *Ferrein,* qui la parcourent en convergeant. Chez le *cheval,* les flexuosités de ces petits canaux sont d'autant plus marquées, qu'on les examine plus près de la surface rénale.

Corpuscules de Malpighi. Tous les grains glanduleux ou *corpuscules* de *Malpighi* sont entourés et réunis par de fines mailles fibro-celluleuses, émanées de la tunique propre. Ils sont constitués par des capillaires artériels, pelotonnés autour d'un petit cul-de-sac central appartenant aux tubes urinifères.

Partie tubuleuse. La *partie tubuleuse* ou *médullaire* n'offre pas la même teinte en tous ses points : à la circonférence, à l'endroit où les tubes flexueux deviennent droits, elle est d'un rouge plus vif que la partie corticale ; au centre, elle devient rosée, puis jaunâtre, vers le bassinet.

Les canalicules rectilignes et convergents qui constituent cette seconde portion des tubes néphrétiques n'ont pas une longueur telle, que chacun d'eux puisse mesurer sans interruption l'espace compris entre la portion périphérique et le bassinet. De dimensions très-variées, mais généralement courts, ils s'ouvrent fréquemment, de distance en distance, les uns dans les autres ; il résulte de ces nombreuses anastomoses, que le tissu canaliculé des reins est converti en aréoles allongées dans lesquelles l'urine est en quelque sorte filtrée.

Tous ces canaux sont réunis en masses conoïdes, distinctes, accolées les unes contre les autres, au nombre de *Pyramides de Malpighi.* huit ou dix, et nommées *pyramides* de *Malpighi.*

Le *sommet* tronqué de ces cônes présente de fins orifices et constitue la *crête* du bassinet ; leur *base* hémisphérique est le point d'abouchement général des tubes droits avec les canalicules flexueux corticaux.

Parmi ces derniers, il en est qui, pour s'aboucher avec

les tubes droits, se prolongent jusque dans les dépressions circulaires délimitant les bases adjacentes des divers cônes tubuleux ; ils produisent ainsi ces anfractuosités sinueuses qu'on observe à la jonction de l'appareil canaliculé cortical avec l'appareil tubuleux intérieur.

Les cloisonnements intérieurs fournis par la tunique propre du rein sont disposés de telle sorte, qu'il y a séparation non-seulement des corps pyramidaux entre eux, mais aussi de chacun des groupes de tubes corticaux correspondant et coiffant, en manière de cupule, chacune des bases. Ce genre de séparation lobulaire est l'indice de la division primitive de l'organe chez le fœtus, en autant de petits reins séparés qu'il y a de pyramides agglomérées sous une enveloppe commune dans l'adulte. Au reste, cette multiplicité des reins est permanente chez certains animaux peu éloignés des monodactyles, comme le *bœuf;* elle est encore bien plus prononcée dans les *cétacés,* etc.

Cavité du rein.

La *cavité du rein,* ou le *bassinet,* est située près de l'échancrure ; elle constitue une petite poche, à peu près de même forme que l'organe et à surface interne plissée. Ses deux extrémités, l'une antérieure, l'autre postérieure, forment deux petits prolongements terminés en cul-de-sac, nommés *bras du bassinet.* Du côté interne, elle offre un orifice à plis rayonnés, origine de l'uretère. En face de cette ouverture est un relief demi-circulaire, appelé *crête du bassinet,* et constitué par une série de mamelons correspondant au sommet des pyramides de Malpighi ; cette crête présente une foule de petits pertuis, orifices des tubes urinifères.

La surface extérieure du bassinet est entourée de

Bassinet.

grosses branches vasculaires artérielles et veineuses, qui parcourent en rayonnant le tissu de la glande.

Le bassinet est principalement formé par la membrane muqueuse de l'uretère, doublée par un prolongement de la tunique extérieure du rein : très-mince sur la crête, cette muqueuse s'engage dans les orifices des tubes urinifères, tapisse tous ces petits canaux, et parvient, en s'atténuant de plus en plus, jusque dans la partie corticale, où elle se termine en formant de petits cœcums entourés par les vaisseaux constituant les corpuscules de Malpighi.

Le bassinet représente un renflement ovale, faisant office d'entonnoir, pour recueillir l'urine et la transmettre dans l'uretère ; on peut donc le considérer comme l'origine évasée de ce canal.

Vaisseaux.

Artère rénale. Les *artères* sont remarquables par leur origine à angle droit, leur trajet rectiligne, leur brièveté et leur calibre considérable, relativement au volume de l'organe.

La *droite* est plus forte et plus longue que la *gauche*, en conséquence naturelle du volume prédominant et de la position excentrique du rein correspondant.

Près de l'échancrure du rein, l'artère rénale se divise en plusieurs branches dont les rameaux divergents passent à la périphérie du bassinet, s'insinuent entre les différentes masses pyramidales, et parviennent, sans se diviser, jusqu'à leur base.

Au niveau de l'échancrure, quelques branches artérielles s'enfoncent directement à la superficie du rein dans la partie corticale, et, entourées comme les autres d'une gaîne fibreuse fournie par la tunique extérieure, elles parviennent aussi jusqu'à la base des cônes tubuleux.

Disposition intime.

En ce point, toutes les divisions artérielles se subdivisent et s'anastomosent de manière à former un réseau à mailles fines, au niveau de la continuité des tubes flexueux ou corticaux, avec les tubes rectilignes composant les masses coniques de l'intérieur du rein.

Chacune des masses canaliculées possède un réseau distinct, comme elle-même, et séparé des réseaux contigus par les cloisonnements fibreux : disposition qui confirme encore la séparation primitive du rein en lobules, conservant par la suite leur indépendance pour la distribution du sang, les fonctions et les maladies.

De la convexité de ces divers réseaux, s'élèvent de nombreux ramuscules artériels qui parcourent la partie flexueuse des tubes urinifères, et s'enroulent en granules autour de leurs petits culs-de-sac ; de la concavité, émanent au contraire des divisions peu nombreuses qui se plongent entre les tubes droits de la portion rayonnée. La différence dé vascularité des divers plans du rein explique les colorations différentes observées sur la surface de cette glande.

Veine. — Unique pour chaque rein et d'un calibre proportionné à celui de l'artère, dans sa partie libre, la veine rénale a des parois très-minces. Dans l'intérieur de l'organe, elle offre une disposition générale analogue à celle de l'artère dont elle suit les divisions ; mais ses radicules, nées de la terminaison des artérioles, et disposées comme elles en réseaux, communiquent d'une pyramide à l'autre ; les rameaux veineux, bien plus gros que les artériels, descendent en convergeant entre les cônes tubuleux. Parvenues autour du bassinet, les veines s'ouvrent dans des renflements ou *sinus* veineux, d'où pro-

Veine rénale.

cèdent les quelques branches formant plus loin le canal unique qui s'échappe de l'échancrure et se rend à la veine cave.

Lymphatiques. Les vaisseaux *lymphatiques* n'offrent rien de particulier.

Nerfs.

Nerfs. Les *nerfs,* nombreux et ganglionnaires, proviennent du plexus solaire et accompagnent l'artère et ses divisions.

DÉVELOPPEMENT.

Volumineux chez le fœtus, les reins sont d'abord distinctement lobulés ; puis les lobules, dont le nombre correspond à celui des pyramides dans l'adulte, s'agglomèrent en une seule masse, sous l'enveloppe commune ; il ne reste, à la surface de l'organe, que des sillons, traces de la division primitive, qui s'effacent de plus en plus avec l'âge.

DIFFÉRENCES.

Bœuf : rein multiple. Chez le *bœuf,* les reins sont volumineux et multiples. Allongés d'avant en arrière, et aplatis de dessus en dessous, ils sont composés d'une agglomération de petits reins inégaux, en nombre variable de 15, 20, 25 et plus. Chacune de ces lobulations possède toute la structure qui caractérise la glande rénale. Les bassinets particuliers sont très-petits et s'ouvrent dans un bassinet commun, d'où procède l'uretère.

La veine rénale est large et à parois épaisses, comme la veine cave où elle se dégorge.

Mouton : rein simple. Chez le *mouton,* de même que dans le *chien* et le *chat,* les reins sont simples, globuleux ou ovoïdes.

Porc. Dans le *porc,* les reins sont elliptiques, aplatis de dessus en dessous, larges, épais et lisses à leur surface ; ils sont remarquables par leur volume, équivalent à la moi- Volume. tié de ceux du cheval : ce qui explique, chez le porc, l'émission fréquente et abondante des urines.

Enfin, les reins du *chien* et du *chat* ne présentent pas Chien. de *crête* dans le bassinet ; les orifices des canaux urini- fères sont percés, sans faire de reliefs ou mamelons, sur la surface lisse et concave du bassinet rénal.

FONCTIONS.

Ce sont les granulations de la partie corticale qui sé- parent l'urine du sang ; le liquide sécrété passe des tubes flexueux dans les tubes droits, qui le versent goutte à goutte dans le bassinet. Par cette action continuelle, les reins dépouillent rapidement le fluide nourricier des dé- bris organiques, des parties aqueuses surabondantes, en- fin de tout ce qui peut altérer son intégrité ; c'est ainsi que ces glandes concourent efficacement à la dépuration du sang et, par suite, à la nutrition générale.

CAPSULES SURRÉNALES.

Annexes des reins, dans le fœtus, d'où le titre de *reins* Définition. *succenturiés,* les *capsules surrénales* sont des organes pairs, situés, comme les reins, en dehors du péritoine, Situation. dans le même tissu cellulo-adipeux, où elles sont fixées principalement par des vaisseaux et des nerfs.

Distinguées en *droite* et en *gauche,* elles sont appli- quées, chacune, contre le bord interne du rein corres- pondant, en avant de l'échancrure rénale.

Elles se présentent, chez les solipèdes adultes, sous la Configuration. forme de petits corps d'un rouge-brun, allongés, ellipti- ques, aplatis latéralement, à circonférence légèrement sinueuse. La droite est un peu plus forte, plus longue et plus avancée que la gauche.

Connexions. La capsule *droite* répond en avant au foie, et adhère en dedans à la veine cave postérieure.

La capsule *gauche* est contiguë, par sa face interne, à l'aorte et au tronc de la grande mésentérique.

Supérieurement, toutes deux ont des connexions avec les filets ganglionnaires du plexus solaire.

TEXTURE.

Enveloppe. Enveloppées d'une *membrane fibreuse,* analogue à celle des reins, les capsules surrénales offrent sur leur

Tissu. coupe une *substance jaunâtre,* plus foncée à la périphérie qu'au centre, et parsemée de taches brunâtres. Ce tissu, à peu près comme celui des reins, est *rayonné,* c'est-à-dire qu'il présente des lignes courtes, parallèles, pressées les unes contre les autres, et s'étendant de la périphérie à la partie centrale.

Substance centrale. Au milieu de ce tissu est une couche brunâtre, partageant toute la capsule en deux portions appliquées l'une contre l'autre ; il est assez facile de les séparer, et leur surface accolée a été considérée comme indiquant la réunion de deux lobes primitivement distincts, ou comme les parois d'une *cavité* existant autrefois, et constituant alors l'organe en véritable *capsule.*

Vaisseaux.

Artères. Les *artères* des capsules surrénales sont nombreuses, relativement au petit volume de ces organes ; elles naissent de plusieurs points, tels que l'aorte, la cœliaque, et surtout les artères rénales.

Veines. Les *veines,* beaucoup plus volumineuses que les artères, se dégorgent, à droite, directement dans la veine cave, et, à gauche, dans la veine rénale.

Nerfs.

Les *nerfs* sont abondants ; de nature ganglionnaire, ils viennent du plexus solaire.

DÉVELOPPEMENT.

Bien plus développées pendant la vie fœtale que chez l'adulte, les capsules surrénales offrent, à cette époque, un volume inverse de celui des reins : d'abord prédominantes, elles ont ensuite des dimensions égales, puis inférieures de moitié, etc.

La cavité intérieure n'a pas été mieux constatée chez le fœtus que dans l'adulte.

FONCTIONS.

Pour déterminer le rôle physiologique des capsules surrénales, on s'est naturellement appuyé sur les connexions de ces organes avec les reins ; mais on a observé, chez l'adulte, il est vrai, que ces rapports n'étaient pas si étroitement unis qu'ils ne pussent être modifiés : ainsi, chez quelques animaux, comme le *bœuf,* il y a une assez grande distance entre les reins et les capsules surrénales ; ensuite, dans quelques cas anormaux de déplacement des reins, les capsules surrénales n'ont pas toujours accompagné ces organes, etc. Quoi qu'il en soit, la grande quantité de sang qui aborde aux capsules doit avoir un autre but que celui d'une simple nutrition : leur grand volume chez le fœtus, leurs dimensions successivement inverses par rapport aux reins, les connexions vasculaires unissant ces deux genres d'organes, tout semble indiquer que des liens fonctionnels ont existé entre eux pendant la vie intra-utérine ; mais il est difficile de spécifier quels sont ces liens.

On peut simplement supposer que les *reins succenturiés* recevaient la plus grande partie du sang destiné aux reins, pour que l'urine ou le produit de sécrétion de ces glandes fût en rapport de quantité avec la capacité limitée du réservoir allantoïdien, dans lequel l'ouraque verse ce fluide, pendant la vie fœtale.

D'après cette manière de voir, les reins commenceraient à recevoir, vers la fin de la gestation, le sang détourné, jusque-là, en majeure partie dans les capsules surrénales; alors aussi, ces capsules s'atrophieraient, à mesure qu'elles deviendraient plus inutiles.

En conséquence de leurs connexions avec la veine cave postérieure, on a supposé pour ces organes, comme pour le thymus et les thyroïdes, des fonctions analogues à celles du foie et relatives à l'hématose pendant la vie intra-utérine.

Au reste, l'*anatomie pathologique* ne jette aucun jour sur le rôle des capsules surrénales; il en est de même de l'*anatomie comparative*.

Différences. Considérées chez les animaux domestiques, les capsules surrénales présentent quelques caractères différentiels : ainsi, chez le *bœuf*, elles sont à peu près analogues à celles du cheval, relativement à la couleur, aux dimensions et à la structure. Aplaties et à bords sinueux, elles sont incurvées en croissant. Elles sont bien éloignées des reins : à 1 décimètre en avant, pour la *droite*, et à 2 décimètres, pour la *gauche*.

Chez le *porc* elles sont aplaties et de couleur plus brune à l'intérieur qu'à la surface.

Chez le *chien* elles sont jaunâtres, et chacune d'elles ressemble à un haricot, rétréci dans le milieu de sa longueur.

DES URETÈRES.

Conduits excréteurs des reins, les *uretères* sont des- | Définition.
tinés, comme l'indique leur nom, à transmettre l'urine
dans la vessie.

De même que les reins, ils sont pairs, l'un droit, l'autre
gauche.

Étendus depuis l'échancrure rénale jusque dans la ca- | Situation.
vité pelvienne, ils sont situés à la face inférieure de la
région lombaire, au-dessus du péritoine, puis sur les
parties latérales de la vessie.

Inclinés en arrière et en bas, chacun d'eux a la forme | Direction,
forme, volume.
d'un long cordon, blanchâtre, cylindroïde, résistant et
d'un volume un peu plus considérable que celui d'une
plume ordinaire.

Chaque uretère doit être examiné à son *origine*, dans
son *trajet* et à sa *terminaison*.

Né de l'échancrure rénale, où il fait suite au bassinet, | Origine.
l'uretère décrit, en quittant le rein, une courbe à concavité extérieure, et présente en ce point son plus grand
calibre.

On distingue, dans le trajet de ce canal, deux portions | Trajet.
successives : l'une *sous-lombaire,* l'autre *pelvienne.* Dans
la *première partie,* l'uretère, entouré de tissu cellulo-
adipeux, suit à peu près le muscle sous-lombo-ilial ; parvenu à la base du sacrum, il laisse en dehors et en dessus
les grosses artères iliaques externes, et commence la
seconde partie de son trajet, en pénétrant dans la cavité
pelvienne, à l'entrée de laquelle il est soutenu par le repli
orbiculaire du péritoine. En ce point, les deux uretères,
d'abord divergents, convergent légèrement en arrière ;
dirigés en bas et en dedans, ils laissent en dehors les artères ombilicales oblitérées et comprennent entre eux les

21

canaux efférents du'mâle. Puis, tout à fait dans la cavité, ils sont entourés par le tissu cellulaire pelvien, qui les unit, sur les côtés de la face supérieure de la vessie, au bord externe des vésicules séminales et du corps de l'utérus chez la femelle.

Terminaison. Sur les côtés de la portion postérieure de la vessie, chacun des uretères, grêle et peu distant de l'autre, s'insinue entre la tunique charnue et la membrane muqueuse du réservoir urinaire, parcourt ainsi un trajet de 3 ou 4 centimètres, et s'ouvre à l'intérieur par un orifice plus étroit que le canal. Par suite de ce mode d'insertion, l'urine peut toujours arriver dans la vessie, mais elle ne peut jamais refluer dans les uretères, dont la terminaison, pressée entre les tuniques vésicales, a son calibre d'autant mieux oblitéré que les parois de la poche urinaire supportent une plus grande distension de la part du liquide accumulé.

Tunique musculeuse : Ses deux plans. **Structure.** — Les uretères sont constitués : 1° par une tunique *extérieure* épaisse, extensible, contractile, formée de fibres musculaires fines et blanchâtres, les unes superficielles, longitudinales, les autres profondes, annulaires ; 2° à l'intérieur, ces canaux sont tapissés d'une *Muqueuse.* *muqueuse,* continuation de celle du bassinet et de la vessie ; cette membrane, fine et presque transparente, est pourvue de plis longitudinaux effaçables par la distension.

Vaisseaux et nerfs. Des *vaisseaux artériels, veineux* et *lymphatiques,* ainsi que des *nerfs,* complètent l'organisation de ces canaux, et n'offrent rien d'important à noter.

Fonctions. — Les uretères ont pour usages de transporter l'urine du bassinet rénal dans la vessie.

DE LA VESSIE.

La *vessie* est une cavité ou poche membraneuse, servant de réservoir à l'urine. Définition.

C'est le plus capable de tous les réservoirs de sécrétion. Elle est située dans le bassin et maintenue, en avant, par un repli orbiculaire du péritoine, en arrière, par le tissu celluleux pelvien et par un ligament particulier. Ces moyens d'union lui permettent cependant, dans l'état de plénitude, de s'avancer au delà de l'enceinte osseuse du bassin, jusque sur les parois inférieures de l'abdomen. Quand la vessie est vide, elle est retirée dans la cavité pelvienne et rétractée sur elle-même en une masse peu volumineuse, à parois contiguës. Situation. Fixité.

Dans son état de moyenne distension, elle représente un ovoïde, dont la grosse extrémité regarde en avant. Configuration.

SURFACE EXTÉRIEURE. — Elle est divisible en six régions : une *antérieure*, une *postérieure*, une *supérieure*, une *inférieure* et deux *latérales*. Régions.

1° La *région antérieure* ou le *fond* de la vessie repose sur le bord abdominal du pubis, est au-dessous de l'origine du rectum et répond latéralement aux canaux efférents et, plus en dehors, aux uretères. Chez la femelle, cette partie est séparée du rectum par le corps de la matrice. En avant, le fond de la vessie est en rapport avec la courbure pelvienne du colon. Fond.

En se repliant à l'entrée du bassin, le péritoine revêt non-seulement le fond de la vessie, mais aussi l'origine du rectum, les canaux efférents, la matrice. Fixée au contour antérieur de la cavité pelvienne, cette grande production séreuse représente une sorte de diaphragme flottant, qui entoure ces organes et forme entre eux des culs-de-sac plus ou moins profonds, limites de la cavité abdominale dans le bassin, qui contiennent souvent des anses intestinales.

Ligament orbiculaire. Tel est ce repli du péritoine qui constitue, autour du fond de la vessie, une sorte de collerette nommée *ligament orbiculaire de la vessie.*

Du côté de l'abdomen, cette lame séreuse forme trois petites duplicatures triangulaires, contenant chacune, dans leur adossement, un cordon formé par un canal existant chez le fœtus, oblitéré dans l'adulte.

Deux de ces cordons sont *latéraux,* le troisième est *inférieur.*

Artères ombilicales oblitérées. Les deux *latéraux,* dirigés en bas et en dedans, vers le centre du fond vésical, sont constitués par les *artères ombilicales,* qui, dans le fœtus, s'adossent au-dessous de ce point, et descendent, en suivant la ligne médiane jusqu'à l'ombilic, pour aller concourir à la formation du cordon ombilical et reporter dans le placenta le sang épuisé, à rénover.

Ouraque oblitéré. Le cordon *inférieur,* plus mince, descend verticalement sur la ligne médiane, du fond de la vessie au bord abdominal du pubis. C'est le canal oblitéré de l'*ouraque,* qui prolongeait le fond de la vessie, faisait partie du cordon ombilical et conduisait l'urine du fœtus dans la poche ou enveloppe allantoïdienne.

Col. 2° La *région postérieure* de la vessie, logée dans la cavité pelvienne et entourée d'un tissu cellulaire lâche, se termine par un rétrécissement nommé *col* de la vessie, d'où procède le canal de l'urèthre. Ce col repose sur la paroi inférieure du bassin, à 6 ou 7 centimètres en avant de l'arcade ischiale; il répond, supérieurement, au rectum dont il n'est séparé que par la grande prostate et les canaux éjaculateurs; inférieurement, ce col est fixé à la **Lien.** symphyse ischiale, par un lien oblique en arrière et long de 5 à 6 centimètres : ce faisceau, que nous n'avons rencontré que chez les *solipèdes*, est aplati et formé de fibres musculeuses blanchâtres qui paraissent procéder de la couche superficielle et longitudinale du col de la vessie; on voit aussi d'autres filaments analogues, mais bien moins marqués, traverser, en diverses directions, le tissu celluleux pelvien, pour aller se fixer aux parois de la cavité. Le lien du col vésical est extensible et rétractile; il sert à retenir la vessie, à empêcher sa chute dans l'abdomen, et à la ramener dans le fond du bassin.

3° La *région supérieure*, en rapport, chez la femelle, avec le corps de l'utérus, est libre dans sa partie antérieure chez le mâle, et recouverte, en arrière, par une portion de la grande prostate, les vésicules séminales et la terminaison des canaux efférents; plus en dehors, on voit l'insertion des uretères.

4° La *région inférieure* repose sur la symphyse ischio-pubienne et, de chaque côté, sur les muscles obturateurs internes.

5° et 6° Les *régions latérales* répondent aux côtés du bassin, aux uretères, aux vaisseaux et aux nerfs obturateurs.

Surface intérieure. — Tapissée par une muqueuse, elle offre des plissements irréguliers, effaçables par la distension, et elle est recouverte d'une couche de mucosités plus ou moins abondantes. Postérieurement, on remarque deux petits orifices, embouchures des uretères et, tout à fait en arrière, l'ouverture du canal de l'urèthre froncée, fermée et résistante. Ces trois orifices constituent les angles d'une surface triangulaire, désignée, dans les deux sexes, sous le titre de *trigone vésical*.

Trigone vésical.

STRUCTURE.

L'organisation de la vessie comprend : trois couches membraneuses superposées, une extérieure en partie *séreuse,* en partie *celluleuse,* une mitoyenne *musculeuse* et une interne *muqueuse,* des *vaisseaux* et des *nerfs.*

Tunique externe.

La *première couche* est formée, pour la moitié antérieure, par cette lame péritonéale, dépendant du ligament orbiculaire et dont l'adhérence, sur la tunique charnue, est d'autant moins serrée qu'on l'examine plus postérieurement. Pour la moitié postérieure, c'est le tissu cellulaire lâche et blanchâtre qui se trouve dans la cavité pelvienne.

Couche superficielle.

Membrane musculeuse.

La *membrane musculeuse,* mince quand la vessie est distendue, est au contraire épaisse et à gros faisceaux pendant la vacuité de ce réservoir.

Tunique musculeuse.

A ses fibres, irrégulièrement disposées, on peut reconnaître deux plans, l'un *superficiel,* l'autre *profond.* Le *plan superficiel* est formé de fibres longitudinales qui procèdent du col, ou sphincter, sur lequel elles semblent s'attacher; elles s'étendent vers le fond de la vessie, où elles se contournent en anses, pour revenir au point de départ, en suivant la face opposée. Le *plan profond* est composé de fibres circulaires, disposées en tourbillon au fond de la vessie et formant, au col, une couche épaisse, dite *sphincter vésical.*

Un faisceau de ces fibres circulaires se porte transversalement d'un orifice d'uretère à l'autre, et a été considéré, par Ch. Bell, comme servant à élargir ces orifices pour favoriser l'abord de l'urine dans la vessie distendue.

Membrane muqueuse.

'La *membrane muqueuse*, mince, est continue à celle des uretères et de l'urèthre. — Muqueuse.

Sa surface extérieure est unie, d'une manière peu serrée, à la tunique musculeuse par un tissu celluleux que parcourent de nombreuses et fines divisions vasculo-nerveuses. Sa surface libre, plissée, offre quelques papilles sensitives et beaucoup de follicules muqueux très-ténus, plus abondants vers le col vésical.

Vaisseaux.

Les *artères*, fines et nombreuses, sont fournies par diverses branches de l'iliaque interne et principalement par la *bulbeuse* ou honteuse interne. — Artères.

Les *veines*, plus grosses, forment, surtout autour du col et de la région postérieure, un plexus remarquable, d'où partent des branches satellites des artères. — Veines.

Les *lymphatiques* naissent de deux réseaux, l'un sous-péritonéal, l'autre sous-muqueux. Tous se rendent aux ganglions pelviens. — Lymphatique

Nerfs.

Les *nerfs*, fournis à la fois par des plexus du *sympathique* et par des cordons *rachidiens* (paires sacrées), donnent à la vessie le caractère mixte d'être en partie soustraite et en partie soumise à la volonté; cette dernière influence est plus marquée sur le sphincter que partout ailleurs, en raison du plus grand nombre de filets rachidiens, distribués à cette partie de la vessie. — Nerfs.

DIFFÉRENCES.

Dans les *didactyles* et chez le *porc*, la vessie est grande et à parois peu épaisses. Le repli péritonéal s'étend jus- — Différences.

qu'au niveau du col. L'absence de lien postérieur explique la chute facile de la vessie dans l'abdomen.

Chez le *chien* et le *chat*, le réservoir urinaire paraît moins capable qu'il n'est réellement, en raison de l'énergie des colonnes musculeuses constituant les parois vésicales. Dans ces animaux aussi, le péritoine recouvre la vessie plus loin que chez les monodactyles.

DÉVELOPPEMENT.

Développement.

Dans le fœtus la vessie est remarquable par son allongement antéro-postérieur. Le liquide qu'elle contient ne s'échappe pas par l'urèthre, mais par le fond prolongé en entonnoir, pour constituer ce canal temporaire, nommé *ouraque,* qui gagne l'ombilic, fait partie du cordon ombilical et se dilate en une poche dite *allantoïde,* l'une des enveloppes du fœtus.

Vers la fin de la vie intra-utérine, l'ouraque se rétrécit jusqu'à oblitération ; il en résulte un cordon, résorbé par la suite, au point que chez l'adulte il n'est que très-peu apparent.

A cette même période, à mesure que l'allantoïde se remplit et que l'ouraque devient plus étroit, on observe que la tunique musculeuse augmente d'épaisseur, afin, sans doute, de surmonter les obstacles.

L'oblitération incomplète de l'ouraque et sa dilatation, au point de continuité avec le fond de la vessie, produisent quelquefois, dans les jeunes animaux, et surtout chez les veaux, cette apparence de deux vessies inégales placées à la suite l'une de l'autre et délimitées par un étranglement plus ou moins prononcé.

FONCTIONS.

Fonctions.

Par le réservoir de l'urine, les animaux sont affranchis

de l'incommodité qui résulterait de l'écoulement continu de ce fluide excrémentitiel.

Versée goutte à goutte dans la vessie, l'urine s'accumule dans cette poche, où elle éprouve quelques modifications : à la suite d'un séjour un peu prolongé, la quantité des parties aqueuses est diminuée par le fait de la résorption ; des mucosités sont sécrétées et mélangées, enfin des particules salines peuvent se mettre en suspension, ou se précipiter.

Le fluide urinaire, qui distend la vessie, fait éprouver, par sa présence, le besoin de son expulsion ; elle est effectuée par la contraction de la couche musculeuse aidée, au commencement, par la pression des muscles abdominaux, contractés aussi. La résistance du sphincter circulaire est combattue par les fibres longitudinales qui, insérées sur cette partie, la dilatent en se raccourcissant. En même temps, ces mêmes fibres pressent sur le liquide, en rapprochant le fond du réservoir de son col, et les fibres circulaires, successivement contractées d'avant en arrière, rétrécissent le diamètre transversal de la vessie. Par ces actions synergiques, l'urine est forcée de franchir le col vésical et de passer dans la canal de l'urèthre.

DE L'URÈTHRE.

L'urèthre est le conduit excréteur définitif de l'appareil génito-urinaire, chez le mâle ; mais, dans la femelle, ce canal est spécialement réservé à l'excrétion de l'urine.

Définition.

Canal de l'urèthre, chez le mâle.

L'urèthre du mâle représente un long tube étendu depuis le col de la vessie jusqu'à la tête du pénis ; dirigé en bas et en avant, il décrit une grande courbe à concavité antérieure.

Division. Ce canal est divisible en trois sections distinctes par leur situation, leurs rapports, leur structure, etc. Ces trois parties sont la *pelvienne,* la *périnéale* et la *pénienne.*

A. — La PORTION PELVIENNE OU *musculeuse* est celle où viennent s'ouvrir les canaux efférents, les vésicules séminales, la prostate, etc. A peu près horizontale et Situation. située dans le plan médian, sur la symphyse des ischiums, elle s'étend, d'avant en arrière, de la vessie à l'arcade Forme. ischiale. Elle est large, cylindroïde, rectiligne et longue de trois à quatre travers de doigt.

Extrémités.
Constitue Son *extrémité antérieure,* qui fait continuité au col de la vessie, constitue l'origine de l'urèthre ; l'*extrémité postérieure* est prolongée par le bulbe uréthral et répond, en haut, aux glandes de Cowper, et, de chaque côté, au tronc des artères bulbeuses.

Rapports. La *surface extérieure,* entourée d'une couche épaisse de fibres musculeuses rougeâtres, est unie aux parties voisines par le tissu celluleux pelvien ; supérieurement, elle est contiguë au rectum et porte, en avant, les canaux éjaculateurs recouverts eux-mêmes par la partie postérieure de la prostate.

Intérieur. La *surface intérieure* est pourvue de plis longitudinaux effaçables qui se prêtent à la dilatation ; elle présente, en avant et en haut, les deux orifices adossés des canaux éjaculateurs, entourés des ouvertures multiples de la prostate : ce point, distant du col vésical de 3 à Verumontanum. 4 centimètres, constitue le *verumontanum.* Tout à fait en arrière, près de l'arcade ischiale, se voient, de chaque côté, plusieurs petits mamelons, disposés en Orifices des
glandes de Cow-
per. séries longitudinales : ce sont les orifices excréteurs des glandes de Cowper.

B. — La PORTION PÉRINÉALE ou *bulbeuse,* plus courte que la précédente, et sans limites inférieures bien précises, est constituée par cette portion de l'urèthre qui est située au-dessous du contour ischial et de l'anus, au niveau des racines du pénis. Nommée encore *bulbe de l'urèthre,* cette partie est divisée dans l'opération dite *uréthro-cystotomie,* pour l'extraction des calculs vésicaux.

Situation.

Elle a la forme d'un cône tronqué, à base supérieure, et décrit une courbe dont la concavité est antérieure.

Forme.

En rapport, *en avant,* avec l'arcade ischiale et les faisceaux fibreux qui lient la base du pénis à cette surface osseuse, le bulbe uréthral est recouvert, *en arrière,* par quatre couches superposées qui sont, en procédant de dedans en dehors : 1° une couche musculeuse, constituée, en haut, par le *triangulaire* et plus bas par l'*accélérateur;* 2° un double faisceau de fibres musculeuses grisâtres, formé par les cordons suspenseurs et rétracteurs du pénis ; 3° une lame mince, fibreuse, dite *aponévrose périnéale* (ligament de Carcassonne chez l'homme); 4° la peau fine du périnée.

Rapports.

Ces diverses parties sont réunies par du tissu celluleux lâche, et, de chaque côté, sous le muscle accélérateur, descend l'artère bulbeuse : les deux vaisseaux, flexueux et convergents, s'atténuent graduellement et s'anastomosent, à l'état capillaire, dans la portion pénienne de l'urèthre, à trois ou quatre travers de doigt au-dessous de l'anus.

Artères bulbeuses.

La *surface intérieure* du bulbe uréthral n'offre de remarquable que des plissements longitudinaux favorisant l'ampliation de cette partie.

Intérieur.

C. — La PORTION PÉNIENNE, *vasculaire* ou *érectile,* est la plus longue des trois. Elle représente un tube, de calibre à peu près uniforme, mesurant la longueur du pénis, depuis les racines jusqu'à la tête de cet organe.

Forme.

Situation.

Entourée d'une gaîne de tissu érectile, qui remonte jusqu'au bulbe, cette dernière partie de l'urèthre est logée dans la gouttière sous-pénienne ; elle est recouverte, en arrière, par les fibres transversales du muscle accélérateur, convertissant la gouttière en canal et, plus superficiellement, par les cordons suspenseurs du pénis, dont les fibres s'atténuent progressivement et se mêlent à celles du muscle, vers l'extrémité antérieure.

Rapports.

Orifice.

Dans cette même région, l'urèthre est embrassé par le tissu érectile de la tête du pénis, sur laquelle il s'ouvre, en formant un prolongement, d'un centimètre environ, dit *tube* ou *prolongement uréthral,* situé au-dessous de la *fossette uréthrale* et au milieu d'une grande dépression appelée *sinus uréthral.*

Intérieur.

La *surface intérieure* présente, comme les autres, des plis longitudinaux, effaçables, qui permettent la dilatation du canal.

STRUCTURE.

Structure.

L'organisation de l'urèthre, qui n'est pas exactement la même dans les trois portions, est constituée : 1° par une *muqueuse,* qui forme essentiellement le canal ; 2° par une gaîne de *tissu érectile;* 3° par une *couche musculeuse;* 4° enfin, elle comprend des *vaisseaux,* et 5° des *nerfs.*

Membrane muqueuse.

Muqueuse.

La *membrane muqueuse,* fine et peu adhérente aux tissus ambiants, est continue, d'une part, avec le tégument qui revêt l'intérieur du fourreau et la tête du pénis, et d'autre part, avec la muqueuse de la vessie, des canaux efférents et des vésicules séminales. Aux orifices de la prostate et des glandes de Cowper, elle forme des prolongements diverticulés qui tapissent les cavités aréolaires de ces organes glanduleux. Enfin, dans toute son étendue, elle est pourvue de petits cryptes qui versent à sa surface un mucus protecteur contre l'action irritante de l'urine.

Tissu érectile.

Une couche de tissu vasculaire est disposée, en manière de gaîne, autour de la muqueuse uréthrale, dans toute l'étendue des portions bulbeuse et pénienne; elle est continue, en avant, avec le tissu érectile de la tête du pénis. Cette gaîne est constituée par deux lamelles fibreuses jaunes : la profonde, qui répond à la muqueuse, est plus mince et généralement plus adhérente que la superficielle, qui est recouverte, en arrière de la gouttière pénienne, par la couche musculeuse de l'accélérateur. Percées l'une et l'autre de petites ouvertures pour le passage des vaisseaux artériels et veineux, ces lames fournissent, entre elles deux, des prolongements déliés, entre-croisés en tous sens et formant une trame aréolaire, dont les cellules fines, pourvues de fibres musculeuses provenant des cordons sous-péniens, sont tapissées par la membrane interne des radicules veineuses élargies. Tel est ce tissu érectile qui, après avoir été injecté, forme autour de l'urèthre une couche de 4 à 5 millimètres d'épaisseur.

Tissu érectile.

ou pénéele

Couche musculeuse.

La *couche musculeuse* n'est pas la même pour les trois sections de l'urèthre.

Couche musculeuse.

1° Dans la portion *pelvienne*, elle est constituée par des fibres rougeâtres, circulaires, qui semblent continuer celles du sphincter vésical. Son usage est de pousser les liquides dans les parties de l'urèthre qui font suite à cette première section.

2° La portion dite *bulbeuse* est recouverte par le muscle *ischio-uréthral* ou *triangulaire ;* cette couche mince de fibres rougeâtres se fixe, de chaque côté, à l'angle postérieur de l'ischium, et se porte transversalement sur le bulbe uréthral, où elle adhère assez intimement; en avant, le triangulaire s'étend sur les glandes de Cowper, et sert à les comprimer pour lancer leur produit de sécrétion dans le canal de l'urèthre; en arrière, ce muscle échange quelques fibres avec le sphincter de l'anus, et il est continué en bas par l'accélérateur.

3° La portion *pénienne* est pourvue, dans toute sa longueur, d'un muscle dont les fibres, transversalement étendues d'une rive à l'autre de la gouttière pénienne, forment une couche assez épaisse en arrière du conduit uréthral. C'est l'*accélérateur,* nommé encore le *périnéo-uréthral,* le *bulbo-caverneux* ou *bulbo-uréthral.* Il se confond, en haut, avec le triangulaire, de telle sorte que ces deux parties pourraient être considérées comme un seul et même muscle. Vers la partie antérieure, il se rétrécit, diminue d'épaisseur, et semble se terminer en fournissant quelques fibres au tissu de la tête pénienne. Il a pour usages de favoriser, par ses contractions, la sortie des liquides engagés dans l'urèthre, et il contribue à leur émission par jets saccadés.

Vaisseaux.

Vaisseaux. Les *artères* du canal de l'urèthre sont principalement fournies par les *bulbeuses* et les *obturatrices.*

Les *veines* suivent le même trajet que les artères.

Les *lymphatiques* se rendent aux ganglions inguinaux.

Nerfs.

Nerfs. Les *nerfs* proviennent du centre rachidien et sont

fournis surtout par la branche *honteuse interne* du plexus sacré.

DIFFÉRENCES.

Didactyles. — Examiné chez le *bœuf*, comme type de cette famille, le canal de l'urèthre décrit, avec le pénis, une double inflexion, en manière d'S, au niveau des bourses. En outre, il est conique, c'est-à-dire progressivement plus étroit de son origine à sa terminaison. Ces deux dispositions expliquent l'arrêt des calculs en arrière des bourses.

Didactyles.

Forme.
Calibre.

La portion *pelvienne* est remarquable par l'épaisseur de sa couche musculeuse, dont les fibres incomplétement circulaires sont réunies, en dessus, par une forte lame fibreuse, très-adhérente à un corps jaunâtre, allongé, qui représente la prostate impaire des autres animaux. L'épaisseur de cette couche musculeuse était nécessaire pour que les liquides, énergiquement lancés dans l'urèthre, pussent franchir les difficultés offertes à leur trajet par les dispositions particulières de ce long canal.

Portion pelvienne.
Couche musculeuse.

Dans la portion *bulbeuse*, le muscle *ischio-uréthral* forme une couche épaisse qui descend jusqu'au niveau de l'arcade ischiale et recouvre une masse de tissu vasculaire, origine renflée du tissu spongieux ou érectile de l'urèthre et de la tête du pénis. Ce même point correspond au fond d'un cul-de-sac membraneux formé par la muqueuse de l'urèthre; si on fend le canal dans cet endroit, on aperçoit, en arrière, une cavité dont le fond est supérieur et dont l'ouverture est délimitée, à son contour antérieur, par un bord échancré, repli muqueux figurant une valvule. Ce cul-de-sac, dont la profondeur est environ de 3 centimètres, se remarque aussi chez la femelle; il paraît destiné à empêcher les liquides engagés dans le con-

Portion bulbeuse.
Muscle.
Valvule uréthrale.

duit uréthral de refluer vers la vessie. On conçoit aussi, d'après cette disposition, que la valvule qui en résulte doit rendre difficile l'introduction des sondes dans l'urèthre de ces animaux.

Dans la région *pénienne,* l'urèthre est plus difficilement attaquable que chez le cheval ; il est logé dans un canal complet, formé par la tunique fibreuse du corps caverneux. Au-dessus de l'S pénienne, cet étui est plus considérable et plus profond qu'au delà ; sa lame postérieure est plus forte, et le tissu érectile, qui engaîne l'urèthre, forme, sur le contour postérieur de ce canal, une couche plus épaisse qu'en avant. Au delà de l'S, l'urèthre est de moins en moins profond, par atténuation progressive du canal fibreux où il est logé ; vers la tête du pénis, ce canal n'existe plus et l'urèthre est placé sous la pointe terminale du corps caverneux.

Le muscle *accélérateur* manque, en raison même de la position profonde du canal uréthral.

Les gros *cordons sous-péniens,* parvenus à l'S, n'en suivent pas les contours ; ils se portent directement sur la convexité de la seconde incurvation.

L'*orifice* de l'urèthre est percé sous la pointe du pénis et ne forme pas de prolongement.

Tétradactyles réguliers. — L'urèthre du *porc* présente à peu près les mêmes dispositions que chez les didactyles.

Tétradactyles irréguliers. — Chez le *chien* la portion *pelvienne* de l'urèthre est entourée par la prostate, plus épaisse en bas et latéralement qu'en dessus ; la couche musculeuse est mince.

Sur le *bulbe,* l'ischio-uréthral forme une couche assez épaisse, inférieurement prolongée par l'accélérateur.

Dans la portion *pénienne,* l'urèthre occupe d'abord la gouttière fibreuse, formée par l'enveloppe du corps ca-

verneux ; puis, dans la moitié antérieure, il suit la gouttière d'un os particulier, dit *os pénien*. Il est recouvert
postérieurement par l'accélérateur et les cordons sous-
péniens.

Chez le *chat*, l'urèthre est court et dirigé en arrière, Chat.
quand le pénis n'est pas en érection. La partie *pelvienne*
est pourvue d'une couche musculeuse épaisse qui peut
lancer l'urine avec force, mais qui est surtout destinée à
projeter énergiquement le fluide séminal, pour suppléer
à la brièveté de l'organe d'accouplement.

Canal de l'urèthre, chez la femelle.

Situé dans le bassin, entre la symphyse ischiale et le Situation.
vagin, aux parois duquel il est très-adhérent, ce canal, Étendue.
large et peu prolongé, se dirige en arrière et en haut, Direction.
depuis le col de la vessie jusqu'à la partie postérieure du
vagin.

L'*extrémité vésicale* est analogue à ce qu'on observe Origine.
chez le mâle.

L'*extrémité vaginale* ou la terminaison est un orifice dilatable, situé postérieurement sur la paroi inférieure du vagin. Un grand repli de la muqueuse, à bords
libres et flottants en arrière vers le clitoris, recouvre
cette ouverture, désignée sous le nom de *méat urinaire*. Méat urinaire.
La *surface intérieure* est plissée longitudinalement. ntérieur.

Structure. — La *muqueuse*, fine et pourvue de cryptes, Structure.
est entourée d'un *réseau vasculaire* continu à celui du
vagin. En dehors est une couche épaisse de *fibres musculeuses* circulaires, rougeâtres, paraissant continuer
celles du sphincter vésical.

Les *vaisseaux* et les *nerfs* proviennent des mêmes
sources que chez le mâle.

Différences. Différences. — Chez la *vache*, la *brebis*, la *chèvre* et la *truie*, l'urèthre présente intérieurement un *repli valvulaire*, à bord libre tourné en arrière.

Chez la *chienne*, la couche musculeuse est épaissé; il en est de même chez la *chatte*, dont l'urèthre est proportionnellement plus long que dans les autres femelles domestiques.

FONCTIONS.

Fonctions. Le canal de l'urèthre, exclusivement préposé à l'excrétion de l'urine chez les femelles, est en outre, chez le mâle, le conduit excréteur des fluides fournis par l'appareil génital.

APPAREIL DE LA GÉNÉRATION.

—

CONSIDÉRATIONS GÉNÉRALES.

L'activité des appareils qui entretiennent la vie de l'individu ayant une durée limitée, le mouvement de nutrition se ralentit à la longue et les animaux meurent. Mais, pendant leur existence, et lorsque les forces de la vie sont en pleine énergie, tous les êtres animés sont doués de la faculté de se reproduire. Dans ce but, ils emploient instinctivement le superflu de leurs éléments nutritifs à produire de nouveaux êtres semblables à eux-mêmes.

C'est ainsi que le principe animateur n'étant pas périssable, mais de nature transmissible et créatrice, la matière seule se détruit, l'individu disparaît et l'espèce persiste.

La *génération*, c'est-à-dire la fonction préposée à continuer les espèces, s'accomplit d'une manière bien variée, dans le règne végétal et dans le règne animal. Le mode le plus simple n'exige pas le concours de deux individus ni d'organes spéciaux : c'est une production de parties semblables au corps animé qui les porte, et ces nouveaux individus, qui peuvent ou non se détacher, sont susceptibles, à leur tour, de se multiplier de la même manière ; ou bien, le produit est un ovule qui se détache, au bout d'un temps variable, pour vivre de sa vie propre et prendre tout son développement. Bien plus généralement, il y a des organes sexuels, tantôt rassemblés sur un même individu, tantôt répartis sur deux individus de la même espèce, l'un mâle, l'autre femelle. De chaque côté est formé un élément générateur différent, la *substance séminale* ou *fécondante* et la *matière fécondable* ou l'*ovule*. La rencontre de ces deux éléments, avec ou sans rapprochement des organes sexuels, a pour résultat la *fécondation* qui donne à l'ovule la condition première de son évolution. Alors l'ovule, devenu *graine* ou *œuf*, se développe, tantôt à l'extérieur avec ou sans incubation, tantôt à l'intérieur des organes femelles. Dans le premier cas, les matériaux de l'accroissement sont fournis à l'embryon par l'œuf lui-même; dans le second, ils sont donnés, en outre, par la mère. Au bout d'un certain temps, le produit, suffisamment développé, se débarrasse de ses enveloppes et commence sa vie individuelle.

Plus on s'éloigne des degrés inférieurs de la série animale, plus la séparation des sexes se prononce. On observe aussi que le plus grand nombre des animaux, même dans les vertébrés, donne des produits encore inclus dans les œufs, et que la classe des mammifères se distingue, sans exclusion cependant, en ce qu'elle met au jour des individus débarrassés des enveloppes de l'œuf; pour ces mêmes animaux, la naissance est suivie d'une période, pendant laquelle le nouvel être reçoit encore de sa mère un dernier moyen d'accroissement.

Chez les mammifères domestiques, l'appareil de la génération comprend des organes répartis sur deux individus de la même espèce, l'un mâle et l'autre femelle. Ces organes sont modifiés de telle sorte, sur l'un et l'autre, qu'ils établissent la différence des sexes; ils sont aussi disposés de manière à permettre le rapprochement sexuel ou l'*accouplement*. De ce premier acte physiologique résulte, dans les organes de la femelle, la *fécondation,* c'est-à-dire le contact de l'élément générateur du mâle avec l'ovule de la femelle. L'ovule fécondé se fixe dans la matrice ; l'embryon, qu'il renfermait en germe, se développe pendant une période, dite *gestation*, correspondante à l'incubation des ovipares, et au bout de laquelle le fœtus, apte à vivre par lui-même, est expulsé de l'œuf et de l'utérus, par le phénomène appelé *parturition*. Enfin, la première nourriture du nouveau-né est fournie par la mère, pourvue, à cet effet, de glandes sécrétant du lait, caractère de toute la classe ; cette dernière période constitue la *lactation* ou l'*allaitement*.

Les organes génitaux sont remarquables sous plusieurs rapports. Ils se distinguent des appareils de la vie organique et de la vie animale, en ce que, malgré leur importance finale, ils sont peu volumineux et n'occupent que peu de place dans l'organisation, si ce n'est, chez la femelle, au moment de cet acte supplémentaire, nommé *gestation*. Étrangères à la conservation de l'individu, leurs fonctions sont temporaires ; elles ne sont en pleine activité que dans l'âge adulte. Les organes essentiels peuvent rester dans l'inaction, ils peuvent même être enlevés, sans qu'il y ait préjudice pour la vie. On observe cependant que, si les fonctions génératrices diffèrent des autres en ce que leur accomplissement réclame le concours de deux individus, elles participent à la fois des fonctions de nutrition et de relation : en effet, leur phénomène primordial est une sécrétion, leur exercice est influencé par les sens, servi par la voix et la locomotion ; enfin, leur activité augmente beaucoup celle de tout l'organisme, surtout à l'époque du rut.

L'appareil de la génération est essentiellement constitué par une rentrée tégumentaire. Situé à la partie postérieure du tronc, il est contigu à l'extrémité terminale du tube digestif, et aux organes urinaires, avec lesquels il contracte d'intimes connexions.

Chez le *mâle,* les organes génitaux sont disposés pour la production et l'émission de l'élément générateur ou fécondant. Ce sont :

1° Deux glandes, dites *testicules,* qui sécrètent ce fluide, nommé *sperme ;*

2° Leurs premiers conduits d'excrétion formés par les *épididymes* et les *canaux efferents ;*

3° Deux poches ou réservoirs du sperme, dites *vési-cules séminules ;*

4° Les conduits d'excrétion définitive, constitués par les *canaux éjaculateurs* et l'*urèthre ;*

5° Des glandes, dites *prostate* et *glandes de Cowper,* dont le produit facilite l'émission du sperme ;

6° Un organe sensitif, érectile et d'incitation, pour la projection du fluide séminal dans l'intérieur des organes génitaux de la femelle, c'est le *pénis.*

Chez la *femelle,* l'appareil est construit non-seulement pour la production d'un élément générateur, mais aussi pour recevoir le liquide fécondant du mâle, et pour con-server le produit de la fécondation pendant le temps né-cessaire à son premier développement. En conséquence, il présente :

1° Deux organes, nommés *ovaires,* analogues à des glandes, où se produit l'élément générateur fécondable, les *ovules ;*

2° Les canaux d'émission, appelés *trompes utérines* ou *oviductes,* destinés à conduire les ovules dans la ma-trice ;

3° Une poche de dépôt, dite *utérus* ou *matrice,* dans laquelle l'œuf fécondé se greffe et doit séjourner pour ac-quérir son développement ;

4° Un canal, nommé *vagin*, servant à l'accouplement et à donner issue au fœtus ;

5° Un organe érectile et d'incitation, nommé *clitoris*. En outre, ce même sexe est caractérisé par le développement des *glandes mammaires*, dans le but de fournir au nouveau-né une première alimentation.

Dans les deux sexes, l'appareil est pourvu d'*annexes*, tels que les *enveloppes testiculaires*, le *fourreau*, la *vulve*, etc. Les divers organes et leurs dépendances peuvent être divisés en organes génitaux *externes* (testicules, pénis, clitoris, vulve, mamelles) et en organes génitaux *internes*, comprenant tous les autres.

Enfin, il est facile de constater que l'appareil génital des deux sexes est construit sur le même type, d'après un plan unique, et qu'il présente de nombreuses analogies, au point de vue fonctionnel. C'est ainsi que :

Les *testicules* correspondent aux *ovaires*,

Les *conduits efférents* correspondent aux *oviductes*,

Les *vésicules séminales* correspondent à l'*utérus*,

Les *canaux éjaculateurs* correspondent au *vagin*,

La *prostate* et les *glandes de Cowper* correspondent aux *glandules vaginales*,

Et le *pénis* correspond au *clitoris*.

Les *mamelles* sont aussi reproduites, à l'état rudimentaire, chez le mâle.

APPAREIL GÉNITAL DU MALE.

Les organes à étudier dans cet appareil sont :

1° Les *testicules*, leurs *canaux excréteurs* et leurs *annexes ;*

2° Les réservoirs du sperme ou *vésicules séminales ;*

3° Les glandes accessoires : *prostate* proprement dite et *glandes de Cowper ;*

4° Le *pénis* et ses *annexes :* fourreau, etc.

ENVELOPPES TESTICULAIRES.

Disposition générale.
Les deux testicules, entourés et soutenus par leurs enveloppes, forment, chez les solipèdes, une masse obronde, située dans la région inguinale, au-dessous du bassin et de la partie antérieure du pénis.

Division.
Les enveloppes testiculaires, encore nommées *bourses,* constituent plusieurs couches membraneuses, superposées, qui sont, en procédant de dehors en dedans : le *scrotum*, le *dartos*, la *tunique érythroïde*, la *tunique fibreuse* et la *tunique séreuse*.

SCROTUM [1].

Définition.
Seule enveloppe commune aux deux testicules, le *scrotum* est un prolongement de la peau qui constitue en ce point une sorte de poche ayant assez d'ampleur pour se prêter à la distension en avant, lors de l'érection du pénis.

Face externe.
Divisée en deux moitiés latérales par une ligne ou crête médiane, prolongement du raphé, la peau du scrotum est colorée en noir et dépourvue de poils, si ce n'est

---

[1] Οσχεον, d'où *oschéocèle.*

à la circonférence, où ces productions sont rares, courtes et fines. Elle est habituellement enduite d'une matière grasse, onctueuse au toucher, fournie par des follicules sébacés. Mince, extensible et rétractile, elle se présente, sous diverses influences, en état de relâchement ou de rétraction : lisse et luisante, dans le premier cas, elle laisse pendre les testicules ; dans le second, au contraire, elle est plissée, rugueuse et appliquée sur les testicules, remontés vers les anneaux. Caractères du tégument.

Par sa face interne, le scrotum est uni au dartos au moyen d'un tissu celluleux lâche à la circonférence, et devenant d'autant plus fin et serré qu'il est plus près de la ligne médiane. Face interne.

DARTOS.

Cette deuxième enveloppe testiculaire est constituée par une lame d'un tissu particulier, jaune-rougeâtre, très-extensible et rétractile. Sa nature.

Il y a, pour chaque testicule, un dartos, formant un sac distinct, adossé à celui du côté opposé. Disposition.

Supérieurement et de chaque côté de la région prépubienne, chaque dartos procède, par sa lame externe et au moyen de faisceaux fibro-celluleux intermédiaires, des lames jaunes fournies par la tunique abdominale au bord des anneaux inguinaux, et constituant les *ligaments suspenseurs* du dartos et du fourreau. Plus en arrière, il s'unit de même, en haut et à la face interne de la cuisse, à cette couche fibreuse jaune qui revêt l'aponévrose crurale. Ligaments suspenseurs

Après être descendu pour entourer le testicule, chaque dartos remonte par sa lame interne, qui s'adosse à celle du côté opposé, et constitue ainsi un *septum médian*. Vers la partie supérieure, ces deux lames se séparent, Septum.

divergent et laissent entre elles deux un écartement triangulaire, occupé par la partie antérieure du pénis. En avant, ces deux productions se prolongent dans l'épaisseur du fourreau, et lui forment des *ligaments suspenseurs* élastiques, en se fixant à la face inférieure de la tunique abdominale. En arrière, cette même lame interne de chaque dartos se prolonge aussi sur le corps du pénis, qu'elle revêt en s'atténuant jusque près des racines de cet organe.

Face externe. Par sa *face externe*, le dartos répond au scrotum, au dartos opposé et au pénis; l'adhérence avec le scrotum n'est serrée qu'à la partie inférieure.

Face interne. Par sa *face interne*, il est uni aux enveloppes sous-jacentes par un tissu celluleux lâche qui permet de faciles glissements, et qu'on divise facilement avec le doigt, excepté au bord postérieur du testicule, où ce tissu forme une bride assez résistante pour nécessiter l'emploi de l'instrument tranchant, dans la castration dite *à testicule couvert*.

Quel que soit l'embonpoint de l'animal, il n'y a jamais de graisse déposée dans le tissu celluleux qui unit le dartos aux enveloppes contiguës.

STRUCTURE.

Tissu propre.

Tissu du dartos. Le *tissu* du dartos, aminci supérieurement, épais à la partie inférieure, est généralement composé de filaments irrégulièrement disposés. En haut, ils sont jaunâtres, allongés, distincts, séparés les uns des autres par du tissu celluleux, dirigés en bas et diversement infléchis. En bas, ils sont rougeâtres et rassemblés en couche inextricable.

Essentiellement *élastique*, ce tissu est intermédiaire,

par ses propriétés physiques et vitales, aux tissus celluleux et musculaire. Il jouit d'une contractilité particulière et très-marquée qui se manifeste sous diverses influences, telles que celles du froid, de l'acte génital, de
la frayeur, etc. En raison de son adhérence au scrotum,
c'est lui qui, dans ces cas, entraîne cette enveloppe, détermine sa corrugation et produit des mouvements vermiculaires faciles à constater.

D'après la nature spéciale du dartos, on le regarde
comme un tissu particulier, voisin du fibreux jaune et
du musculaire, et participant de leurs propriétés; il forme
le type d'un tissu nommé *dartoïque,* qu'on rencontre autour des vaisseaux sanguins (*membrane externe*), autour des canaux excréteurs peu considérables, dans la
structure du vagin, etc., partout, enfin, où il y a lieu de
remplacer la fibre charnue.

Vaisseaux.

Le dartos est parcouru et traversé par des *vaisseaux,* **Vaisseaux.**
communs au scrotum, qui sont principalement des divisions de l'*artère scrotale* (génitale ou honteuse externe).

Les *lymphatiques* du scrotum et du dartos vont aux
ganglions inguinaux.

Nerfs.

Les *nerfs,* communs aussi au scrotum, sont des ra- **Nerfs.**
meaux rachidiens (honteux externes) du plexus lombo-
sacré.

TUNIQUE ÉRYTHROÏDE.

Appartenant plus particulièrement au cordon testicu- **Sa nature!**
laire qu'au testicule, cette expansion charnue est constituée par le muscle *crémaster* (ilio-testiculaire), qui procède, par une lame aponévrotique, de la face interne de

Disposition. l'angle externe de l'ilium, et descend, sous forme d'un large ruban, entre le petit oblique de l'abdomen et le péritoine jusqu'à l'anneau inguinal, qu'il circonscrit en dehors ; c'est à partir de ce point que le crémaster entoure le cordon testiculaire, avec lequel il franchit le trajet inguinal ; il parvient ainsi à la partie supérieure du testicule, où il se termine par des fibres charnues épanouies, au côté externe de l'organe, sur la tunique fibreuse.

La tunique érythroïde ne forme pas au cordon une enveloppe complète, mais une sorte de gaîne ouverte du côté interne, au point de contiguïté des deux bords du muscle.

Face superficielle. Uni par sa *face superficielle* au dartos, au moyen d'un tissu celluleux lâche, le crémaster est parcouru, sur son côté externe, par un cordon nerveux procédant des deuxième et troisième paires lombaires. Dans le trajet inguinal, il répond en avant au petit oblique, en arrière à l'aponévrose crurale, et postérieurement à l'artère scrotale.

Face profonde. Par sa *face interne* ou *profonde,* il répond à la tunique fibreuse, à laquelle il est peu adhérent.

Action. Cette production musculeuse est l'agent des mouvements d'ascension brusque du testicule, mouvements bien distincts des ondulations vermiculaires produites par le dartos. Cette action est facile à concevoir en raison de l'attache supérieure du muscle à une base osseuse.

TUNIQUE FIBREUSE.

Disposition. Cette membrane mince et transparente forme au cordon et au testicule un sac commun, étroit le long du cordon, renflé inférieurement pour entourer le testicule.

Face externe. La *face externe* de cette gaîne est faiblement unie au crémaster dans la région du cordon, et au dartos dans la partie testiculaire.

Par sa *face interne,* elle adhère intimement à la tunique séreuse, dont il est impossible de la séparer. Face interne.

La tunique fibreuse est considérée comme le prolongement du *fascia transversalis* entraîné avec le péritoine, lors de la descente du testicule dans l'anneau inguinal. Origine.

Elle sert de revêtement et de soutien à la lame pariétale de l'enveloppe séreuse : disposition constante dans tous les points où les séreuses tapissent des parois de cavité. Usage.

TUNIQUE SÉREUSE OU VAGINALE.

Comme presque toutes les séreuses, la *tunique vaginale* forme, au moyen d'une lame unique, mais repliée, un sac à doubles parois continues, dont une partie (*feuillet viscéral*) enveloppe le testicule et le cordon ; et l'autre (*feuillet pariétal*) tapisse la tunique fibreuse. Disposition.

Simple prolongement de la séreuse péritonéale, qui, par sa lame inférieure, s'infléchit et descend dans les bourses, cette membrane, à sa partie postérieure, est pour ainsi dire refoulée en avant par le testicule et le cordon testiculaire, qui, tout en restant à sa face extérieure, se trouvent ainsi enveloppés dans son repli rentrant et saillant dans le sac qu'elle constitue.

Ainsi réfléchie autour du cordon et du testicule, la tunique séreuse forme intérieurement la *cavité vaginale* ou *gaîne testiculaire.* Cette cavité piriforme communique en haut avec le sac péritonéal, dont elle n'est qu'une dépendance ; elle peut renfermer accidentellement des parties intestinales ; elle peut aussi devenir le siége d'une Gaîne testi-
culaire.

accumulation morbide de sérosité, constituant l'*hydro-cèle.*

On distingue à la membrane elle-même trois portions continues : une *pariétale,* une *repliée* et une *riscérale.*

Portion pariétale. 1° La *partie pariétale* se déploie sur toute la surface interne de la tunique fibreuse qu'elle tapisse.

Portion repliée. 2" La *portion repliée* ou *adossée* est formée par l'inflexion de la séreuse, qui, postérieurement, quitte la paroi, s'adosse à elle-même, et se porte en avant sur tout le bord postérieur du cordon. Par suite de cet adossement, le cordon testiculaire est uni en arrière à la paroi de la gaîne par une lame verticale, sorte de frein membraneux, large au moins de deux travers de doigt, et **Septum postérieur.** s'arrêtant en bas sur la queue de l'épididyme. Ce repli constitue dans le sac séreux une cloison incomplète, qui peut recevoir le nom de *septum postérieur.*

Portion viscérale. 3° La *partie viscérale* de la tunique séreuse est formée par les deux lames du septum qui s'écartent et se déploient autour du cordon, de l'épididyme et du testicule. Plus étendue en bas qu'en haut, en raison du volume du testicule, cette enveloppe s'adosse à elle-même dans les intervalles que laissent entre elles les différentes parties qu'elle revêt ; c'est ce que l'on observe entre l'épididyme et le testicule et surtout à la partie inférieure du cordon, entre le canal efférent et les vaisseaux qui le composent.

Conséquence. Par sa disposition repliée, semblable à celle du sac péritonéal et de tous les sacs séreux, le sac testiculaire forme donc, au moyen d'une lame unique, une double enveloppe au testicule et au cordon.

On reconnaît aussi à la tunique vaginale une surface *externe* et une *interne.*

Face externe. La *face externe* est intimement unie à la face interne de la membrane fibreuse, dans toute sa portion pariétale ; puis, elle répond à elle-même dans ses points d'adossement ; et enfin, dans la portion viscérale, elle est appliquée sur les diverses parties du cordon, l'épididyme et le testicule. D'autant plus adhérente qu'elle s'éloigne davantage de la portion repliée, son union est serrée surtout au bord antérieur du cordon et sur la capsule albuginée du testicule.

La *face interne,* libre, lisse et contiguë à elle-même, est lubrifiée par du fluide séreux qui favorise les glissements du testicule.

Face interne.

Elle constitue la *cavité vaginale,* élargie inférieurement à son fond, et rétrécie supérieurement au point de continuité avec le grand sac péritonéal. Cet orifice abdominal au *collet* de la gaîne testiculaire est intéressant au point de vue chirurgical, pour le débridement de l'anneau lors des hernies étranglées. Entouré par la tunique fibreuse, le collet de la gaîne est circonscrit : *en avant,* par la portion charnue du petit oblique, recouverte de l'aponévrose du transverse abdominal ; *en arrière,* par l'aponévrose crurale, présentant l'anneau crural, où passe l'*artère prépubienne,* division du tronc crural ; *en dehors,* par le crémaster, recouvert du petit oblique ; et, *en dedans,* par le petit oblique, adossé à l'aponévrose crurale et recouvert par le droit abdominal. En outre, c'est en ce point que passe l'*artère abdominale postérieure,* fournissant quelques divisions inguinales, avant de gagner le sterno-pubien.

Collet de la gaîne : Ses rapports.

Quant à la *scrotale,* deuxième division de la *prépubienne,* elle descend verticalement, en arrière, sur l'aponévrose crurale. C'est donc en avant que le débridement est le moins dangereux ; on pourrait aussi le tenter en dehors.

Conséquence chirurgicale.

Développement. — La disposition si simple de la tunique séreuse s'explique et se comprend facilement par la théorie du développement et de la migration des testicules.

En effet, chez le fœtus, ces organes primitivement situés à la région sous-lombaire, commé les reins, descendent peu à peu, d'abord sous l'influence de la traction opérée par le crémaster èn dehors et en bas, ensuite par leur propre poids. Dans son trajet, chaque testicule suit les parois abdominales, entre le petit oblique et le péritoine. Il désunit, déprime et refoule en dedans le feuillet péritonéal dont le repli intérieur l'entoure, le soutient et se prolonge, d'une part, en haut, jusqu'à la région sous-lombaire, sur les vaisseaux testiculaires, et d'autre part, en arrière, vers le bassin, sur le canal efférent. Alors le testicule et son cordon sont enveloppés par le péritoine, de la même manière que l'ovaire et la trompe utérine sont compris et soutenus entre les deux lames du ligament large, chez la femelle adulte. Et, celle même disposition persiste pour le trajet abdominal du cordon testiculaire, après la descente du testicule.

En vertu de la pression continue qu'il exerce, le testicule glisse et descend à la surface externe du péritoine qui se désunit sur son passage et le soutient en formant autour de lui une dépression qui se produit successivement à mesure que l'organe descend, et qui s'applique ensuite sur le cordon testiculaire. Parvenu à l'orifice supérieur du canal inguinal, où il n'y a plus de péritoine à détacher, le testicule reste dans la dépression qu'il occupe et descend en entraînant dans le trajet inguinal et dans les bourses non-seulement ce repli du péritoine qui l'enveloppe, mais aussi toute la portion attenante de cette séreuse qui recouvre et environne l'orifice supérieur du canal inguinal. Avec cette dernière partie, qui va constituer la lame pariétale de la tunique testiculaire, descend aussi le *fascia transversalis,* qui forme la tunique fibreuse, et le muscle *crémaster* l'accompagne.

Ainsi se forme la *gaîne testiculaire,* dont la communication supérieure avec l'intérieur de l'abdomen explique les *hernies* dites *inguinales.* Conclusions.

On comprend aussi l'existence et la formation de ce repli qui entoure le cordon et le fixe en arrière, depuis l'épididyme jusqu'à la partie supérieure de son trajet abdominal.

Quant à l'absence de cette lame en arrière du testicule, elle est une conséquence de la dépression primitive, occasionnée par le poids de l'organe au-dessous du repli péritonéal.

On peut concevoir que, la partie viscérale du sac testiculaire n'étant pas indépendante de la portion pariétale, le crémaster puisse encore rétracter et remonter le testicule, après l'ouverture du sac, dans la castration *à testicule découvert.*

Enfin, le mode de descente des testicules laisse entrevoir une des causes qui peuvent retenir ces organes dans l'abdomen. C'est lorsqu'ils se sont trop engagés dans le repli du péritoine. Alors, trop éloignés des parois, ils ne peuvent opérer la désunion de la séreuse, et ils restent suspendus et flottants dans sa duplicature plus ou moins prolongée.

DES TESTICULES [1].

Organes glanduleux, destinés à sécréter le sperme, les *testicules,* au nombre de deux, un droit et un gauche, Définition.
Nombre.

---

[1] Διδυμος, ορχις, *testis.*

Situation.
sont situés hors de la cavité abdominale, dans la région prépubienne, de chaque côté de la ligne médiane.

Entourés et soutenus par leurs enveloppes, ils sont suspendus par le cordon testiculaire à une distance variable de l'anneau inguinal, selon que le dartos et le crémaster sont en état de relâchement ou de contraction.

Volume.
Ils ne sont pas tous deux exactement au même niveau : le gauche est généralement plus pendant que le droit. Les deux testicules n'ont pas tout à fait le même volume : le gauche est ordinairement le plus gros.

Consistance.
Dans l'état normal, la consistance du testicule est ferme ; ce qui est dû surtout à la densité de l'enveloppe extérieure, qui lui donne aussi sa couleur blanche.

Forme.
Chaque testicule représente un ovoïde ; déprimé sur ses côtés. L'*axe* ou grand diamètre est horizontal et dirigé d'avant en arrière.

Direction.

Régions.
Les *faces latérales*, ainsi que le *bord inférieur*, convexe, sont libres et lisses, ce qui permet à l'organe de faciles glissements, pour échapper aux compressions.

Le *bord supérieur* est droit et recouvert par l'épididyme, qui le surmonte à la manière d'un cimier de casque ; c'est par cet endroit que pénètrent les vaisseaux testiculaires.

Les *extrémités antérieure* et *postérieure* n'offrent rien de particulier.

STRUCTURE.

Les diverses parties constituantes de la glande testiculaire sont une *enveloppe spéciale*, un *tissu propre*, des *vaisseaux* et des *nerfs*.

Enveloppe.

Enveloppe albuginée.
L'*enveloppe*, nommée *albuginée*, est constituée par

une membrane fibreuse blanche, nacrée, épaisse, résistante et inextensible. Elle forme, autour du testicule, une sorte de coque désignée encore sous le titre de *pérididyme*.

Dans l'épaisseur de cette membrane serpentent des vaisseaux, plus rapprochés de la surface interne que de l'externe, où on les aperçoit cependant, en raison de la demi-transparence de la couche fibreuse qui les recouvre; ils sont flexueux et descendent vers le bord inférieur de l'organe. La surface externe de la tunique albuginée est recouverte par le feuillet viscéral de la tunique séreuse, avec lequel l'adhérence est des plus intimes. La face interne fournit une foule de prolongements fibreux qui pénètrent le tissu testiculaire et forment, dans son intérieur, des cloisonnements incomplets, séparant en lobules la substance glandulaire.

Tissu propre.

Le *tissu propre* est une substance molle, grisâtre, ou d'un brun clair marbré de blanc; ces marbrures qui sillonnent le tissu sont constituées par les prolongements fibreux et vasculaires, émanés de la face interne de la tunique albuginée; ils divisent la glande en petites masses ou *lobules*. Tissu propre.

Chaque lobule, incomplétement séparé de ses voisins, est pyramidal et formé essentiellement par des canalicules très-étroits, qui, surtout chez les didactyles, se replient un grand nombre de fois sur eux-mêmes et sont pelotonnés de manière à simuler des granulations; mais ces petits renflements disparaissent quand on réussit à étendre un canalicule, qui se présente alors comme un simple tube très-fin et d'une grande longueur; le nombre de ces canalicules est considérable dans la petite masse Lobules.Canaux séminifères.

du testicule[1]. Tous ces petits canaux, désignés sous le nom de *conduits séminifères,* sécrètent le sperme et le charrient hors du testicule.

Sur la coupe verticale de l'organe on aperçoit, vers le bord supérieur, un cordon intérieur blanchâtre, nommé *corps d'Highmore.* Plus ou moins prononcé, suivant les sujets, il est à concavité supérieure et s'étend, en long, de la partie postérieure qu'il n'atteint pas, à l'extrémité antérieure où il est plus marqué. Le corps d'Highmore est constitué à la fois par des prolongements fibreux, des vaisseaux sanguins et des conduits séminifères. Les filaments fibreux, fournis par la face interne de l'albuginée, convergent de toutes parts, se réunissent sur cette ligne et forment ainsi une base plus résistante au tissu glandulaire. Les vaisseaux qui pénètrent par le bord supérieur du testicule se rendent en ce même point, d'où ils rayonnent dans la substance de l'organe. Les canaux séminifères viennent aussi aboutir aux différents points du corps d'Highmore, vers lequel leurs faisceaux sont tous dirigés; un peu avant d'y arriver, ils cessent d'être flexueux, et, dans son épaisseur, ils s'anastomosent entre eux, de manière à former un plexus réticulé. Dans les grands quadrupèdes, une section oblique de ce corps démontre des conduits de calibre différent, les uns vasculaires, les autres séminifères; un stylet fin peut être engagé dans ces derniers et parvenir jusque dans la tête de l'épididyme.

Corps d'Highmore. (marginal note)

[1] Les recherches faites, à ce sujet, sur le testicule de l'homme, sont plus curieuses qu'utiles. Selon *Monro,* le nombre des canaux séminifères serait de 300; chacun d'eux aurait une longueur de 11 à 16 pieds, et la longueur totale serait de 3378 à 3500 pieds environ. D'après *Al. Lauth,* le nombre est de 831 à 857, et, la longueur moyenne de chacun étant de 25 pouces, le total serait de 1750 pieds.

En même temps qu'il ajoute à la consistance du testicule et qu'il soutient les principales artères qui se plongent dans cet organe, le corps d'Highmore sert donc à réunir la majorité des canaux séminifères et à les conduire à l'origine de l'épididyme. En arrivant à cette partie, les conduits séminifères du corps d'Highmore, ainsi que ceux qu'il n'a pas reçus, sont plus larges, moins nombreux et disposés en faisceaux coniques, à sommets convergents vers le point d'issue.

Vaisseaux.

Tous les vaisseaux du testicule, ainsi que ses nerfs, sont réunis en un long faisceau constituant, avec le canal efférent, le *cordon testiculaire,* qui sera étudié plus loin.

Les divisions artérielles propres au testicule proviennent de la branche principale de la *grande testiculaire* ou *artère spermatique,* détachée du tronc aortique. **Artère.**

Parvenues au bord supérieur de l'organe, les unes gagnent le corps d'Highmore, d'où elles rayonnent et se distribuent au tissu glandulaire, les autres s'insinuent dans l'épaisseur de la tunique albuginée et sont saillantes à la face interne de cette membrane; en divers points de la périphérie, des rameaux se détachent, soutenus par les prolongements fibreux, et parviennent entre les conduits sécréteurs; partout enfin ces artérioles se ramifient, à l'état capillaire, sur les parois des canalicules testiculaires ou spermagènes.

Les radicules veineuses qui sillonnent la substance testiculaire sont disposées comme les ramuscules artériels dont elles sont satellites. Elles émergent par le bord supérieur de l'organe, se rassemblent et forment les veines *spermatiques* qui se dégorgent dans la veine cave postérieure. **Veines.**

Lymphatiques. Les *lymphatiques* du testicule sont profonds et superficiels. Ils se rendent, en suivant les vaisseaux du
cordon testiculaire, dans les ganglions sous-lombaires ;
pas un ne va se dégorger dans les ganglions inguinaux.

Nerfs.

Nerfs. Les *nerfs* sont fournis principalement par le plexus
ganglionnaire *génital* ou *spermatique;* ils descendent
avec l'artère, se confondent avec son tissu, et se réduisent à une telle ténuité qu'on ne peut les suivre dans la
substance testiculaire, où ils sont cependant très-multipliés.

Les testicules sont remarquables, entre tous les organes sécréteurs, par leur grande sensibilité, surtout à
la pression ; mais la présence de nerfs rachidiens, que ce
caractère semblerait impliquer, n'a pas été démontrée.

PARTICULARITÉS RELATIVES A L'AGE.

Fœtus. Dans le fœtus les testicules, situés dans l'abdomen,
sont mous et rougeâtres ; leur organisation est peu distincte.

Jeunesse. Pendant la jeunesse, lorsque tous les organes accomplissent leur accroissement, le testicule n'augmente que
lentement de volume, mais son organisation intime se
perfectionne, il devient plus ferme ; quand vient l'époque
où l'animal est apte à se reproduire, cet organe acquiert
son développement, et son influence se fait sentir d'une
manière sympathique sur tout l'organisme.

Vieillesse. Dans la vieillesse, et principalement chez les animaux
dont les testicules sont restés inactifs, ces glandes sont
moins volumineuses, leur substance est moins ferme et
plus sèche.

Quant à la descente ou migration des testicules, elle a

été précédemment expliquée ; c'est généralement vers le sixième mois après la naissance que ces organes arrivent dans les bourses, quelquefois plus tôt, quelquefois plus tard. Migration.

Il peut arriver que la situation des testicules dans l'abdomen, à une hauteur variable, reste permanente, et cela pour les deux ou pour un seul. Dans ce cas, il est rare que l'organe acquière son entier développement.

DIFFÉRENCES.

Didactyles. — Les testicules et leurs enveloppes forment une grande masse, ovoïde et descendant bas. Les testicules sont eux-mêmes gros, ovoïdes, et leur grand diamètre est vertical. Didactyles.

Les canaux séminifères sont très-repliés, et les rayonnements fibreux du corps d'Highmore très-apparents.

Tétradactyles. — Les testicules sont arrondis et situés en arrière du bassin, au-dessous de l'anus, dans la région périnéale, où ils sont serrés sous leurs enveloppes. Tétradactyles.

Enfin, chez les *oiseaux de basse-cour* ils sont placés à la région sous-lombaire.

FONCTIONS.

Dans les premiers temps de la vie, la sécrétion du liquide fécondant n'a pas encore lieu. Dans l'âge avancé, le fluide sécrété est en faible quantité et ne possède plus les éléments nécessaires à la fécondation. Chez la plupart des animaux, le fluide spermatique n'est fécondant qu'aux époques du rut ; mais ce genre d'intermittences ne se fait pas remarquer chez l'homme, ni chez les animaux modifiés par les influences de la domesticité. Fonctions.

Le liquide spermatique est visqueux, blanchâtre, d'une odeur particulière, variable selon les animaux ; il devient Sperme.

moins épais au contact de l'air. Il est formé d'une partie laiteuse et d'une partie muqueuse dite *spermatine*. Le sperme du *bélier* se fait remarquer par sa prompte coagulabilité, due à une sorte de suif qu'il contient. Celui du *bouc* et du *chat* exhale une odeur spéciale.

Vu au microscope, le sperme récemment rendu ou pris dans les vésicules séminales d'un adulte, présente une foule de petits corps qui se meuvent en tous sens. Ils ont été nommés *animalcules spermatiques, zoospermes* ou *spermatozoaires ;* M. Duvernoy les a désignés, plus justement, sous le titre de *spermatozoïdes.* Ils furent découverts, en 1677, par un étudiant, *Louis Ham,* à l'aide du microscope de Leeuwenhoeck.

Spermato-zoïdes.

Forme. Les spermatozoïdes sont généralement de forme allongée : ils ont une partie renflée, dite *corps* ou *tête,* suivie d'une partie plus longue et effilée, appelée *queue.* Cette forme présente des modifications selon la classe, l'ordre, la famille, le genre ou l'espèce des animaux. Ainsi, les spermatozoïdes du *cheval* et de l'*âne* sont allongés, pointus à la tête ; ceux du *taureau* ont le corps à peu près ovalaire, légèrement rétréci au milieu ; chez le *chien,* le corps est pyramidal, à base antérieure, etc.

Dimensions. Leurs dimensions varient : elles sont en général, comme pour les globules du sang, d'autant moindres que les animaux sont plus grands ; ainsi, les spermatozoïdes du *cheval* ont, en longueur, 0,055, et ceux du *chien* 0,068.

Mouvements. Tous ces petits corps paraissent doués de vitalité : au moyen des inflexions rapides de leur queue, ils nagent et progressent en tous sens, comme des têtards ou des vibrions. Ces mouvements paraissent spontanés : ils sont arrêtés par une température trop basse ou trop élevée ; d'après les expériences de M. Prévost, l'irritabilité des spermatozoïdes est soumise aux mêmes lois que celle des muscles ; les mêmes agents l'excitent ou la détruisent : l'étincelle électrique semble frapper de mort ces corpuscules, dont la mobilité cesse subitement. Dans les conditions ordinaires, leurs mouvements peuvent se conserver pendant quelques heures après l'émission, et cette durée sera proportionnée à l'énergie de l'animal dont ils proviennent.

Ces corpuscules sont indispensables à la fécondation, puisque leur présence dans le sperme coïncide avec l'aptitude des animaux à se reproduire : ils sont alors très-multipliés dans une goutte de sperme, et prédominent dans la constitution intime de ce fluide ; mais ils manquent dans les animaux très-jeunes ou trop avancés en âge, chez les mulets ou hybrides ; et, dans le sperme des animaux vivant en liberté, mammifères ou oiseaux, on ne les observe qu'aux époques périodiques, marquées par la nature pour l'accouplement. *Présence. Absence.*

L'organisation des spermatozoïdes est encore peu connue. Quelques micrographes ont considéré ces corpuscules comme des particules organiques douées de mouvements vibratiles ; d'autres, comme de vrais animaux ayant un canal digestif, des organes génitaux, etc. *Organisation.*

On les regarde généralement comme des corps animés, s'organisant dans des vésicules microscopiques contenues elles-mêmes dans une cellule génératrice ; celle-ci se développe et, en même temps, les vésicules qu'elle renferme se remplissent de granules qui se transforment en spermatozoïdes ; puis, la cellule principale se déchire et, par une sorte d'éclosion, ces petits corps sont mis en liberté dans le fluide séminal, avec leur forme et leurs dimensions à peu près définitives. *Développement.*

Cette série de métamorphoses ne s'opère pas dans le

testicule : les canaux séminifères de cet organe produisent les cellules dont le développement progresse et s'achève dans le trajet des longs conduits que parcourt le fluide séminal avant d'être excrété. Aussi ne rencontre-t-on pas de spermatozoïdes dans les testicules.

La sécrétion du sperme est peu abondante, elle se fait lentement, ainsi que la marche du fluide dans les canaux excréteurs ; toutes ces conditions étaient nécessaires pour la formation et le développement complet de ce produit, si remarquable par ses propriétés animées et animatrices.

DES CANAUX EXCRÉTEURS DES TESTICULES.

Pour chaque testicule, le conduit, qui sert à l'excrétion du fluide préparé dans cette glande, est constitué par le *canal efférent* dont le commencement, très-sinueux, forme un corps appelé *épididyme*.

ÉPIDIDYME.

Couleur.

Première portion du canal excréteur du sperme, l'*épididyme* est un corps d'un blanc-jaunâtre, couché en long au bord supérieur du testicule : position qui motive sa dénomination.

Situation.

Dans sa situation, il est plus porté du côté externe, de sorte qu'on ne l'aperçoit pas du côté interne.

Forme.

Allongé d'avant en arrière, l'épididyme est incurvé, à concavité inférieure et renflé à ses deux extrémités.

Corps.

Sa *partie moyenne* ou son *corps*, rétrécie, est unie mé- *par ittu* diatement au bord du testicule par la lame séreuse qui enveloppe ces deux organes et s'adosse entre eux.

Tête

L'*extrémité antérieure,* nommée *tête* (globus major), est arrondie, renflée, saillante et adhérente immédiatement à l'extrémité testiculaire correspondante, où elle reçoit les canaux séminifères rassemblés.

L'*extrémité postérieure,* appelée *queue* (globus minor), presque aussi développée que l'antérieure, adhère aussi, par un tissu celluleux serré, à l'extrémité correspondante du testicule qu'elle dépasse postérieurement ; en outre elle est fixée par le septum de la gaîne testiculaire ; de cette extrémité procède le *canal efférent.* Queue.

Recouvert de tous côtés par la lame viscérale de la tunique séreuse, l'épididyme est plus spécialement entouré par le côté externe de cette enveloppe qui, après l'avoir reçu dans un repli saillant en dehors, forme au-dessous de lui une cavité ellipsoïde ouverte en bas, et s'adosse au feuillet opposé, entre le corps de l'organe et le bord testiculaire ; puis, les deux lames s'écartent de nouveau, pour tapisser les deux faces de la glande. Enveloppe.

STRUCTURE.

Si, après quelque temps de macération, on enlève la tunique séreuse qui recouvre l'épididyme et lui est très-adhérente, on reconnaît que ce corps est formé par un canal unique, long, pelotonné et replié sur lui-même. Ces replis ou circonvolutions présentent une certaine régularité ; ils sont généralement disposés en 8, juxtaposés et unis par un tissu celluleux serré. Le canal de l'épididyme, très-étroit, à parois minces et demi-transparentes, devient progressivement plus large et à parois plus épaisses vers l'extrémité postérieure. Structure.

La longueur du canal déplié est considérable : par cette disposition sinueuse, un long conduit se trouve ramassé en un petit corps de 6 à 7 centimètres de longueur sur 2 de hauteur.

Postérieurement, ce canal cesse d'être tortueux ; il se

relève et devient *canal efférent*. La tête seule reçoit des canaux séminifères émanant presque tous du corps d'High= more ; le corps et la queue n'en reçoivent pas.

Les *vaisseaux* et les *nerfs* de l'épididyme sont dépendants de ceux du testicule ; ils se détachent du paquet vasculo-nerveux formant la partie antérieure du cordon testiculaire ; sinueux et obliques de ce cordon à l'épididyme et réciproquement, ils sont compris entre les deux lames adossées de la tunique séreuse.

FONCTIONS.

La longueur et les replis du canal épididymaire ont pour objet de ralentir la masse du fluide séminal, afin que l'organisation intime de ce produit puisse s'accomplir.

CANAL EFFÉRENT.

Le *canal efférent* ou *déférent* s'étend depuis l'épididyme jusqu'au canal éjaculateur, qui le continue.

Son trajet peut être partagé en trois sections :

1° *Inguinale*, 2° *abdominale*, 3° *pelvienne*.

Dans les deux premières parties, il constitue un cordon cylindrique de 5 millimètres de diamètre, résistant et dur au toucher ; dans la troisième, il présente un renflement considérable, en forme de fuseau, ayant 20 à 25 millimètres de diamètre.

La direction générale de ce long conduit est oblique en haut, en dedans et en arrière ; il décrit ainsi une grande courbe à concavité postérieure.

Dans la portion *inguinale* ou *funiculaire*, qui s'étend depuis l'épididyme jusqu'à l'orifice abdominal du trajet inguinal, le canal déférent monte verticalement au bord postérieur du cordon testiculaire, qu'il concourt à former : il est maintenu entre les deux lames adossées de la tunique séreuse.

Dans la partie *abdominale,* il se sépare peu à peu des autres parties constituantes du cordon, pour s'infléchir en haut, en dedans et en arrière, vers l'entrée du bassin. Toujours soutenu entre les deux lames adossées du repli rentrant du péritoine , il croise la direction de l'uretère correspondant, en dedans duquel il passe, pour gagner la face supérieure de la vessie. *Portion ab-dominale.*

Enfin, dans la section *pelvienne,* les deux conduits efférents, dirigés horizontalement d'avant en arrière, convergent entre la vessie et le rectum, au côté interne des vésicules séminales. Là, ils sont accompagnés et unis transversalement l'un à l'autre, ainsi qu'aux vésicules séminales, par une lame péritonéale, formant entre eux une large production triangulaire, qui se termine en se réfléchissant, en haut et en bas, au niveau du bord antérieur de la prostate. *Portion pelvienne.*

Vers le col de la vessie , ils sont minces , effilés et recouverts par la prostate ; ils s'adossent à eux-mêmes, dans le plan médian, et, en dehors, au col des vésicules séminales qui bientôt s'ouvre dans leur intérieur à angle très-aigu; de cette réunion des quatre conduits résulte deux canaux adossés, nommés *éjaculateurs.* *Terminaison.*

STRUCTURE.

Le canal déférent est remarquable dans ses deux premières portions par l'étroitesse de son calibre, et, dans toute son étendue, sauf son extrémité terminale , par l'épaisseur de ses parois. De là, cette consistance caractéristique, qui permet au toucher de le reconnaître à travers les enveloppes. *Structure.*

Entouré, dans presque toute sa longueur, par la lame

séreuse qui le soutient, ce canal est constitué par une une couche *charnue,* intérieurement tapissée d'une fine *muqueuse.*

Tunique charnue.

La *couche charnue,* blanchâtre, est formée de deux plans : l'un, superficiel, très-mince, à fibres longitudinales ; l'autre, profond, épais, à fibres circulaires très-serrées.

En outre, dans le renflement fusiforme de la section pelvienne, renflement dont la longueur est de 15 à 16 centimètres, le canal efférent offre un calibre un peu moins étroit, et présente à son intérieur une foule d'orifices très-fins, desquels on fait suinter par expression une matière visqueuse : ce sont autant d'ouvertures de cellules sous-muqueuses, dont la masse considérable détermine le volume du canal en ce point. Toutes ces cellules sont placées entre la muqueuse et la tunique charnue, et forment une couche circulaire, jaunâtre, ayant 10 à 12 millimètres d'épaisseur. Elles sont toutes allongées et disposées perpendiculairement autour du canal muqueux, comme autant de rayons. Constituées par des petits culs-de-sac de la muqueuse, elles sécrètent un fluide onctueux, qui est versé dans le canal efférent lorsque la couche charnue, par sa contraction, vient à les comprimer.

Vers sa terminaison, le canal déférent est mince, dilatable, et muni d'une faible couche de fibres musculaires. Quant à l'origine, il est difficile de reconnaître si les fibres charnues se prolongent autour du canal constituant l'épididyme ; mais on peut admettre que la contractilité est effectuée par du tissu dartoïque.

Membrane muqueuse.

La *muqueuse* qui tapisse le canal efférent est extrêmement mince et fine. Continuité de la muqueuse uréthrale, elle se prolonge dans le canal de l'épididyme, et jusque dans les petits conduits séminifères du testicule. Elle est pourvue de cryptes très-fins, dont le produit lubrifie sa surface et facilite la progression du sperme. Les cellules indiquées dans le renflement pelvien ne sont qu'une exagération de ces mêmes follicules de la muqueuse.

Vaisseaux et Nerfs.

Le canal déférent reçoit ses *vaisseaux* de l'artère *petite testiculaire* dans la région inguinale, et, plus haut, des rameaux *funiculaires,* également fournis par le tronc crural.

Les *nerfs*, très-fins, sont fournis par ceux du cordon testiculaire.

Vaisseaux et nerfs.

DIFFÉRENCES.

Didactyles. — L'épididyme est peu considérable.

Le renflement pelvien du canal efférent est bien moins prononcé que chez les solipèdes ; il se manifeste progressivement dans toute la partie sus-vésicale ; il est dû à une augmentation des parois en épaisseur, ainsi qu'à une dilatation du calibre. Chez le *bœuf,* cette dilatation est remarquable au niveau du col de la vessie.

Tétradactyles. — Le canal efférent du *chien* présente aussi, dans sa portion pelvienne, un léger renflement progressif.

Différences.

Cordon testiculaire.

Le *cordon testiculaire* est essentiellement constitué par la portion inguinale du conduit efférent, des vaisseaux et des nerfs testiculaires, enveloppés par la lame viscérale de la tunique séreuse ; à ces parties s'ajoutent, de

Composition.

dedans en dehors, la lame pariétale du même sac séreux, la tunique fibreuse et le crémaster.

Forme

Les parties essentielles du cordon représentent une masse allongée, aplatie d'un côté à l'autre, à peu près triangulaire, à base inférieure, élargie au bord supérieur de l'épididyme; l'extrémité supérieure est peu considérable, en raison de ce que les diverses parties constituantes sont ramassées, pour franchir l'orifice abdominal du trajet inguinal; le cordon est libre dans le sac séreux, par tous ses points, si ce n'est à son bord postérieur qui se trouve uni, dans toute sa hauteur, à la paroi correspondante, par la portion repliée de la séreuse constituant le septum de la gaîne; et cette double lame postérieure est au cordon ce que le mésentère est à l'intestin.

Épaisseur.

Dans la longueur du cordon, les parties composantes divergent en descendant, de sorte qu'à la partie inférieure, très-élargie d'avant en arrière, ces parties sont distantes et comme étalées: mais, dans cette même région inférieure, le paquet vasculo-nerveux présente sa plus grande épaisseur.

Disposition des parties constituantes.

La disposition respective des canaux constitutifs du cordon permet de le diviser en deux parties longitudinales : l'une, *antérieure,* formée par le paquet des vaisseaux testiculaires; l'autre, *postérieure,* constituée par le canal efférent.

Dans toute l'étendue, ces deux ordres de canaux sont distincts, séparés et enveloppés particulièrement par la séreuse qui s'adosse entre eux, de manière à former une sorte de septum intermédiaire, plus large en bas qu'en haut. On observe même, en examinant la disposition sur la face interne du cordon, que ces deux parties, inclinées et saillantes de ce côté, sont enveloppées dans un refoulement excentrique du feuillet séreux, de telle sorte que, sur la surface opposée, on distingue peu le paquet vasculaire, et pas du tout le canal efférent, qui, du côté interne, se trouve écarté de la masse, et flottant dans une duplicature particulière de la séreuse.

Considérée isolément, chacune des parties constituantes du cordon testiculaire présente une disposition spéciale :

1° Le *canal déférent,* rectiligne et à peu près vertical, monte au bord postérieur et interne. Il est accompagné par l'*artère petite testiculaire,* née du tronc crural ou iliaque externe; ce vaisseau grêle suit le bord postérieur du cordon jusque vers l'épididyme, et s'épuise en fournissant, comme les autres rameaux funiculaires, des divisions au canal déférent. *(Canal efférent.)*

2° Les vaisseaux qui composent la partie antérieure du cordon testiculaire, sont l'*artère* et les *veines spermatiques,* accompagnées de vaisseaux lymphatiques et de nerfs. *(Vaisseaux.)*

L'artère *grande testiculaire,* née de l'aorte, descend au bord antérieur du cordon. A quatre ou cinq travers de doigt au-dessus de l'épididyme, elle forme des inflexions qui se joignent à celles des veines. De ce même point, elle envoie, en bas et en arrière, les divisions propres à l'épididyme; ces rameaux, compris entre les deux lames adossées de la séreuse, gagnent le bord supérieur de ce canal sinueux, et se ramifient sur ses parois. *(Artère.)*

Parvenue au bord supérieur du testicule, l'artère spermatique pénètre dans la glande et s'y distribue.

Les *veines testiculaires* ou *spermatiques* émergent du testicule; satellites de l'artère correspondante, elles montent au bord antérieur du cordon, et reçoivent les veines épididymaires, compagnes, en tous points, de leurs artères. *(Veines.)*

24

A partir du niveau de l'épididyme, et dans une longueur de quatre à cinq travers de doigt, les veines testiculaires forment, comme l'artère, une série d'inflexions serrées, anastomotiques entre elles ; ensuite elles se redressent et montent, rectilignes, plus larges et moins nombreuses, à la région sous-lombaire, où elles se dégorgent dans la veine cave postérieure.

Corps pampiniforme. De ces inflexions vasculaires, mais surtout des veineuses, résulte ce corps allongé, épais et pyramidal, nommé *corps pampiniforme,* par son analogie avec les incurvations des jeunes pampres de vigne.

Lymphatiques. Les *lymphatiques* qui s'élèvent du testicule, de l'épididyme, etc., montent principalement le long des vaisseaux sanguins ; il en est qui suivent une marche irrégulière et isolée dans l'adossement des lames séreuses ; tous vont se dégorger dans les ganglions lymphatiques sous-lombaires.

Nerfs. Les *nerfs,* de nature ganglionnaire, accompagnent principalement les canaux artériels.

Tel est le cordon *découvert ;* quant au cordon *couvert,* c'est-à-dire revêtu du feuillet pariétal de la séreuse, de la tunique fibreuse et du crémaster, sa connaissance résulte de l'étude déjà faite de ces mêmes parties.

Enfin, le cordon testiculaire, parvenu dans la cavité abdominale, se dissocie par la séparation de ses éléments : le canal efférent se porte en arrière, dans le bassin, tandis que les vaisseaux et les nerfs spermatiques sont appendus à la région lombaire, toujours compris et soutenus entre les lames repliées du péritoine.

Différences. Chez les *didactyles,* le cordon testiculaire est long.

Dans les animaux à testicules postérieurs, la loi qui trace la marche du cordon testiculaire n'est pas changée ;

ce faisceau gagne le trajet inguinal, en suivant une direction oblique en avant et en haut.

DES RÉSERVOIRS SPERMATIQUES

ou

VÉSICULES SÉMINALES.

Les *vésicules séminales* sont des poches membraneuses au nombre de deux, une droite et une gauche.

Nombre.

Situées sur la vessie, entre ce réservoir et le rectum, en dehors des canaux efférents dont elles longent la portion renflée, elles ont, comme ces canaux, une direction oblique en arrière et en dedans; il en résulte qu'elles sont presque contiguës postérieurement, où elles ne sont séparées que par la terminaison des canaux efférents, et qu'elles sont écartées l'une de l'autre à leur extrémité antérieure, où elles représentent les deux branches d'un V ouvert en avant.

Situation.

Direction.

Les vésicules spermatiques sont maintenues dans leur position par le même repli pelvien du péritoine qui accompagne et soutient les canaux efférents. Cette double lame transversale revêt les faces supérieure et inférieure de ces deux parties, et les fixe aux parois latérales du bassin; adossée à elle même dans le plan médian, entre les canaux efférents, elle écarte, de chaque côté, ses deux feuillets pour comprendre le canal et la vésicule contiguë, qui se trouvent ainsi réunis bord à bord; postérieurement, vers le bord antérieur de la prostate, cette production péritonéale s'arrête et se replie, en haut, par sa lame supérieure, qui vient se développer sous le rectum; en bas, par sa lame inférieure, qui s'infléchit sur la vessie et se confond avec le ligament orbiculaire. Ainsi sont

Fixité.

formés dans le bassin deux grands culs-de-sac, séparés par cette cloison transverse, l'un sous le rectum, l'autre au-dessus de la vessie. Cette disposition repète exactement celle des ligaments larges, chez la femelle.

Configuration. Chaque vésicule séminale, longue d'un décimètre environ, a la forme d'une vessie allongée, offrant un *fond* et un *col.*

Fond. Le *fond,* dirigé en avant et en dehors, présente un diamètre variable de 2 à 3 centimètres ; il repose, ainsi que toute la moitié antérieure, sur le côté de la face rectale de la vessie.

Col. Le *col,* dirigé en arrière et en dedans, est recouvert, ainsi que la moitié postérieure, par la prostate, qui est très-adhérente. Dans cette région sous-prostatique, le col est effilé en tube, à parois minces, comme le canal efférent, qui lui est contigu en dedans.

Parvenus au niveau du col de la vessie, sur lequel ils reposent, les quatre canaux adjacents s'abouchent deux à deux, pour former l'origine de deux conduits adossés, nommés *éjaculateurs,* qui s'enfoncent sous la tunique musculeuse de l'urèthre.

STRUCTURE.

Les réservoirs spermatiques, plus épais au fond que vers le col, sont constitués par trois membranes superposées : l'*extérieure* est séreuse en avant, celluleuse en arrière ; la *mitoyenne*, bien manifeste dans la moitié antérieure, est musculeuse et facile à étudier après une macération dans l'acide azotique affaibli : elle offre deux plans distincts : l'un superficiel, longitudinal ; l'autre profond, circulaire ; en arrière, vers le col, cette tunique est excessivement mince. La membrane *interne* est muqueuse et continue à celle des canaux urèthre, éjacula-

Tunique séreuse.

Membrane charnue.

Muqueuse.

teur et déférent ; elle est mince et irrégulièrement plissée pour permettre l'ampliation : ces plissements, plus marqués dans le fond de la poche, forment quelques duplicatures ou lames saillantes, circonscrivant des loges ou lacunes irrégulières, effaçables par la distension ; enfin, cette membrane est pourvue de follicules muqueux.

Vaisseaux et Nerfs.

Les divisions *vasculaires* et *nerveuses,* qui se rendent aux vésicules séminales, sont formées par les branches dites *honteuses* ou *génitales internes.*

Vaisseaux et nerfs.

FONCTIONS.

Mis en réserve dans les poches spermatiques, le fluide séminal achève son organisation, et complète le développement de ses éléments nécessaires à la fécondation, en même temps qu'il est modifié par l'action sécrétante et absorbante des parois muqueuses. Pour aborder dans les vésicules, ce liquide suit une marche rétrograde : charrié par le canal efférent jusqu'au point de jonction de ce canal avec le col du réservoir, c'est-à-dire à l'origine du conduit éjaculateur, il ne pénètre pas dans ce dernier canal, fermé, en ce point, par la pression des fibres charnues uréthrales qui le recouvrent; il s'engage dans l'orifice libre du col de la vésicule, et s'accumule dans cette cavité. Il en est expulsé, lors de l'accouplement, par la contraction des parois, qui lui fait franchir la résistance existant à l'origine du canal éjaculateur, et le lance dans ce conduit, puis dans l'urèthre.

Fonctions.

DIFFÉRENCES.

Didactyles. — A la même place, et dans une position analogue à celle des vésicules séminales, les *didactyles*

Différences.

présentent deux corps glanduleux, allongés, bosselés extérieurement, ayant un canal intérieur très-étroit, et renfermant un fluide dépourvu de spermatozoïdes : ce sont deux *prostates*, qui seront étudiées plus loin.

Tétradactyles. — Dans le *porc*, les vésicules séminales sont grandes, à surface irrégulière, à parois épaisses, et elles offrent, à l'intérieur, de larges cellules communicantes.

Chez le *chien*, il n'y a pas de vésicules séminales ; aussi l'accouplement de cet animal est-il prolongé. *Le* *ant égale*

S'il n'en est pas ainsi pour les didactyles, dont l'accouplement est au contraire très-bref, c'est que, chez ces animaux, le fluide séminal peut s'accumuler dans la dilatation que présentent les canaux efférents près de leur terminaison. Cette disposition particulière tient lieu de réservoirs spermatiques.

DES CANAUX ÉJACULATEURS.

Les *canaux éjaculateurs* sont chargés de verser le sperme dans l'urèthre.

Disposition. Chacun de ces deux canaux est le prolongement du canal efférent et du col de la vésicule séminale du même côté.

Situés à côté l'un de l'autre, dans le plan médian, sur l'origine de l'urèthre où ils aboutissent, ils commencent au niveau du col vésical, et présentent une longueur de 4 à 5 centimètres. Formés de parois minces et dilatables, ils ont un calibre uniforme qui peut recevoir un tuyau de plume ordinaire, et même, en forçant un peu, un corps cylindrique d'un centimètre de diamètre.

Rapports. Déjà recouverts par la prostate, les canaux éjaculateurs s'enfoncent sous la tunique musculeuse de l'urèthre, et se

Terminaison. glissen. entre cette couche et la muqueuse. Après avoir suivi ce trajet intermembraneux, ils s'ouvrent, à côté l'un de l'autre, par un orifice dilatable, elliptique, en un point appelé le *verumontanum*. Cette partie, encore nommée *tubercule* ou *mamelon uréthral*, est une saillie située à la paroi supérieure de l'urèthre, non loin du col de la vessie. C'est un mamelon jaunâtre, mou, plissé à sa surface, gros comme le bout du doigt et elleptique dans le sens longitudinal. Il est entouré des nombreux orifices excréteurs de la prostate. Verumon-
tanum.

DIFFÉRENCES.

Didactyles.— Les canaux éjaculateurs sont constitués par la terminaison des conduits déférents; leurs orifices représentent deux fentes dilatables, à peu près comme chez les solipèdes. Différences.

Le verumontanum du *bœuf* est une grosse saillie jaunâtre, allongée, qui se prolonge en arrière par deux lames ou colonnes décroissantes, longues d'environ 4 centimètres, et inscrivant une surface losangique, où se voient les sept rangées d'orifices appartenant à la prostate impaire.

Tétradactyles.—Le *porc* ne présente rien de particulier.

Chez le *chien*, les canaux éjaculateurs sont exclusivement la terminaison des canaux déférents; leur calibre est étroit, ainsi que leur orifice; le verumontanum, peu prononcé, représente une petite crête.

Organes glanduleux

DONT LE PRODUIT FACILITE L'ÉMISSION DU SPERME.

Des glandes spéciales sécrètent une humeur muqueuse, visqueuse, qui, versée abondamment dans l'urèthre, peu de temps avant l'éjaculation, lubrifie la surface intérieure de ce canal, et rend ainsi le passage du sperme plus facile et plus rapide. Ces organes glanduleux sont la *prostate* Définition. Division.

Particularités. et les *glandes de Cowper*. On observe, à cet égard, de nombreuses variétés chez les différents mammifères : la *prostate* peut être simple, double, triple et même quadruple ; les *glandes de Cowper* peuvent manquer complétement dans certains carnivores, par exemple, bien que tous les animaux carnassiers n'en soient pas dépourvus ; tant il est vrai, comme l'a fait observer M. Duvernoy, qu'il n'y a pas de rapport entre le régime des animaux ou entre leurs organes préposés à l'entretien de la vie et la disposition des organes reproducteurs.

PROSTATE.

Situation. La *prostate* des solipèdes, impaire et symétrique, est située en travers sur le col de la vessie. C'est un corps **Couleur.** grisâtre, à surface rugueuse, aplati de dessus en dessous. **Forme.** Cette glande, élargie dans le sens transversal, est rétrécie et plus mince dans son milieu ; ses moitiés latérales, plus épaisses, s'élargissent et s'écartent en avant ; il en résulte une apparence bilobée qui rappelle la duplicité réelle qu'on observe dans certains mammifères, chez le *bœuf,* par exemple, et qui a fait considérer, par quelques auteurs, la prostate des monodactyles comme étant double ou paire.

Faces. La *face supérieure* de la prostate répond au rectum par l'intermédiaire d'un tissu celluleux lâche.

La *face inférieure* se moule sur le col de la vessie, dont elle embrasse le contour supérieur ; elle recouvre la terminaison des canaux efférents, le col des vésicules séminales et l'origine des canaux éjaculateurs ; à toutes ces parties, la glande est adhérente par un tissu celluleux fin et serré.

Circonférence. La *circonférence,* généralement amincie, concave ou échancrée en avant, s'efface sur les parties recouvertes, c'est-à-dire sur la vessie, antérieurement, sur le col de ce réservoir, latéralement, et sur le canal de l'urèthre, en arrière.

STRUCTURE.

Quand on incise la prostate, on reconnaît que son tissu, recouvert de fibres grisâtres provenant de la vessie et des réservoirs spermatiques, est creusé de cavités ou cellules irrégulières, communicantes, allongées, et s'ouvrant par leur sommet, dirigé en arrière et en bas, dans l'origine de l'urèthre. *Tissu:* *Cellules.*

Les orifices des cellules prostatiques sont multipliés, fins, non saillants et difficiles à examiner, si ce n'est en faisant suinter le liquide par compression de la glande. Ils sont disposés autour du verumontanum. *Orifices.*

La *muqueuse* qui tapisse les cavités de la prostate est le prolongement de celle de l'urèthre ; elle est modifiée pour la sécrétion du fluide prostatique. *Muqueuse.*

Au point de vue de sa structure, la prostate tient le milieu entre les follicules agminés et les glandes conglomérées.

Les *vaisseaux* et les *nerfs* de la prostate sont fournis par les divisions dites *génitales internes*. *Vaisseaux et nerfs.*

Nota. — Chez les *solipèdes* est une poche oblongue dont l'extrémité est quelquefois sphéroïde ; elle est médiane, comprise entre les deux canaux efférents, et se glisse sous la prostate, pour venir s'ouvrir dans le verumontanum, près et en avant des orifices éjaculateurs. Cette capsule renferme une humeur blanchâtre et visqueuse, qui paraît destinée à remplir le même office que le liquide prostatique. *Particularité.*

DIFFÉRENCES.

Didactyles. — On rencontre *trois* prostates : *deux latérales* et *une médiane.*

Prostates latérales.

Les *prostates latérales* sont celles qui occupent la place des vésicules séminales. Situées au côté externe des canaux efférents, elles convergent en arrière ; longues, lobulées, à parois épaisses, de nature évidemment glanduleuse, elles ne sont que très-peu dilatables par l'insufflation ; intérieurement, elles sont parcourues par un canal très-étroit, où se verse l'humeur sécrétée par les lobules. Ce canal, prolongé en arrière, suit le conduit éjaculateur et s'ouvre, près de lui, sur le verumontanum.

Prostate médiane.

La *prostate médiane* ou *impaire* représente, chez le *bœuf,* la prostate unique de l'homme et du chien. Située sur la portion pelvienne de l'urèthre, elle forme une couche jaunâtre, elliptique, plus épaisse en son milieu qu'à sa périphérie, plus épaisse aussi à son extrémité antérieure que postérieurement ; étendue longitudinalement depuis le col de la vessie jusqu'au niveau des glandes de Cowper, elle recouvre, antérieurement, les canaux éjaculateurs et la terminaison des prostates latérales ; dans le reste de son étendue, elle répond à la muqueuse de la voûte uréthrale. En avant, cette prostate est presque entièrement recouverte par les fibres musculeuses de l'urèthre, et, dans le reste de son étendue, par une forte lame fibreuse, très-adhérente, prolongée depuis la vessie jusque vers le bulbe uréthral, pour compléter, en dessus, les fibres incomplétement circulaires de l'urèthre.

Les orifices excréteurs de ce corps glanduleux se voient à la voûte et sur les côtés de l'urèthre, en arrière du verumontanum ; ce sont des petits mamelons coniques et

blanchâtres, nombreux et disposés en sept rangées longitudinales, sur la surface losangique comprise entre les
deux prolongements postérieurs du verumontanum.

Tétradactyles réguliers. — Les prostates du *porc* sont au Deux pros-
tates.
nombre de deux, l'une *antérieure,* l'autre *postérieure.*
Cette dernière présente la même disposition essentielle
que chez le bœuf.

La *prostate antérieure,* placée au niveau du col de la
vessie, à peu près comme celle du cheval, est épaisse,
compacte et divisée en lobes.

Tétradactyles irréguliers. — Dans le *chien,* comme chez Prostate uni-
que.
l'homme, il n'y a qu'une seule prostate, qui entoure l'o-
rigine de l'urèthre. Elle est jaunâtre, ferme, volumineuse,
ovoïde, déprimée et légèrement concave à sa face supérieure ou rectale ; inférieurement, elle est convexe et
comme bilobée par un sillon longitudinal et médian. La
couche circulaire, formée par ce corps glanduleux, est
moins épaisse en dessus qu'en dessous et sur les côtés.
Elle est très-obliquement parcourue par la terminaison
des canaux efférents accolés l'un à l'autre.

Les orifices de la prostate sont très-nombreux, non
saillants et disposés circulairement, comme la glande,
dans la portion de l'urèthre correspondante à la crête
uréthrale ou verumontanum.

GLANDES DE COWPER.

Nommées encore, par analogie, *petites prostates,* et Situation.
situées dans le fond du bassin, sur l'origine de la portion
bulbeuse de l'urèthre, les glandes de Cowper, au nombre Nombre.
de deux, l'une droite et l'autre gauche, sont ovoïdes et Forme.
du volume d'une châtaigne. Ecartées en avant, elles sont Volume.
contiguës en arrière ; une couche musculeuse rougeâtre,
fournie par l'ischio-uréthral, les recouvre. Entourées d'un Rapports.

tissu celluleux assez abondant, elles répondent, en haut, à la terminaison du rectum et sont annexées, par leurs canaux d'excrétion très-courts, à la partie supérieure et aux faces latérales de l'urèthre dont elles recouvrent ainsi le contour supérieur.

STRUCTURE.

Structure.

De même structure que la prostate, mais offrant des cellules moins étendues, ces organes reçoivent aussi,

Vaisseaux et nerfs.

des mêmes branches *générales internes,* leurs divisions vasculaires et nerveuses.

Orifices excréteurs.

Leurs orifices d'excrétion, au nombre d'une douzaine de chaque côté, sont des petits mamelons blanchâtres et saillants à l'intérieur de la portion correspondante de l'urèthre ; dans une étendue de 3 à 4 centimètres, ils sont disposés en quatre séries longitudinales, deux supérieures et deux latérales.

DIFFÉRENCES.

Differences.

Moins développées chez les *ruminants* que dans les solipèdes, les glandes de Cowper sont allongées et aplaties chez le *porc ;* elles manquent chez le *chien ;* on les rencontre dans le *chat.*

Observation.

La loi qui régit la présence ou l'absence des glandes de Cowper n'est pas subordonnée à l'existence ou à la non-existence des vésicules séminales. En effet, si le chien manque de vésicules spermatiques et de glandes de Cowper, on trouve les unes et les autres chez l'*homme ;* en outre, le *chat,* dépourvu de vésicules séminales, présente des glandes de Cowper, et il en est de même pour certains autres *carnassiers,* tels que l'hyène, la civette, etc.

Organes sécréteurs accessoires.

—

VÉSICULES ANALES.

Dans la plupart des carnassiers[1], et chez quelques rongeurs[2], on rencontre, dans la région de l'anus, des organes glanduleux dont le produit, odorant et plus abondant aux époques du rut, exerce une certaine influence sur le rapprochement des sexes.

Indication.

Chez le *chien,* ce sont deux petites poches globuleuses, du volume d'une noisette, situées entre l'urèthre et la partie terminale du rectum.

Forme, volume, situation.

Chacune d'elles, recouverte d'une couche musculeuse rougeâtre, et tapissée d'une muqueuse continue avec celle du rectum, possède un orifice percé à la marge de l'anus.

Couche charnue.
Muqueuse.

Ces vésicules, à parois minces et folliculeuses, sécrètent une humeur fétide qui s'accumule et les remplit ; l'expulsion de ce produit est effectuée par la contraction des fibres musculaires extérieures.

Produit.

L'humeur contenue dans les vésicules anales est tantôt claire et liquide, tantôt épaisse et grisâtre ; elle n'a pas la même odeur chez le mâle et la femelle : c'est ce qui explique la recherche à laquelle se livrent les animaux de cette espèce, en se flairant lorsqu'ils se rencontrent.

DU PÉNIS

ET DE SES ANNEXES.

L'organe essentiellement destiné, chez le mâle, à l'acte de l'accouplement, porte le nom de *pénis* ou de *verge.*

[1] Blaireau, putois, hyène, civette, etc.
[2] Cabiais, agouti, etc.

C'est un corps allongé, fibro-vasculaire, qui soutient l'urèthre, canal excréteur définitif du sperme. Il est susceptible de se gonfler, sous l'influence nerveuse, par l'accumulation du sang et d'acquérir une rigidité qui permet son introduction dans les organes d'accouplement de la femelle, afin d'y projeter le fluide nécessaire à la fécondation intérieure. En même temps que le pénis est érectile, il est doué, dans sa partie libre, d'une grande sensibilité qui s'exalte, par le fait même du rapprochement sexuel, et provoque l'expulsion du liquide séminal.

Situation.
Étendue.
Direction.

Situé à la partie postérieure du tronc, il s'étend dans la région périnéale et sous le bassin, depuis l'arcade ischiale jusqu'au niveau de la région prépubienne, en décrivant une grande courbe à concavité antérieure.

Configuration.
Division.

Conoïde d'arrière en avant ou cylindroïde et déprimé latéralement, le pénis est divisible en trois sections, une *postérieure*, une *mitoyenne* et une *antérieure*.

Racines.

1° La PARTIE POSTÉRIEURE est constituée par les *racines* de l'organe. Au nombre de deux, une de chaque côté, elles sont fixées solidement sur les branches montantes ou crêtes des ischiums, et recouvertes par le muscle ischio-caverneux. Entre les deux racines, qui divergent en haut, la base du pénis est encore fixée, en avant, à l'arcade ischiale par deux forts cordons fibreux fournis par l'épaisse enveloppe du corps caverneux.

Entre ces deux racines se trouve le bulbe de l'urèthre.

Corps.

2° La PORTION MITOYENNE ou le *corps* du pénis, s'étend depuis les racines jusqu'au niveau des bourses. Entourée d'un tissu celluleux lâche qui permet son ampliation, et recouverte en arrière par la peau du périnée, cette partie est logée plus antérieurement dans l'arcade formée à la partie supérieure des deux cuisses par l'origine des deux muscles *courts adducteurs* de la jambe. Tout à fait en avant, elle passe au-dessus de l'adossement des deux dartos, où elle est continuée par la portion antérieure ou libre du pénis.

Les *faces latérales,* déprimées et parsemées d'orifices vasculaires, sont recouvertes par une expansion mince de tissu fibreux jaune provenant à la fois du dartos et de la tunique abdominale; cette lame élastique se fixe en haut, à la face interne des muscles précédemment indiqués et concourt ainsi à soutenir le corps du pénis.

Le *bord supérieur* ou *dorsal* est parcouru, suivant sa longueur, par des vaisseaux et des nerfs.

Le *bord inférieur* ou *uréthral* est creusé d'une gouttière longitudinale, occupée par l'urèthre, et sur les rives de laquelle s'implantent les fibres transverses de l'accélérateur, recouvert lui-même en arrière par les cordons musculeux suspenseurs du pénis.

3° La SECTION ANTÉRIEURE, ou *partie libre* du pénis, est comprise et soutenue dans un pli de la peau constituant le *fourreau,* et se termine, en avant, par un renflement nommé *tête* du pénis.

Cette portion, qui répond au *gland* de l'homme, est recouverte, dans toute son étendue, par la peau modifiée qui, de la face interne du fourreau, s'est repliée circulairement, au fond de cette cavité, sur le pénis, auquel elle adhère; en se prolongeant, elle revêt aussi la *tête,* tapisse la fosse naviculaire, et vient se continuer à l'orifice uréthral avec la muqueuse de l'appareil génito-urinaire. Cette membrane, intermédiaire à la peau et aux muqueuses par ses caractères de transition, est mince, ordinairement noirâtre et plissée irrégulièrement; ces plis, très-marqués dans le sens transversal ou circulaire, sont effaçables par la distension et permettent le développement érectile; en outre, ce tégument, qui est pourvu de

Faces.

Bords.

Partie libre.

Tégument.

follicules sécrétant une humeur onctueuse et odorante, **Papilles.** présente, à sa surface, de nombreuses et fines papilles sensitives qui deviennent le siége des plus vives impressions, lorsque, rendues saillantes par la turgescence érectile, elles sont en contact, pendant l'accouplement, avec les organes sexuels de la femelle.

Tête. La *tête* du pénis est le renflement où bourrelet circulaire qui termine en avant la portion libre de l'organe. Épaisse, déprimée d'avant en arrière, amincie à sa cir- **Forme.** conference, échancrée inférieurement, cette partie acquiert, pendant l'érection, un développement considérable, et surtout dans l'orgasme qui accompagne l'éjaculation ; elle présente alors une forme comparable à celle d'une pomme d'arrosoir.

Sur le plan antérieur de la tête du pénis, on remarque vers le centre une saillie conoïde, intérieurement formée par la pointe du corps caverneux ; au-dessous, on voit le **Tube uré-** prolongement ou *tube uréthral,* entouré d'une fosse cir- **thral.** culaire, au fond de laquelle, et immédiatement au-dessus de l'urèthre, se trouve l'orifice d'une cavité biloculaire, **Sinus.** assez étendue, élargie à son fond et nommée *sinus uré- thral* ou *fossette naviculaire;* la matière, sécrétée par les parois de cette cavité, s'accumule et se durcit quelquefois, au point de comprimer le tube uréthral et de s'opposer à l'écoulement de l'urine.

Enfin, au-dessous de ces parties, se trouve un angle rentrant qui coupe inférieurement la circonférence de la **échancrure.** tête pénienne, c'est l'*échancrure sous-uréthrale.*

STRUCTURE.

Division. Le pénis est constitué par deux tissus érectiles distincts : l'un principal, nommé *corps caverneux,* appartient à tout l'organe ; l'autre est particulier à la *tête.*

Cette organisation spéciale est nécessairement complétée par des *vaisseaux* et des *nerfs*.

CORPS CAVERNEUX.

Bifurqué, en arrière, pour constituer les racines du pénis, le *corps caverneux* se termine, en avant, par une pointe qu'entoure le tissu érectile de la tête.

Forme.

Dans son organisation fibro-vasculaire, on reconnaît une enveloppe, des *fibres musculeuses* et un *tissu propre*.

Enveloppe.

L'*enveloppe* du corps caverneux est épaisse, résistante, mais élastique, comme le prouvent la distension érectile et la rétraction qui succède à cet état. C'est une membrane fibreuse, qui tient beaucoup, par ses propriétés, du tissu fibreux jaune, dont elle n'a cependant pas exactement la couleur. Blanchâtre et formée de fibres longitudinales en dehors, entrelacées profondément, elle forme une couche plus épaisse au bord dorsal que sur les racines et au bord uréthral.

Enveloppe.

Nature.

Fibres.

Solidement implantée à l'ischium, elle constitue les moyens de fixité du pénis. Extérieurement parsemée d'orifices vasculaires, elle fournit, par tous les points de sa face interne, une multitude de prolongements fibreux qui convergent, s'entre-croisent en divers sens, dans le tissu caverneux et forment des mailles ou aréoles irrégulières et communicantes, sans constituer de cloison médiane. Ces brides ou colonnes fibreuses, plus nombreuses et plus prononcées vers le bord uréthral, d'où elles procèdent en divergeant, sont destinées à borner la distension érectile du corps caverneux.

Orifices vasculaires.

Prolongements intérieurs.

Fibres musculeuses.

Tissu musculeux.

A la face interne de l'enveloppe fibreuse et sur les côtés des prolongements qui divisent le tissu caverneux, on voit des *fibres musculeuses*, épaisses, grisâtres ou rosées, affectant diverses directions et concourant à former les parois des aréoles du corps caverneux.

Ce tissu musculaire, très-évident chez le cheval, exerce une grande influence sur la tension érectile du pénis ; il fait ressembler l'ensemble du corps caverneux à un muscle dont les fibres seraient implantées sur les prolongements intérieurs et à la face interne de son épaisse enveloppe fibreuse.

Tissu propre.

Tissu vasculaire érectile.

Le *tissu* du corps caverneux est un réseau vasculo-nerveux, qui remplit les aréoles musculo-fibreuses constituant sa charpente. Ici, comme partout, les veines

Disposition relative des artères et des veines.

font suite aux artères ; mais les radicules veineuses, au lieu de continuer l'état capillaire des ramuscules artériels, sont élargies et prolongées par des canaux plus étroits qu'elles-mêmes. Ces radicules, très-anastomotiques entre elles, tapissent de leurs minces parois les cavité aréolaires ; d'où il suit que la partie vasculaire du tissu caverneux est principalement constituée par un grand lacis veineux, dont les mailles communicantes sont soutenues par des colonnes musculaires et fibreuses, élastiques et contractiles.

Nerfs.

Dans ce tissu, qui renferme toujours une quantité plus ou moins considérable de sang, les canaux artériels et veineux sont accompagnés de nombreux filets nerveux, qui s'identifient dans la substance caverneuse, et laissent entrevoir l'influence qu'ils exercent sur l'érection, lorsque le mâle est excité par la présence et les émanations de femelle.

L'organisation du corps caverneux explique bien le **Conséquences.** grand développement que peut acquérir ce tissu, lorsque le sang, accumulé dans son intérieur, distend ses aréoles dilatables dont les parois reviennent sur elles-mêmes à mesure que l'état d'érection diminue et disparaît. Enfin, d'après la disposition relative des vaisseaux qui importent et exportent le sang, on conçoit comment l'érection, facile à produire artificiellement en injectant les veines, n'est que difficilement obtenue par l'injection des artères nombreuses, mais étroites ; on comprend de même la lenteur du développement érectile et la rapidité de son affaissement.

TISSU ÉRECTILE DE LA TÊTE DU PÉNIS.

Le tissu érectile particulier à la tête du pénis correspond à celui qui conpose le gland de l'homme.

Il constitue une masse spongieuse, à petites mailles, **Disposition.** entourant l'extrémité antérieure du corps caverneux et de l'urèthre.

De forme irrégulièrement conique, il est épais et coupé **Forme.** droit en avant ; en arrière il se prolonge et s'amincit sur le corps caverneux.

Recouverte par le tégument replié du fond du fourreau, cette couche circulaire, à circonférence amincie, est plus considérable dans sa partie supérieure qu'à son contour inférieur, où elle forme une rentrée d'où résulte l'échancrure sous-uréthrale.

Circonscrit par une enveloppe fibreuse élastique, ce **Continuité.** tissu érectile est continu en arrière avec celui de l'urèthre dont il représente l'épanouissement terminal.

De couleur rougeâtre, il présente des aréoles fines et **Organisation.**

serrées, pourvues, comme dans la portion uréthrale, de petites fibres musculeuses grisâtres, fournies par les cordons suspenseurs du pénis.

Indépendance. Simplement contiguë au corps caverneux, la substance érectile de la tête en est tout à fait distincte : elle en diffère par son aspect et par l'étroitesse de ses mailles ; elle reçoit ses vaisseaux d'une autre source, enfin elle s'érige indépendamment de ce tissu, et toujours après lui, sinon elle serait un obstacle à l'introduction du pénis.

Usages. En état de turgescence, cette partie prend un grand volume qui, pendant l'accouplement, est favorable à l'excitation des papilles tégumentaires ; leur sensibilité s'exalte, provoque sympathiquement la contraction spasmodique des autres parties de l'appareil et détermine ainsi l'éjaculation du fluide fécondant.

Vaisseaux du pénis.

Artères. Les *artères* qui se distribuent au pénis proviennent de trois sources différentes : la *bulbeuse* (génitale interne), l'*obturatrice,* et la *scrotale* (génitale externe).

Les divisions qui se plongent dans les racines péniennes sont fournies par les honteuses ou génitales internes.

Les rameaux qui, à diverses hauteurs, pénètrent dans le corps de l'organe, sont donnés par l'artère *caverneuse,* branche de l'obturatrice.

L'artère *dorsale* du pénis, provenant aussi de l'obturatrice, s'anastomose en arrière avec la honteuse interne, en avant avec la génitale externe, et fournit de distance en distance des divisions qui se plongent dans le corps caverneux.

Ces mêmes artères envoient aussi des rameaux au canal de l'urèthre.

Le tissu érectile de la tête du pénis reçoit particulièrement ses divisions artérielles d'une branche de la *honteuse* ou *génitale externe.*

Les *veines* qui entourent le pénis sont nombreuses, grosses et souvent variqueuses ; elles se partagent en groupes correspondant aux différentes branches arté- rielles qu'elles accompagnent jusqu'aux troncs veineux pelviens et cruraux ; quelques-unes se dégorgent dans la *saphène ;* enfin, les antérieures, anastomotiques avec celles des bourses et du fourreau, se rendent dans la veine *abdominale postérieure,* etc.

Veines.

Les *lymphatiques* du pénis gagnent les ganglions sa- crés. Ceux de la *tête,* de même que ceux de l'urèthre, vont se dégorger dans les ganglions inguinaux profonds.

Lymphatiques.

Nerfs.

Les *nerfs* du pénis sont de deux ordres : les uns *gan- glionnaires* ou sympathiques, les autres *rachidiens* ou spinaux ; les premiers émanent principalement du ganglion génital, situé postérieurement à la région sous-lombaire ; les nerfs spinaux sont fournis par les branches *génitales internes* des plexus sacrés, envoyant aussi des rameaux, correspondant aux artères *génitales externes,* et dé- pendant des branches *obturatrices.*

Nerfs.

Ces nerfs ont une disposition analogue à celle des ar- tères qu'ils accompagnent. Ils pénètrent avec elles, ainsi qu'avec les branches veineuses satellites, jusque dans l'intimité du tissu érectile.

Annexes du pénis.

Les annexes du pénis sont : des *productions muscu- leuses* et le *fourreau.*

MUSCLES ISCHIO-CAVERNEUX.

Situation. Au nombre de deux, un de chaque côté, les *ischio-caverneux* sont situés sur les racines du pénis.

Direction. Convergents de haut en bas, ils sont rouges, épais et recouverts d'une couche aponévrotique mince qui rend leur surface chatoyante.

Forme. Longs de 7 centimètres environ, renflés dans le milieu, ils sont conoïdes, à sommet inférieur, et formés de fibres charnus et tendineuses.

Attaches. Chacun d'eux s'implante solidement à la crête ischiale de son côté, et recouvre la racine pénienne correspondante, sur toute l'étendue de laquelle il fixe ses insertions.

Usages. Les muscles ischio-caverneux ont pour office de tirer, en arrière et en bas, la verge distendue et relevée par l'érection, afin de donner à cet organe la fixité et la direction nécessaires à son introduction dans les parties sexuelles de la femelle.

FAISCEAUX MUSCULEUX
suspenseurs et rétracteurs du pénis.

Définition. Ce sont deux faisceaux longs et assez épais, formés de fibres musculeuses grisâtres, qui procèdent de la partie inférieure et postérieure du sacrum, ainsi que des premiers os coccygiens, descendent en arrière de l'urèthre et se prolongent jusque dans la tête du pénis.

Origine. Vers la réunion du sacrum et du coccyx, dans une étendue de plusieurs centimètres, naissent de gros faisceaux charnus d'un blanc-grisâtre ; les plus antérieurs, dirigés en bas et en avant, s'épanouissent sur le rectum ; les postérieurs sont de deux ordres : les uns, épais et

courts, s'implantent aux côtés de l'anus, dont ils constituent les *faisceaux suspenseurs ;* les autres, moins volumineux, mais très-allongés, passent en dehors de ceux-
ci, croisent obliquement leur direction, pour gagner,
d'avant en arrière, la face postérieure du bulbe uréthral :
ce sont les *faisceaux musculeux suspenseurs* et *rétracteurs du pénis,* ou, plus simplement, les *cordons sous-
péniens.*

En arrière du bulbe, ces deux faisceaux sont gros et **Trajet.**
accolés l'un à l'autre sur la ligne médiane. De ce point,
ils descendent, en s'atténuant progressivement, et, vers
la partie inférieure, ils se confondent en un seul cordon
grêle. Toujours satellites de l'urèthre, ils recouvrent dans
tout leur trajet, la face postérieure du muscle accélérateur, auquel ils adhèrent faiblement ; en arrière, ils sont
recouverts par la peau du périnée.

A diverses hauteurs, les cordons sous-péniens détachent, en avant, des fibres qui percent obliquement le
muscle accélérateur, se plongent et se divisent dans le
tissu érectile qui entoure l'urèthre.

Inférieurement, les faisceaux sous-péniens très-atté- **Terminaison.**
nués et réunis en un seul, deviennent profonds, en s'en-
fonçant dans le tissu érectile de la tête du pénis, où ils
s'épuisent en se divisant.

Destinés à soutenir et à rétracter le pénis, par le fait **Usages.**
de leur faculté contractile, ces cordons remplissent le
même office, mécaniquement, lorsque l'animal relève la
queue, en raison de leur attache à la base de cette région.

Ils retirent dans le fourreau la verge sortie de cette
cavité, soit par la distension érectile, soit à la faveur de
leur relâchement, pour l'expulsion de l'urine.

FOURREAU.

Définition. Le *fourreau* ou *prépuce* est une production de la peau, repliée en elle-même et formant, autour de la partie libre du pénis, une cavité de soutien et de protection.

Situation. Situé dans le plan médian, à la partie postérieure de l'abdomen, le fourreau cache habituellement la partie antérieure de la verge, qu'il laisse sortir et pendre au dehors, pour l'expulsion de l'urine ; sa cavité est d'autant plus profonde que le pénis est plus retiré sur lui-même ; mais, pendant l'érection, lorsque cet organe s'allonge jusqu'au niveau de l'ombilic, le fourreau, entraîné et déployé en avant, s'efface presque complétement. La peau du fourreau, qui n'est qu'un pli de celle de l'abdomen, est mince, souple et extensible ; elle présente extérieurement des poils courts et fins, mais en se repliant dans la cavité, elle en est totalement dépourvue, et prend une teinte généralement noirâtre.

Entrée. L'entrée est circonscrite par un bord arrondi, plissé, dilatable, offrant un léger pincement inférieur.

Cavité. La cavité est ample et tapissée par le tégument rentré, qui se modifie, devient de plus en plus mince et forme beaucoup de plissements irréguliers effaçables, dont les principaux sont dirigés transversalement.

Fond. Au fond de la cavité, le tégument se replie sur la partie libre du pénis, en formant ainsi un cul-de-sac circulaire, en avant duquel on observe un renflement ou bourrelet, également circulaire, que la distension ni l'érection n'effacent pas complétement ; ce bourrelet correspond à la *couronne* ou *base* du gland.

Tégument. En avant de ce point, la peau, qui se prolonge sur le pénis, se distingue de la portion pariétale par sa finesse, son adhérence, ses nombreuses et fines papilles sensitives et la quantité moindre de plis et de follicules. Ces Glandules prépuciales. organes sécréteurs, très-abondants à la face interne du fourreau, constituent des *glandules prépuciales,* analogues à celles qui produisent le *musc* et le *castoréum.* Elles versent dans la cavité du fourreau une grande quantité de matière grasse, onctueuse et odorante ; par son séjour prolongé, cette substance devient noirâtre, épaisse, fétide et comparable à du cambouis ; ou bien elle s'épaissit et forme des plaques ou des grumeaux. Enfin, cette matière, accumulée et rancie par le défaut de soins, peut, en acquérant des propriétés irritantes, altérer les surfaces contiguës du fourreau et de la verge.

Dans l'épaisseur du fourreau, entre les deux lames de Structure. la peau repliée, se trouvent beaucoup de *tissu celluleux* lamellaire, une couche de *tissu fibreux jaune,* des *vaisseaux* et des *nerfs.*

Le *tissu élastique,* qui forme la base du fourreau, est Tissu élastique. une production de la tunique abdominale : de chaque côté, au niveau de la région prépubienne, une lame se détache, descend de manière à embrasser le fourreau, et se prolonge, en s'atténuant beaucoup, vers la partie postérieure, où elle se confond avec les fibres du dartos. La partie antérieure, plus marquée et circonscrivant l'entrée de la cavité, constitue ce qu'on nomme les *ligaments suspenseurs du fourreau,* qui représentent les *muscles protracteurs* de certains animaux, tels que le bœuf et le chien.

Les *vaisseaux* et les *nerfs* du fourreau sont des divi- Vaisseaux et nerfs. sions des branches *génitales externes.*

Les *artères* proviennent de la scrotale, et s'anastomosent surtout avec celles des bourses.

Les *veines* nombreuses et larges communiquent avec celles du pénis.

Les *lymphatiques* se rendent aux ganglions de l'aine.

Les *nerfs* procèdent des *obturateurs,* comme ceux des bourses et de la partie libre de la verge.

Fonctions. Le fourreau a pour fonctions de soutenir la partie antérieure du pénis, de la protéger et de lui conserver sa sensibilité.

DIFFÉRENCES.

Dimensions. **Didactyles**. — La verge des *didactyles* est longue, grêle et prolongée sous le ventre. En arrière des bourses, elle décrit deux inflexions superposées, la supérieure à concavité postérieure, et l'inférieure à concavité antérieure : c'est ce qu'on appelle l'S pénienne.

Fixité. Outre ses implantations postérieures aux branches montantes des ischiums, le pénis se fixe sous le bassin, à la symphyse ischiale, par deux cordons courts et fibreux, un de chaque côté.

Canal fibreux uréthral. L'enveloppe fibreuse du corps caverneux forme, en arrière, non pas une gouttière uréthrale, mais un canal complet, à parois latérales épaisses, et dont la lame postérieure est plus mince en avant de l'S qu'en arrière ; ce canal est d'autant plus large, et conséquemment l'urèthre est d'autant plus profond qu'on l'examine plus postérieurement.

Corps caverneux. Le corps caverneux est peu développé ; son enveloppe est forte, à fibres serrées, croisées et, par conséquent, peu extensibles ; son tissu présente un cordon central fibreux, sorte de noyau longitudinal qui le rend peu dilatable ; aussi voit-on, dans l'érection, le pénis s'allonger en effaçant ses courbures, mais augmenter fort peu ses autres dimensions.

Partie libre. La partie antérieure ou libre de la verge est longue et effilée ; elle a pour base la pointe du corps caverneux, .

entourée d'une couche mince de tissu érectile, épanouissement de celui de l'urèthre.

Son extrémité présente, inférieurement, l'orifice de l'urèthre, fente longitudinale, surmontée d'un pincement muqueux, en manière de casque. Dans le *bélier,* cette fente est dirigée transversalement.

Orifice uréthral.

Toute la portion du pénis, comprise dans le fourreau, est revêtue d'un tégument rosé, délicat, papillaire et très-sensible ; ce qui explique le peu de durée nécessaire à l'accouplement.

Tégument.

Les faisceaux sous-péniens, épais et lâchement unis au pénis, ne suivent pas les contours de l'S ; ils franchissent ce point, au delà duquel ils s'accolent au pénis, et se confondent avec sa substance.

Faisceaux sous-péniens.

Le fourreau, étroit et long, s'avance jusqu'au niveau de l'ombilic. La peau qui le constitue extérieurement est épaisse ; l'entrée, étroite, est garnie, chez le taureau, d'un bouquet de poils, longs et rudes ; en ce même point sont de nombreuses glandules prépuciales dont le produit est une humeur onctueuse, d'une odeur forte, musquée, spéciale et caractéristique pour chaque espèce.

Fourreau.

Glandules prépuciales.

De chaque côté est un mamelon, qui représente un trayon mammaire de la femelle, et qu'on observe aussi chez l'*âne.*

Mamelon latéral.

Le tégument intérieur du fourreau, mince et rosé, offre des plis dirigés en tous sens et surtout en long.

Intérieur.

L'ombilic est circonscrit par deux bandes charnues demi-circulaires, une de chaque côté, qui, dirigées en arrière, viennent s'épanouir et se fixer sur les parties latérales et antérieures du fourreau ; ce sont les *muscles protracteurs du fourreau;* ils servent à recouvrir la verge après l'accouplement.

Muscles protracteurs.

En arrière sont deux autres faisceaux très-longs, un

de chaque côté, qui se fixent, par une aponévrose élargie, sous le bassin, se dirigent en avant et s'insèrent sur les côtés du fourreau, près de la terminaison des muscles protracteurs ; ce sont les *muscles rétracteurs du fourreau,* destinés à découvrir le pénis au moment de la copulation.

Muscles rétracteurs.

Tétradactyles réguliers. — Chez le *porc,* les dispositions essentielles sont à peu près les mêmes que dans les didactyles.

Les muscles du fourreau manquent, comme chez les solipèdes.

Cavité prépuciale.

A la paroi supérieure du fourreau est une poche analogue aux glandes prépuciales des autres animaux et surtout aux cavités glandulaires qu'on rencontre, dans cette région, chez plusieurs rongeurs [1].

Tétradactyles irréguliers. — Chez le *chien,* le pénis est long et terminé en pointe. La moitié postérieure est constituée par le corps caverneux, peu développé et pourvu d'une cloison médiane complète. La moitié antérieure a pour base un os, qu'on retrouve chez plusieurs autres mammifères, et qui est destiné à favoriser l'introduction de la verge dans les organes génitaux de la femelle.

Cloison du corps caverneux.

Os pénien.

L'os *pénien* ou *pénial* est allongé, conoïde et incurvé de manière à constituer une gouttière inférieure, dans laquelle se loge l'urèthre, en quittant la gouttière fibreuse du corps caverneux ; son sommet, antérieur, fait partie de la pointe du pénis ; sa base est intimement unie à la partie antérieure du corps caverneux : la cloison médiane, devenue très-dense, s'implante sur cet os ; il en

---

[1] Cette poche a été décrite et considérée comme un réservoir urinaire, par M. *Lacauchie,* dans un Mémoire présenté à l'Institut, en janvier 1847.

est de même pour l'enveloppe fibreuse ; qui se confond avec le périoste.

L'os pénien, presque en totalité, constitue la base de toute la portion du pénis comprise dans le fourreau ; en outre, cette partie possède deux *renflements érectiles* distincts, l'un *antérieur*, l'autre *postérieur*.

Le *premier,* analogue à celui de la tête pénienne chez le cheval, est l'épanouissement du tissu érectile de l'u-rèthre ; taillé en massue, à base antérieure, il forme, de ce côté, une pointe brusque, dirigée en bas, et au-dessous de laquelle est percé l'orifice uréthral ; postérieurement, il s'amincit et recouvre, en partie, l'autre masse érectile. Tissu érectile
de la tête.

Le *second renflement* est supplémentaire ; il commence à la base de la partie libre du pénis, au point où le tégument du fourreau se replie circulairement sur cet organe. Tissu érectile
supplémentaire.

Dans une longueur de 3 à 4 centimètres, il embrasse le bord supérieur et les faces latérales de l'os pénien ; de forme pyramidale, sa base, postérieure, est épaisse de 2 à 3 centimètres ; en avant, il s'amincit sous le tissu érectile de la tête.

Telles sont ces deux masses érectiles dont les sommets se chevauchent, de sorte que la partie libre de la verge, renflée en avant et surtout en arrière, présente un volume moindre vers son milieu.

Bien que contigus, ces deux renflements vasculaires sont indépendants l'un de l'autre ; le postérieur est également sans communications avec le corps caverneux, et possède deux veines particulières qui se dirigent posté-rieurement dans un sillon latéral.

Chacun d'eux s'érige isolément, pendant la copulation ; ils prennent alors un développement considérable, et le **grand** volume du renflement postérieur prolonge forcément la durée de cet acte, jusqu'au retour de la flaccidité ; cette particularité est une conséquence de l'absence de réservoirs spermatiques.

Muscles releveurs. On rencontre, chez le chien, deux petits *muscles* qui paraissent destinés à relever le pénis et à le diriger convenablement pour son introduction dans les parties sexuelles de la femelle, en raison de ce que son érection préalable est toujours faible : ce sont deux faisceaux qui procèdent des racines péniennes, se portent en avant et se réunissent par un tendon commun, implanté sur le bord dorsal de la verge ; ils représentent ainsi la corde d'un arc.

Les cordons musculeux sous-péniens existent, comme dans les autres animaux.

Fourreau. Le *fourreau,* étroit et long, présente, comme chez les didactyles, des *muscles protracteurs ;* et le tégument qui le tapisse est mince et rosé comme celui qui revêt la portion libre du pénis.

Direction. *Chat.* — Le pénis du *chat* est court et dirigé en arrière ; mais, en état d'érection, il se dirige en avant pour l'accouplement.

La partie libre de la verge présente, encore ici, des dispositions particulières [1].

Forme. Elle est conique ; son sommet, près duquel est percé

[1] Sur ce sujet, M. Duvernoy a émis de justes considérations : « On « dirait que chaque famille, chaque genre, et même chaque espèce « devait avoir, dans cette partie, une sensibilité propre, et de plus, « une forme, une composition adaptée à la sensibilité des organes « femelles, qui, sans doute, a de même quelque chose de particulier « dans chaque espèce.

« Ne serait-ce pas ici une des causes de la conservation des es- « pèces pures, et, sinon de l'absence totale, du moins de la rareté « des espèces hybrides. »

(*Leçons d'Anatomie comparée,* tome VIII.)

l'orifice uréthral, a pour base un petit os pénien incom- Os.
plet, qu'entoure une couche de tissu érectile, épanouissement de celui de l'urèthre.

Cette partie libre est revêtue d'un tégument hérissé de Pointes.
petites papilles, un peu rudes, dirigées vers la base,
et susceptibles de se redresser pendant l'érection; ces
pointes, qu'on retrouve dans presque toutes les espèces
du genre *chat,* sont analogues aux poils, aux écailles, aux
fortes épines et même aux scies cartilagineuses que présentent certains autres animaux, et qui paraissent être
en rapport avec le degré de sensibilité des organes
sexuels de la femelle.

APPAREIL GÉNITAL DE LA FEMELLE.

L'*appareil génital* ou *sexuel* des femelles domestiques se compose : 1° des *ovaires ;* 2° des *trompes utérines* ou *oviductes ;* 3° de l'*utérus ;* 4° du *vagin ;* 5° de la *vulve* et de ses *annexes ;* 6° des *mamelles.*

Les *ovaires* préparent et sécrètent l'élément fécondable, l'*ovule,* qui est transporté par les *oviductes* dans la *matrice,* où il se développe, s'il a été fécondé.

La *vulve* et le *vagin* sont des organes d'accouplement qui servent aussi à conduire au dehors le produit de la fécondation ; et le nouveau-né trouve sa première nourriture préparée par les *mamelles.*

DES OVAIRES.

Nom.

Les *ovaires* sont ainsi nommés en raison de leur forme ovoïde, et surtout à cause des *ovules* ou petits œufs qu'ils renferment. Le produit préparé par ces organes glanduleux est indispensable à la génération ; aussi les anciens les avaient-ils nommés les *testicules de la femelle.*

Nombre.
Situation.

Au nombre de deux, un de chaque côté, les ovaires sont situés à la partie supérieure de la cavité abdominale, au niveau de la quatrième vertèbre lombaire ; appendus à leur cordon vasculo-nerveux et soutenus flottants par l'origine des ligaments larges, ils sont en avant des oviductes et des cornes utérines, au-dessus des circonvolutions intestinales.

Volume.

A peu près gros comme la moitié d'un œuf de poule, ces organes varient de volume, d'après l'âge des animaux et selon les conditions physiologiques de l'appareil générateur.

Irrégulièrement ovoïdes ou réniformes, allongés d'a- Forme.
vant en arrière, arqués en bas et en dehors, les ovaires
ont leur surface lisse, et parfois bosselée.

Ils présentent un *bord supérieur,* convexe, où abor- Bords.
dent le ligament large et le paquet vasculaire auxquels
chaque ovaire est suspendu.

Le *bord inférieur,* légèrement tourné en arrière et en
dehors, est rugueux, et présente une cavité étroite, allongée, arquée en dehors, sorte de fente irrégulière, ouverte dans l'abdomen en regard du pavillon frangé de
l'oviducte correspondant, fixé sur le contour externe et
antérieur de la cavité ovarienne. Cette partie, nommée
scissure de l'ovaire, sert de passage aux vaisseaux et aux Scissure.
nerfs de l'organe, ainsi que pour le fluide fécondant et les
ovules sécrétés.

La *face externe* de l'ovaire répond, en bas et en avant, Faces.
aux flexuosités antérieures de l'oviducte.

La *face interne* est libre.

Les *extrémités antérieure* et *postérieure* n'offrent Extrémités.
rien de particulier.

Les *ligaments larges* suspendent les ovaires à la ré- Disposition du
ligament sous-
lombaire.
gion sous-lombaire ; ils sont communs à ces organes et
à la matrice. Chacun d'eux est formé de deux lames péritonéales adossées, entre lesquelles sont compris les
vaisseaux et les nerfs ; parvenues au bord supérieur de
l'ovaire, ces deux lames s'écartent et se déploient à sa
surface, qu'elles tapissent, excepté à la scissure, autour
de laquelle la membrane s'interrompt brusquement, par
une dispostion exceptionnelle aux séreuses.

Ce même ligament large ou sous-lombaire sert encore
à fixer postérieurement l'ovaire, en se prolongeant, de
cet organe, sur l'oviducte et la corne utérine du même
côté.

26

Au-dessous de l'ovaire, les deux lames de chaque ligament se replient en arrière, et forment une cavité ouverte
en avant, dont les bords, nommés *ailerons*, sont inégaux, l'externe plus avancé que l'interne.

l'externe porte l'oviducte et l'interne est lentement parcouru par des va

STRUCTURE. *artère et veines*

L'organisation des ovaires comprend : une *enveloppe*,
un *tissu* particulier, des *vaisseaux* et des *nerfs*.

Enveloppe.

Enveloppe.

L'*enveloppe* est une membrane fibreuse, blanchâtre,
épaisse et résistante, analogue à la tunique albuginée du
testicule. Sillonnée dans son épaisseur par des divisions
vasculaires visibles à l'extérieur, et très-adhérente, par
sa face externe, à la membrane péritonéale déployée sur
l'ovaire, elle fournit, par sa face interne, des prolongements qui s'entre-croisent dans l'épaisseur de l'organe et
soutiennent les divisions vasculo-nerveuses.

Tissu propre.

Tissu.

Le tissu de l'ovaire offre d'abord une substance accessoire, sorte de gangue, cellulo-vasculaire, nommée
Stroma. *stroma* par les Allemands, et confondue avec les prolongements fibreux qui la soutiennent ; elle est disposée
de manière à former des cavités séparées par des lames
ou cloisons, variables d'épaisseur ; ces interstices sont
tapissés d'une petite membrane close, organule essentiel
Vésicules. de l'ovaire, nommée *vésicule de Graaf.*

De nombre, de volume et de disposition variables, les
vésicules se confondent, par leur périphérie, avec le
stroma qui établit, sur leurs parois minces et transparentes, les divisions vasculaires et nerveuses dont il est
composé en grande partie. Par leur surface intérieure,

finement veloutée, elles sécrètent un liquide granuleux, dans lequel nage et se développe l'élément générateur de la femelle, l'*ovule*.

Découvertes par de Graaf, vers la fin du dix-septième siècle, les vésicules ovariennes, et surtout leur produit, ont été, de nos jours, l'objet de travaux fort intéressants au point de vue physiologique, entrepris principalement par de Baër, Coste, R. Wagner, Pouchet, etc.

Vaisseaux.

Les *vaisseaux* et les *nerfs* des ovaires offrent une disposition analogue à celle qui existe pour les testicules : compris entre les deux lames séreuses qui suspendent chaque organe, ils passent tous par le sillon du bord inférieur.

Les *artères,* qui correspondent aux grandes testiculaires du mâle, se détachent de l'aorte par un tronc commun aux parties antérieures de la matrice et nommé artère *utéro-ovarienne;* elles descendent en formant des inflexions.

Les *veines,* plus considérables, sont tortueuses, anastomotiques et se rendent à la veine cave postérieure.

Ces vaisseaux sanguins augmentent de calibre toutes les fois que l'ovaire est en grande activité fonctionnelle.

Les *lymphatiques,* de même que ceux des cornes utérines, sont satellites des autres vaisseaux et se rendent aux ganglions sous-lombaires.

Nerfs.

Les *nerfs,* ganglionnaires, sont fournis par le plexus *génital* (*utéro-ovarien* chez la femelle); ils accompagnent les vaisseaux et parviennent, avec eux, en se réduisant à une excessive ténuité, jusque dans l'intimité de l'ovaire, où ils forment des plexus délicats sur les parois des vésicules.

PARTICULARITÉS RELATIVES A L'AGE.

Dans leur développement et dans les diverses phases de la vie, les ovaires offrent des particularités analogues, sous plusieurs rapports, à celles que présentent les glandes testiculaires.

Fœtus.
Naissance.
Mous et proportionnellement volumineux, dans le fœtus, ils diminuent, après la naissance, et leur volume reste à peu près stationnaire, jusqu'à l'époque des premières chaleurs. En même temps, c'est-à-dire dans la *Jeunesse.* jeunesse, ils deviennent plus fermes, ils achèvent l'organisation intime de leur tissu et surtout celle de leur pro-, duit ; en effet, les vésicules sont déjà formées et apparentes à la naissance et même dans le fœtus, mais dans le liquide à granules qu'elles renferment, les ovules ne sont pas encore développés.

Premières chaleurs.
Vers l'époque des premières chaleurs, quand l'animal est apte à se reproduire, parce que le germe est à maturité, les ovaires augmentent rapidement de volume et de vascularité, leur tissu devient ferme et rougeâtre, état qui se conserve tant que la femelle est fécondable.

Rut.
A chaque période du rut, ils se gonflent, reçoivent plus de sang et détachent spontanément un ovule. *involontai*

Gestation.
Le volume et la vascularité sont considérables pendant la gestation jusqu'après le part ; les ovaires peuvent offrir alors un volume double de celui qu'ils possèdent habituellement ; ensuite tout rentre dans l'état normal.

Vieillesse.
Dans la vieillesse, le tissu vasculaire et les vésicules s'atrophient, et les ovaires deviennent plus petits, durs, criant sous le scalpel et sans organisation distincte.

Quelquefois aussi ils sont volumineux, fibreux, et les vésicules dilatées ont l'aspect de petits kystes renfermant un liquide citrin.

DIFFÉRENCES.

Didactyles. — Les ovaires ne présentent rien de particulier.

Tétradactyles. — L'ovaire, primitivement petit et en masse, se développe et se dispose en manière de grappe, quand les femelles sont aptes à la génération ; cette disposition se rapproche des grappes ovariennes des oiseaux et fait pressentir les tubes repliés des animaux inférieurs

Chez la *chienne,* le péritoine, qui constitue le ligament suspenseur de l'ovaire, forme, au-dessous de cet organe, une sorte de cupule qui l'embrasse et assure le passage des ovules dans l'oviducte.

FONCTIONS.

Pendant tout le temps où les femelles sont susceptibles de se reproduire, chaque période de rut s'accompagne, dans l'ovaire, d'un travail particulier dont une vésicule est le siége essentiel. Tout l'organe est gonflé et abreuvé de sang ; l'une des vésicules est dilatée par le liquide qu'elle renferme ; ses parois, vasculaires et injectées, témoignent de sa surexcitation fonctionnelle ; elle se développe surtout du côté de la scissure ovarienne, et les parties intermédiaires comprimées s'amincissent jusqu'à perforation ; alors la vésicule distendue se déchire, par une sorte de déhiscence, et l'ovule qu'elle renferme s'échappe par la scissure, est reçu dans l'orifice de l'oviducte et conduit dans la matrice.

Expulsion de l'ovule.

Ces phénomènes sont remarquables en ce qu'ils sont

analogues à ceux qui se passent dans l'espèce humaine, aux périodes de menstruation.

Immédiatement après sa déhiscence, la vésicule, encore très-vasculaire, a ses parois gorgées de sang et représente, sur la coupe de l'ovaire, un corps rouge plus ou moins foncé ; ensuite, le volume de ce corps diminue, sa coloration se modifie et devient jaune : c'est ce qu'on appelle *corps jaune* (corpus luteum) ; plus tard, la coloration change encore, et on ne voit plus qu'une petite cicatrice grisâtre, dont la teinte devient de moins en moins foncée ; c'est la *cicatricule*.

Corps jaunes.

Cicatricules.

Cette ponte périodique d'ovules est spontanée et tout à fait indépendante de l'accouplement ; en conséquence, les corps jaunes et les cicatricules de l'ovaire répondent simplement au détachement des ovules, et leur nombre n'indique pas celui des fécondations, mais celui des ruts : en effet, ces cicatrices ovariennes s'observent sur les femelles vierges, ou même réputées stériles, comme la mule ; et, l'observation a démontré, sur toutes les femelles, le rapport numérique de ces traces avec les périodes accomplies du rut ; seulement, chez les multipares, il y a en même temps proportion avec le nombre habituel des petits, parce que chaque vésicule ne renferme généralement qu'un ovule.

De cet exposé, il résulte que toutes les femelles mammifères pondent spontanément et périodiquement, qu'il y ait eu ou non fécondation, des petits œufs, préparés et mûris dans leurs ovaires. Cette analogie fondamentale avec les *ovipares* doit nécessairement modifier le sens longtemps attaché au titre de *vivipares*; la différence n'est pas dans le principe, elle n'est que secondaire, puisque les uns et les autres produisent des œufs, dont l'incubation et l'éclosion sont extérieures chez les ovipares, intérieures chez les vivipares. Il est donc juste de revenir à cet axiome physiologique énoncé il y a déjà deux siècles par le célèbre Harvey : *Omne vivum ex ovo*.

L'analogie devient plus frappante, si l'on compare l'ovule des mammifères à celui des ovipares, puisqu'on rencontre, dans l'un et dans l'autre, les mêmes parties essentielles, c'est-à-dire la *vésicule* et la *tache germinatives*, la *membrane vitelline* et son *disque proligère*.

La *vésicule germinative*, constatée par Coste chez les mammifères, est analogue à celle des ovipares, décrite par Purkinje; elle renferme un fluide légèrement granuleux et présente, comme dans l'œuf des oiseaux, une petite tache pâle, signalée par R. Wagner, et dite *tache germinative*.

La vésicule germinative est entourée de la *membrane vitelline*, poche transparente, nommée par de Baër, *zona pellucida;* cette membrane renferme, outre la vésicule, un liquide granuleux, matière nutritive ou *vitelline,* analogue au jaune de l'œuf des oiseaux ; sa superficie, grenue, correspond à cette surface que de Baër appelle le *disque proligère,* dans l'œuf des ovipares.

On sait que l'ovule ou les ovules des mammifères sont libres dans le liquide à granules que contient la vésicule ovarienne ou *ovisac,* tandis que l'ovule des oiseaux est adhérent au calice; mais l'ovisac et le calice sont analogues, ils sont tous deux essentiellement ovigènes.

L'ovule des mammifères est nécessairement plus petit que celui des ovipares, puisque celui-ci, ne devant rien recevoir de la mère, renferme une matière vitelline plus considérable comme élément principal de son accroissement ultérieur. Aussi cet ovule n'est-il, chez la chienne et la truie, par exemple, que de $\frac{1}{6}$ à $\frac{1}{8}$ de millimètre.

En résumé, les ovaires préparent et détachent spontanément et périodiquement un élément générateur : c'est
l'*ovule* ou le *germe*. Cet ovule, parvenu dans la matrice,
se greffe et se développe, s'il y a eu fécondation ; sinon,
il se détruit.

Les phénomènes qui s'accomplissent dans les ovaires,
aux différentes périodes de la vie, exercent une influence
générale sur l'organisme, bien plus marquée que celle
de l'utérus.

Enfin, le rôle physiologique des ovaires est démontré
par la stérilité dont sont frappées les femelles auxquelles
on a extirpé ces organes essentiels de la génération.

DES OVIDUCTES

ou

TROMPES UTÉRINES.

Nombre, situation, direction. Nommés encore *trompes de Fallope*, les *oviductes*,
au nombre de deux, un de chaque côté, sont des canaux
intermédiaires aux ovaires et à la matrice. Compris et
soutenus flottants entre les lames des ligaments larges,
ils se dirigent en arrière et en bas.

Forme, calibre. Ces tubes, grêles, blanchâtres et durs au toucher, sont
allongés et étroits ; leur calibre, qui est en rapport avec
la petitesse de l'ovule des mammifères, diminue progressivement vers la matrice. Ils décrivent dans presque tout
Flexuosités. leur trajet des flexuosités, analogues à celles du canal
efférent à son origine, et qui semblent destinées à ralentir la marche de l'ovule pour que ce produit, avant de
parvenir dans la matrice, éprouve des modifications préa-
lables ou un premier développement.

Extrémité antérieure. L'*extrémité antérieure* ou *ovarienne* des oviductes
présente une disposition bien remarquable chez tous les

mammifères : c'est la discontinuité entre l'ovaire et son canal excréteur. Cette extrémité répond au côté externe et antérieur du bord inférieur de l'ovaire. Elle présente une ouverture étroite tournée en dedans et située au-dessous et en dehors de la scissure ovarienne.

Cet orifice *libre* ou *abdominal* est percé à la face interne d'une lame membraneuse, flottante et à bords découpés, constituant le *morceau frangé* ou le *pavillon* de l'oviducte. *Orifice abdominal.*

Ce lambeau, dont la surface externe est lisse et tapissée par la séreuse péritonéale, présente, à sa surface interne revêtue par la muqueuse de l'oviducte, une foule de prolongements foliacés, inégaux et flottants, au centre desquels se trouve l'orifice du conduit. Examiné sous l'eau, cet appareil est composé de folioles à bords festonnés, groupées les unes contre les autres et disposées en séries successivement décroissantes, de sorte que les lamelles ou franges les plus longues sont les plus excentriques, celles qui se trouvent au bord libre ou inférieur. Cette sorte de feuillage, remarquablement développé chez la mule, est fixé en haut sur la rive externe de la scissure ovarienne, dont il semble s'échapper, et il flotte au-dessous de cette partie. Doué de contractilité, cet appareil à surfaces multiples est susceptible de se relever et de s'appliquer sous l'ovaire, soit pour imprégner la scissure de fluide fécondant, soit pour recevoir plus sûrement l'ovule qui s'en détache. *Morceau frangé.*

L'*extrémité utérine* de l'oviducte répond au sommet de la branche correspondante de la matrice, traverse ses parois et se termine par un orifice, très-étroit, percé au centre d'un petit *tubercule* dit *utérin*. *Extrémité postérieure.*

Chaque trompe de Fallope, ses vaisseaux, ses nerfs et ceux de la corne utérine correspondante, sont mainte- *Fixité.*

nus entre les deux lames du ligament large ou sous-lombaire du même côté.

STRUCTURE.

Outre l'enveloppe séreuse du ligament large, l'oviducte est composé de *deux membranes* engaînées, l'une *musculeuse*, l'autre *muqueuse*.

Membrane musculeuse.

Tunique mus-
culeuse.

La *tunique musculeuse*, blanchâtre, est un prolongement des fibres charnues de la matrice, dont elle partage les phénomènes lors de la gestation. Elle se prolonge jusque dans l'épaisseur des folioles du morceau frangé, et présente, au moins chez les grands animaux, deux couches, l'une superficielle, longitudinale, et l'autre profonde, circulaire.

Membrane muqueuse.

Muqueuse.

La *membrane muqueuse*, très-mince, tapisse intérieurement l'oviducte ; prolongement de la muqueuse utérine, elle présente, selon les micrographes, des cils vibratiles qui concourent à la progression des ovules.

En avant, cette membrane se déploie sur le morceau frangé, au bord libre duquel elle se met en continuité avec le péritoine. C'est le seul exemple de la communication d'une cavité muqueuse avec une cavité séreuse.

Vaisseaux et Nerfs.

Vaisseaux et
nerfs.

Les *vaisseaux* et les *nerfs* sont dépendants de ceux des ovaires et des cornes utérines.

FONCTIONS.

Fonctions.

Analogues des canaux efférents du mâle, les oviductes transmettent à l'utérus les ovules fécondés ou non ; ils peuvent aussi porter le fluide fécondant du mâle jusqu'à l'ovaire ; la stérilité des femelles dont les trompes ont été liées, les gestations extra-utérines, *ovariennes* ou *tubaires,* démontrent ce double usage.

Mais, pour qu'il y ait fécondation, il n'est pas indispensable qu'elle soit effectuée à l'ovaire même ; le phénomène peut avoir lieu plus loin, dans l'oviducte ou même dans la matrice ; c'est un commencement d'analogie avec ce qui se passe chez les animaux à fécondation extérieure.

Le rôle du pavillon frangé est tel, qu'à défaut de son action, l'ovule fécondé peut tomber dans la cavité abdominale, se greffer sur un point du péritoine et constituer, en se développant, incomplétement il est vrai, ce genre de gestation extra-utérine, dite *péritonéale.* La manière dont l'ovaire de la *chienne* est embrassé par les ailerons du ligament large, semble destinée à prévenir cette anomalie.

L'oviducte ne sert pas simplement à conduire les ovules dans l'utérus ; il est tortueux pour les retenir plus longtemps et leur faire subir des modifications préparatoires ; chez la *truie,* les oviductes compensent, par une plus grande longueur, l'absence de flexuosités.

DE L'UTÉRUS.

Organe de la gestation, l'*utérus* ou la *matrice* est une cavité membraneuse et contractile située, en avant du vagin, en partie dans le bassin et en partie dans l'abdomen.

Dans sa *portion pelvienne,* l'utérus est dirigé horizontalement entre le rectum et la vessie, auxquels il est uni en arrière par un repli séreux ; un lien de même nature le fixe, de chaque côté, aux parois du bassin.

Dans sa partie *abdominale,* il se relève vers la région lombaire sous laquelle les ligaments larges le suspendent presque flottant parmi les anses intestinales postérieures.

Dimensions.

De dimensions variables suivant l'âge et les conditions physiologiques, la matrice est peu développée chez les femelles jeunes et dans celles qui n'ont pas porté. Son volume et sa vascularité s'accroissent lors des premières chaleurs et bien plus pendant la gestation ; ensuite elle revient sur elle-même, mais ne reprend pas exactement ses dimensions premières.

Forme.

Allongé d'arrière en avant, arrondi d'un côté à l'autre et incurvé à concavité supérieure, suivant sa longueur, l'utérus présente une partie moyenne qui se prolonge et se bifurque en avant, et se rétrécit en arrière ; aussi lui reconnaît-on un *corps,* deux *cornes* et un *col.*

Corps.

1° Le CORPS, partie la plus large de la matrice, occupe la moitié antérieure de l'excavation pelvienne. Il est conoïde, légèrement renflé dans son milieu.

Sa *base,* antérieure, se bifurque au niveau du bord abdominal du pubis et fournit les *branches* ou *cornes utérines.*

Son *sommet* ou extrémité postérieure constitue le *col.*

Ses *faces,* convexes et lisses, sont tapissées par les lames déployées des ligaments larges : la *supérieure* répond au rectum, l'*inférieure* à la vessie, et sur les faces *latérales* s'attachent les ligaments larges qui les fixent aux parois du bassin. .

Cornes.

2° Les CORNES ou *branches utérines,* une droite et une gauche, divergent et s'allongent dans l'abdomen, en avant et en haut, vers la région sous-lombaire. Chacune d'elles est cylindro-conique, incurvée en arc à concavité supérieure.

L'extrémité postérieure ou la *base* des cornes prolonge le corps de l'utérus et se trouve contiguë, dans le plan médian, à la base opposée.

L'extrémité antérieure ou le *sommet* est tournée en avant et en haut, au-dessous des ovaires, et constitue une surface arrondie, au centre de laquelle s'insère l'oviducte du même côté.

Les *faces*, lisses et arrondies d'un côté à l'autre, sont revêtues par les deux lames écartées du ligament sous-lombaire correspondant, qui s'implante sur toute la concavité de la corne.

Flottantes dans la section postérieure de la cavité abdominale, les cornes utérines répondent de tous côtés aux circonvolutions intestinales : en bas et à droite, au gros colon, en haut et à gauche, au petit colon et à l'intestin grêle. Pendant la gestation, elles descendent, déplacent l'intestin grêle ainsi que la courbure pelvienne du colon, et viennent reposer sur les parois abdominales inférieures, tant à droite qu'à gauche, chez les monodactyles.

3° Le COL ou *extrémité vaginale* de l'utérus constitue une partie rétrécie, cylindrique, longue de 5 à 6 centimètres sur 3 de diamètre. Épais et résistant, le col devient plus court, moins dur et plus porté en arrière à mesure que la gestation est plus avancée. Dans l'état normal, il est entouré, vers son milieu, par la muqueuse du vagin, qui forme, autour de cette partie divers replis rayonnants. Le prolongement, constitué au fond du vagin par le col utérin, répond à ce qu'on nomme, chez la femme, le *museau de tanche ;* cette saillie présente, à son centre, l'ouverture vaginale de l'utérus, orifice resserré, froncé et entouré de prolongements membraneux, à plis radiés et à bords festonnés, dont l'ensemble, com-

Col.

paré à une corolle, a reçu la dénomination de *fleur épanouie*.

Les bords de cet orifice, mous et plus allongés à la partie inférieure, peuvent s'ériger pendant l'accouplement, et se disposer en manière d'entonnoir ouvert en arrière; avant et pendant la parturition, ces plis muqueux s'effacent, et favorisent ainsi la dilatation du col utérin.

La matrice est maintenue dans sa position par des productions du péritoine, qui se fixent sur le bord supérieur des cornes, sur les faces latérales du corps et autour du col. Ces liens sont des dépendances de ces deux grands replis, nommés *ligaments larges* ou *sous-lombaires*.

Chacun d'eux est formé de deux lames adossées qui, comprenant entre elles les vaisseaux et les nerfs, descendent de la région sous-lombaire, enveloppent complétement l'ovaire et embrassent l'oviducte; puis, se continuant en arrière, les deux lames séreuses, disposées comme un mésentère, abordent sur la face supérieure de la corne utérine du même côté, dont elles tapissent la surface.

D'autant plus longs qu'on les examine plus postérieurement, les deux ligaments larges divergent en arrière, et descendent presque verticalement sur les cornes utérines qu'ils suspendent. Mais à l'entrée du bassin, chacun d'eux se renverse en dehors, prend une direction presque horizontale, et se fixe, d'une part, à la paroi pelvienne, et d'autre part, sur le côté du corps utérin. Il résulte de cette disposition que le prolongement des ligaments larges forme, en ce point, des ligaments latéraux qui rappellent, au moins par leur position, les *ligaments ronds* de la femme. En outre, par l'arrangement de ces lames latérales, l'excavation du bassin se trouve partagée, par une

Marginal notes:

Fleur épanouie.

Moyens de fixité.

Ligaments larges.

Ligaments latéraux.

cloison transverse, en deux sections, l'une, supérieure, entre l'utérus et le rectum ; l'autre, inférieure, entre l'utérus et la vessie : disposition analogue à celle que présente, chez le mâle, la production péritonéale propre aux canaux efférents et aux vésicules séminales.

Après avoir tapissé les faces supérieure et inférieure de la matrice, chacune des lames séreuses se replie en cul-de-sac, au niveau du col utérin, l'une en haut sous le rectum, l'autre en bas sur la vessie : de là résultent ce qu'on nomme les liens *recto-utérin* et *vésico-utérin*.

Ligaments postérieurs.

L'appareil ligamenteux de la matrice sert à la maintenir, et, par son ampleur, à favoriser la dilatation de cet organe. Pendant la gestation, les ligaments larges s'allongent, des fibres musculeuses se développent ou deviennent apparentes entre leurs lames ; ces faisceaux affectent diverses directions : les uns sont verticaux, les autres longitudinaux ; on en voit qui s'étendent obliquement de l'ovaire au col utérin ; il en est aussi qui se disposent en travers de la base des cornes, etc.

Particularité.

Après la parturition, ce tissu musculaire diminue peu à peu, mais ne disparaît pas complétement. Les lames séreuses distendues ne reviennent pas toujours exactement sur elles-mêmes ; de là vient que, chez les femelles qui ont porté, on rencontre assez souvent, sur le côté des cornes utérines, des duplicatures séreuses, flottantes, à sommet mollasse, et de forme variable.

Intérieur. — La cavité du corps de l'utérus, limitée en arrière par l'orifice antérieur du col, se prolonge, en avant, dans l'intérieur des cornes. Toute cette surface, enduite de mucus et irrégulièrement plissée, est parsemée de replis membraneux festonnés, dont les dimensions varient selon les sujets ; généralement disposés en lignes longitudinales, ils sont plus nombreux dans les

Intérieur de l'utérus.

cornes, dont ils rendent la surface comme mamelonnée.

Ces duplicatures, sortes de valvules conniventes, sont ineffaçables par la distension brusque, mais elles disparaissent par l'ampliation lente de l'utérus, pendant la gestation, pour se reproduire ensuite plus ou moins exactement. Elles semblent disposées pour retenir le fluide fécondant et le diriger vers les trompes, et pour arrêter dans la matrice l'ovule fécondé.

Tubercule utérin. Au fond du cul-de-sac, formé par chacune des branches utérines, se trouve le *tubercule utérin,* petite saillie percée à son sommet d'un orifice étroit appartenant à l'oviducte correspondant.

En arrière, on voit l'orifice antérieur du col utérin, froncé et pourvu à sa circonférence de quelques replis membraneux, assez régulièrement disposés et destinés à s'effacer pour permettre la dilatation du col utérin dans la parturition.

Intérieur du col. L'*intérieur du col* forme un canal étroit pourvu de lames muqueuses longitudinales constituant des cannelures ou petites gouttières parallèles qui favorisent l'introduction du sperme dans la matrice ; ces plis s'effacent lors de la parturition.

STRUCTURE.

L'organisation de l'utérus comprend trois membranes superposées : une superficielle *séreuse,* une mitoyenne *charnue* et une interne *muqueuse ;* des *vaisseaux* et des *nerfs.*

Tunique séreuse.

Membrane séreuse. La *tunique séreuse* est constituée par l'expansion des ligaments larges. Chacun de ces deux grands replis péritonéaux écarte ses deux lames, qui se déploient sur l'une et l'autre face du viscère et adhèrent au tissu sous-jacent.

La surface lisse de cette membrane séreuse favorise les glissements, les déplacements de la matrice.

Couche musculeuse.

La *couche mitoyenne* ou *tissu propre* de l'utérus est de nature essentiellement musculeuse, à fibres grisâtres, comme les muscles de la vie organique.

Couche musculeuse.

A la suite d'un bain dans l'acide azotique étendu, cette couche charnue présente manifestement *deux plans* superposés, plus épais dans les cornes que dans le corps. Le *plan superficiel* est formé de fibres longitudinales, arciformes, s'étendant du fond des cornes, sur l'une et l'autre face, vers le col où elles s'implantent, de manière à pouvoir raccourcir le viscère ; le *plan profond* est à fibres circulaires, destinées à rétrécir la matrice.

Ses deux plans.

Au *col,* on n'observe que des fibres circulaires, très-serrées et formant toute l'épaisseur de cette partie.

Par analogie de ce que présente la matrice simple ou sans cornes dans l'espèce humaine, chez les singes, les édentés et les tardigrades, il a été admis à tort pendant longtemps que, dans les utérus à cornes des autres femelles, le tissu propre, *fibreux* hors l'état de gestation, devenait musculeux et très-épais pendant cette période d'activité. Au contraire, dans ces dernières femelles, le tissu propre de la matrice, toujours de nature charnue, présente, hors l'état de gestation, une épaisseur plus grande que dans ce même état ; au reste, cette épaisseur, plus marquée dans les cornes que dans le corps, est en harmonie avec la dilatation plus grande que doivent éprouver ces parties ; en effet, les fœtus sont logés et se développent, non dans le corps, mais dans les branches de la matrice.

La couche musculeuse de l'utérus est donc comme celle de l'estomac ou de la vessie; elle s'amincit par la distension; le col lui-même est soumis à cette loi : sa grande épaisseur diminue à mesure que la gestation est plus avancée; en outre, pendant cette période, tout le tissu musculeux de la matrice devient plus vasculaire, plus abreuvé de liquides, et la nature charnue de ses fais-ceaux, amincis par l'élongation, est moins distincte.

Membrane muqueuse.

Membrane
muqueuse.

La *membrane interne* ou *muqueuse* est continue en arrière avec celle du vagin, et en avant avec celle des oviductes. Mince et unie d'une manière peu serrée au tissu musculeux, elle est pourvue d'un épithélium fin, et possède des cryptes mucipares abondants, surtout vers le col.

On a cru reconnaître dans le tissu de cette muqueuse l'appareil sécréteur de la membrane caduque; mais cette découverte toute récente est contestable, surtout si l'on admet avec M. Coste que la membrane caduque n'existe pas.

Aux époques du rut, la muqueuse utérine des femelles domestiques, et surtout chez la vache, est le siége d'une exsudation sanguine, plus ou moins marquée, selon les conditions dans lesquelles se trouvent les animaux. Ce flux, analogue à celui de la femme, est en harmonie avec la surexcitation physiologique de l'appareil génital, lors-que l'ovule est éliminé de l'ovaire. Il n'accompagne pas toujours le rut, et cesse à la suite de la fécondation.

Pendant la gestation, la muqueuse utérine est disten-due, amincie; ses replis connivents s'effacent; elle devient très-vasculaire; le réseau sous-muqueux se développe, et les capillaires sont disposés en petits pinceaux.

Après la parturition, cette membrane resserre son tissu et revient à peu près à son état primitif.

Vaisseaux.

Les *artères* de l'utérus sont fournies, de chaque côté, par deux branches distinctes : l'une est l'*utéro-ovarienne,* qui répond à la grande testiculaire du mâle, et l'autre est l'artère *utérine,* correspondante à la petite testiculaire; la première se distribue aux cornes utérines, la seconde au corps et au col. Cette séparation entre les sources qui portent le sang aux parties antérieures et aux parties postérieures de la matrice explique l'indépendance qu'on observe entre les premiers et les derniers phénomènes de la gestation accomplis, les uns dans les cornes, pour le développement fœtal, les autres dans le col, pour l'exécution du part. Artères.

Ces vaisseaux anastomotiques entre eux et, au niveau du col, avec les divisions *vaginales* des génitales internes, acquièrent, pendant la gestation, un grand développement et des parois musculeuses.

Les *veines,* satellites des deux groupes de divisions artérielles, décrivent des inflexions plexueuses entre les feuillets des ligaments larges. Leurs racines, dilatées pendant la gestation, constituent les *sinus utérins.* Veines.

Les *lymphatiques,* distingués en superficiels et en profonds, forment, comme les vaisseaux sanguins, deux groupes, dont l'antérieur se rend aux ganglions sous-lombaires et le postérieur aux ganglions sous-sacrés. Lymphatiques.

Le calibre de ces vaisseaux est dilaté pendant et après la gestation.

Nerfs.

Nerfs. Les *nerfs* qui se rendent aux cornes et au corps de la
matrice sont fournis par les ganglions lombaires du sympathique ; les plus antérieurs procèdent du ganglion *génital* ou *utéro-ovarien,* annexé au mésentérique postérieur. Tous suivent les vaisseaux dans le tissu de l'utérus, où ils se disposent en plexus très-fins.

En outre, le col utérin reçoit des filets rachidiens du
plexus sacré ; aussi ce sphincter possède-t-il une sensibilité et une contractilité mixtes, tandis que le reste du
viscère est exclusivement sous l'empire des nerfs involontaires.

DIFFÉRENCES.

Didactyles. — Chez la vache le col utérin est dur, résistant et formé de fibres blanchâtres et serrées.

Pendant la gestation, on a reconnu une couche fibreuse
élastique, enveloppant la membrane charnue.

Chez toutes les femelles didactyles, la surface interne
de la matrice est parsemée de saillies arrondies et pédi-
Cotylédons. culées, nommées *cotylédons ;* plus nombreux et moins
gros dans les cornes que dans les corps, ces cotylédons,
au nombre d'une trentaine environ, augmentent du double
et plus, lors de la gestation ; leur volume s'accroît aussi
et on le voit en rapport avec le nombre des portées.

Blanchâtres et résistants dans l'état d'inactivité, les cotylédons, rougeâtres, mous et poreux, pendant la gestation, servent à établir les relations vasculaires entre la
mère et le fœtus par l'intermédiaire du placenta auquel
ils adhèrent.

Chez la *vache,* les cotylédons sont pleins et enveloppés
par le placenta ; tandis que chez la *brebis* et la *chèvre*

ils sont creux, en cupules ou cotyles, embrassant la portion placentaire, qui correspond à chacun d'eux.

Pendant la gestation, l'utérus des femelles de ruminants, après avoir déplacé la pointe du cœcum et l'extrémité pelvienne du sac droit du rumen, vient reposer sur les parois abdominalee inférieures et à droite.

Tétradactyles. — Dans les femelles *multipares,* le corps de la matrice est court; et les cornes, très-allongées, surtout chez la *truie,* ne se distinguent des circonvolutions de l'intestin grêle que par l'épaisseur de leurs parois.

La division de la matrice en deux longues cornes est d'autant plus prononcée que les femelles portent plus de petits; c'est ainsi que dans le lièvre et le lapin, il n'y a pas de corps utérin et la matrice est réellement double.

Chez la *chienne* et la *truie* en état de gestation, les branches utérines viennent reposer, une de chaque côté, sur les parois inférieures de l'abdomen.

FONCTIONS.

La matrice retient l'ovule fécondé, le fixe dans sa cavité et fournit à l'embryon les matériaux de son développement. Chez la jument et la vache, femelles généralement unipares, le fœtus occupe une des cornes. Dans les femelles multipares, les fœtus sont logés l'un à la suite de l'autre, dans chacune des deux branches, et séparés par un étranglement.

Au moment de la parturition, le col aminci résiste peu ; les fibres longitudinales le dilatent en même temps qu'elles raccourcissent l'utérus, resserré en travers par les fibres circulaires ; à ces forces s'ajoute la pression des muscles abdominaux, et le fœtus est poussé au dehors.

DU VAGIN.

Définition. Intermédiaire au col utérin qu'il embrasse et à la vulve, le *vagin* est un conduit membraneux, extensible en tous sens et rétractile. Organe de l'accouplement, il livre, en outre, passage au fœtus, lors de la parturition.

Situation. Situé dans la partie postérieure du bassin, dont il occupe le plan médian, entre le rectum, la vessie et le canal de l'urèthre, ce conduit allongé, cylindroïde, est plus large et plus dilatable dans le milieu de son étendue qu'à ses extrémités.

Configuration.

Extérieur. La *surface extérieure* du vagin est entourée du tissu celluleux pelvien, qui l'unit, en haut, à la face inférieure du rectum d'une manière lâche, en bas, à la vessie, à son col et à l'urèthre, d'une manière serrée, et, dans le reste de sa périphérie, aux parois du bassin. Le tissu celluleux qui unit ces viscères pelviens, est parcouru par des divisions vasculaires, principalement veineuses et il présente, pour plus d'élasticité, le caractère dartoïque. C'est avec l'urèthre et le col vésical que le vagin contracte les adhérences les plus serrées ; il en résulte que les déplacements de cet organe entraînent ordinairement celui de la vessie et rarement celui du rectum.

Rapports.

Intérieur. La *surface interne*, d'un blanc-rosé dans l'état normal, rougeâtre à l'époque du rut, et lubrifiée par du mucus, présente des plis longitudinaux et d'autres transverses, tous effaçables et favorisant l'ampliation en tous sens ; ils servent aussi à multiplier les points de contact et les frottements, dans l'acte de l'accouplement.

Ces plis sont plus marqués chez les femelles qui ont fait plusieurs portées, et la cavité du vagin est aussi plus développée.

Extrémités. L'*extrémité antérieure* ou le *fond* du vagin forme autour de la fleur épanouie un cul-de-sac circulaire, offrant des plis radiés, sortes de freins membraneux, continuant les grandes rides longitudinales de l'organe.

L'*extrémité postérieure* ou l'*entrée* se confond avec la face interne des lèvres de la vulve ; la délimitation est établie par un rétrécissement presque circulaire, nommé *bulbe du vagin ;* en bas, se trouve l'ouverture du canal de l'urèthre, improprement nommée *méat urinaire ;* cet orifice, large et dilatable, est recouvert par une grande lame, semi-lunaire, formée par un repli de la muqueuse, sorte de valvule ou soupape, à bord libre tourné en arrière, et que M. Duvernoy regarde comme analogue à la membrane *hymen*. **Bulbe vaginal.**

STRUCTURE.

Molles et affaissées sur elles-mêmes, les parois du vagin, plus minces en avant qu'en arrière, sont constituées :

1° Par une couche extérieure dont les faisceaux, blanchâtres et irrégulièrement disposés, ne paraissent pas être de nature musculeuse, au moins chez les animaux domestiques, mais formés de tissu *dartoïque ;* **Couche dartoïque.**

2° Par une couche sous-jacente de tissu vasculaire érectile, mince et à larges mailles ;

3° Par une membrane *muqueuse,* remarquable par le développement de ses papilles sensitives et de ses follicules mucipares. **Muqueuse.**

Chez quelques animaux, dans la *chatte,* par exemple, cet appareil sécréteur vaginal est abondant, pourvu, en différents points, de lacunes aréolaires, et constitue, à l'entrée, deux corps glanduleux, analogues des glandes de Cowper du mâle. **Appareil sécréteur.**

En outre, le renflement latéral, qui, sous le titre de *bulbe du vagin,* circonscrit l'entrée de ce canal, est **Structure du bulbe.**

un corps spongieux de tissu vasculaire érectile, à fines mailles. Allongé de haut en bas, il communique inférieurement avec le tissu caverneux du clitoris, par plusieurs branches veineuses, et il est recouvert par le *sacro-clitorien,* muscle constricteur de l'entrée du vagin.

Ce double appareil musculo-vasculaire est moins saillant dans le vagin, et resserre moins son entrée chez les femelles qui ont porté plusieurs fois. Il correspond à la fois au *bulbe vaginal* de la femme et à ces deux replis érectiles et sensitifs nommés *nymphes* ou *petites lèvres.*

Vaisseaux.

Les divisions *artérielles* sont fournies par les *bulbeuses* ou *génitales internes.*

Les *veines,* multipliées et plexueuses, traversent le tissu cellulaire ambiant, et se dégorgent dans les veines *génitales* correspondantes.

Les *lymphatiques* se rendent aux ganglions pelviens.

Nerfs.

Les *nerfs* sont principalement fournis par les branches postérieures du plexus rachidien *lombo-sacré,* et font partie des nerfs *honteux* ou *génitaux internes.*

PARTICULARITÉ. — Chez la vache et la truie, d'après Gaertner, il y aurait, de chaque côté du vagin, un conduit particulier, constaté aussi par M. de Blainville. Ces deux conduits, ayant chacun leur orifice postérieur vers l'entrée du vagin, près du méat urinaire, s'étendraient, de chaque côté, dans l'épaisseur des parois vaginales et de l'utérus jusque près des ovaires où ils se perdraient par trois ou quatre petites branches dans le tissu du ligament large.

Les hypothèses, émises jusqu'à présent sur le rôle des

conduits de Gaertner, sont inadmissibles, soit que l'on considère, avec Jacobson, ces canaux comme des vestiges des conduits excréteurs des *corps de Woolf* ou *reins primordiaux ;* soit qu'on les regarde comme de nouvelles voies pour la fécondation.

DE LA VULVE

ET DE SES ANNEXES.

Orifice génital externe, situé au-dessous de l'anus, la *vulve* constitue une saillie allongée et fendue de haut en bas, présentant deux lèvres latérales, à bords amincis et contigus.

Situation. Direction.

On lui reconnaît deux *commissures,* l'une supérieure, l'autre inférieure, et deux *faces,* une externe, une interne.

Commissures.

La *commissure supérieure* est aiguë et dite *fourchette ;* l'intervalle existant entre elle et l'anus constitue le périnée de la femelle.

La *commissure inférieure* est arrondie et loge le clitoris.

La *surface extérieure* des lèvres de la vulve est revêtue d'une peau fine, lisse, noirâtre, et rendue onctueuse par le produit de nombreux follicules sébacés.

Faces.

La *surface interne* est tapissée par la peau rentrée ou *muqueuse,* continue, en avant, avec celle du vagin ; irrégulièrement plissée et pourvue de follicules mucipares ; cette membrane est souvent marbrée par le prolongement du pigment cutané ; ordinairement rosée, elle devient rouge lors du rut.

Texture. — Entre la peau et la muqueuse, se trouve compris un tissu composé :

Texture.

1° De *faisceaux musculeux,* dépendant des petits

muscles voisins, particuliers à l'anus, au bulbe vaginal et au clitoris;

2° De *divisions vasculaires,* artérielles et veineuses, affectant la disposition érectile, et anastomotiques avec celles du clitoris;

3° De vaisseaux *lymphatiques;*

4° De *nerfs* fournis, comme les vaisseaux, par des divisions des branches *génitales internes;*

5° Enfin, ces diverses parties, entremêlées de graisse, sont unies entre elles par du *tissu cellulaire* lamineux, susceptible d'infiltration, comme celui de toutes les ouvertures naturelles.

CLITORIS.

Annexe de la vulve, cet organe, érectile et sensitif, représente assez exactement le pénis du mâle.

Partie libre.   La *partie libre* du clitoris, dirigée en arrière, occupe la commissure inférieure de la vulve et forme une saillie, ordinairement noirâtre, recouverte par la muqueuse et circonscrite, à sa base, par un repli presque circulaire de cette membrane; ce repli, en forme de pavillon ou de prépuce incomplet, est pourvu de follicules sécréteurs, analogues aux glandes prépuciales du mâle.

On voit au sommet du clitoris une petite dépression, orifice d'un étroit sinus folliculaire, qui rappelle le *sinus* ou *fossette uréthrale* de la tête pénienne.

Partie fixe.   La *partie fixe* du clitoris présente, comme le pénis, deux *racines* caverneuses, divergentes en haut et en arrière, et implantées sur la crête et l'arcade ischiales. En avant de l'écartement de ces deux racines se termine le canal de l'urèthre, sur les limites inférieures de la vulve et du vagin. Le clitoris, ridé et mou hors l'état de turgescence, est recouvert par la muqueuse, tégument qui, de même que sur la partie libre du pénis, présente certains caractères de le peau par son pigment, ses follicules sébacés et ses papilles sensitives.

STRUCTURE.

Dans sa texture intime, le clitoris est analogue au corps caverneux du pénis ; il présente un *tissu érectile,* entouré d'une forte lame fibreuse, et sans cloison médiane. On y retrouve aussi des *faisceaux musculeux* grisâtres, remarquables chez la vache et fournis par les cordons analogues à ceux qui suspendent le pénis.

Tissu érectile.

Fibres musculeuses.

Muscles.

Le clitoris possède aussi des *muscles,* qui correspondent à ceux de la verge et de l'urèthre chez le mâle ; ce sont, de chaque côté, l'*ischio-clitorien* et le *sacro-clitorien.*

Muscles.

Ischio-clitorien.

L'*ischio-clitorien,* analogue de l'ischio-caverneux, est formé de plusieurs faisceaux, dont les principaux procèdent de la crête ischiale, recouvrent les racines du clitoris et s'y implantent, pour soulever et raidir cet organe lors de son érection.

Sacro-clitorien.

Le *sacro-clitorien,* analogue du bulbo-caverneux, est une bande charnue qui, de chaque côté, descend de la partie postérieure du sacrum, recouvre le tissu érectile du bulbe vaginal et s'implante à la base du clitoris. Ainsi disposé, ce muscle, plus développé encore chez la vache que dans la jument, est *constricteur* de l'entrée du vagin, en même temps qu'il soulève le clitoris lors de l'accouplement.

Vaisseaux et Nerfs.

Vaisseaux et nerfs.

Enfin, les *vaisseaux* et les *nerfs* du clitoris sont anastomotiques avec les divisions *génitales internes* de la vulve et du bulbe vaginal.

Les *artères,* fournies par l'*obturatrice,* sont au nombre de deux, l'une dite *caverneuse* et l'autre *dorsale du clitoris.*

Les *veines* sont grosses et disposées comme les artères.

Les *lymphatiques* se rendent aux ganglions pelviens.

Les *nerfs* proviennent des divisions *génitales* ou *honteuses internes* des branches *ischiatiques* fournies par les plexus rachidiens *lombo-sacrés.*

Différences.

Didactyles. — Chez la *vache,* les lèvres de la vulve sont plus épaisses que chez la jument ; la vulve est aussi plus saillante, oblique en bas et en arrière ; la commissure inférieure est aiguë et pourvue d'un petit bouquet de poils.

Le clitoris est grêle, allongé, et possède intérieurement un noyau fibreux, résistant et tourné en spirale.

Tétradactyles. — Dans la *truie,* la commissure inférieure de la vulve est très-aiguë. Le *clitoris* est grêle et allongé.

Chez la *chienne,* la vulve présente également un bec inférieur ; la peau qui la recouvre est pourvue de nombreux follicules dont le produit est onctueux et odorant.

Le clitoris représente un petit tubercule entouré d'un capuchon ou prépuce pourvu de cryptes nombreux, analogues des glandules prépuciales.

Chez la *chatte,* le clitoris possède un petit *os clitorien,* qu'on ne rencontre pas dans la *chienne.*

DES MAMELLES.

Organes glanduleux destinés à sécréter le lait, pre- Définition.
mière nourriture du nouveau-né, les *mamelles* sont annexées à l'appareil génital, avec lequel elles ont de grands
rapports fonctionnels.

De toutes les glandes proprement dites, elles sont les
seules qui dépendent de la peau, et versent à sa surface
leur produit de sécrétion.

La présence des mamelles constitue un caractère zoologique, d'après lequel est établie, dans l'embranche-
ment des vertébrés, la classe des *mammifères,* animaux
à incubation intérieure, et donnant naissance à des petits débarrassés des enveloppes de l'œuf.

Généralement en nombre proportionnel à celui des pe- Nombre.
tits, les mamelles, chez les monodactyles, sont au nombre
de deux, une de chaque côté de la ligne médiane.

Elles occupent, dans la région inguinale, une position Situation.
analogue à celle des bourses.

Leur volume varie suivant les conditions physiologiques Volume.
de l'appareil génital. Rudimentaires dans la jeunesse,
elles se développent quand les femelles deviennent aptes
à la reproduction. Vers la fin de la gestation, elles prennent
un volume et une activité qu'elles conservent pendant la
période de l'allaitement. Ensuite, la sécrétion laiteuse se
tarit, et jusqu'à une nouvelle gestation, elles restent molles
et peu développées. Dans la vieillesse, elles s'atrophient.

Chez les femelles dont les ovaires ont été extirpés, et
que l'on trait régulièrement, la faculté sécrétoire des
glandes mammaires peut devenir continue; c'est ce qu'on
observe chez les vaches.

Chaque mamelle constitue une masse hémisphérique, Configuration.
offrant à son centre un prolongement extensible et rétrac-

Mamelon.

tile, nommé *mamelon,* dont les dimensions et la consistance varient, comme celles des mamelles, selon la quantité de lait sécrété et contenu dans ces organes. Long
d'environ 4 centimètres, le mamelon est plus développé
chez les juments qui ont nourri plusieurs fois.

La peau fine qui recouvre les glandes mammaires est
pourvue de petits poils, sorte de duvet, qui disparaît au
pourtour du mamelon, et de nombreux follicules sébacés
qui rendent leur surface onctueuse et entretiennent la
souplesse du tégument.

La base du mamelon est rendue comme rugueuse par
une foule de petites saillies, formées par des follicules
analogues, dont le produit de sécrétion préserve cette
partie des gerçures que tendent à produire la succion et
l'action de la salive du jeune sujet.

Dans le reste de son étendue, le mamelon, ordinairement noirâtre, est ridé et doux au toucher.

Son sommet, arrondi, présente deux ou trois orifices
resserrés et dilatables, où viennent aboutir les canaux
galactophores.

STRUCTURE.

Chaque glande mammaire est constituée par une *enveloppe* ou *capsule fibreuse,* le *tissu glandulaire,*
mêlé de tissu cellulo-adipeux, les *canaux excréteurs*
du lait, des *vaisseaux* et des *nerfs.*

Enveloppe fibreuse.

Enveloppe.

La *capsule,* destinée à soutenir la mamelle, tout en
lui permettant l'ampliation nécessaire, est d'un blanc-
jaunâtre et formée de tissu fibreux élastique.

Elle reçoit, supérieurement, de grandes lames jaunes
qui se confondent avec elle, la soutiennent et se déta-

chent, de chaque côté, de la tunique-abdominale, ainsi que de la face interne et supérieure des cuisses.

Très-adhérente à la peau, par sa face externe, adossée et confondue à l'opposée, dans le plan médian cette enveloppe, particulière à chacune des glandes mammaires, fournit, par sa face interne, de nombreux prolongements, en forme de lames ou de cloisons entre-croisées qui se plongent dans la substance glandulaire ; il résulte de ces cloisonnements bien plus manifestes chez la vache, des compartiments qui divisent la totalité de la glande en lobes et en lobules distincts. Par suite de cette indépendance; la majorité des lobules peut rester saine, ainsi que la sécrétion laiteuse, malgré l'état morbide, d'induration ou d'atrophie, d'un ou de plusieurs lobules, et l'ablation du lobule malade peut être pratiquée sans que les autres soient compromis.

Tissu propre.

Le *tissu propre* des mamelles est composé d'une multitude de granulations agglomérées, analogues à celles des glandes salivaires et pancréatique, entourées et réunies par du tissu cellulaire graisseux.

Tissu.

Canaux excréteurs.

De chaque grain glanduleux émane un *conduit excréteur* très-fin, qui se réunit presque aussitôt aux conduits fournis par les granules voisins et appartenant au même lobule : de la réunion de tous ces canalicules, appelés *lactifères* ou *galactophores*, résulte un petit conduit demi-transparent qui reçoit la même dénomination.

Conduits galactophores.]

Tous les canaux semblables, très-nombreux, convergent en se réunissant successivement, à la manière des veines, de tous les points de la glande vers le centre.

Là, devenus moins nombreux et plus larges, ils forment des ampoules allongées, nommées *sinus galactophores*. En nombre variable, ces dilatations, abouchées entre elles, représentent des réservoirs multiples pour le lait.

Sinus galac- ophores.

Du principal sinus descend un large conduit qui parcourt la longueur du mamelon et vient s'ouvrir au centre du sommet par l'orifice principal. Ce canal, plus large en haut qu'en bas, détache, dans son trajet, un ou deux conduits secondaires, ayant également, à l'extrémité du mamelon, leur orifice plus étroit que le conduit lui-même.

Les canaux du mamelon, et surtout le principal, présentent intérieurement des plis effaçables qui favorisent leur ampliation, lorsque le lait s'y accumule.

Organisation des canaux galactophores.

Tous les conduits lactifères sont constitués par une muqueuse fine, continue avec la peau, et entourés d'une couche de tissu dartoïque, remarquable surtout dans la texture du mamelon ; ce tissu, dont la contractilité tient fermés les orifices excréteurs, produit la rigidité du mamelon et l'expulsion du lait par jets dans certains cas d'excitation.

Vaisseaux.

Les *vaisseaux* et les *nerfs* des mamelles correspondent aux divisions *scrotales* ou *génitales externes* du mâle ; ils passent par le trajet inguinal qui leur fournit une enveloppe commune pour les soutenir et prévenir leurs tiraillements.

Artères.

Les *artères* dépendent de la *prépubienne* et prennent du développement pendant la lactation.

Veines.

Les *veines*, nombreuses et grosses, ont un calibre proportionné à l'activité sécrétoire des mamelles. Elles forment deux plans anastomotiques : l'un, profond, satellite des divisions artérielles et se dégorgeant dans le tronc veineux correspondant; l'autre, superficiel, se dégorgeant, en arrière, dans le sommet de la veine fémorale et, en avant, dans la sous-cutanée abdominale, si remarquable par son développement chez la vache laitière.

Les *lymphatiques*, très-multipliés, se rendent, en général, aux ganglions inguinaux. **Lymphatiques.**

Nerfs.

Les mamelles reçoivent une grande quantité de *rameaux nerveux* qui proviennent, les uns du centre *rachidien*, les autres du système *sympathique*. **Nerfs.**

(a) Les nerfs *rachidiens* sont fournis : 1° par les branches *mammaires* (génitales externes) de l'*obturateur*, division du plexus lombo-sacré ; 2° par un cordon des *deuxième* et *troisième paires lombaires*, répétant celui du crémaster ; 3° enfin, les mamelles reçoivent encore quelques filets de la branche *saphène* du *fémoral antérieur*, etc.

(b) Les rameaux nerveux *ganglionnaires* émanent des *plexus mésentériques postérieurs*, et accompagnent les divisions vasculaires dans le tissu des mamelles.

DIFFÉRENCES.

Didactyles. — La masse mammaire, constituant le *pis* de la vache, porte, de chaque côté, deux mamelons ou *trayons*, dont l'antérieur est plus développé et fournit plus de lait que le postérieur; en arrière de celui-ci , on voit ordinairement un mamelon rudimentaire. **Extérieur.**

La *peau* souple et plus ou moins fine qui recouvre les mamelles présente des poils jaunâtres abondants et courts, à la base desquels sont de nombreux follicules sébacés, dont le produit de sécrétion se détache sous forme d'une pous- **Tégument** sière grasse et jaunâtre ; l'abondance de ces poils, plus ou moins touffus, la quantité des pellicules sébacées, sont des caractères qui, joints à ceux de l'*écusson*, à l'étendue et à la forme de cette même surface, indiquent, d'après les recherches de M. Guénon, les facultés lactifères des vaches.

Trayons.   Les *trayons*, ordinairement décolorés et ridés, ne portent pas de poils. Longs d'environ 7 centimètres, ils sont percés à leur sommet de trois ou quatre orifices, dont un principal, au centre.

Si de ces orifices on remonte dans l'intérieur de la glande, on reconnaît que les sinus galactophores correspondant à tel ou tel trayon n'ont aucune communication avec les sinus du côté opposé, ni du même côté. En effet, **Nombre des mamelles.** les mamelles sont en même nombre que les mamelons, et chacune d'elles, considérée comme portion de la masse totale, est désignée sous le titre de *quartier*.

Leur indépendance.   Ces quatre mamelles, recouvertes en commun par la peau, sont adossées deux à deux ; entre les deux du même côté est une dépression, sensible extérieurement, surtout au toucher ; cependant ces deux mamelles sont contenues dans la même enveloppe fibreuse, un peu relevée dans le sillon correspondant à leur adossement ; dans le plan médian, cette capsule est contiguë à celle de l'autre côté, de telle sorte qu'il y a séparation complète entre les quartiers de droite et ceux de gauche.

Mode de distribution des vaisseaux.   L'indépendance qui existe entre les mamelles antérieure et postérieure d'un même côté est encore établie par la distribution des artères fournies par la *prépubienne*. Le *tronc mammaire* se partage en deux branches : l'une, *antérieure*, plus forte, qui descend directement dans la mamelle antérieure ; l'autre *postérieure*, qui s'incurve et se distribue exclusivement à la mamelle postérieure. Enfin, dans leurs subdivisions profondes, ces deux branches artérielles n'ont pas de communications anastomotiques.

La *brebis* et la *chèvre* ne possèdent que deux mamelles inguinales, une de chaque côté, ayant chacune un mamelon ; en outre, chez la *chèvre*, les mamelles, plus volumineuses et pendantes, présentent, en arrière de chaque trayon, un mamelon rudimentaire.

Tétradactyles. — Chez les femelles multipares, les mamelles sont nombreuses, et disposées en deux séries longitudinales à la partie inférieure du corps.

Au nombre de six à huit chez la *chatte*, de huit à dix chez la *chienne* et la *truie*, elles sont distinguées, d'après les régions qu'elles occupent, en *pectorales*, *abdominales* et *inguinales*.
<aside>Nombre. Distinction.</aside>

Peu développées et séparées les unes des autres, en état de non-activité, elles grossissent pendant la lactation, et celles d'un même côté deviennent contiguës et ne présentent qu'une dépression intermédiaire.

Chacune de ces mamelles porte un petit mamelon à orifices étroits et nombreux, surtout chez la *chienne*.
<aside>Mamelon.</aside>

Les *artères*, qui se distribuent aux différentes mamelles, sont fournies : 1° à la *paire pectorale*, par des divisions externes de l'artère *susternale* ou thoracique interne, anastomotiques avec les artères intercostales correspondantes ; 2° aux *deux premières paires abdominales*, par l'artère *abdominale antérieure*, branche du tronc précédent ; 3° à la *paire inguinale*, ainsi qu'à la *troisième abdominale*, par la division *génitale externe* de la prépubienne, comme chez les autres animaux.
<aside>Vaisseaux.</aside>

Les *nerfs* sont fournis : 1° aux *deux premières paires* de mamelles, par les branches *intercostales* des nerfs dorsaux ; 2° aux *deux dernières paires abdominales*, par l'extrémité inférieure des nerfs *lombaires* ; 3° à la *paire*
<aside>Nerfs.</aside>

inguinale, par les divisions *génitales externes* du nerf obturateur ou sous-pelvien. Quelques rameaux de ce nerf se prolongent jusque dans la dernière paire abdominale, et des divisions lombaires parviennent aussi dans les mamelles inguinales.

Particularité. — Les mamelles existent, à l'état rudimentaire, chez les mâles. Dans les espèces *multipares,* elles sont distinctes et disposées comme chez les femelles. On sait aussi que chez le *bœuf* et l'*âne,* elles sont représentées par un *tubercule inguinal,* situé de chaque côté du fourreau. Mais, ce qui vient compléter l'analogie, c'est que, dans certains cas, ces traces de mamelles peuvent se développer et fournir du lait. Cette particularité a déjà été constatée plusieurs fois, et sa connaissance remonte jusqu'à Aristote. Un nouvel exemple a été signalé, en 1845, par M. Isidore Geoffroy-Saint-Hilaire : à la ménagerie du Muséum se trouvait alors un bouc de l'île de Lemnos, qui fournissait, par jour, un demi-litre de lait.

APPAREILS DES SENS.

GÉNÉRALITÉS.

Au moyen des appareils de nutrition, les animaux peuvent vivre, comme les végétaux, sans prendre aucune notion des objets environnants, sans changer de place, sans entretenir de relations entre eux. Mais, par les appareils dits *de relation*, le cercle de leur existence devient très-étendu : les *appareils des sens* leur donnent sur tout ce qui les entoure diverses connaissances, puissantes ressources qu'ils appliquent à leur entretien, à leur conservation individuelle.

La nature de cette appréciation est témoignée, chez les animaux, par des actes expressifs du ressort de la locomotion, tels que certaines attitudes, ou même leur changement de place, soit pour rechercher ce qui leur plaît, soit pour éviter ce qui leur déplaît, ou fuir ce qui les effraye.

Ils possèdent aussi la *phonation*, pour agrandir encore le cercle de leurs rapports mutuels.

Dans l'ensemble de la nature, les animaux sont entourés d'agents variés, utiles ou nuisibles, qu'ils avaient besoin de pouvoir distinguer ; tel est le rôle des *sens*, agissant, les uns au contact des corps, comme le toucher et le goût, les autres à une distance plus ou moins grande.

Dans les relations réciproques des animaux, l'intervention des sens n'est pas moins nécessaire : chaque animal représente une puissance d'énergie variable, pouvant à volonté se rendre utile ou nuisible. Il importait donc à l'harmonie générale que ces êtres pussent se reconnaître et savoir s'ils doivent se rapprocher, fuir, ou se mettre en défense. Dans ce but, on remarque que les moyens d'expression, de même que les sens, ont une portée d'une étendue variable : les uns ne peuvent agir qu'à une faible distance, quand les animaux sont assez rapprochés pour se voir, tels sont les mouvements partiels ou généraux et autres actes du même genre, constituant un langage muet, plus ou moins significatif, selon l'espèce des animaux ; tandis que la voix est un moyen de manifestation, agissant lors même que les animaux sont éloignés et non visibles les uns pour les autres.

Les *sens*, de même que les fonctions de relation, dont ils font partie, ont pour caractère de ne pas être indispensables à la vie et de ne pas s'exercer d'une manière continue, comme les fonctions de nutrition ; ils éprouvent des intermittences d'activité, qui se manifestent sur l'un ou l'autre des appareils de relation, ou sur tous à la fois, et constituent ce qu'on nomme *repos* ou *sommeil*.

Les *appareils des sens* sont nécessairement localisés à la surface du corps et constitués par les membranes tégumentaires disposées et modifiées pour être plus impressionnables que partout ailleurs. En effet, la sensibilité de ces membranes ou leur faculté d'être impressionnées est fondée par les nerfs qui s'y distribuent, et le degré de cette impressionnabilité est établi par la disposition terminale de ces nerfs, la délicatesse de la surface sensitive, etc. De là, cette grande différence entre la sensibilité générale de toutes les parties et la sensibilité spéciale accordée à celles où siègent les sens. Si, par exemple, tous les points de la surface tégumentaire sont aptes à reconnaître plus ou moins exactement la présence d'un corps étranger, ils n'ont pas une organisation assez délicate pour apprécier les diverses propriétés de ce corps, pour juger l'état de sa surface, ses dimensions, sa couleur, sa saveur ou son odeur, comme les appareils du toucher, de la vue, du goût et de l'odorat. Outre cette délicatesse fondamentale, on remarque que les appareils des sens se compliquent de moyens de protection et de perfectionnement, à mesure que la fonction s'exerce sur un agent moins matériel, exigeant plus de finesse. C'est ainsi que, dans ce continuel rapport de moyen à but, on observe une complication graduellement croissante dans les appareils des sens, depuis celui du simple toucher jusqu'à ceux de l'ouïe et de la vue. Il semble donc permis de conclure que le toucher est le type élémentaire, duquel dérivent les autres sens, de plus en plus raffinés.

Généralement affectés à la conservation de l'individu, les sens, comme moyens d'exploration, sont localisés à la tête; de là, ils peuvent agir à peu près dans presque toutes les directions, recueillir plus facilement les impressions venant de l'extérieur, et veiller plus sûrement aux conditions de l'existence.

Dans ce même but général, auquel ils concourent tous,

il en est qui sont placés, en manière de sentinelles avancées, à l'entrée des appareils les plus importants de la nutrition : tel est, pour les voies respiratoires, l'odorat, auquel s'ajoutent, pour le choix des aliments, le goût à l'entrée des voies digestives , et, plus accessoirement, le toucher et la vue.

Les sens viennent aussi en aide à la génération, puisque la vue, l'ouïe, et surtout l'odorat et le toucher favorisent le rapprochement des sexes.

Enfin, si on compare les animaux à l'homme, on reconnaît que chez eux les sens, l'odorat surtout, par leur développement et leur délicatesse, semblent destinés à suppléer l'intelligence. De là cette prédominance de la partie faciale sur la portion cranienne de la tête.

Au nombre de cinq, les *appareils des sens* sont ceux du *toucher,* du *goût,* de l'*odorat,* de la *vue* et de *l'ouïe.*

L'organe du goût, la *langue,* a été examiné dans la Splanchnologie, et il en est de même pour l'appareil de l'odorat ou les *cavités nasales.*

Restent donc à étudier l'appareil du *toucher,* celui de la vue ou l'*œil,* et celui de l'audition ou l'*oreille.*

APPAREIL DU TOUCHER [1].

—

En sa qualité de sens spécial, le *toucher* ne pouvait être exercé par tous les points de la peau, par une portion quelconque de cette surface. Outre les facultés essentielles inhérentes à cette membrane tégumentaire, l'organe du toucher réclame une disposition particulière qui lui permette d'être impressionné par la forme, les contours, le volume, l'état de la surface, etc., des objets mis en contact, et cela sans qu'il soit nécessaire que tout le corps de l'animal se mît en mouvement, pour apprécier ces diverses qualités.

L'organe du toucher varie beaucoup dans les animaux; mais toujours il réunit deux conditions essentielles : 1° la *sensibilité* y est très-marquée, parce que les papilles nerveuses y sont plus développées, plus nombreuses et mieux disposées, et parce que la portion de peau qui en forme la base est plus dépourvue de poils et mieux déployée sur les parties sous-jacentes; 2° cette partie est *mobile* et *peut embrasser,* plus ou moins exactement, *la superficie des corps,* soit parce que cette même partie est molle et souple, soit que, pourvue d'une base résistante, elle se divise en sections, jouant les unes sur les autres, pour s'écarter, se rapprocher, etc.

Aussi, presque toujours, l'organe du toucher est-il en même temps l'organe de *préhension :* condition favorable, puisque ces deux facultés se prêtent un mutuel se-

[1] Nous ne croyons pas devoir, à cet égard, entreprendre l'étude de la *peau* des animaux domestiques, sujet qui serait déplacé ici, puisqu'il relève essentiellement du domaine de l'*anatomie générale.*

cours : le toucher en guidant la préhension, et celle-ci en appliquant l'organe du toucher à la surface des corps, de manière à le mouler sur les contours.

Chez les animaux domestiques, dont les membres antérieurs sont principalement affectés à la sustentation et à la progression, le bout du nez, les lèvres, et surtout la *supérieure,* sont appropriés au sens du toucher.

A cet effet, ces parties souples et mobiles sont garnies de poils très-fins ou même en sont entièrement dépourvues ; elles sont recouvertes d'un épiderme résistant, mais le derme possède de nombreuses et fortes papilles formées spécialement par le nerf de la cinquième paire.

A la lèvre supérieure, organe de tact et de préhension, s'adjoint la *langue,* concourant à la préhension chez presque tous les mammifères. Il y a aussi de grands et gros *poils* droits, vrais tentacules, qui garnissent les lèvres, et surtout la supérieure, et reçoivent dans leur bulbe des filets nerveux considérables de la cinquième paire. Ces crins, si remarquables chez le chat, sont mis en mouvement par les couches musculeuses de la lèvre, et sont évidemment destinés à avertir les animaux de la présence des corps étrangers, dans l'obscurité.

Quant à l'appareil tactile des extrémités, si merveileusement disposé à la main de l'homme, comme organe de préhension et de toucher, il existe aussi chez les animaux. Mais si les papilles sensitives sont considérables, leur action tactile est bien empêchée ou diminuée, d'abord parce que ces animaux n'ont pas, comme l'homme, un pouce opposable aux autres doigts, ensuite parce que la élicatesse du sens est émoussée par le rôle habituel de sustentation que remplit la surface, enfin parce que, dans ce même but, l'appareil sensible est enveloppé d'une couche cornée plus ou moins complète et épaisse.

Cependant, le pied antérieur du *cheval,* bien qu'entouré de son sabot, est souvent employé à explorer le terrain, en même temps que la vue et l'odorat viennent en aide dans cette appréciation ; c'est ainsi que l'animal juge de la nature et de la consistance du sol ou d'un corps quelconque ; mais il ne peut apprécier la température de ce corps, à moins qu'elle ne soit très-élevée.

Il en est à peu près de même chez le *bœuf* et le *porc.*

Chez le *chien* et le *chat,* les extrémités, divisées et garnies de tubercules plantaires, possèdent plus de sensibilité tactile. Cela se remarque surtout pour les extrémités antérieures, qui sont employées pour la préhension et conséquemment pour le toucher.

En général, le toucher donne aux animaux la faculté de reconnaître la consistance, l'étendue, la forme, le poids, l'état de la surface, de la température, etc., des corps qu'ils ont intérêt à explorer.

APPAREIL DE L'AUDITION.

——

Définition. L'*appareil auditif* est destiné à reconnaître les corps environnants, d'après la nature des *sons* qu'ils émettent. Il constitue un sens très-délicat qui n'est pas impressionné par des particules du corps sonore, mais par les ondulations de l'air répétant les vibrations imprimées aux molécules de ce même corps. Par ce moyen, les animaux peuvent discerner la nature des objets, leur situation relative, leur distance, etc.

Dispositions fondamentales. L'audition, chez les animaux inférieurs, paraît être simplement exercée par la surface de la peau ; aussi M. de Blainville considère-t-il l'appareil auditif comme constitué, dans toute la série, par cette membrane modifiée de manière à être plus sensible, afin de recevoir l'impression des plus légères vibrations des corps. Son plus grand état de simplicité serait, comme dans quelques animaux, une dépression cutanée pourvue, dans son fond, de vaisseaux et de nerfs, et offrant une ouverture extérieure pour admettre les rayons sonores.

A mesure qu'on s'élève dans la série zoologique, la portion fondamentale de l'appareil se complique d'autres parties qui apportent au sens un perfectionnement de plus en plus marqué.

Chez les mammifères, la disposition est telle, qu'entre la portion essentielle ou d'impression et l'extérieur, se trouve un appareil d'acoustique dont toutes les pièces sont arrangées, pour l'unisson et le renforcement, d'après les lois physiques de la propagation des ondes sonores.

Situation. L'appareil auditif est situé, de chaque côté, à la partie supérieure de la tête, position avantageuse pour mieux recueillir les sons.

La *partie fondamentale* n'est pas localisée à la face, comme les appareils des autres sens, mais dans les parties latérales du crâne. C'est un appareil membraneux et nerveux, creusé dans un os spécial, le rocher, dont la densité est favorable à la protection de cet organe délicat, ainsi qu'à la transmission des vibrations. Telle est cette partie qui porte le nom de *labyrinthe* ou d'*oreille interne*. Division.

A l'extérieur se trouve l'*oreille externe*, formée par le pavillon et le conduit auditif externe, et destinée à recueillir les sons, à la manière d'un cornet acoustique.

Entre le labyrinthe et l'oreille externe est une cavité, sorte de tambour, destinée à transmettre les sons, tout en les renforçant ou en diminuant leur trop grande intensité. Cette caisse est dite le *tympan* ou l'*oreille moyenne*.

En conséquence, l'appareil auditif est constitué de dehors au dedans par trois cavités successives, qui sont : 1º l'*oreille externe* ; 2º l'*oreille moyenne* ; 3º l'*oreille interne*.

DE L'OREILLE EXTERNE.

Destinée à rassembler et à renforcer les sons, l'*oreille externe* se compose du *pavillon* et du *conduit auditif externe*.

DU PAVILLON ET DE SES DÉPENDANCES.

Le *pavillon* ou la *conque* est un grand cornet, à base cartilagineuse, maintenu béant pour favoriser l'entrée des sons dans l'appareil. Définition.

Sa forme et ses dimensions, variables chez les différents animaux, ne sont pas rigoureusement en rapport Forme.
Dimensions.

avec la finesse du sens : ainsi, il n'est pas démontré que l'âne, avec ses longues oreilles, entende mieux que le cheval ou le chat; on remarque aussi que les oiseaux, dont l'ouïe est si délicate, sont dépourvus de cet organe. Cependant, il est d'observation que les oreilles sont généralement plus grandes dans les espèces timides ou nocturnes.

Direction. La direction normale de la conque est peu importante au point de vue physiologique. Suivant les espèces; le pavillon est droit ou pendant, tourné en avant ou en dehors, sans que l'audition en paraisse modifiée; mais cette direction n'est pas fixe : l'oreille est mobile et son ou-**Mobilité.** verture peut être tournée vers le point d'où viennent les bruits; encore faut-il observer que cette mobilité n'est pas toujours en rapports réels avec l'audition, souvent elle est employée à produire des mouvements d'expression.

Ouvertures. L'*ouverture extérieure* de la conque est généralement elliptique et coupée très-obliquement de haut en bas. Elle est circonscrite par deux bords, l'un externe, l'autre interne, réunis en bas par une commissure, et en haut par une pointe plus ou moins aiguë, suivant les espèces.

L'*ouverture interne*, située au fond du pavillon, est évasée et forme le commencement du conduit auditif.

Faces. La *surface externe* est recouverte par la peau.

La *surface interne,* également tapissée par la peau, présente, chez les grands animaux, des poils plus ou moins abondants, hérissés, et entre-croisés en manière de grillage, pour empêcher l'introduction des corps étrangers.

On y remarque plusieurs reliefs longitudinaux, irréguliers, inégaux et séparés par de larges sillons; ces parties, formées par le cartilage et la peau, répondent à des sillons et à des reliefs extérieurs moins prononcées.

Dans le fond de sa cavité, le cornet acoustique se renfle en arrière et en dedans, puis se contourne vers la partie inférieure ; ce renflement, visible à l'extérieur, forme intérieurement une grande fosse, sorte de cul-de-sac, divisée en deux portions inégales par une forte saillie transverse, au-dessous de laquelle la cavité s'incline obliquement jusqu'à l'entrée du méat auditif.

Tous ces reliefs et ces dépressions intérieurs rappellent plus ou moins exactement, chez les différents animaux, les détails de l'oreille humaine, c'est-à-dire l'*hélix*, l'*anthélix*, le *tragus*, l'*antitragus*, la *fosse ovale* et la *fossette de l'anthélix*.

STRUCTURE.

L'organisation du pavillon comprend : une *base cartilagineuse*, des *muscles*, des *vaisseaux* et des *nerfs*; toutes ces parties sont recouvertes par la peau qui sécrète à la face interne de l'oreille une matière grasse sébacée.

Cartilages.

Outre le cartilage *conchinien*, base essentielle du pavillon, les animaux à oreilles mobiles possèdent un cartilage à insertion musculeuse, nommé *écusson* ou cartilage *scutiforme*.

Base cartilagineuse

A. Le *cartilage conchinien* est une grande lame roulée en cornet, offrant une partie supérieure ou *libre*, à peu près triangulaire, étendue depuis la pointe de l'oreille jusqu'au niveau de la commissure, et une partie inférieure ou *tubulée*, qui se prolonge en se rétrécissant jusqu'à l'origine du méat auditif.

Cartilage conchinien.

Légèrement tordue sur elle-même, cette dernière portion s'incurve en bas et en dedans.

Son renflement postérieur repose sur un coussin adipeux particulier, nommé *coussinet auriculaire* et destiné à favoriser la mobilité de la conque.

Elle est embrassée par la partie supérieure de la parotide et répond en dedans au muscle crotaphite.

Sa circonférence donne attache aux muscles extrinsèques moteurs du pavillon.

Disposition des bords. Au niveau de la commissure, les deux bords du cornet cartilagineux se chevauchent; l'externe se glisse sous l'interne et forme la base de la commissure par une échancrure particulière ; le chevauchement des deux bords du cartilage est indiqué dans l'oreille par une petite cavité cutanée.

Appendices du bord externe. Le *bord externe,* qui forme la paroi antérieure du tube auriculaire, présente deux appendices successifs, sorte de plaques élargies dans leur partie libre.

De ces deux prolongements, séparés par une profonde échancrure intermédiaire, le *supérieur* passe sous le bord opposé, lui est uni par des filaments fibreux et donne attache à un muscle intérieur ; il porte en haut une échancrure qui forme la base de la commissure auriculaire.

Au-dessous de ce point, les deux bords ne se rencontrent plus, et la plaque *inférieure* constitue avec le bord interne un canal incomplet, ouvert en dedans, entourant le cartilage annulaire et concourant à la formation du conduit auditif. Par ses bords et sa face interne, cette même partie est fixée au cartilage emboîté par des fibres ligamenteuses résistantes, mais pouvant permettre une certaine mobilité pour l'allongement du canal.

Extrémité inférieure. Au-dessous de la plaque inférieure, le bord externe, obliquement taillé en arrière et en bas, se réunit au bord opposé en formant un prolongement étroit, pointe terminale du cartilage conchinien, situé au côté externe du conduit auditif, sous la parotide, et descendant jusque sur la partie supérieure de la poche gutturale, où il s'attache par des filaments fibreux, disposition qui semble avoir pour but d'opérer la tension de [cette poche, en même temps que l'animal redresse l'oreille.

Le *bord interne,* obliquement coupé en arrière et en bas, se réunit à l'autre bord au sommet du prolongement terminal, vers la base duquel il forme une petite saillie transverse, limitée en haut et en bas par une échancrure.

Bord interne.

B. Le *cartilage scutiforme* est une plaque irrégulièrement triangulaire, située à la surface du crotaphite, en avant et au côté interne de la conque. Il donne implantation à des muscles qui procèdent des os de la tête, ainsi qu'à des faisceaux charnus qui, de ses faces, se portent sur la base du pavillon. Ce cartilage n'est donc qu'une pièce accessoire ou intermédiaire offrant aux muscles extrinsèques une surface d'implantation, pour favoriser la mobilité de l'oreille externe.

Cartilage scutiforme.

Muscles.

Les *muscles* sont distingués en *extrinsèques* et en *intrinsèques.*

Muscles.

Les muscles *extrinsèques* ont été étudiés dans la Myologie.

Les muscles *intrinsèques* sont *extérieurs* ou *intérieurs.*

(a) Les *extérieurs* sont constitués par des fibres charnues, éparses sur le dos de la conque et rappelant le muscle *anthélicien* ou *transverse* de l'oreille de l'homme. Ces faisceaux servent principalement à raidir le pavillon et à le mettre dans des conditions plus favorables à transmettre les vibrations sonores autant par les oscillations de ses parois que par celles de l'air qu'il renferme.

Muscles intrinsèques extérieurs.

29

Muscles intrinsèques intérieurs.

(b) Dans la conque est un muscle destiné à resserrer l'entrée du pavillon. Comparable au *muscle du tragus* de l'homme, il se porte obliquement de la grosse éminence, représentant au fond de l'oreille l'*anthélix,* à la face interne de la plaque supérieure appartenant au bord externe, analogue au *tragus* et formant la base de la commissure auriculaire.

Vaisseaux.

Artères.

Artères. — Les divisions artérielles, fournies à la conque, à son tégument et à ses muscles, appartiennent à deux branches principales : la première, dite *auriculaire antérieure,* émane du tronc temporal et se distribue aux muscles, au coussinet adipeux et dans l'intérieur de la conque ; la seconde, plus forte, nommée *auriculaire postérieure,* se détache de la faciale ou carotide externe ; outre ses divisions musculaires et dans l'intérieur du pavillon, elle donne trois rameaux anastomotiques qui montent à la surface externe de la conque jusqu'à sa pointe, et dont le mitoyen ou postérieur est le plus considérable.

Veines.

Veines. — Satellites des rameaux artériels, les divisions veineuses se dégorgent profondément dans les branches de la jugulaire.

Lymphatiques.

Les *lymphatiques,* fins et nombreux, suivent les vaisseaux sanguins et se rendent à de petits ganglions sousparotidiens.

Nerfs.

Nerfs.

Les *nerfs* auriculaires sont, comme les vaisseaux, les uns pour les parties extérieures, les autres pour l'intérieur de la conque. Les premiers sont distingués en *antérieurs* et en *postérieurs;* tous sont fournis par la

branche sous-zygomatique du facial, nerf animateur de
la motilité. Mais pour la sensibilité des téguments, la
cinquième paire fournit des divisions récurrentes, concourant, avec les nerfs de la septième paire, à former le
plexus auriculaire antérieur; il y a aussi un plexus
auriculaire postérieur constitué par les rameaux du facial et par des branches nerveuses des deux premières
paires cervicales.

DU CONDUIT AUDITIF.

Le *conduit auditif* s'étend du fond de la conque au
tympan.

Dirigé de dehors en dedans et incurvé à concavité supérieure, ce canal est d'abord évasé en entonnoir, puis
cylindrique. Il est embrassé par la parotide, excepté à sa
face supérieure, où il est en rapport avec du tissu graisseux et le petit muscle mastoïdo-auriculaire.

Le conduit auriculaire est formé de deux portions successives, l'une *cartilagineuse,* l'autre *osseuse,* qui, par
leur résistance, maintiennent le canal toujours béant,
pour le facile passage des vibrations sonores.

1° La *première portion* a pour base essentielle un petit cartilage, dit *annulaire,* disposé en cylindre, ouvert
du côté interne ou supérieur, et complété par des parties
membraneuses et ligamenteuses.

Il est embrassé par la plaque inférieure du pavillon
qui constitue l'entrée élargie du conduit.

Entre ces deux parties cartilagineuses, le mode d'u-
nion est tel, qu'elles peuvent glisser l'une sur l'autre, de
manière à augmenter la longueur du canal auditif.

Par son bord inférieur, le cartilage annulaire est solidement fixé au bord du canal osseux.

2° La *portion osseuse,* nommée *hiatus auditif ex-*

Etendue.

Direction.
Forme.
Rapports.

Cartilage an-
nulaire.

Hiatus auditif
externe.

terne, appartient à la section dite *mastoïdienne* du temporal, et se dirige en dedans, en bas et en avant.

Tégument. Le *tégument* qui tapisse le conduit auditif est un prolongement de la peau déployée dans la conque. Au fond du canal, il se termine en cul-de-sac, en se réfléchissant à la surface de la membrane du tympan. Mince et sensible, cette lame cutanée est remarquable par ses *glandules* apparentes, et sécrétant une humeur onctueuse, **Cérumen.** jaunâtre et amère, dite *cérumen.* Cette matière s'oppose à l'introduction des corps pulvérulents et des insectes ; elle entretient la souplesse du conduit, et modère l'intensité des vibrations sonores.

Muscle. Le *muscle* spécial du conduit auditif est le *mastoïdo-auriculaire,* petit faisceau décrit dans la Myologie et servant à raccourcir le tube cartilagineux, ainsi qu'à augmenter la tension de la partie membraneuse qu'il recouvre.

Vaisseaux et nerfs. Les *vaisseaux* et les *nerfs* sont fournis par les mêmes branches que ceux du pavillon auriculaire.

DIFFÉRENCES.

Didactyles. — La conque du *bœuf,* épaisse et largement ouverte en dehors, est inclinée de ce côté et arrondie à son extrémité libre.

Les saillies intérieures, offrant les mêmes dispositions essentielles que chez les solipèdes, sont plus prononcées. Au fond de la cavité, l'éminence, qui répond à l'anthélix de l'homme, est grosse et bituberculée.

Le bord externe du cartilage *conchinien,* plus profondément découpé que chez le cheval, porte deux plaques dont les bords se recouvrent. La pointe terminale inférieure de ce cartilage est comme refoulée en une lame élargie qui ne se prolonge pas jusqu'au bord adhérent du cartilage annulaire, mais qui embrasse cette pièce presque entièrement.

Le cartilage *scutiforme* est épais et irrégulièrement trapézoïde.

Sur la commissure de la conque se trouvent deux bandelettes *charnues* dirigées en travers et destinées à resserrer le pavillon.

L'*hiatus auditif,* moins large que dans le cheval, est aussi moins oblique : il est presque horizontalement dirigé de dehors en dedans.

Le *mastoïdo-auriculaire* n'existe pas.

L'oreille externe des *petits ruminants,* plus mince que celle du bœuf, présente à peu près les mêmes détails.

Tétradactyles. — Chez le *porc,* les oreilles sont généralement larges, retombantes et à peu près dépourvues de poil.

Les reliefs intérieurs sont très-marqués.

L'*hiatus auditif,* étroit et long, regarde en haut et en avant.

Le muscle *mastoïdo-auriculaire* est très-développé.

Chez le *chien,* la conque varie beaucoup de forme et de dimension, selon les races : courte et droite dans les unes, longue, large et pendante chez les autres, elle présente toujours un large orifice. Sa cavité est élargie et peu profonde ; les saillies intérieures sont bien prononcées.

Le cartilage *scutiforme* est mince, allongé, irrégulièrement triangulaire, à sommet tronqué.

Au niveau de la commissure de la conque, existent, comme chez le bœuf, des fibres musculaires transversales, servant à resserrer l'entrée du pavillon.

On trouve aussi un muscle *plicateur* de l'oreille, analogue à celui de l'hélix de l'homme ; situé le long du bord antérieur, il plie et abaisse la partie supérieure du pavillon.

L'*hiatus auditif* est court, large et droit.

Le *mastoïdo-auriculaire* est proportionnellement plus long et plus fort que celui des solipèdes.

Dans le *chat,* l'oreille est courte, droite, pointue et largement ouverte en avant.

Les détails intérieurs sont les mêmes que chez le chien, et retracent plus exactement encore ceux de l'oreille de l'homme.

DE L'OREILLE MOYENNE.

Disposition générale. L'*oreille moyenne* ou le *tympan* est une cavité irrégulière, creusée dans la partie mastoïdienne du temporal, entre le conduit auditif et le labyrinthe.

Elle communique avec l'arrière-bouche et conséquemment avec les voies respiratoires au moyen de la trompe d'Eustache, dont la muqueuse la tapisse.

Entourée de cellules, sorte de petits sinus, qui augmentent sa capacité, la caisse du tympan est traversée par une chaînette d'osselets.

En raison de ce que le tympan présente, sur ses deux parois opposées, des membranes vibrantes, et que, dans un point de sa circonférence, existe un trou livrant passage à l'air extérieur, cette cavité est comparable à un tambour e remplit, sous quelques rapports, des usages analogues.

Division. On lui distingue deux *parois,* l'une *externe,* l'autre *interne,* et une *circonférence.*

Paroi externe. La *paroi externe* de la caisse tympanique est principalement constituée par la *membrane* dite *du tympan,*

Membrane du tympan. tendue entre la cavité et le fond du conduit auditif externe. Mince, sèche et susceptible de vibrer, cette membrane est ovalaire et légèrement oblique en bas et en dedans.

Sa face interne, sur laquelle adhère le manche du marteau, est tirée en dedans et convexe, tandis que la face externe est concave. Sa circonférence est fixée à un petit cadre osseux nommé *cercle tympanal,* et incomplet à sa partie supérieure.

La membrane du tympan est essentiellement constituée par une lame fibreuse, qui reçoit des divisions vasculaires fines et rayonnées. Sur ses deux faces, cette lame est doublée d'un feuillet mince et adhérent. Le feuillet externe est formé par l'épiderme de la peau qui tapisse le conduit auditif; le feuillet interne par la fine muqueuse, déployée dans la caisse tympanique. *Structure de la membrane du tympan.*

La membrane tympanique, plus ou moins tendue, selon l'intensité des sons, par le marteau qui lui adhère, transmet les vibrations qu'elle reçoit de l'air extérieur, non-seulement à la chaîne des osselets, mais aussi à l'air que renferme la caisse du tympan. *Fonction.*

La *paroi interne,* formée par la base de la portion pétrée du temporal, sépare le tympan du labyrinthe. *Paroi interne.*

Elle présente deux petites ouvertures circulaires : l'une, *supérieure,* reçoit la base de l'étrier et répond au vestibule; elle est dite *fenêtre vestibulaire* [1]; l'autre, *inférieure* et antérieure, un peu plus large, est obstruée par une membrane, analogue à celle du tympan; elle répond en dedans à la rampe interne du limaçon et porte le titre de *fenêtre limacienne* ou *cochléaire* [2]. *Fenêtre vestibulaire.* *Fenêtre limacienne.*

Ces deux ouvertures sont séparées l'une de l'autre par une petite éminence osseuse pyramidale, appelée le

[1] Fenêtre ovale, chez l'homme.

[2] Fênêtre ronde, chez l'homme.

Promontoire. *promontoire;* elle recouvre le premier tour de la spirale limacienne, et supporte, du côté du tympan, différents filets nerveux descendus de la partie moyenne du conduit sphéroïde que parcourt le nerf facial.

Circonférence. A la *circonférence* de la caisse du tympan se trouvent des cellules, dites *mastoïdiennes* ou *tympaniques*, communiquant avec cette cavité; disposées en demi-cercle autour du cercle tympanal, elles sont séparées les unes des autres par des cloisons osseuses incomplètes, et leur fond est circonscrit par une lame compacte, mince et demi-circulaire, qui fait saillie à la face inférieure du crâne.

Ces cavités augmentent l'étendue de la caisse tympanique et servent à renforcer les sons, sans modifier le ton.

Orifices. A sa partie inférieure, la cavité du tympan présente un trou, divisé en deux par une lame fibreuse : l'un donne issue à la corde du tympan, l'autre constitue l'orifice supérieur de la trompe d'Eustache.

TROMPE D'EUSTACHE.

Situation. La *trompe d'Eustache*, ou *conduit guttural du tympan,* est un canal rectiligne, étendu sous la base du crâne depuis la cavité du tympan jusqu'à la partie latérale et supérieure du pharynx.

Étendue.

Chez les solipèdes, ce conduit, long de près d'un décimètre [1], est aplati d'un côté à l'autre, et longé, en dehors, par le muscle stylo-staphylin.

Orifices. Son *orifice supérieur* ou *tympanique* est étroit.

L'*orifice inférieur, guttural* ou *pharyngien,* situé près et en arrière de l'ouverture gutturale des cavités

---

[1] Chez le *chien* et surtout chez le *bœuf,* la trompe d'Eustache est très-courte.

nasales, est évasé et représente une grande fente oblique en bas et en dehors; les bords contigus de cet orifice sont soutenus par une lame cartilagineuse, sorte de pavillon, épanouissement de la substance qui forme la base de la trompe.

Dans sa longueur, le conduit guttural est fendu inférieurement, et, par cette longue ouverture, la muqueuse s'échappe et descend pour constituer le grand sac particulier aux monodactyles et connu sous le nom de *poche gutturale*.

Ouverture.

POCHES GUTTURALES.

La muqueuse qui tapisse la trompe d'Eustache est continue en avant avec celle de l'arrière-bouche; en arrière et en haut, elle se prolonge dans la cavité tympanique qu'elle tapisse. En bas, elle se dilate et forme la *poche gutturale*.

Situation.
Disposition.
Etendue.

Au nombre de deux, une de chaque côté, les poches gutturales sont adossées l'une à l'autre dans le plan médian, et descendent jusqu'au niveau du larynx, où elles se terminent en un cul-de-sac, constituant leur *fond*.

D'avant en arrière, elles s'étendent depuis la partie antérieure du pharynx jusqu'à la face inférieure de l'atlas.

La capacité moyenne de chacune d'elles est d'environ 4 décilitres; mais en raison de l'extensibilité de la muqueuse, l'étendue et la capacité des poches gutturales peuvent varier.

Capacité.

De forme irrégulière, comme l'espace où elle se déploie, la poche gutturale répond, en haut et en arrière, à la base du sphénoïde et de l'occipital. Quand ce réservoir est distendu, sa partie inférieure ou son *fond* descend sur les parties latérales du pharynx et du larynx,

Rapports.

jusqu'au niveau de l'extrémité inférieure de la parotide, dans le tissu celluleux lâche de cette région.

Du côté externe, la poche gutturale contracte de nombreux rapports qui sont différents dans la portion *inter-maxillaire,* dans la région *parotidienne* et dans la portion *postérieure.*

(a) Dans la région *intermaxillaire,* la poche répond aux muscles stylo-staphylin, ptérygo et kérato-pharyngiens, ainsi qu'à l'artère maxillaire interne et au nerf lingual ; elle enveloppe la grande branche de l'hyoïde et tapisse la face interne du muscle sphéno-maxillaire.

(b) Dans la région *parotidienne,* la poche gutturale répond tout à fait en haut, à la face interne de la parotide, dont elle est séparée par les vaisseaux et les nerfs auriculaires ; un peu plus bas, à l'angle postérieur de l'hyoïde, au muscle stylo-hyoïdien et à l'apophyse styloïde de l'occipital ; en cet endroit monte l'artère auriculaire, oblique en haut et en arrière ; là aussi la membrane de la poche est unie d'une manière moins lâche aux parties qui la recouvrent.

Au-dessous de ce point, le sac guttural est en rapport avec le muscle stylo-maxillaire, la carotide externe et les nerfs qui procèdent du plexus guttural, tels que la neuvième et la douzième paire, des filets de la dixième, du grand sympathique, etc. Plus bas, il répond à la parotide, et peut se prolonger jusqu'à l'extrémité inférieure de cette glande, au niveau des deux principales racines de la jugulaire.

(c) *En arrière,* la poche gutturale répond à l'atlas, aux muscles fléchisseurs de la tête, à l'artère occipitale, etc.; elle forme un repli, qui enveloppe principalement le pneumo-gastrique et le sympathique, et, plus antérieurement, une autre duplicature qui entoure la carotide interne.

La *muqueuse* des poches gutturales est plus épaisse et plus résistante que la portion comprise dans la trompe d'Eustache et dans la caisse du tympan. Généralement peu adhérente aux parties voisines, si ce n'est à la branche hyoïdienne, à la face interne du stylo-hyoïdien, etc., elle est lisse intérieurement et lubrifiée par du mucus qu'elle sécrète; elle peut devenir le siége de collections purulentes qui compriment le larynx et gênent la respiration; c'est dans ce cas, que l'on pratique la ponction des poches gutturales. Muqueuse.

Cette membrane reçoit des divisions *vasculaires* et *nerveuses,* nombreuses et fines, fournies par les branches qui l'avoisinent.

Les poches gutturales communiquant avec l'arrière-bouche et la cavité tympanique, renferment habituellement de l'air; la quantité de ce fluide peut varier dans l'état physiologique, suivant que les réservoirs membraneux sont dilatés ou non; la dilatation est principalement opérée par le muscle ptérygo-pharyngien dont plusieurs fibres se prolongent et s'épanouissent sur la muqueuse; en outre, quand l'oreille est redressée, la membrane est mise en état de tension par le prolongement inférieur de la conque adhérent à sa surface. Fonctions.

Quoi qu'il en soit, les fonctions des poches gutturales sont loin d'être connues. On ne saurait affirmer qu'elles servent au perfectionnement de la phonation; leurs usages paraissent plutôt relatifs à l'audition, si l'on considère que ces annexes du conduit guttural du tympan coïncident, chez les solipèdes, avec un développement des cellules mastoïdiennes moindre que chez les autres animaux.

Quant à la trompe d'Eustache, elle sert à renouveler dans la caisse tympanique l'air indispensable à l'accomplissement exact des phénomènes auditifs.

CHAINE DU TYMPAN.

De dehors en dedans, la cavité tympanique est traversée par la série des *osselets de l'ouïe*.

Unie, d'un côté, à la membrane du tympan et, de l'autre, à la fenêtre vestibulaire, cette chaînette osseuse, sorte de tige anguleuse et brisée, est formée de pièces articulées et mobiles les unes sur les autres ; des petits muscles spéciaux font jouer ces pièces, modifient la disposition de la chaîne, suivant l'intensité des sons, et produisent conséquemment la tension ou le relâchement des membranes vibrantes entre lesquelles la tige se trouve comprise.

Osselets.

Osselets.

Chez les mammifères, la chaîne tympanique est formée de quatre petits os inégaux qui ont reçu des noms relatifs à leur configuration particulière et qui sont, en procédant de dehors en dedans : le *marteau,* l'*enclume,* le *lenticulaire* et l'*étrier* [1].

Marteau.

Le *marteau* est le plus allongé ; il est un peu arqué et se dirige obliquement en bas et en arrière.

Son *manche,* aminci, adhère à la membrane du tympan, depuis le contour supérieur de cette lame jusqu'au centre de sa convexité.

Sa *tête,* tournée en arrière et en dedans, s'articule avec l'enclume.

[1] Dans les *oiseaux,* la chaîne du tympan ne présente que deux osselets.

Le *col* du marteau, ou partie intermédiaire au manche et à la tête, présente des petites apophyses, à insertions musculaires ou ligamenteuses; au nombre de deux ou de trois, suivant les espèces, elles sont moins prononcées chez les solipèdes que dans les autres mammifères domestiques.

Inférieurement, le col du marteau répond au filet nerveux nommé *tympano-lingual* ou *corde du tympan*.

Enclume.

L'*enclume* ressemble à une petite molaire bicuspide.

Son *corps,* dirigé obliquement en avant et en dehors, s'articule avec la tête du marteau.

De ses deux *branches,* la *supérieure* se porte en arrière et se fixe par son extrémité aux parois de la caisse; l'*inférieure,* dirigée en dedans et en bas, parallèlement au manche du marteau, est arquée et s'unit, par son extrémité, à l'os lenticulaire.

Lenticulaire.

Le *lenticulaire,* situé entre l'enclume et l'étrier, est très-petit, circulaire et déprimé. Quelques anatomistes regardent ce grain osseux comme appartenant à l'enclume.

Étrier.

L'*étrier,* dirigé horizontalement en dedans, occupe un plan inférieur à celui des autres osselets.

Son *sommet* s'articule avec le lenticulaire; ses deux *branches* interceptent une petite ouverture comblée par la muqueuse du tympan, et sa *base* est une petite plaque qui s'engage dans la fenêtre vestibulaire, où elle est maintenue, du côté du tympan, par la membrane muqueuse tapissant cette cavité et toutes les parties qui y sont comprises.

Muscles.

Les *muscles* moteurs de la chaîne tympanique se fixent au marteau et à l'étrier.

1° Pour le *marteau,* trois muscles ont été indiqués : l'*interne,* l'*externe* et l'*antérieur.* Le premier est seul distinct et bien démontré ; les deux autres, beaucoup plus grêles, sont regardés par plusieurs anatomistes comme de simples faisceaux ligamenteux.

Le *muscle interne* du marteau naît près de l'orifice tympanique du conduit guttural, monte dans un sillon particulier, s'infléchit sur une petite saillie osseuse, et se porte en dehors sur le col du marteau, où il s'insère, par son tendon, à une petite apophyse.

Il sert à tirer le marteau en dedans et conséquemment à tendre la membrane du tympan ; en même temps, l'enclume, poussée par le marteau, décrit un mouvement de bascule sur sa branche supérieure qui est fixe, et sa branche inférieure portée en dedans enfonce l'étrier dans la fenêtre du vestibule.

D'après les anatomistes qui regardent comme musculaires les faisceaux *antérieur* et *externe,* le *premier* tire le marteau en avant, tend la moitié postérieure de la membrane, et sert, par l'intermédiaire de l'enclume, à ébranler l'étrier sur la fenêtre vestibulaire ; le *second* ou le *laxateur* tire le marteau en dehors, diminue la tension de la membrane du tympan, ainsi que la pression de l'étrier sur la fenêtre du vestibule.

2° Le *muscle de l'étrier,* très-petit, se porte d'une petite cavité voisine de la fenêtre vestibulaire, au sommet de l'étrier ; il tire en dedans cet osselet et augmente sa pression sur la fenêtre du vestibule.

Rôle de la chaîne tympanique. — Toutes les vibrations imprimées à la membrane du tympan par l'air extérieur sont communiquées au labyrinthe par la chaîne des osselets tympaniques.

L'action musculaire a pour effet principal de porter cette chaîne en dedans ; il en résulte que la membrane du tympan est plus tendue, et que l'étrier, plus enfoncé dans la fenêtre qu'il obstrue, fait refluer le liquide du labyrinthe vers la fenêtre limacienne, dont la membrane éprouve alors une plus grande tension que dans l'état d'inaction. Selon M. Savart, la tension des membranes du tympan et de la fenêtre limacienne serait ainsi augmentée, lorsque le son qui frappe l'oreille est intense, dans le but de diminuer l'étendue des vibrations et de préserver l'appareil auditif des impressions trop fortes.

Muqueuse du tympan.

Continue avec la muqueuse du conduit guttural, cette membrane, très-mince, tapisse la caisse tympanique et les cellules qui en dépendent. Elle revêt et laisse en dehors de sa cavité les osselets, les muscles, les vaisseaux et les nerfs. Aussi, sur la membrane du tympan, le manche du marteau est-il compris entre cette muqueuse et le feuillet fibreux tympanal ; de même, à la fenêtre vestibulaire, cette membrane encadre la plaque de l'étrier, et concourt à fermer cette ouverture, du côté de la caisse tympanique.

Par sa face libre, la muqueuse du tympan est en contact avec l'air contenu dans cette cavité, et elle sécrète du mucus en très-faible quantité dans l'état naturel.

Muqueuse.

Vaisseaux.

Les *artères* qui se distribuent dans la caisse du tympan sont :

1° L'artère *tympanique,* qui est fournie par la maxillaire interne, passe par la fissure de Glaser, et se distribue aux muscles, à la muqueuse et à la membrane propre du tympan ;

2° Des ramifications très-fines appartenant à la branche *stylo-mastoïdienne* de l'auriculaire postérieure, et divisées dans les cellules tympaniques.

Les *veines* sont satellites des divisions artérielles, et n'offrent rien de particulier.

Les *lymphatiques* n'ont pas encore été constatés.

Nerfs.

Des filets nerveux, extrêmement fins, sortent du conduit spiroïde, traversent le promontoire et se divisent dans la caisse du tympan. Ils n'ont pas tous la même destination ni la même source : les uns se rendent aux muscles des osselets et dépendent du *facial;* les autres, divisés à la muqueuse et aux membranes des ouvertures, appartiennent principalement à la *cinquième* paire, unie dans le crâne, à la septième, à la huitième, etc., au moyen du ganglion *otique* du grand sympathique.

Enfin, l'un des filets du nerf facial, moins grêle que les autres, traverse la cavité, s'infléchit derrière la membrane du tympan, passe sous le col du marteau, et s'échappe de la caisse par un petit trou voisin de l'orifice tympanique du conduit guttural; c'est le rameau connu sous le nom de *tympano-lingual* ou de *corde du tympan.*

En résumé, l'oreille moyenne ou le tympan des mammifères domestiques représente un appareil d'acoustique transmettant les sons à l'oreille interne et pouvant, selon leur intensité, les renforcer ou les atténuer. Les ébranlements communiqués à cet appareil de transmission et de perfectionnement font tout vibrer, les parois de la cavité et les parties contenues ; ces vibrations que partagent l'air de la caisse, la chaîne des osselets, les parois de la cavité et celles du crâne, ne peuvent manquer de parvenir au labyrinthe.

DE L'OREILLE INTERNE.

L'oreille interne ou le *labyrinthe* est la partie essentielle de l'appareil, celle où se fait l'impression auditive : aussi la rencontre-t-on chez tous les animaux doués de ce sens, tandis que les deux autres sections peuvent manquer. *Définition.*

Formé de canaux repliés et situés dans l'épaisseur du rocher, le labyrinthe est placé entre le tympan, qui lui transmet les vibrations sonores, et le crâne, d'où il reçoit les nerfs essentiels à la fonction. *Situation.*

Il est formé de deux parties : l'une, qui sert d'étui ou de réceptacle, est dite *labyrinthe osseux ;* l'autre, qui constitue l'organe fondamental et sensible, est nommée *labyrinthe membraneux.* *Division générale.*

LABYRINTHE OSSEUX.

Le *labyrinthe osseux* est constitué par trois ordres de compartiments distincts, bien que communicants ; ce sont : le *vestibule,* les *canaux demi-circulaires* et le *limaçon.*

VESTIBULE.

Entrée du labyrinthe, le *vestibule* est une cavité irrégulièrement ovalaire, située entre les canaux demi-cir- *Forme.* *Situation.*

culaires et le limaçon, qu'il fait communiquer avec le tympan.

Ouvertures. Il possède sept *ouvertures :* 1° la fenêtre vestibulaire, obstruée, du côté du tympan, par la base de l'étrier et la muqueuse d'encadrement ; 2° les cinq orifices des canaux demi-circulaires ; 3° l'orifice de la rampe vestibulaire du limaçon.

CANAUX DEMI-CIRCULAIRES.

Situation. Les *canaux demi-circulaires* sont situés en arrière du vestibule, dans la base du rocher.

Nombre.
Disposition. Recourbés en cercles réguliers, ils sont au nombre de trois, dont deux *verticaux* et un *horizontal ;* des deux premiers, l'un est antérieur, l'autre postérieur ; le troi-sième, plus petit, dirige sa convexité du côté externe.

Chacun de ces canaux procède du vestibule, décrit son contour et revient aboutir dans la cavité d'où il est parti ; les deux verticaux s'unissent par l'une de leurs branches et s'ouvrent en commun dans la cavité vestibulaire ; pour chacun d'eux, la branche opposée présente, près du ves-

Ampoules. tibule, une petite dilatation ou *ampoule,* et il en est de même pour la branche supérieure du canal horizontal.

Orifices. Les cinq ouvertures de ces canaux dans le vesticule sont disposées de telle sorte, que deux d'entre elles se trouvent sur la paroi interne, ce sont celle de l'extrémité ampullaire du canal vertical supérieur et celle de l'extré-mité non ampullaire du canal horizontal ; les trois autres sont du côté interne.

LIMAÇON.

Situation. Le *limaçon* ou *cochlée* est situé en avant et en bas du vestibule.

Forme. Il représente un double canal enroulé autour d'un axe, comme la coquille d'un limaçon. Le plan de sa base, presque vertical, est tourné en dedans et répond au conduit auditif interne.

Il a pour paroi extérieure une lame osseuse, distincte de la substance du rocher, dans le fœtus seulement.

Son canal, conique et disposé en spirale, décrit deux tours et demi, contigus, superposés et décroissants.

Nombre et disposition des tours.

L'intérieur du limaçon ou son canal est partagé, suivant sa longueur, en deux cavités ou *rampes* par une cloison dite *lame spirale.* Cette cloison, qui procède de de la fenêtre cochléaire, est moitié osseuse, moitié membraneuse. La portion osseuse est une arête de l'axe ou columelle, et elle est complétée par la portion membraneuse adhérente, par son bord opposé, à la paroi du canal.

Lame spirale.

Vers le sommet du limaçon, la cloison longitudinale est interrompue, dans sa partie osseuse, ce qui établit une communication entre les deux rampes limaciennes.

Des deux rampes du limaçon, l'une, *externe* ou *supérieure,* s'ouvre, par sa base, à la partie inférieure du vestibule : elle est dite *rampe vestibulaire;* l'autre, *interne* ou *inférieure,* est un peu plus longue, et aboutit à la fenêtre cochléaire : elle porte le nom de *rampe tympanique.*

Rampes.

L'*axe* ou *columelle* est conique et dirigé de dedans en dehors. Sa surface extérieure est parcourue, de la base au sommet, par la lame osseuse spiroïde, qui tourne autour de l'axe et lui donne l'aspect d'un tire-bouchon. Cette surface est criblée de petits trous destinés à livrer passage aux filaments du nerf auditif, que recèlent les petits conduits dont la columelle est creusée dans son épaisseur.

Columelle.

Liquide de Cotugno.

Tout le labyrinthe osseux, c'est-à-dire le vestibule, les

Liquide de Cotugno.

canaux demi-circulaires et le limaçon, est tapissé par une fine membrane, fibro-muqueuse adhérente aux os, sécrétant une humeur limpide, dite *humeur de Cotugno* et désignée, par Breschet, sous le titre de *périlymphe*.

La membrane déployée dans les cavités labyrintiques concourt à fermer les fenêtres qui donnent sur le tympan, et constitue la partie membraneuse de la lame spirale limacienne.

Le liquide qu'elle renferme remplit le labyrinthe, transmet à la fenêtre du limaçon les pressions supportées par la fenêtre vestibulaire, et communique aux filaments nerveux les vibrations les plus légères.

LABYRINTHE MEMBRANEUX.

Situation. Disposition.

Le vestibule et les canaux demi-circulaires renferment, au milieu du liquide de Cotugno, des *sacs* et des *tubes* membraneux, presque transparents, dont la disposition répète assez exactement celle des canaux où ils sont contenus.

Utricule.

Le *vestibule membraneux* est principalement constitué par un petit renflement nommé *utricule,* dans lequel viennent aboutir, par cinq orifices distincts, les trois tubes, formant les *canaux demi-circulaires membraneux* et disposés exactement comme les conduits qu'ils remplissent imparfaitement.

Saccule.

En outre, dans le vestibule, est un petit sac, appelé *saccule,* situé sous l'utricule, avec lequel il n'a pas de communication apparente.

Dans le limaçon, ce genre de cavités membraneuses ne se rencontre pas.

Liquide de Scarpa.

L'utricule, le saccule et les canaux demi-circulaires membraneux renferment un liquide, dit *de Scarpa,* com-

paré à l'humeur vitrée de l'œil et appelé *vitrine auditive*
par M. de Blainville.

Le saccule a été considéré, par Fischer, comme représentant le cristallin, et la membrane qui entoure l'humeur de Scarpa est regardée comme analogue à la rétine.

Enfin, dans l'utricule et le saccule se trouve une poussière blanche, analogue aux concrétions dites *pierres
labyrinthiques* ou *otolithes* qu'on rencontre dans l'o-
reille très-simple des poissons. Cette poussière, que Breschet a nommée *otoconie,* est considérée comme favorable
à l'audition, mais d'une manière moins efficace que les
otolithes, corps solides aidant beaucoup à la transmission du son dans le liquide où ils plongent ; telle est, du
moins, l'opinion de Cagnard-Latour.

Otoconie.

Vaisseaux.

Les divisions vasculaires de l'oreille interne sont,
comme les filaments nerveux, d'une grande ténuité en
harmonie avec la délicatesse des parties où elles se distribuent.

Vaisseaux.

La principale *artère,* dite *labyrinthique,* est ordinairement fournie par le tronc basilaire ; elle s'engage, avec
le nerf acoustique, dans le conduit interne et se partage
en deux ordres de divisions : les unes *antérieures* pour le
limaçon, les autres *postérieures* pour les canaux demi-
circulaires et le vestibule.

En outre, du côté externe, le labyrinthe reçoit quelques
fines ramifications de l'artère *tympanique,* par les fenêtres du vestibule et du limaçon ; il en est de même pour
des ramuscules échappés du rameau *stylo-mastoïdien*
parcourant le conduit spiroïde avec le nerf facial.

Les *veines* offrent la même disposition que les artères.

Les *lymphatiques* ne sont pas connus.

Nerfs.

Nerfs.

Le *nerf* essentiel à l'audition est celui de la *huitième paire*.

De consistance pulpeuse, il passe par les criblures de l'hiatus auditif interne, comme le nerf olfactif à travers la lame criblée de l'ethmoïde[1].

Il se divise, comme l'artère correspondante, en deux groupes : l'*antérieur,* destiné au limaçon, pénètre dans cette cavité, à la faveur des petits trous dont la surface de la columelle est parsemée ; parvenus dans les rampes limaciennes, les filaments nerveux se déploient régulièrement en membrane nerveuse ; ces fibrilles, dont la longueur est progressivement décroissante de l'entrée vers le fond, ont quelque analogie avec les cordes d'une harpe, disposition qui peut avoir une certaine influence dans le mécanisme intime de l'audition.

La branche *postérieure* du nerf auditif se distribue à l'utricule et au saccule vestibulaires, ainsi qu'aux ampoules des canaux demi-circulaires membraneux. Ici, comme dans le limaçon, les extrémités nerveuses sont soutenues par la membrane de ces cavités, de telle sorte que les ondulations imprimées au liquide intérieur soient facilement ressenties.

Enfin, bien qu'on ne puisse le démontrer, on admet que des fibres nerveuses de la *cinquième paire* et du *sympathique* émanent du ganglion *otique,* suivent la

---

[1] Il est d'observation que le nerf auditif se divise d'autant plus, dans son trajet à travers le rocher jusqu'à la surface sensitive, que l'animal est plus élevé dans la série : ainsi, au lieu des criblures que présentent les *mammifères,* on voit chez les *oiseaux* et les *reptiles,* l'hiatus auditif interne aboutir largement dans le labyrinthe, et, chez les *poissons,* la cavité auditive se confondre, pour ainsi dire, avec celle du crâne.

huitième paire et se rendent aux membranes du labyrinthe.

La cinquième paire entre ici, comme dans tous les
autres appareils des sens, à titre d'auxiliaire établissant
la sensibilité générale, nécessaire à l'exact accomplissement de la fonction ; en effet, le nerf acoustique n'est im-
pressionnable que par son stimulant spécial ; on peut le
toucher, le léser même, sans que l'animal manifeste de
douleur.

Quant aux filets du sympathique, ils servent ici comme
partout, à entretenir la vie moléculaire ; ils doivent aussi,
au moyen du ganglion otique, du nerf vidien, etc., fon-
der des relations sympathiques entre le sens de l'ouïe et
principalement celui de la vue.

FONCTIONS DU LABYRINTHE.

Il est bien reconnu que le labyrinthe est la partie sensitive de l'appareil, le siége spécial de l'impression auditive. Mais il est bien difficile de déterminer d'une manière positive le rôle des canaux repliés composant cet
appareil.

Leur forme et leur structure n'indiquent pas suffisamment comment des tensions et des vibrations différentes
peuvent être harmoniées dans tout le labyrinthe et simultanément appréciées.

La voie expérimentale est peu praticable, pour arriver
à reconnaître ce que peuvent avoir de juste les hypothèses
émises sur les usages de ces parties.

D'après Autenrieth et Kœrner, les canaux demi-circulaires serviraient à juger de la direction des sons : les
expériences de M. Flourens ont fourni des résultats favorables à cette théorie ; elles ont prouvé qu'il y a un rapport entre la direction de chacun de ces canaux et la di-

rection des mouvements exécutés par les animaux à la suite de leur section. Ainsi, la section des canaux verticaux antérieurs détermine des culbutes en avant, celle des canaux verticaux postérieurs détermine des culbutes en arrière ; la section du canal horizontal fait tourner l'animal sur le côté où la mutilation a été pratiquée.

L'anatomie comparée elle-même ne démontre pas bien l'influence que les contours et l'étendue des cavités labyrinthiques peuvent exercer sur l'audition : c'est ainsi que, pour le limaçon, on observe des animaux qui, sans être remarquables par la finesse du sens, ont un limaçon à trois tours et demi ; tels sont le *cabiai,* le *porc-épic,* etc.; tandis que les *oiseaux,* chez lesquels l'ouïe est très-délicate, présentent un limaçon constitué par un simple canal conique.

Quoi qu'il en soit, l'action des deux oreilles est simultanée ; l'impression transmise par chacune n'est pas perçue isolément ; la sensation n'est pas double ; par l'action du centre cérébral, elle est combinée et ramenée à l'unité.

APPAREIL DE LA VISION.

—

L'*appareil de la vision* est constitué essentiellement par les *yeux,* organes qui, au moyen des rayons lumineux réfléchis par les corps ambiants, donnent aux animaux la connaissance de ces objets et leur permettent d'en apprécier les dimensions, la forme, la quantité, la distance, les mouvements et la couleur.
Définition.

Les deux yeux sont localisés à la tête sur les parties supérieures et latérales de la face, position élevée et favorable, en ce qu'elle donne à la fonction un champ plus étendu.
Situation.

La position des yeux est plus antérieure, dans le genre *chat* et en général chez les carnassiers, animaux qui, ayant moins à se défendre qu'à poursuivre, ont surtout besoin de voir devant eux.
Direction.

Bien que placés latéralement et dirigés en dehors, chez les autres quadrupèdes domestiques, les organes de la vue sont cependant disposés de manière à pouvoir agir simultanément.

Au reste, ils possèdent une mobilité très-favorable à leur action : ils peuvent être dirigés vers les objets et placés ainsi dans l'axe des principaux rayons lumineux à recueillir.
Mobilité.

Logés dans les orbites qui les protégent, les yeux représentent, par leurs parties essentielles, des instruments de dioptrique.
Dispositions générales.

En avant, leur sensibilité est ménagée par les paupières, rideaux membraneux et mobiles, et leur surface est lubrifiée par les larmes.

Ils reposent sur un *coussin graisseux* qui facilite leur mobilité, mise en jeu par des muscles spéciaux.

Division. En conséquence, outre les parties *essentielles* constituées par le *globe oculaire* et ses annexes, telles que ses *vaisseaux* et ses *nerfs,* l'œil offre à considérer, comme parties *accessoires :* 1° les *paupières* et la *conjonctive ;* 2° l'*appareil lacrymal ;* 3° les *muscles* du globe.

Parmi ces organes, les uns sont en dehors des orbites, les autres sont renfermés dans ces cavités ; ces derniers, ainsi que le globe oculaire, ne sont pas seulement protégés par les os [1], ils sont enveloppés aussi par une *membrane fibreuse,* dont il faut examiner ici la disposition.

ENVELOPPE FIBREUSE DE L'ŒIL.

Enveloppe fibreuse. Situation. L'*enveloppe fibreuse* est située profondément, en arrière de l'arcade orbitaire, dans une direction oblique en arrière, en bas et en dedans.

Forme. Elle a la forme d'un cornet ou d'un cône à base antérieure.

Elle renferme le globe de l'œil, son coussin graisseux, ses muscles, ses vaisseaux et ses nerfs ; elle enveloppe toutes ces parties et les sépare de la fosse temporale.

Extrémités. Par sa *base,* elle s'implante au bord postérieur de la circonférence orbitaire, constituée par l'arcade surcilière, le zygomatique et le lacrymal.

Son *sommet* tronqué s'attache dans le fond de l'orbite, au pourtour de l'hiatus orbitaire.

Rapports. Épaisseur. Cette membrane, résistante et tendue, est plus épaisse du côté externe, qui répond au tissu adipeux temporal

---

[1] Voir OstÉOLOGIE de *Rigot,* description des orbites, page 185.

et à l'insertion du crotaphite, que du côté interne, correspondant à la paroi osseuse de l'orbite.

En haut, elle présente quelques brides fixées sur les os voisins, et plus bas, deux veines oculaires qui la traversent, pour se dégorger dans la grosse veine maxillaire interne. Brides.

Son tissu, de nature fibreuse, est blanchâtre et résistant. Tissu.

Parties accessoires de l'œil.

—

DES PAUPIÈRES.

Les *paupières* sont des organes qui protégent l'œil contre l'action trop vive de la lumière, le garantissant contre la poussière et les corps qui pourraient léser sa surface, et le préservent contre l'influence irritante de l'air ; elles servent aussi, par leurs mouvements, à nettoyer le devant de l'œil et à le tenir humide, au moyen du fluide lacrymal, qu'elles étendent pour obvier au dessèchement produit par l'évaporation. Définition.

Les paupières sont au nombre de trois : deux sont *externes* et dites *paupières cutanées ;* la troisième est interne ou profonde et nommée *corps clignotant :* cette dernière n'existe chez l'homme qu'à l'état rudimentaire. Nombre.

DES PAUPIÈRES PROPREMENT DITES.

Les *paupières proprement dites* ou *cutanées* représentent deux rideaux mobiles, tendus transversalement au devant de l'œil, qu'ils découvrent ou recouvrent suivant qu'ils sont écartés ou rapprochés. Disposition.

Elles sont distinguées en *supérieure* et en *inférieure*.

La *supérieure,* plus grande et plus mobile que l'*infé-*

rieure, dépasse, lorsqu'elle s'abaisse, le niveau du diamètre transversal de l'œil.

Faces. La *face externe* des paupières, recouverte par la peau,
est convexe et présente, surtout vers le bord adhérent,
des plis transverses et arqués qui s'effacent quand les
paupières sont rapprochées. Elle porte des poils courts
et fins ainsi que des grands crins hérissés et clair-semés,
sorte de tentacules, plus marqués chez les vieux sujets.

La *face interne,* concave et tapissée par la conjonctive, se moule et glisse sur le globe de l'œil.

Bords. Le *bord adhérent* est fixé au pourtour de l'orbite;
mais la démarcation entre la peau environnante et les
paupières qui la prolongent est établie plus exactement
en haut par la saillie de l'arcade surcilière que pour la
paupière inférieure.

Le *bord libre* de chaque paupière est assez épais et
coupé droit de dedans en dehors; mais, quand les paupières sont écartées, chacun d'eux s'incurve, à concavité
opposée, de telle sorte qu'ils interceptent une ouverture
transversalement elliptique, découvrant plus ou moins
le globe oculaire.

**Commissures
ou angles.** Cette ouverture est réunie, à ses deux extrémités, par
une *commissure:* l'*interne,* ridée, est nommée *angle
nasal* ou *grand angle de l'œil,* tandis que l'*externe,*
plus aiguë, relevée et à peau plus fine, est dite *angle
temporal* ou *petit angle de l'œil.*

Cils. Le bord libre des paupières porte, sur son contour
externe, une rangée, souvent triple, de petits crins noirs,
appelés *cils.* Bien plus longs et plus nombreux, à la paupière supérieure qu'à l'inférieure, ils sont plus marqués
vers l'angle temporal qu'à l'angle nasal, afin d'ombrager
l'œil plus efficacement; à la paupière supérieure, ils décrivent une courbe à concavité supérieure; à la paupière

inférieure, au contraire, leur courbe est à concavité inférieure ; par cette disposition, les cils n'interceptent pas les rayons lumineux directs, les plus nécessaires à la vision, mais ils arrêtent les rayons les plus obliques ou modèrent leur éclat et empêchent les corpuscules étrangers qui voltigent dans l'air de tomber sur le globe de l'œil.

Sur le bord libre des paupières, près de la base des cils, on remarque une série régulière de petits trous : ce sont les orifices étroits des *glandes de Meibomius,* petits follicules, apercevables à la face interne sous forme de lignes jaunâtres et verticales.

Orifices des glandes de Meibomius.

Par leur rapprochement les bords des paupières, sans être taillés en biseau aux dépens de leur face interne, forment du côté de l'œil une gouttière étroite, considérée comme favorisant l'écoulement des larmes vers l'angle nasal, pendant le sommeil.

STRUCTURE.

Les paupières peuvent être considérées comme un prolongement ou un pincement de la peau ; entre leurs deux surfaces *tégumentaires,* externe et interne, sont comprises leurs diverses parties constituantes, savoir : 1° une base résistante, formée par une *lame fibreuse* et un *cartilage ;* 2° une *couche musculeuse ;* et le *tissu cel-luleux intermédiaire ;* 3° des *follicules* annexes des téguments ; 4° des *vaisseaux ;* 5° des *nerfs.*

Membrane fibreuse.

Fixée par sa périphérie à la circonférence orbitaire, cette lame fibreuse s'insère par sa partie centrale au bord correspondant des cartilages tarses.

Lame fibreuse.

Unie aux couches contiguës par le tissu celluleux des

paupières, elle répond par sa face superficielle au muscle orbiculaire; sa face profonde, tapissée par la conjonctive, dans la paupière inférieure, est séparée de cette muqueuse, dans la paupière supérieure, par l'aponévrose terminale du muscle orbito-palpébral.

Le tissu de cette lame fibreuse est plus serré vers l'angle temporal que près de l'angle nasal, où il prend les caractères de tissu celluleux.

Cartilages tarses.

Le bord libre de chacune des paupières est garni d'une lamelle cartilagineuse, dite *cartilage tarse.*

Allongés transversalement, ces cartilages ne parviennent pas jusqu'aux commissures et présentent environ 3 millimètres de largeur.

Celui de la paupière supérieure est plus développé que l'inférieur.

Leur *bord adhérent,* aminci, donne attache à la membrane fibreuse, et, dans la paupière supérieure, à l'aponévrose du muscle releveur.

Leur *bord libre,* plus épais, détermine l'épaisseur du bord correspondant des paupières.

Leur *face antérieure,* transversalement convexe, est recouverte par la peau et quelques fibres de l'orbiculaire.

La *face interne,* concave d'une extrémité à l'autre, est tapissée par la conjonctive et présente une série de petites cannelures verticales occupées par les glandules de Meibomius.

Par leur densité, les cartilages tarses empêchent les paupières de se plisser verticalement; ils les maintiennent ainsi, tendues et mieux appliquées à la surface du globe oculaire.

Muscles.

Les *muscles* des paupières sont : un *constricteur*
commun et deux *dilatateurs* de l'ouverture palpébrale
ou *releveurs de la paupière superieure*. La paupière
inférieure ne possède pas de muscle analogue ou *abaisseur;* aussi elle ne s'abaisse que peu et par le seul fait de
son élasticité.

Orbiculaire ou constricteur des paupières.

Le muscle *constricteur* ou *orbiculaire* des paupières,
constitue, sous la peau, une couche circulaire, formée
de fibres concentriques qui entourent les paupières et
s'implantent sur le contour de l'orbite.

Ce muscle est formé de deux parties, l'une *palpébrale
supérieure*, l'autre *palpébrale inférieure*, qui procèdent du tubercule lacrymal par un petit tendon, et confondent leurs fibres au niveau de l'angle temporal. La
portion *supérieure*, plus large et plus épaisse que l'*inférieure*, se prolonge et adhère sur l'arcade surcilière.

Le muscle orbiculaire, rouge dans sa portion périphérique ou *orbitaire*, est pâle dans sa partie *palpébrale*,
qui adhère intimement à la peau et répond, par sa face
opposée, à la membrane *fibreuse*.

Dans l'angle nasal sont quelques fibres, à direction
transverse et qui semblent préposées à plisser la peau
de cette partie, pour faciliter l'écoulement des larmes.

Chez le *bœuf*, l'orbiculaire est plus développé, sous
tous les rapports, que dans les solipèdes ; il se confond,
en haut, avec le sous-cutané du front et, en bas, avec le
lacrymo-labial.

L'orbiculaire a pour usages de rapprocher les paupières et de produire l'occlusion de leur ouverture, surtout en abaissant la paupière supérieure vers l'inférieure.

M. releveurs de la paupière supérieure.

Frnt o-palpébral.

Le *fronto-palpébral* ou *fronto-surcilier* est une bandelette charnue triangulaire qui naît de la surface du frontal par une lame aponévrotique, se dirige en bas et dehors, et se réunit avec la partie supérieure de l'orbiculaire, dont quelques anatomistes le regardent comme une dépendance.

Orbito-palpébral.

L'*orbito-palpébral* ou le *releveur propre de la paupière supérieure* est un faisceau, grêle et allongé, qui s'étend du fond de l'orbite au bord de la paupière supérieure.

Il s'attache, avec les muscles droits de l'œil, à l'hiatus orbitaire; du contour supérieur et interne de cette partie osseuse, il se dirige en avant et en dehors, longe le muscle droit supérieur du globe oculaire, et se trouve compris dans la gaîne fibreuse, qui le recouvre immédiatement.

Au niveau de l'arcade surcilière, il fournit, en avant, une expansion aponévrotique qui laisse en dehors la majeure partie de la glande lacrymale, se glisse entre la conjonctive et la membrane fibreuse de la paupière et vient s'insérer au bord supérieur du cartilage tarse.

Tissu celluleux.

Tissu cellu-
leux.

Les différentes couches constituant les paupières sont unies entre elles et aux téguments qui les recouvrent par un *tissu celluleux*, fin et lamineux, qui n'admet pas de graisse, mais qui s'infiltre facilement de sérosité, sous l'influence des causes d'irritation.

Glandules.

Glandules.

Comme dépendances des téguments propres aux paupières, on rencontre un appareil sécréteur, constitué par les *glandes de Meibomius,* les *glandes palpébrales* et la *caroncule lacrymale.* Ce dernier organe sera examiné plus loin, avec l'appareil lacrymal.

1° Les *glandes de Meibomius* ou *follicules ciliaires* occupent les sillons creusés à la face postérieure des cartilages tarses.

Glandes de Meibomius.

Au nombre d'une trentaine, à chaque paupière, elles forment des utricules étroites, jaunâtres et verticales; leur longueur mesure la hauteur des cartilages.

Chacune d'elles est essentiellement constituée par un petit canal contourné sur lui-même, dans lequel s'ouvrent un grand nombre de follicules placés de chaque côté en manière alterne.

Les orifices des glandes de Meibomius sont disposés en une série régulière sur la rive postérieure du bord libre des paupières.

Leur produit de sécrétion est une humeur jaunâtre, sorte de cire, nommée *chassie,* lorsque sa quantité est augmentée, et qui, en sa qualité de corps gras, retient les larmes, en s'opposant, au moins lorsqu'elles ne sont pas trop abondantes, à ce qu'elles franchissent le bord des paupières.

2° Sous le titre de *glandules palpébrales lacrymales,* sont comprises de nombreuses granulations dépendantes de la conjonctive qui tapisse la face oculaire de la paupière supérieure; ces grains glanduleux sont pourvus de petits canaux excréteurs qui versent en cet endroit un fluide lubrifiant, analogue aux larmes, pour faciliter le glissement des paupières, et surtout de la supérieure, qui est la plus mobile.

Glandules palpébrales lacrymales.

Ces glandules, comme l'a fait observer M. Cruveilhier, sont à la glande lacrymale ce que les glandules salivaires buccales sont aux glandes salivaires proprement dites.

31

Vaisseaux.

Artères. Les principales divisions *artérielles* des paupières sont fournies par les branches *surcilière* et *lacrymale* de l'ophthalmique. Elles sont anastomotiques en avant avec une division terminale récurrente de la maxillaire externe, et profondément avec un rameau *lacrymo-palpébral* fourni par la branche dentaire supérieure de la maxillaire interne.

Veines. Les *veines* sont satellites des divisions artérielles et reçoivent les mêmes dénominations.

Lymphatiques. Les *lymphatiques* sont nombreux et disposés en deux réseaux ; l'un, *superficiel,* qui communique avec celui de la peau environnante ; l'autre, *profond,* qui se rend plus directement aux ganglions sous-linguaux.

Nerfs.

Nerfs. Les *nerfs* des paupières sont abondants et de deux ordres : les uns, animateurs du mouvement, proviennent de la branche sous-zygomatique du nerf *facial* (septième paire) et du nerf *oculo-moteur commun;* les autres sont destinés à la sensibilité et sont fournis par les divisions de la branche ophthalmique de la *cinquième paire* encéphalique.

DU CORPS CLIGNOTANT.

Situation. La *troisième paupière* ou le *corps clignotant* est située au côté interne de l'œil, entre le globe et la gaîne fibreuse.

Nature, forme. Elle est constituée par un corps cartilagineux, un peu allongé, convexe en dehors, concave en dedans, pour se mouler sur le globe oculaire.

Extrémité libre ou unguiforme. L'*extrémité antérieure* ou *libre* du corps clignotant est amincie, flexible et taillée en croissant; cette partie, dite *unguiforme,* occupe l'angle nasal de l'œil, et se trouve recouverte sur ses deux faces par la muqueuse conjonctive, souvent marbrée d'un pigment noirâtre.

L'*extrémité postérieure* ou *adhérente* est plongée dans l'orbite et confondue avec le coussinet graisseux dit *oculaire* qui semble lui faire continuité ; en conséquence de cette disposition, le corps clignotant, habituellement caché dans l'angle nasal, apparaît sur le devant de l'œil toutes les fois que le globe oculaire, rétracté par ses muscles, vers le fond de l'orbite, exerce une pression sur la masse adipeuse ; celle-ci, limitée en arrière par la résistance de la gaîne fibreuse, reflue en avant et pousse au dehors la partie unguiforme du corps clignotant.

Extrémité adhérente.

C'est par un mécanisme analogue qu'on fait apparaître cette partie, lorsqu'en écartant les paupières on presse sur le globe de l'œil, pour juger, d'après l'inspection de la conjonctive qui recouvre le corps clignotant, de l'état des muqueuses et de la circulation générale. Le mouvement que l'animal fait exécuter au corps clignotant, est toujours rapide et semble destiné, comme celui des paupières extérieures, à lubrifier le devant de l'œil et à l'essuyer, pour enlever les corps pulvérulents attachés à cette surface. Aussi voit-on le corps clignotant peu développé chez les animaux qui peuvent frotter leurs yeux à l'aide des membres thoraciques ; c'est ce qu'on observe chez le *chien,* et surtout chez le *chat.*

Glande

DE LA TROISIÈME PAUPIÈRE.

A l'appareil destiné à la lubrifaction de l'œil et constitué par les *glandes de Meibomius,* la *caroncule lacrymale,* la *glande lacrymale* et les *glandules palpé-*

brales, s'ajoute, chez plusieurs animaux, une autre glande, annexée à la troisième paupière.

Cet organe, étudié chez le *porc*, par M. Girard, est généralement connu sous le nom de *glande de Harderus*, bien qu'il ait été décrit longtemps avant cet anatomiste. On le rencontre chez les *ruminants*, le *porc*, les *carnassiers*, le *lièvre*, le *lapin*, le *rat d'eau*, l'*éléphant*, etc., et aussi chez les *oiseaux* [1].

Situation. La glande de Harderus ou *glande lacrymale interne* est située du côté interne, entre le globe de l'œil et la gaîne fibreuse, près du corps clignotant.

Dans le *porc*, elle est allongée, ovalaire et assez volumineuse; rougeâtre et d'une texture granuleuse, elle est unie par des veinules à un grand sinus veineux à sang noirâtre.

Canal excréteur. Un canal excréteur se sépare de la face interne de cet organe, et monte jusque sous le bord libre du corps clignotant, où il s'ouvre et verse une humeur blanchâtre un peu épaisse, probablement destinée à faciliter le glissement du corps clignotant.

Chez les *ruminants*, cette glande est oblongue, proportionnellement plus développée et d'une substance ferme.

Chez le *lièvre*, elle est formée de deux parties très-lobulées.

COUSSINET OCULAIRE.

Situation. Le *coussinet oculaire* est situé dans le fond de la gaîne fibreuse, en arrière du globe de l'œil.

Fonctions. La présence de ce corps graisseux est une conséquence nécessaire de ce que l'orbite, de forme conique, ne peut

[1] *Leçons d'Anatomie comparée* de G. Cuvier, tome III; deuxième édition; 1845.

être exactement remplie par le globe oculaire ; aussi, cette masse adipeuse comble-t-elle les vides laissés entre les muscles : elle sert ainsi à protéger l'œil contre les grandes secousses qu'elle amortit, et à lui fournir un appui souple, favorable à sa mobilité. Enfin, comme il a été indiqué précédemment, le coussinet oculaire joue encore un rôle mécanique dans les mouvements du corps clignotant.

De la conjonctive.

La *conjonctive* est une membrane muqueuse qui tapisse la face postérieure des paupières ainsi que la face antérieure du globe de l'œil.

Cette membrane *unissante,* comme l'indique son nom, établit la réunion des parties essentielles de l'appareil avec les parties accessoires.

Continue avec la peau, au bord libre des paupières, la conjonctive revêt leur face postérieure et se déploie, dans l'angle interne, sur les deux faces de la portion unguiculée du corps clignotant ; parvenue au niveau du bord adhérent des paupières, elle se replie sur la partie antérieure de la sclérotique, en formant un cul-de-sac circulaire ; puis elle s'étend sur la cornée lucide.

A la commissure interne, cette membrane, après avoir formé la caroncule lacrymale, s'engage dans les points lacrymaux et se met en communication avec la pituitaire, par l'intermédiaire de la muqueuse qui tapisse le le canal lacrymal.

Dans sa portion *palpébrale,* la conjonctive, fine et vasculaire, adhère très-intimement à la face interne des cartilages tarses et à la surface du corps clignotant ; son union est moins serrée à la face interne des paupières cutanées.

Dans sa portion *oculaire,* elle est d'abord unie, d'une manière peu serrée, à la sclérotique ; mais, à la surface de la cornée transparente, elle devient tellement fine et adhérente qu'il est impossible de la démontrer, si ce n'est dans l'état morbide ou dans certains cas exceptionnels, très-significatifs, par exemple, lorsqu'on la rencontre pourvue de poils.

Glandules.

Dans presque tous ses points, la conjonctive possède des *glandules* muqueuses et lacrymales, sécrétant un un fluide lubrifiant, qui entretient l'humidité du globe oculaire et facilite les mouvements des paupières. Ces organules, plus marqués à la partie palpébrale, sont plus abondants à la face interne de la paupière supérieure, où viennent s'ouvrir aussi les canaux hygrophthalmiques de la glande lacrymale, dans lesquels s'engage la conjonctive jusqu'au centre des granulations.

Vaisseaux et nerfs.

Enfin les *vaisseaux* et les *nerfs,* qui se distribuent à la conjonctive, sont nombreux ; les vaisseaux sont fournis, à la fois, par les divisions propres aux paupières et à l'œil ; les nerfs sont sensitifs et donnés principalement par la cinquième paire.

DE L'APPAREIL LACRYMAL.

Cet appareil, préposé à la sécrétion et à l'excrétion des larmes, comprend une série d'organes qui s'étendent depuis l'arcade orbitaire jusque dans les fosses nasales.

Ces organes sont : 1° la *glande lacrymale* et ses *conduits excréteurs ;* 2° la *caroncule lacrymale ;* 3° des conduits d'excrétion définitive qui, de l'angle nasal se prolongent jusqu'à l'aile externe des naseaux, sont : les *points* et les *conduits lacrymaux,* le *réservoir* et le *canal lacrymal.*

GLANDE LACRYMALE.

La *glande lacrymale,* organe sécréteur des larmes, est située sous l'apophyse surcilière.

Situation.

Peu volumineuse, jaunâtre, aplatie de dessus en dessous et allongée transversalement, elle est chez les *solipèdes* irrégulièrement elliptique ; dans les *ruminants* elle est plus épaisse, moins allongée et d'un tissu plus ferme.

Forme.

La glande lacrymale n'occupe pas exactement le contour supérieur de l'orbite, elle est inclinée du côté externe, vers l'angle temporal.

Sa *face supérieure,* convexe, se moule dans la concavité de l'apophyse surcilière, qui la recouvre.

Faces.

Par sa *face inférieure,* concave, la glande est séparée du globe de l'œil par les muscles droit supérieur et droit externe.

Le *bord antérieur* dépasse un peu l'arcade orbitaire, répond, en haut, à la couche fibreuse palpébrale, en bas, à la conjonctive, et laisse échapper la majorité des canaux excréteurs.

Bords.

Le *bord postérieur,* plus aminci, est le point d'entrée et de sortie des vaisseaux et des nerfs de la glande.

L'*extrémité externe* de cet organe est recouverte par la jonction de l'apophyse orbitaire avec l'arcade zygomatique, et l'*extrémité interne,* qui ne se prolonge pas jusque sous la base de l'apophyse orbitaire, recouvre en partie l'aponévrose terminale du muscle orbito-palpébral.

Extrémités

La glande lacrymale est composée de petites *granulations,* réunies en lobules par du tissu celluleux, à la manière des glandes salivaires ; la couche celluleuse, qui l'entoure et l'unit aux parties contiguës, est plus serrée à la face supérieure qu'à l'inférieure.

Structure.

Canaux hy-
grophthalmi-
ques.

Les conduits excréteurs de cette glande, nommés *canaux hygrophthalmiques*, sont peu nombreux : ainsi,

Nombre.

chez les grands quadrupèdes, on en compte de cinq à sept, et, dans les petits, de un à trois.

Ces petits canaux, à parois minces et demi-transparentes, se glissent sous la conjonctive et viennent s'ouvrir à la face interne de la paupière supérieure, près des conduits des glandules palpébrales ; leurs orifices étroits forment des petits points situés vers l'angle temporal, en haut de la paupière.

Vaisseaux et
nerfs.

Les *vaisseaux* et les *nerfs* de la glande lacrymale sont fins, nombreux et principalement fournis par les branches dites *ophthalmiques*.

Marche et usa-
ges des larmes.

Les larmes, versées entre les paupières et le globe de l'œil, descendent de l'angle temporal vers l'angle nasal et remplissent leur usage de lubrifaction ; dans ce trajet, si elles ne sont pas trop abondantes, la chassie qui vernisse le bord des paupières les retient et les empêche de s'écouler sur la face. Dans l'angle nasal, où elles affluent, elles sont encore arrêtées par la caroncule et s'engagent dans les points lacrymaux, pour descendre dans le nez.

CARONCULE LACRYMALE.

Situation.

La *caroncule lacrymale* est une petite saillie tégumentaire, conoïde, située à l'angle interne des paupières, entre les deux points lacrymaux.

Volume.
Couleur.

De volume variable, souvent noirâtre et recouverte de petits poils très-fins, la caroncule est constituée par un

Follicules.

groupe de follicules sébacés dépendants de la conjonctive qui la recouvre ; les orifices de ces glandules laissent suinter une humeur grasse, analogue à la chassie et destinée à retenir les larmes dans l'angle nasal, d'où elles passent dans les points lacrymaux.

On admet aussi que les poils, garnissant la caroncule, Poils. arrêtent les petits corps étrangers et les empêchent de parvenir dans les voies lacrymales, dont ils pourraient déterminer l'obstruction.

POINTS ET CONDUITS LACRYMAUX.

Les *points lacrymaux* sont deux petits orifices, un Situation. pour chaque paupière, situés en dedans de l'angle nasal et séparés par la caroncule.

Ils sont circulaires, béants et susceptibles de se ré- Forme. trécir sous l'influence d'une excitation.

Opposés l'un à l'autre, le *supérieur* est tourné en bas, Direction. et l'*inférieur* en haut.

Chacun d'eux constitue l'orifice d'un conduit lacrymal.

Les *conduits lacrymaux* sont deux petits canaux qui Étendue. s'étendent des points lacrymaux au réservoir lacrymal.

D'abord dirigés en sens opposé, ils s'infléchissent en Direction. dedans, et le trajet du supérieur est plus long et plus coudé que celui de l'inférieur.

Ils se terminent séparément à la partie antérieure du Terminaison. sac lacrymal.

De calibre moins étroit que celui des points lacrymaux, Calibre. ces conduits sont tapissés par une muqueuse, prolongement de la conjonctive. Leurs parois sont élastiques et assez fermes, pour ne pas s'affaisser, dans l'état de vacuité, disposition qui facilite l'écoulement continu des larmes.

RÉSERVOIR LACRYMAL.

Le *réservoir* ou *sac lacrymal* est une ampoule mem- Situation. braneuse, située dans la cavité infundibuliforme de l'os lacrymal formant l'origine du canal osseux lacrymal.

Il est constitué par une membrane *fibreuse* résistante, Structure.

doublant la gaîne osseuse et tapissée par une *muqueuse* adhérente, continue avec la conjonctive par les conduits lacrymaux et avec la pituitaire par l'intermédiaire du canal lacrymal.

Fonction. Le sac lacrymal reçoit les larmes, versées dans son intérieur par les deux conduits lacrymaux, et il fait passer directement ce fluide dans le canal lacrymal.

CANAL LACRYMAL.

Étendue. Le *canal lacrymal* s'étend depuis le fond du réservoir lacrymal jusqu'à la partie inférieure des fosses nasales, en suivant la paroi externe de ces cavités.

Partie supérieure. Dans sa *moitié supérieure,* il est logé dans un étui osseux, nommé *conduit lacrymal,* appartenant au grand sus-maxillaire et faisant relief dans le sinus maxillaire correspondant.

Partie inférieure. Dans sa *moitié inférieure,* le canal membraneux longe le côté externe des cavités nasales proprement dites ; il suit le méat moyen et se trouve dérobé par les bords adjacents des deux cornets ; là, il occupe une gouttière appartenant, comme le conduit osseux qu'elle prolonge, au grand sus-maxillaire, et il est recouvert par la pituitaire qui complète en dedans le sillon osseux et le convertit ainsi en canal.

Calibre. Le canal lacrymal diminue graduellement de calibre, de son origine à sa terminaison.

Direction. Rectiligne dans sa première portion, il est, dans la seconde, légèrement flexueux et moins fixe, conditions défavorables au facile passage d'une sonde.

Structure. Ce conduit, de même que le réservoir lacrymal, est constitué par deux membranes engaînées, l'une externe *fibreuse,* l'autre interne *muqueuse.*

Vaisseaux et nerfs. Ses *vaisseaux* et ses *nerfs* sont fournis, à ses deux extrémités, par des divisions *ophthalmiques*, d'une part, et *nasales*, de l'autre, qui se rencontrent et s'anastomosent dans ses parois.

Orifice nasal.

Enfin, ce canal se termine, en dedans de l'aile externe du naseau correspondant, vers le point de fusion de la pituitaire avec la peau. Son orifice, quelquefois double, semble pratiqué avec un emporte-pièce ; il est circulaire et toujours ouvert, pour le libre écoulement des larmes.

Fonctions.

Indépendamment de cet usage, le canal lacrymal établit des relations physiologiques entre la pituitaire et la conjonctive, muqueuses qu'il fait communiquer directement.

MUSCLES MOTEURS

du globe de l'œil.

Les *muscles de l'œil* sont au nombre de sept, cinq *droits* et deux *obliques*.

Muscles droits.

Parmi les premiers, il en est quatre qui, ayant une même disposition, peuvent être décrits collectivement ; ce sont les muscles :

> Droit supérieur ou releveur de l'œil ;
> Droit inférieur ou abaisseur de l'œil ;
> Droit externe ou abducteur de l'œil ;
> Droit interne ou adducteur de l'œil.

Ces quatre faisceaux allongés, cylindroïdes, aplatis dans leur partie antérieure, se fixent, dans le fond de l'orbite, au pourtour de l'hiatus orbitaire. De là, ils divergent en avant, dans une position diamétralement opposée et viennent s'insérer, sur le contour antérieur de la sclérotique, par une aponévrose élargie, qui se confond avec le tissu de cette membrane.

Dans leur trajet rectiligne, ces muscles répondent en

dehors à la gaîne fibreuse oculaire, et en dedans au coussinet graisseux ; ils sont aussi en rapport, surtout par
leur face profonde, avec les nerfs et les vaisseaux de
l'œil.

Action. — Par la contraction de ces faisceaux musculeux, le globe de l'œil est dirigé en différents sens, et
cette variété de mouvements est très-favorable à l'exploration visuelle. Le *droit supérieur* relève l'œil, le *droit
inférieur* l'abaisse : dans ces deux mouvements diamétralement opposés, le globe oculaire roule autour de son
axe transversal. Quand le *droit externe* le porte en dehors, ou lorsqu'il est sollicité en dedans par le *droit interne,* il roule autour de son axe vertical. Deux muscles
voisins viennent-ils à agir simultanément, par exemple,
le droit supérieur et le droit externe, le globe de l'œil,
suivant la résultante des deux forces, est porté dans une
direction intermédiaire ; c'est ainsi que, par l'action successivement combinée de quatre muscles, il peut passer
par tous les points de la circonférence orbitaire.

Quand les muscles droits se contractent simultanément, le globe de l'œil est tiré vers le fond de l'orbite ;
alors le coussinet oculaire fuit sous la pression et fait plus
ou moins apparaître le corps clignotant ; mais, par cette
rétraction, la forme du globe n'est pas changée d'une
manière sensible, comme on l'a supposé, pour expliquer
la vue nette à distances variées, phénomène qui n'existe
pas.

Une disposition très-apparente, chez l'homme, se rencontre aussi chez les animaux : chacun des muscles droits
de l'œil détache en avant un petit faisceau fibreux qui
s'attache à l'orbite ; cette insertion *orbitaire,* qu'on retrouve aussi pour le muscle orbito-palpébral, est destinée, suivant M. Cruveilhier, à limiter l'action muscu-

laire, pour que les mouvements de l'œil ne soient pas d'une étendue exagérée.

En outre, le *droit supérieur* envoie quelques fibres aponévrotiques dans la paupière supérieure, et il en est de même pour le *droit inférieur,* à l'égard de la paupière inférieure ; de là, cette solidarité qui fait que les paupières sont élevées ou abaissées en même temps que le globe de l'œil.

Un autre faisceau du *droit supérieur* s'unit au tendon terminal du *grand oblique,* pour combiner l'action de ces deux muscles.

De même que les autres muscles de l'œil, les *droits* reçoivent de nombreuses divisions vasculaires, et il est établi qu'aucun muscle du corps n'est pourvu de nerfs proportionnellement aussi considérables.

Enfin, pour que la mobilité des deux yeux soit coordonnée, il y a une irrésistible simultanéité d'action, pour les muscles homologues, dans les mouvements verticaux, et pour les muscles diamétralement opposés, dans les mouvements latéraux ; c'est ainsi que les contractions du supérieur droit et du supérieur gauche étant concomitantes, les deux yeux sont relevés en même temps ; il en est de même pour les abaisseurs ; et, quand les yeux doivent être dirigés de côté, la contraction du droit externe de l'un coïncide avec la contraction du droit interne de l'autre.

Au reste, cette harmonie de mobilité, pour les deux yeux, concorde avec celle des points correspondants de la rétine, dans chaque œil : ces points sont harmoniés de telle sorte, que l'impression produite dans chaque œil, au lieu d'être isolée de l'autre, lui est combinée ; c'est ains que la vision, malgré son double moyen d'exercice, est ramenée, en définitive, à l'unité.

Droit postérieur de l'œil.

Le *droit postérieur* ou le *suspenseur* de l'œil est situé profondément entre les muscles droits superficiels, au milieu du coussinet graisseux, dans l'espace compris entre le fond de l'orbite et la face postérieure du globe oculaire.

Moins long que les autres, ce muscle a la forme d'un cône ou d'un entonnoir à base antérieure ; il est formé de quatre faisceaux, réunis par du tissu celluleux chez les solipèdes et les ruminants, isolés et grêles dans les carnassiers ; entre ces quatre portions se trouve le nerf optique.

Le droit postérieur s'attache, d'une part, à l'hiatus orbitaire et, d'autre part, à la face postérieure de la sclérotique, par des fibres charnues.

Action. — Ce muscle, qui n'existe pas chez l'homme, ajoute son action à celle des muscles droits superficiels pour rétracter l'œil vers le fond de l'orbite.

Grand oblique de l'œil.

Muscles obliques. Le muscle *grand oblique, oblique supérieur* ou le *trochléateur,* est un faisceau allongé, cylindroïde, infléchi dans une poulie de renvoi et terminé par un tendon.

Il est situé du côté interne, dans la gaîne oculaire, et s'étend du fond de l'orbite au côté externe et supérieur du globe de l'œil.

Le plus long des muscles de l'œil, le *grand oblique* s'implante, en arrière, sur le bord de l'hiatus orbitaire ; il suit la paroi interne de l'orbite et parvient à la base de l'apophyse surcilière, où il rencontre un anneau cartilagineux, véritable trochlée, dans laquelle il s'engage et glisse facilement, à l'aide d'une petite bourse synoviale. Réfléchi angulairement dans cette poulie, il prend ensuite une direction oblique en dehors, en bas et un peu en arrière : son tendon aplati passe en travers sous l'aponévrose du droit supérieur et se fixe à la surface de la sclérotique, entre ce même droit supérieur et le droit externe, sur un plan postérieur à l'insertion de ces deux muscles.

La quatrième paire, nerf oculo-moteur interne ou *pathétique,* est exclusivement destinée au grand oblique.

Action. — Ce muscle fait exécuter au globe de l'œil un mouvement de rotation autour de son axe antéro-postérieur, de telle sorte que la partie externe est relevée et tend à devenir supérieure.

Il sert aussi, en conséquence de son obliquité en arrière, à tirer l'œil en avant et à le rendre plus saillant.

Petit oblique de l'œil.

Le *petit oblique* ou *oblique inférieur* est un faisceau court, situé transversalement, sous le globe de l'œil, à l'entrée de l'orbite.

Le seul qui ne s'attache pas à l'hiatus orbitaire, il procède, près de l'angle nasal, d'une excavation, dite *fossette lacrymale,* et se dirige obliquement en dehors, en haut et en arrière ; il passe entre le globe oculaire et les muscles droit inférieur et droit externe, pour venir s'insérer au côté externe de la sclérotique, sur un plan postérieur à l'insertion du grand oblique.

Action.— Il fait rouler l'œil sur lui-même, de manière à ce que le côté externe du globe est abaissé et tend à devenir inférieur. Comme le grand oblique, il tire ce globe en avant. Enfin, par la contraction successive de ces deux muscles, l'œil pirouette dans l'orbite, d'après un mouvement rotatoire dont l'étendue est à peu près d'un demi-cercle.

Parties essentielles de l'œil.

—

DU GLOBE DE L'OEIL.

Situation. Connexions. Le *globe de l'œil* occupe la partie antérieure de l'orbite, où il est maintenu en avant par les paupières et la conjonctive, en arrière par ses muscles et par les vaisseaux et les nerfs qui s'y rendent.

Postérieurement, il répond aussi au coussinet oculaire qui assure sa mobilité.

Forme. Enfin, dans ses trois quarts postérieurs, cet appareil est protégé par l'enceinte osseuse de l'orbite, et par l'enveloppe commune que représente la gaîne fibreuse.

La forme du globe de l'œil n'est pas régulièrement sphérique : il constitue un sphéroïde, dont l'axe ou diamètre antéro-postérieur est moindre que le diamètre transversal. En outre, sa partie antérieure appartient à une sphère plus petite que celle du globe oculaire.

Composition. Organe sensoriel, l'œil est nécessairement pourvu d'une membrane nerveuse dont la sensibilité est en rapport avec l'agent spécial, la lumière. Cette membrane, nommée *rétine,* tapisse le fond du globe, dont la partie antérieure est une vitre transparente, pour le facile passage des rayons lumineux.

Les parties comprises entre la vitre oculaire et la membrane nerveuse sont disposées, par leur nature et leur forme, de manière à représenter un appareil compliqué de dioptrique : ce sont des milieux réfringents, dont la densité différente et les surfaces courbes sont arrangées non-seulement pour faire converger les rayons lumineux, mais aussi pour l'achromatisme, c'est-à-dire pour corriger la différence de réfrangibilité de ces rayons.

On rencontre aussi, comme dans les instruments d'optique, un diaphragme, à ouverture centrale, pour que les images soient plus nettes en obviant aux aberrations de sphéricité ; mais, dans l'œil, pour plus de perfection, ce diaphragme contractile peut modifier son degré d'ouverture, selon l'intensité de la lumière, afin de graduer la quantité de rayons nécessaires à l'exercice du sens.

Enfin, cet appareil est pourvu d'une enveloppe résistante, la *sclérotique,* dont l'intérieur est coloré en noir, comme une chambre obscure, pour absorber les rayons lumineux écartés du faisceau principal, et conserver ainsi plus de netteté à la vision.

Ces diverses parties, composant le globe de l'œil, sont divisibles, sous le rapport anatomique, en *membranes* et en *milieux.* Division.

A. Les membranes, superposées, de nature différente, sont, de dehors en dedans : 1° la *sclérotique,* 2° la *cornée lucide,* 3° l'*iris,* 4° la *choroïde,* 5° la *rétine.*

B. Les milieux réfringents sont, d'avant en arrière : 1° l'*humeur aqueuse,* 2° le *cristallin,* 3° le *corps vitré,* et leurs capsules particulières.

MEMBRANES DE L'OEIL.

—

SCLÉROTIQUE [1].

La *sclérotique* ou *cornée opaque* est la membrane la plus extérieure de l'œil, son enveloppe protectrice, et constituant les quatre cinquièmes de sa périphérie. Définition.

Formée de tissu fibreux blanc, nacré, à fibres entrecroisées, elle est épaisse, résistante, et elle détermine la forme du globe oculaire. Couleur.
Densité.

[1] Σκληρος, dur.

Elle est interrompue en avant par une ouverture presque circulaire, légèrement elliptique dans le sens transversal, et comblée par la cornée lucide; pour s'unir à la circonférence de cette membrane, la sclérotique offre un biseau circulaire taillé aux dépens de sa face interne.

Postérieurement et du côté interne, elle est perforée pour le passage du nerf optique; cette perforation n'est pas un simple trou : elle est multiple, à la manière d'un crible à travers lequel s'exprime le nerf, comme le nerf olfactif dans l'ethmoïde, et le nerf acoustique dans le rocher.

La *surface externe* de la sclérotique est en rapport en avant avec la conjonctive, qui lui est unie par un tissu celluleux lâche et susceptible d'infiltration séreuse; dans cette même partie, elle donne attache aux muscles *droits* périphériques et *obliques* de l'œil, et se trouve recouverte par l'aponévrose terminale du releveur propre de la paupière supérieure.

Elle répond, par l'intermédiaire des muscles, en haut et en dehors à la glande lacrymale, en dedans au corps clignotant.

Postérieurement, la sclérotique appuie sur le coussinet oculaire et donne implantation aux fibres du muscle droit postérieur.

Sa *surface interne* est unie à la choroïde par un tissu celluleux très-fin, que parcourent les nerfs ciliaires; l'adhérence est encore établie par les ramifications des vaisseaux ciliaires dont plusieurs percent obliquement la sclérotique.

CORNÉE.

La *cornée lucide* ou *transparente* est cette sorte de vitre enchâssée à la partie antérieure de la sclérotique.

Cette membrane, plus épaisse au centre qu'à la circon- Forme.
férence, est elliptique dans le sens transversal, disposition qui s'accorde avec la fente des paupières, pour
étendre latéralement le champ de la vision.

Elle représente un segment qui appartient à une Degré de con-
vexité.
sphère plus petite que celle du globe oculaire ; et la
courbe ellipsoïde qu'elle décrit en avant est sensiblement
plus prononcée ou plus saillante au centre qu'à la périphérie, autre moyen qui agrandit le champ visuel, même
quand l'œil reste immobile.

La *face antérieure,* convexe, dépasse par sa courbe Face anté-
rieure.
le niveau de la sclérotique. Elle est recouverte par la conjonctive, extrêmement amincie et adhérente, pour ne pas
altérer l'indispensable transparence de la cornée ; cette
même surface est continuellement lubrifiée par les larmes.

La *face postérieure,* concave, concourt à former les Face posté-
rieure.
parois de la chambre antérieure de l'œil remplie par l'humeur aqueuse dont la membrane, fine et pellucide, dite
de Demours, tapisse cette surface.

La *circonférence* de la cornée, taillée en biseau aux Circonférence.
dépens de sa face externe, s'enchâsse, à la manière d'un
verre de montre, avec le biseau correspondant de la sclérotique.

Structure. — La cornée lucide, de nature albumineuse, Structure.
paraît être lamellaire, parce qu'on peut la décomposer
artificiellement en un grand nombre de lamelles superposées ; la substance fine et serrée, intermédiaire à ces
lamelles et qui les unit étroitement, est de leur propre
nature, parce que tout autre tissu, moins transparent,
aurait fait obstacle au libre passage de la lumière.

La proportion de liquide, entrant dans la composition
de la cornée, semble être rigoureusement déterminée :

vient-elle à être modifiée, la transparence de la membrane est immédiatement altérée.

La cornée ne possède pas de vaisseaux apparents ; on ne peut y démontrer qu'un fin réseau lymphatique, superficiel, sous la conjonctive.

La transparence de cette membrane est facilement altérable sous l'influence de plusieurs agents : l'eau bouillante, la macération, l'alcool, les acides, l'inflammation, etc., la rendent opaque, d'un blanc laiteux. Il est assez remarquable aussi de voir la transparence de la cornée s'altérer quand on presse le globe de l'œil, et le trouble disparaître quand la pression vient à cesser. A cet égard, M. Lecoq [1] se demande si un pareil effet ne serait pas produit, dans l'ophthalmie, par le gonflement morbide de l'œil.

Fonctions.

Usages. — Par sa courbe et sa densité, la cornée lucide représente un premier milieu réfringent susceptible de faire converger les rayons qui la traversent. Cet usage et son importance dans la vision sont bien indiqués par ses variétés de forme, suivant le milieu où vivent les animaux, par exemple chez les oiseaux de haut vol et dans les poissons ; on sait aussi que les modifications de sa convexité contribuent beaucoup à produire la myopie et la presbytie ; enfin les expériences ont montré qu'après son ablation la vue est moins nette, et que l'image formée au fond de l'œil est plus grande.

IRIS.

Définition.

L'*iris* est une membrane circulaire, percée à son centre, et tendue, comme une cloison ou diaphragme con-

---

[1] *Extérieur du cheval et des principaux animaux domestiques.*

tratile, au niveau du cercle ciliaire, en arrière de la cornée lucide.

Diversement coloré, suivant les animaux, l'iris, par sa position au milieu de l'humeur aqueuse, divise l'espace compris entre la cornée et le cristalin en deux compartiments inégaux, nommés, l'un, *chambre antérieure,* et l'autre, *chambre postérieure* de l'œil.

Situation.

Chambres de l'œil.

Cette membrane présente *deux faces,* une *grande* et une *petite circonférence.*

La *face antérieure* reflète, chez les différents animaux, diverses teintes qui motivent le titre d'*iris,* donné à la membrane [1].

Face antérieure.

Elle présente des stries, les unes centrales et circulaires, les autres périphériques et rayonnées ; ces dernières sont droites quand la pupille est resserrée, flexueuses quand cette ouverture est dilatée.

Stries.

Cette surface, plane, forme la paroi postérieure de la *chambre antérieure* de l'œil, et on admet qu'elle est tapissée par la fine membrane de l'humeur aqueuse.

La *face postérieure* regarde le cristallin et délimite en avant la *chambre postérieure,* plus petite que l'antérieure, et remplie, comme elle, par l'humeur aqueuse.

Face postérieure.

De même que la face antérieure, elle offre des stries circulaires et radiées, mais ces dernières sont plus prononcées. Les unes et les autres sont dérobées sous un enduit noirâtre, prolongement du pigment choroïdien, et nommé l'*uvée.* Enfin, cette surface répond aux prolongements libres, appelés *procès ciliaires* ou *iriens.*

Stries.

Uvée.

---

[1] Ces couleurs, qui ne sont pas toujours en harmonie avec la nuance de la robe, sont généralemeut brunes ou fauves; elles varient peu chez les *ruminants ;* elles sont quelquefois grisâtres chez le *cheval,* d'un jaune-doré chez le *chien,* souvent verdâtres chez le *chat,* et parfois bleuâtres dans les jeunes animaux de cette espèce.

Grande circonférence. La *grande circonférence* répond au cercle ciliaire et lui est unie, d'une manière peu serrée, par les vaisseaux et les nerfs iriens, ainsi que par les membranes qui se prolongent sur chacune des faces de l'iris.

Petite circonférence ou pupille. La *petite circonférence* est constituée par l'ouverture centrale de l'iris ; elle porte le nom de *pupille,* et fait communiquer l'une avec l'autre les deux chambres de l'œil.

Elle présente quelques petits prolongements noirâtres et frangés, sortes de fongosités, dépendantes de l'uvée, dites *grains de suie,* et qui ne sont bien distinctes que chez les solipèdes et les ruminants.

Forme. La forme et la direction de l'ouverture pupillaire, variables selon les espèces, ne sont pas sans influence sur l'exercice de la vision.

Généralement allongée chez les animaux domestiques, la pupille est ainsi plus resserrable, pour modérer l'éclat des rayons lumineux, que si elle était de forme circulaire, comme chez le lapin, les oiseaux, etc. Dans ce même but, les commissures aiguës, que présente le *chat,* permettent une occlusion plus exacte que les commissures arrondies des autres quadrupèdes ; aussi, chez cet animal nyctalope, l'ouverture pupillaire, très-mobile du reste, est-elle réduite, dans le jour, à une fente étroite, tandis qu'elle est large et circulaire dans l'obscurité.

Direction. Quant à la direction de cette ouverture, elle est transversale dans la plupart des animaux, verticale au contraire dans le *chat ;* la première disposition augmente évidemment le champ visuel, tandis que la seconde le restreint sur les côtés ; en conséquence, la vue des *chats* a lieu principalement en avant, particularité qui se trouve en rapport avec les mœurs de ces animaux.

Structure. **Structure. —** L'iris, plus épais à la circonférence qu'au centre, est composé de *fibres musculaires,* de *vaisseaux* et de *nerfs.*

Les *fibres musculaires,* qui ne sont pas reconnues par tous les anatomistes, sont très-fines et forment les stries visibles à la surface de la membrane.

Fibres musculaires.

Elles sont de deux ordres : les unes, *circulaires,* entourent l'ouverture pupillaire et servent à la resserrer ; les autres, *rayonnées,* s'étendent, en divergeant, de la petite à la grande circonférence, et sont destinées à dilater la pupille.

Ce qui milite en faveur de la nature musculaire de ces fibres, c'est que, d'après les expériences de Nysten et de Longet, la contractilité de l'iris a été observée peu de temps après la mort, sous l'influence de la pile de Volta; une autre preuve résulte de ce que les nerfs iriens proviennent en partie, par l'intermédiaire du ganglion ophthalmique, de la *troisième paire,* nerf essentiellement moteur.

Vaisseaux. — Les vaisseaux de l'iris sont assez abondants pour que cette membrane ait été considérée comme principalement vasculaire et même érectile, afin d'expliquer le resserrement et la dilatation de la pupille, à l'exclusion des fibres musculaires.

Vaisseaux.

Les *artères* sont fournies par les différentes divisions *ciliaires* de l'ophthalmique, et principalement par celles dites *moyennes* ou *longues postérieures.* Elles sont disposées autour de l'iris, en un réseau nommé *grand cercle artériel* de l'iris, puis elles descendent, sous le titre d'artères *iriennes,* jusqu'à la pupille, où elles forment un autre réseau anastomotique, appelé *petit cercle artériel* de l'iris.

Grand cercle artériel.

Petit cercle artériel.

Les *veines* iriennes, plus multipliées que les divisions artérielles, ne se versent pas dans le *grand cercle vei-*

neux de l'iris, mais dans les vaisseaux tourbillonnés ou *vasa vorticosa* qui, situés en dehors de la choroïde; vont se dégorger dans la veine ophthalmique.

Nerfs: *Nerfs.* — Les nerfs iriens sont abondants et proviennent du plexus ciliaire, sorte de cordon ganglionnaire, disposé circulairement autour de l'iris et constitué par les nerfs ciliaires, principalement fournis eux-mêmes par le ganglion ophthalmique.

Fonctions. **Fonctions.** — L'iris fait office de diaphragme corrigeant l'aberration de sphéricité que tend à produire la courbe antérieure du cristallin, plus prononcée à la périphérie qu'au centre ; à défaut de ce diaphragme, les foyers différents de la lentille oculaire formeraient, dans certains cas, une image confuse, sans netteté ; c'est, du reste, ce qu'on observe quand on a détruit l'iris ou agrandi son ouverture.

En outre, par sa faculté contractile, l'iris dilate son ouverture dans l'obscurité, pour admettre plus de lumière dans l'œil, tandis qu'au grand jour, il resserre la pupille pour que des rayons surabondants et trop vifs ne blessent pas la sensibilité de la rétine.

Les mouvements de l'iris sont soumis à l'action cérébrale ; l'influence directe de la lumière ne les provoque pas ; l'impression reçue par la rétine est transmise au cerveau, qui réagit et détermine le mouvement. Aussi la pupille reste-t-elle dilatée et immobile, dans l'amaurose, et par l'effet des narcotiques, tels que la belladone, agents qui paralysent l'action cérébrale. On sait aussi que la pupille d'un œil soustrait à la lumière présente les mêmes manifestations d'activité que celle de l'autre œil exposé aux rayons lumineux.

Mais les mouvements de l'iris ne concordent pas avec la distance plus ou moins grande des objets ; la pupille se resserre devant un corps éloigné et très-éclairé; elle se dilate si le corps très-rapproché est peu éclairé.; et, pour une même intensité de lumière, cette ouverture reste la même, quelle que soit la distance.

CHOROÏDE.

La *choroïde* est une membrane vasculaire, doublant la sclérotique, et pourvue à sa face interne, d'un enduit noir qui convertit l'intérieur de l'œil en une chambre obscure. **Définition.**

En avant, au niveau du cercle ciliaire, cette membrane fournit l'*uvée*, ainsi que des prolongements radiés constituant les *procès ciliaires*.

En arrière, elle est perforée pour le passage du nerf optique.

Sa *face externe* est faiblement unie à la sclérotique, par du tissu celluleux, des vaisseaux et des nerfs. **Faces.**

Sa *face interne*, qui répond à la rétine, est tapissée d'un pigment noir et terne, sorte de vernis, qui s'enlève facilement par le frottement du doigt. **Pigment.**

Au fond de l'œil, cette couche, bien plus légère qu'en avant, laisse apercevoir la couleur de la membrane, dans une certaine étendue ; il en résulte une surface resplendissante, nommée le *tapis* ou *tapetum*. **Tapetum.**

Cette surface, située en regard de l'ouverture pupillaire, est d'autant plus brillante, comme l'a bien remarqué M. Lecoq, que l'animal est mort plus promptement, et qu'on examine l'œil plus tôt après la mort.

Ses reflets n'ont, du reste, rien de phosphorescent : ils sont nuls dans l'obscurité absolue.

Les couleurs du tapetum sont très-variables, suivant les espèces : chez le *cheval*, c'est un bleu-argenté, à reflets légèrement violacés. Chez le *bœuf* et le *mouton*, un vert-doré, à reflets bleuâtres. Dans le *porc,* le tapetum est brunâtre. Dans le *chien,* il est d'un blanc mat, bordé d'une légère teinte d'azur. Dans le *chat,* il est d'un jaune-doré pâle. Enfin, on remarque que ces nuances varient d'intensité, selon l'âge et l'énergie des animaux.

Quand on a enlevé le pigment choroïdien, la membrane se présente avec une teinte blanchâtre en avant, légèrement grise en arrière. Chez les albinos, les lapins blancs, etc., elle est dépourvue de matière colorante, et sa nuance rosée est due aux vaisseaux qui entrent dans son organisation.

Structure.

Structure. —La choroïde est essentiellement constituée par des divisions vasculaires soutenues par un tissu celluleux mou et tomenteux qui l'unit à la sclérotique et que traversent, sans se diviser, les nerfs ciliaires ainsi que les artères ciliaires longues postérieures.

Cette trame vasculeuse, mince et délicate, est distincte du pigment, et constitue ce qu'on appelle la membrane *ruyschienne,* parce qu'elle a été injectée et bien décrite par Ruysch.

Les *artères,* dont les divisions très-anastomotiques forment le tissu choroïdien, sont fournies par les *ciliaires courtes postérieures* et *ciliaires antérieures ;* leur réseau est tellement fin, qu'il ne peut être bien examiné qu'à l'aide de la loupe.

Les *veines* choroïdiennes sont satellites des ramifications artérielles ; elles sont plus prononcées et se dégorgent dans la veine ophthalmique. Elles communiquent avec les veines tourbillonnées, *vasa vorticosa,* qui rassemblent les veinules iriennes.

Fonctions.

Fonctions. — Par son pigment, la choroïde absorbe les rayons lumineux réfléchis par les parois internes de l'œil, pour qu'ils n'apportent pas de trouble dans la vision effectuée à l'aide des rayons directs.

Le tapetum, par son brillant métallique, semble d'abord une condition défavorable à la netteté de la vue ; il en résulte, au contraire, une plus grande force visuelle, puisque les rayons sont répercutés et reportés sur la rétine ; cette disposition, au moyen de laquelle ces mêmes rayons sont pour ainsi dire multipliés, est surtout avantageuse dans l'obscurité pour tous les animaux, et principalement pour ceux qui sont nyctalopes, comme les chats.

CERCLE CILIAIRE.

Le *cercle* ou *anneau ciliaire* est un petit renflement ou cordon circulaire, étroit et grisâtre, situé au point de jonction de la sclérotique avec la cornée, et limité, en avant, par la grande circonférence de l'iris, en arrière, par la réflexion circulaire de la choroïde fournissant l'uvée et les procès ciliaires. *Situation.*

Considéré, par les anciens anatomistes, comme de nature cellulo-fibreuse et nommé, pour cela même, *ligament ciliaire,* cet anneau est le point de réunion des nerfs ciliaires, qui lui donnent leur nom ; aussi, depuis Sœmmering, la plupart des anatomistes modernes le regardent-ils comme un ganglion nerveux, dont les divisions se distribuent à l'iris. Le *canal ciliaire* ou de *Fontana,* décrit chez les oiseaux, comme existant entre le cercle ciliaire et la sclérotique, n'est pas apparent chez les mammifères. *Nature.*

DISQUE ET PROCÈS CILIAIRES.

Parvenue au niveau du cercle ciliaire, la choroïde fournit, indépendamment de l'uvée, des prolongements, noirs, rayonnés autour du cristallin ; ces productions, *Disposition.*

dites *procès ciliaires,* constituent par leur ensemble ce qu'on nomme *corps ciliaire, disque* ou *couronne ciliaire.*

. Par une incision circulaire, qui divise l'œil en deux moitiés, l'une antérieure, l'autre postérieure, on aperçoit, au devant du corps vitré, tous ces plis rayonnants, en forme de couronne et représentant une corolle épanouie ou le disque d'une fleur radiée ayant le cristallin pour centre.

Modes d'examen. Les *rayons* ou *procès ciliaires* sont faciles à étudier, en rabattant la choroïde jusqu'au cercle ciliaire, ou après avoir enlevé la partie postérieure du corps vitré, ou bien encore si, après avoir détaché la cornée, on incise l'iris. On reconnaît alors que le corps ciliaire est double, c'est-à-dire formé de deux disques, placés l'un au devant de l'autre.

Disque antérieur. 1° Le *disque antérieur,* plus court que l'autre, et fixé, comme lui, par sa circonférence, au cercle ciliaire, est formé de prolongements libres et flottants, en arrière de l'iris, dans l'humeur aqueuse de la chambre postérieure; ces productions constituent les *procès ciliaires de la choroïde* ou plutôt les *procès iriens.*

Disque postérieur. 2° Le *disque postérieur,* nommé *zône ciliaire de Zinn,* est fixe. Ses prolongements, appelés *procès ciliaires du corps vitré,* adhèrent à la face antérieure de ce corps et se fixent, par leur extrémité centrale, sur la circonférence du cristallin. Ces rayons laissent entre eux de légers intervalles occupés par les procès iriens.

Différences. La direction du disque ciliaire n'est pas exactement la même chez tous les animaux. Dans les *herbivores,* il est presque vertical comme l'iris, contre lequel il est appliqué dans sa moitié périphérique. Chez les *carnassiers,* il s'écarte de l'iris et décrit, dans son ensemble, une courbe à concavité antérieure, qui augmente d'autant la capacité de la chambre postérieure de l'œil.

Structure. — De même que la choroïde, dont ils ne sont que des franges, les procès ciliaires ont une organisation essentiellement *vasculaire*. Les vaisseaux, prolongement des *choroïdiens,* sont principalement veineux ; les divisions artérielles sont extrêmement fines. Structure.

Enfin, comme l'uvée, les rayons ciliaires sont pourvus du même enduit noir qui tapisse la choroïde.

Fonctions. — La couronne ciliaire fait office d'un écran qui arrête les rayons lumineux trop divergents ou trop obliques pour rencontrer la surface du cristallin ; ces rayons, absorbés par le disque ciliaire, ne franchissent pas la chambre postérieure et ne vont pas troubler la netteté de la vision. Fonctions.

On admet aussi que les procès ciliaires concourent à fixer le cristallin.

Quant aux usages dépendants de leur vascularité, ils sont loin d'être appréciés.

RÉTINE.

La *rétine* est une membrane nerveuse, organe essentiel de la vision. Définition.

Mince, pulpeuse, demi-transparente et d'un blanc d'opale, elle se déploie, sans y adhérer, entre la choroïde et le corps vitré. Situation.

De même forme que la sclérotique, la rétine procède de l'insertion du nerf optique, tapisse l'œil et se termine au niveau du cercle ciliaire. Étendue.

La forme concave du fond de l'œil et de la rétine était nécessaire pour que les rayons incidents sur sa surface sensible soient de même longueur et de même intensité, Forme.

condition d'où résulte la netteté de la vue pour tous les points d'un même corps.

Un peu plus épaisse au fond de l'œil, où elle paraît fibrillaire, c'est-à-dire formée de filaments radiés et imbriqués, cette membrane est aussi plus sensible en ce point ; en conséquence, la vision est plus exacte quand les objets se trouvent dans l'axe de l'œil.

La disposition fibrillaire, qui n'est pas également prononcée dans toutes les espèces, n'est plus apparente vers la partie antérieure, où la membrane s'amincit et paraît simplement pulpeuse.

L'insertion du nerf optique, point originaire de la rétine, est située, non dans l'axe du globe oculaire, mais sur un plan plus inférieur et du côté interne. C'est une petite surface circulaire et blanchâtre, dite *punctum cœcum* ou *point borgne;* cet endroit est considéré comme privé de la sensibilité visuelle, et cette particularité est attribuée, au moins en partie, à la présence de l'artère centrale de la rétine, qui passe au milieu.

Structure. — Le tissu de la rétine, mou et facile à déchirer, est constitué par la pulpe du nerf optique, épanouie sur un réseau cellulo-vasculaire extrêmement fin et délicat, qui la soutient.

Cette pulpe nerveuse pénètre dans l'œil, en s'exprimant à travers les criblures dont se trouve percillée la sclérotique, dans le point correspondant à l'insertion du nerf optique.

Quant au tissu cellulo-vasculaire, il peut être considéré comme le prolongement de celui qui entoure la substance nerveuse dans les canalicules du nerf optique.

Fonctions. — La rétine est la membrane la plus sensible de tout l'organisme, puisqu'elle est impressionnée par la lumière; mais sa sensibilité n'est mise en jeu que par cet agent, spécial pour elle : les piqûres d'aiguille, les lacérations ne l'influencent pas, tandis qu'une lumière trop vive y détermine de la douleur : effet qui s'explique, si l'on considère que les milieux placés au devant de cette membrane nerveuse et si délicate, loin de la protéger, servent à rendre plus intenses les rayons lumineux qui les traversent, en les concentrant sur un espace plus restreint.

Les fibrilles radiées que la rétine présente postérieurement augmentent la faculté visuelle, puisqu'elles sont d'autant plus marquées, dans les différents animaux, que la vision est plus parfaite. En effet, dans les oiseaux de proie la rétine offre des plis superposés qui multiplient l'effet de chaque rayon lumineux; et, chez les poissons les plissements de cette membrane accroissent son action dans le milieu peu éclairé où vivent ces animaux.

La rétine reçoit l'impression des rayons lumineux et la transmet, par le nerf optique, au centre cérébral. Mais la sensation transmise au cerveau n'est pas cette image petite, incurvée et renversée qui se peint au fond de l'œil; s'il en était ainsi, les animaux auraient une notion très-inexacte des objets qui les entourent; l'impression faite sur la rétine par chacun des rayons lumineux émanant d'un corps, est rapportée à la direction d'après laquelle ces rayons arrivent sur la membrane; par exemple, l'impression produite inférieurement fait juger de la partie supérieure de l'objet, et cela sous un angle variable suivant les dimensions du corps ou sa distance ; c'est ainsi que les objets sont vus droits, avec leur forme et leurs dimensions véritables.

MILIEUX DE L'OEIL.

HUMEUR AQUEUSE ET SA MEMBRANE.

Définition. L'*humeur aqueuse* est un liquide qui remplit les deux chambres de l'œil, maintient la convexité de la cornée lucide et concourt à la réfraction des rayons lumineux.

Densité. Limpide et transparente, elle est un peu plus dense que l'eau, en raison des quelques traces de sels et d'albumine qu'elle contient.

L'alcool ni les acides ne troublent sa transparence ; elle s'évapore facilement sur le cadavre à travers les porosités de la cornée ; et, pendant la vie, lorsqu'une blessure de l'œil lui a donné écoulement, elle est promptement reproduite par l'action sécrétoire de sa membrane.

Membrane hydatoïde. La *capsule* de l'humeur aqueuse est une membrane qui sécrète et renferme ce liquide ; elle est dite *membrane hydatoïde* et tapisse les parois de la section antérieure de l'œil ; elle est tellement mince, et adhérente, qu'il est très-difficile de la démontrer anatomiquement ; aussi quelques auteurs ont-ils nié son existence et attribué la production de l'humeur aqueuse aux procès ciliaires, au corps vitré, à l'iris, etc.

Sa nature. Elle porte aussi le nom de *membrane de Demours* ou *de Descemet,* et les anatomistes modernes l'ont assimilée aux fausses séreuses, d'après ses caractères microscopiques.

Disposition. Si l'on admet sa présence, on est loin d'être d'accord sur sa disposition, son trajet et son étendue : les uns établissent qu'après avoir doublé la cornée, elle se réfléchit sur la face antérieure de l'iris et parvient ou non jusqu'à l'ouverture pupillaire ; suivant les autres, elle s'engage à travers la pupille et se déploie dans la chambre postérieure; d'autres admettent qu'elle arrive dans ce compartiment en passant entre la grande circonférence de l'iris et la cornée, ce qui est très-contestable, en raison de la présence de l'uvée.

Mais, si l'on examine l'œil chez le fœtus, on rencontre la pupille fermée par une membrane dite *pupillaire,* constituée par la capsule de l'humeur aqueuse et formée de deux lames adossées ; de cette disposition, il est permis de conclure que la membrane hydatoïde est double et que ses deux sacs, distincts chez le fœtus, tapissent, l'un la chambre antérieure, l'autre la chambre posté-rieure de l'œil.

Membrane pupillaire.

La communication est établie entre ces deux capsules par un phénomène de vascularité, qui a été bien étudié par M. J. Cloquet. Entre les deux lames adossées sont des vaisseaux dépendants de l'iris et disposés en arcades opposées par leur convexité ; au centre est un petit es-pace irrégulier, sans vaisseaux, et conséquemment plus faible ; c'est en ce point que commence la perforation, par une sorte d'atrophie ou de résorption : puis, l'ouver-ture s'agrandit, par la rétraction des anses vasculaires, qui finissent par faire partie de la petite circonférence de l'iris.

CRISTALLIN ET SA MEMBRANE.

Le *cristallin,* ainsi nommé à cause de sa transparence analogue à celle du cristal, est le milieu le plus réfrin-gent de l'œil.

Il représente une lentille biconvexe, située entre l'hu-meur aqueuse et le corps vitré, et dont l'axe correspond au centre de l'ouverture pupillaire.

Situation. Forme.

Son degré de convexité est en raison inverse de celui de la cornée; c'est ainsi que, par une sorte de compen-

Degré de convexité.

sation pour le pouvoir réfringent total, les poissons présentent une cornée presque plate et un cristallin sphéroïde, tandis que chez les oiseaux la cornée très-convexe est associée à un cristallin aplati d'avant en arrière.

Chez les mammifères, la convexité du cristallin, variable selon les espèces et les individus, est toujours plus prononcée en arrière qu'en avant.

Dans l'étude du cristallin, on reconnaît : un *plan antérieur,* un *plan postérieur* et une *circonférence.*

Le *plan antérieur,* situé près et en arrière de la pupille, est séparé de l'iris par l'humeur aqueuse, et concourt à délimiter en arrière la chambre postérieure. Il est entièrement découvert et visible à l'extérieur, quand la pupille est dilatée.

Cette surface, contrairement à ce que présente la cornée, est d'une convexité plus prononcée à la périphérie qu'au centre, disposition qui contribue à augmenter le champ visuel, en facilitant l'admission des rayons très-obliques.

Le *plan postérieur* présente une courbe régulière plus prononcée que l'antérieure, c'est-à-dire appartenant à une sphère de moindre diamètre. Il est reçu, sans adhérence, dans une dépression offerte par la partie antérieure du corps vitré.

La *circonférence* du cristallin est maintenue par l'extrémité correspondante de la zône ciliaire de Zinn et par un repli particulier de la membrane hyaloïde ; elle répond aussi au *canal godronné de Petit.*

Structure. — L'organisation du cristallin se compose d'une *membrane* et d'une *substance propre.*

1° La *membrane* ou *capsule* forme au cristallin une enveloppe complète, aussi transparente que lui, et plus mince en arrière que sur la face antérieure.

Elle n'adhère pas à la substance qu'elle sécrète et renferme, en raison de la presque fluidité des couches superficielles, dites *humeur de Morgagni*.

2° La *substance* du cristallin est principalement albumineuse. Substance.

Sa densité est représentée par 1,079. Densité.

La proportion d'eau entrant dans sa composition est rigoureusement déterminée ; tous les agents qui peuvent la faire varier altèrent la limpidité du cristallin : tels sont l'alcool, la chaleur, la dessiccation, etc. Eau de composition.

La lentille cristalline est composée de couches emboîtées les unes dans les autres ; leur consistance est croissante de la superficie au centre : les premières sont diffluentes et constituent l'*humeur de Morgagni ;* les couches moyennès sont pulpeuses, gluantes et collant aux doigts ; la portion centrale, dite *noyau,* est plus ferme et de forme sphérique. Couches.

Cette disposition en lames concentriques est facilement appréciable, à l'état frais ; elle devient plus évidente par l'ébullition, par l'immersion dans l'alcool ou dans un acide affaibli. Alors aussi, on reconnaît que chacune des lamelles cristallines est composée de fibres rayonnantes, très-fines, considérées, à tort, comme de nature musculeuse. C'est dans le sens de ces fibres que le cristallin peut se diviser en segments plus ou moins nombreux, triangulaires, et répondant par leur sommet au centre de la lentille [1]. Moyens de démonstration.

Artère. — L'artère centrale de la rétine, après avoir traversé le corps vitré, à la manière d'un diamètre, se distribue exclusivement à la capsule du cristallin. Artère de la membrane cristalline.

Nerfs. — Une autre condition, indispensable à la vi- Nerfs.

---

[1] Cette disposition, qui existe aussi chez l'homme, explique bien les faits de cataracte dite *étoilée*.

talité de cette membrane sécrétante, est apportée par d'invisibles filets nerveux identifiés avec les parois de l'artère.

Particularités. — Plus arrondi et moins consistant chez le fœtus, le cristallin augmente de densité avec l'âge ; par cette cause, son opacité dite *cataracte,* arrive fréquemment chez le chien, très-rarement, au contraire, chez les grands quadrupèdes ; mais, sous l'influence d'un état morbide, cette opacité peut se montrer chez tous les animaux.

Quand la capsule cristalline perd seule sa transparence, la cataracte est dite *membraneuse.*

Fonctions. — Les expériences démontrent le rôle du cristallin et l'importance de ce puissant milieu réfringent dans la vision : après l'ablation de cette lentille, la vue est confuse, l'image faible et plus grande.

CORPS VITRÉ ET SA MEMBRANE.

Définition. Situation.

Le *corps vitré* ou *hyaloïde* [1] est une masse sphéroïde, transparente comme du verre et remplissant les trois quarts postérieurs du globe oculaire.

Connexions.

Dans toute sa partie postérieure il est en rapport de simple contiguïté avec la rétine, qu'il soutient ; en avant, il répond aux procès ciliaires et présente une dépression dans laquelle le cristallin est reçu et comme enchatonné.

Structure.

Structure. — Le corps vitré est constitué par son *liquide* et sa *membrane.*

Liquide.

1° Le *liquide* ou l'*humeur vitrée,* un peu plus dense que l'humeur aqueuse, offre à peu près la même composition et ressemble à du blanc d'œuf ou à du verre fondu.

[1] Ύαλος, verre ; Ειδος, forme, ressemblance.

2° La *membrane* hyaloïdienne, très-fine et transpa- **Membrane.**
rente, contient et sécrète le liquide ; en avant elle adhère
à la zône ciliaire de Zinn et forme autour du cristallin un
repli circulaire qui se fixe sur la capsule cristalline et
l'encadre ; il en résulte un petit espace périphérique,
compris entre ce repli, le corps vitré et la membrane du
cristallin ; ce canal, étroit et légèrement renflé de dis- **Canal go-**
tance en distance, est nommé *canal godronné de Petit.* **dronné de Petit.**

La membrane hyaloïdienne ne forme pas simplement
une enveloppe générale à l'humeur vitrée : de sa face
interne procèdent de nombreuses lames qui, dirigées en
tous sens, s'entre-croisent et forment des cellules irrégulières et communicantes, comme celles du tissu celluleux.

Cette disposition intérieure est reconnaissable au toucher, si l'on presse entre les doigts le corps vitré : on **Cellules.**
sent alors le liquide passer lentement des cellules comprimées dans les autres.

L'existence des cellules et leur mutuelle communica- **Leur commu-**
tion est encore mieux démontrée, en suspendant l'hya- **nication.**
loïde et en pratiquant une petite ouverture à sa partie
déclive : ce n'est qu'à la longue que tout le liquide parvient à s'écouler, en raison des obstacles formés par les
divers cloisonnements, et il ne reste qu'une petite gangue celluleuse, affaissée sur elle-même et très-légère.
Enfin, l'immersion prolongée dans l'alcool ou la congé-
lation permettent aussi d'apprécier cette structure et en
même temps la forme polygonale des cellules, d'après
celle des petits fragments durcis ou des glaçons qu'elles
renferment.

Bien que la vascularité de la membrane hyaloïdienne **Vaisseaux.**
ne soit pas démontrée, on peut admettre, avec M. Ribes,
que des vaisseaux extrêmement fins, émanant des procès

ciliaires, sont fournis à cette capsule, ainsi qu'à celle du cristallin.

Fonctions. — Le corps vitré sert à soutenir la pulpe de la rétine ; et, comme la lymphe de Cotugno, il transmet à la membrane sensitive de l'appareil l'agent qui doit l'impressionner.

Bien moins réfringent que le cristallin, l'hyaloïde paraît destiné à diminuer la convergence imprimée par cette lentille aux rayons lumineux ; il recule ainsi le foyer, lorsqu'il est trop court, et le prolonge jusque sur la rétine en un ou plusieurs points, suivant la dimension des objets et la forme du cône total d'émission.

Vaisseaux et nerfs de l'œil.

VAISSEAUX.

Artères. — L'artère essentielle de l'œil est l'*ophthalmique,* branche de la maxillaire interne. Ses principales divisions sont contenues dans la gaîne oculaire, avec les muscles, les nerfs, etc. Elles se distribuent, d'une part, aux organes accessoires, tels que les paupières, la conjonctive, l'appareil lacrymal et les muscles, et, d'autre part, aux organes essentiels. Elles sont anastomotiques avec les lobaires antérieures, à l'aide de la branche rentrante ou ethmoïdale, ce qui explique les connexions physiologiques qui existent entre la circulation cérébrale et celle de l'œil.

Les rameaux destinés aux parties essentielles de l'œil sont :

1° Les *artères ciliaires antérieures,* divisions des branches musculaires, qui percent la sclérotique près de la cornée et vont concourir à former le grand cercle artériel de l'iris.

2° Les *artères ciliaires moyennes* ou *longues posté-* Artères ci-
liaires moyen-
nes. *rieures*, qui traversent la sclérotique vers le milieu de son étendue, et parviennent, après un court trajet entre cette membrane et la choroïde, jusqu'à l'iris, pour former le grand et le petit cercle artériel de cette cloison contractile.

3° Les *artères ciliaires postérieures* ou *courtes pos-* Artères ci-
liaires posté-
rieures. *térieures*, qui suivent le nerf optique, pénètrent avec lui dans l'œil, passent entre la sclérotique et la choroïde et gagnent l'anneau ciliaire.

4° L'*artère centrale de la rétine* qui, occupant le Artère cen-
trale de la ré-
tine. centre du nerf optique, arrive ainsi dans l'œil, se divise en plusieurs rameaux divergents pour la rétine, et fournit une branche qui passe dans l'axe du corps vitré et parvient ainsi à la capsule du cristallin, où elle se termine.

Parmi les artères ciliaires, les *moyennes* sont plus particulièrement destinées à l'iris ; les autres se distribuent à la choroïde, aux procès ciliaires, et, de là, aux capsules de l'humeur aqueuse, du cristallin et du corps vitré.

Veines. — Les veinules émergeant des diverses parties Veines. de l'œil sont, les unes satellites des divisions artérielles et n'offrant rien de particulier, les autres isolées et spéciales à l'iris ; ces dernières, situées entre la choroïde et la sclérotique, affectent la forme tourbillonnée et sont dites *vasa vorticosa*. Cependant, il y a, en arrière, com- Vasa vorti-
cosa. munication entre les veines choroïdiennes et iriennes, et toutes se dégorgent dans la veine ophthalmique.

Lymphatiques. — Les vaisseaux de cet ordre n'ont pas Lymphatiques. encore été reconnus dans l'œil ; on ne les admet que par induction.

NERFS.

De même que les vaisseaux, les *nerfs* des parties ac- Nerfs.

cessoires et essentielles de l'œil sont renfermés dans la gaîne fibreuse.

Ils sont nombreux et d'origine différente :

1° Les divisions *palpébrales, lacrymales,* etc., de la branche ophthalmique de la cinquième paire, pour les paupières, la conjonctive, la glande lacrymale, etc.

2° Les *troisième, quatrième* et *sixième paires,* pour les muscles du globe oculaire.

3° Les divisions *ciliaires* ou *iriennes* du ganglion ophthalmique, constitué lui-même par le *sympathique,* par la *cinquième paire,* pour la sensibilité, et par la *troisième paire,* pour la motilité.

Ces nerfs iriens, très-fins, suivent le nerf optique, pénètrent avec lui dans l'œil, passent entre la choroïde et la sclérotique, et vont constituer le ganglion annulaire, dit *cercle ciliaire,* d'où ils se distribuent dans le tissu de l'iris.

Ce sont aussi des filets microscopiques du ganglion ophthalmique qui accompagnent les petits vaisseaux pour la nutrition des diverses parties de l'œil, y compris les capsules des milieux réfringents.

4° Enfin, la *deuxième paire,* ou *nerf optique,* organe fondamental de l'appareil, transmettant au centre cérébral les impressions produites par les rayons lumineux sur sa partie épanouie, la rétine.

Le *chiasma,* ou la décussation partielle des deux nerfs optiques, n'a pas seulement pour résultat de confondre en une seule les impressions recueillies par les deux yeux, puisque cet effet est obtenu, sans décussation, dans les phénomènes de l'audition ; mais c'est surtout pour que l'impression, fournie par chaque œil, lors même qu'il agit seul, intéresse simultanément les deux moitiés de l'encéphale.

OVOLOGIE.

L'ovologie est l'étude de l'œuf fécondé; elle s'occupe des changements successifs que subit cet œuf pour la formation et l'accroissement d'un nouvel être.

Chez les mammifères, le développement de l'œuf s'accomplit dans la matrice par une sorte d'incubation intérieure, dite *gestation,* prolongée jusqu'à l'éclosion. Pendant cette période, le produit, qui de l'état embryonnaire passe à l'état fœtal pour arriver à l'époque de la naissance, se trouve entouré de moyens de protection et de nutrition, constituant ses *annexes*, et différents selon les phases de la gestation.

Dès que la fécondation est effectuée, l'œuf microscopique commence son évolution, alors même qu'il est encore dans l'oviducte, canal dont il parcourt plus lentement la seconde moitié que la première.

Pendant les quelques jours, dont le nombre varie suivant les espèces, que l'œuf met à traverser l'oviducte, il grossit, le disque proligère disparaît, la membrane vitelline s'épaissit et se divise en deux lames dont l'extérieure formera le chorion. Dans le liquide intermédiaire, le vitellus, pourvu de sa membrane, décrit un mouvement de rotation, à l'aide de cils vibratiles existant à sa surface. Ce corps vitellin se segmente en petites sphères successivement plus nombreuses et plus petites. En même temps, des villosités vasculaires se développent à la périphérie de l'œuf, pour établir ses premiers moyens de fixité et de nutrition.

A la suite de ces phénomènes, qui ont été observés principalement par Bischoff, l'œuf arrive dans la matrice, où il se fixe à l'aide de ses villosités vasculaires, et en même temps le rut cesse.

L'œuf, devenu elliptique, présente déjà, chez la chienne, une longueur de 2 millimètres. La *vésicule germinative,* entourée des globules vitellins, s'est rapprochée de la surface, et la *tache* ou *aire germinative* se montre en un point de la périphérie du vitellus. Sur cette tache se développe une pellicule, ou *blastoderme* formé de deux lames, et où vont se dessiner les premiers linéaments de l'embryon. La lame externe de ce blastoderme doit constituer la peau, la lame interne est le principe de l'intestin. Entre ces deux feuillets vont se développer des réseaux vasculaires formateurs et nutritifs.

Bientôt, vers le quinzième jour, on aperçoit sur l'aire germinative une ligne transparente, formée de cellules et entourée d'autres cellules moins apparentes. Puis, la ligne médiane, qui représente le centre nerveux rachidien, offre une extrémité renflée pour la tête, et l'autre, en pointe, indiquant la queue. Le filament central devient opaque, à mesure que des vaisseaux, développés de chaque côté dans l'aire germinative, convergent vers l'embryon rudimentaire.

Jusque-là, les matériaux nutritifs ont été fournis à

l'œuf par l'absorption exécutée dans les parois de la matrice à l'aide des villosités choriales unies à de pareilles villosités utérines.

Un peu plus tard, l'embryon, plus distinct, s'incurve suivant sa longueur ; la convexité représente la partie dorsale et la concavité ou le ventre répond au vitellus.

Alors aussi le vitellus ou *vésicule ombilicale* fournit à l'embryon des éléments nutritifs, par communication directe avec l'intestin et par des vaisseaux particuliers *vitellins* ou *omphalo-mésentériques.* Son rôle chez les mammifères est analogue à celui du jaune chez les ovipares, mais il est temporaire.

Pendant cette période, l'embryon grandit et ses principaux organes se dessinent. Une membrane, nommée *amnios,* s'est développée, aux dépens de la sphère vitelline, dans la cavité de l'œuf circonscrite par le chorion ; cette production, sorte de capsule séreuse, s'est appliquée sur l'embryon, de manière à l'entourer et à se confondre avec sa surface ; au niveau de l'ombilic, elle s'est repliée pour devenir libre dans le reste de son étendue ; un liquide déposé dans ce sac ne tarde pas à le dilater, et la partie libre vient se mettre en contact avec la face interne du chorion.

La nutrition vitelline ayant une durée limitée, d'autres moyens se préparent. D'abord, vers la partie postérieure de l'embryon, naît une capsule qui s'allonge vers le chorion, où elle s'élargit et s'étend progressivement entre cette membrane et l'amnios. Cette capsule, qui porte le titre d'*allantoïde,* est d'abord une lame séreuse, une sorte de mésentère, conduisant vers le chorion les vaisseaux ombilicaux récemment formés ; plus tard, elle est doublée d'une lame muqueuse ; alors aussi elle communique par l'*ouraque* avec la vessie urinaire, et toujours elle soutient les *vaisseaux ombilicaux* qui, plus développés, ont formé à la surface du chorion un appareil vasculaire, nommé *placenta,* uni à l'utérus de manière à établir des relations vasculaires entre la mère et l'embryon.

Pendant la période *placentaire,* qui se prolonge jusqu'à la naissance, le fœtus s'accroît, et ses organes, ébauchés, achèvent leur développement [1].

DU FOETUS.

Dans les premiers temps de la vie embryonnaire, quand la tête commence à se dessiner, le filament central, qui indique la moelle épinière, devient opaque par la formation de petites plaques vertébrales ; en avant se développent des cellules qui plus tard se tranformeront en lamelles cérébrales et cérébelleuses.

En même temps que les parties périphériques du système nerveux apparaissent, les vaisseaux convergents de l'aire germinative se réunissent vers les parties antérieures de l'embryon pour former le *cœur :* c'est d'abord une sorte de cylindre replié, ayant deux prolongements artériels (*aortes*) et deux prolongements veineux (*veines caves*).

La lame interne du blastoderme forme un sillon destiné à constituer l'*intestin.*

Un peu plus tard, vers le vingtième jour chez le chien, et le quarantième chez les grands quadrupèdes, le *cœur*

---

[1] Les principaux auteurs qui ont écrit sur l'*Ovologie* et auxquels nous renvoyons, pour de plus amples détails, sont MM. de Baër, Prévost et Dumas, Coste, Bischoff, R. Wagner, Barry, Duvernoy, Pouchet, Grimaud de Caux et Martin Saint-Ange.

Les écrivains vétérinaires sont : M. Girard, MM. Rainard et Leçoq, de l'École de Lyon.

est plus distinct, le *poumon* est indiqué par deux petites vessies, l'*estomac* paraît, l'*intestin* s'est allongé, et le *foie* est annoncé déjà par deux petits renflements du tube intestinal. Les *yeux,* les *capsules auditives* et les *arcs des mâchoires* sont apercevables.

Plus tard, les *membres* apparaissent rudimentaires, sans articulations et sans digitations ; la *queue* est distincte aussi ; la *bouche* et les orifices des *narines* sont très-rapprochés ; le canal alimentaire communique avec la vésicule ombilicale, et le fœtus, entouré du chorion et de l'amnios, présente, au dehors de son abdomen, la poche allantoïdienne et la vésicule vitelline.

Ensuite, les narines s'écartent de la bouche ; cet orifice, d'abord largement ouvert, se rétrécit et se ferme ; les parois abdominales se terminent, et l'intestin devient sinueux. Les lobes du *foie* deviennent apparents. La *vessie,* primitivement en communication avec les reins primordiaux, ou corps de Woolf, est prolongée par l'ouraque et l'allantoïde.

Dans l'*encéphale,* les cavités formées par la substance blanche se remplissent de matière grise, et plus tard se forment les plissements ou circonvolutions du cervelet et du cerveau.

La *moelle épinière,* d'abord ouverte en dessus, comme chez les poissons, se ferme, et il en est de même pour le canal rachidien, dont l'occlusion supérieure se fait de la tête vers le coccyx.

Les organes de relation, développés autour des parties périphériques du système nerveux, deviennent plus fermes ; les *os* sont plus consistants, les *muscles* contractiles.

Le *cœur,* d'abord unique et gauche, se complète par l'adjonction du cœur droit ; dans l'oreillette, d'abord

simple, se forme une cloison qui reste incomplète jusqu'à sa naissance; l'*artère pulmonaire* se rétrécit du
côté de l'aorte, dont elle n'était qu'une branche.

Le *poumon*, en se développant, présente ses ramifications bronchiques terminées par des épanouissements
membraneux disposés sur cet arbre comme des folioles;
ces lamelles grandissent, s'écartent, se remplissent de
substance organique et vasculaire, et plus tard elles s'effacent: de telle sorte que le poumon devient en masse, après
avoir été membraneux et lamellaire comme des branchies.

Les organes *génitaux* apparaissent plus tard; ce n'est
qu'au bout de trente jours, chez le chien, qu'on distingue
des rudiments de testicules et d'ovaires.

Vers le milieu de la vie intra-utérine, tous les organes
sont ébauchés; jusqu'à la naissance, leur développement
s'achève, d'une manière d'autant plus complète que les
petits doivent être plus précoces; ainsi les herbivores,
aussitôt nés, marchent et voient, tandis que les carnivores sont faibles et ne voient pas.

Vers l'époque de la naissance, la peau, brune, est couverte de poils, les extrémités sont pourvues de corne, etc.

En résumé de ce qui précède, les premiers organes
qui se développent sont ceux de la vie animale, tels que
les centres nerveux, les principaux organes des sens, etc.;
ensuite se montrent le cœur et les principaux vaisseaux;
puis, les organes d'alimentation et de nutrition; enfin,
ceux de la génération [1].

---

[1] Cet exposé général sur le développement du fœtus doit suffire;
des détails plus étendus seraient superflus, puisque, dans les différentes descriptions de ce Traité, chacun des principaux organes a
déjà été étudié au point de vue de son développement. Aussi ne
sera-t-il pas question, ici, des dispositions spéciales de l'appareil
circulatoire ni des modifications physiologiques qui en dérivent.

Le développement du fœtus ne présente pas dans sa marche une activité uniforme aux diverses époques. Si l'on divise la gestation en quatre périodes, on remarque que l'accroissement, très-rapide au commencement de la première, se ralentit à la fin ; il en est de même dans la seconde ; il est rapide dans la troisième, et lent dans la dernière.

On constate aussi, en conséquence de la disposition particulière de l'appareil circulatoire, que la tête et les parties antérieures, recevant un sang plus riche en matériaux nutritifs, se développent plus vite et prennent un plus grand volume que les parties postérieures du corps.

La position normale du fœtus dans la matrice est à peu près la même chez tous les animaux. Dans les femelles unipares, il occupe une des cornes utérines ; chez les multipares, les petits sont placés, l'un à la suite de l'autre, dans chacune des deux cornes. Chez toutes, le fœtus est couché sur le côté, la tête tournée en arrière vers le col utérin ; il est incurvé, à convexité dorsale, de telle sorte que l'extrémité inférieure de la tête touche au poitrail ; les membres thoraciques et pelviens sont repliés sous le ventre.

Vers l'époque de la naissance, le fœtus se redresse, son dos devient supérieur, ses membres s'allongent en sens opposé, et la tête vient reposer, en manière de coin, sur les extrémités antérieures, disposition très-favorable à l'accomplissement de la parturition.

ANNEXES DU FOETUS.

Les *annexes du fœtus* peuvent être divisées en deux genres d'organes : 1° des *membranes* ou *enveloppes ;* 2° des *moyens de nutrition.*

Considéré vers le milieu de la gestation, l'œuf présente, autour du fœtus, trois enveloppes qui, en procédant de dehors en dedans, sont : le *chorion*, l'*allantoïde* et l'*amnios*.

Dans les premiers temps de la vie embryonnaire, on rencontre dans l'œuf, comme moyen essentiel de nutrition, une petite poche dite *vésicule ombilicale;* plus tard, cet organe est remplacé par un appareil-vasculaire nommé *placenta,* développé entre le chorion et la matrice, et servant à établir des relations nutritives de la mère au fœtus, à la faveur des vaisseaux concourant à former le *cordon ombilical* [1].

Enveloppes.

—

DU CHORION.

Le *chorion,* enveloppe la plus extérieure de l'œuf, est déjà distinct dans l'oviducte autour de la membrane vitelline dont il semble se détacher. On le regarde comme

[1] Parmi les annexes de l'œuf chez les mammifères domestiques, nous ne croyons pas devoir admettre la *membrane caduque*, décrite chez la femme, par Hunter, Breschet, Velpeau, etc. D'après ces auteurs, la membrane caduque est sécrétée par les glandules de la muqueuse utérine, sous l'influence de la fécondation, avant que l'œuf arrive dans la matrice : aussi la trouve-t-on même dans les cas de grossesse extra-utérine; elle forme un sac clos qui tapisse l'utérus et remonte dans la partie inférieure des oviductes; elle contient un liquide, nommé *hydropérione*, également sécrété par la matrice. Quand l'œuf descend dans l'utérus, il est soutenu par cette membrane, qui se replie en elle-même, à mesure qu'il prend de l'accroissement, de telle sorte qu'elle présente une partie périphérique ou *caduque utérine* et une partie rentrée ou *caduque réfléchie*, qui se développe graduellement au point d'effacer entièrement la la cavité, vers le quatrième mois de la grossesse. En même temps,

analogue de cette enveloppe mince qui double la coquille de l'œuf des oiseaux.

Dès le début de la période embryonnaire, le chorion se couvre de villosités vasculaires au moyen desquelles l'œuf se fixe aux parois utérines, et y puise ses premiers sucs nutritifs. Développe-
ment.

Plus tard, après la période vitelline, le chorion soutient l'appareil placentaire développé à sa surface par l'extension des vaisseaux ombilicaux.

Examiné vers le milieu de la gestation et jusqu'à la naissance, le chorion des *solipèdes* constitue un grand sac clos, mince et résistant, de nature cellulo-fibreuse.

Primitivement ellipsoïde, il prend la forme de l'utérus, à mesure qu'il augmente ses dimensions et qu'il est distendu par les eaux de l'allantoïde ; alors il présente en Forme.

le liquide central, de plus en plus réduit, a disparu, et la membrane cesse d'être apercevable, selon les uns, ou elle persiste jusqu'à la naissance, selon MM. Breschet et Velpeau.

Le rôle physiologique de la membrane caduque est : 1° de recevoir l'œuf et de le fixer en un point déterminé ; 2° de lui fournir les premiers sucs nourriciers à l'aide du fluide intérieur transmis à l'embryon par les filaments cotonneux qui l'entourent et l'unissent à la surface de la caduque.

Tout récemment l'existence de cette membrane, chez la femme, vient d'être niée par M. Coste, qui l'avait déjà révoquée en doute. D'après cet observateur, l'œuf parvenu dans la matrice se met en contact immédiat avec la muqueuse hypertrophiée ; il la déprime, et celle-ci, tuméfiée autour de lui, l'enveloppe dans un pli circulaire, sorte de coque qui se ferme et constitue ce qu'on a appelé le feuillet réfléchi de la caduque.

Chez les femelles domestiques, cette membrane n'est pas apparente ; elle a, du reste, été contestée par Chaussier et Dugès ; son rôle est peu utile dans les matrices à branches, où l'œuf est facilement arrêté en un point convenable à son développement ; et les villosités vasculaires, qui se forment à la surface du chorion, la remplacent comme premier moyen de nutrition.

34

avant deux cornes inégales, courtes, larges et bosselées.

Faces

La *face externe* est recouverte dans toute son étendue par la couche vasculaire constituant le placenta.

La *face interne* répond et adhère intimement à la lame externe du sac allantoïdien.

Entre ces deux membranes rampent les ramifications des vaisseaux ombilicaux, qui percent le chorion pour communiquer avec le placenta.

DIFFÉRENCES.

Didactyles. — Le chorion présente à peu près la même forme que chez les solipèdes ; les cornes sont plus allongées ; sa face interne répond en partie à l'amnios, en partie à l'allantoïde, et leur est unie par un tissu celluleux lâche et mou, dans lequel rampent les ramifications des vaisseaux ombilicaux, constituant, à la face externe du chorion, des placentas multiples.

Chez la *brebis* et la *chèvre,* lorsqu'il y a deux fœtus, les deux chorions sont réunis en un seul par une de leurs cornes.

Tétradactyles. — Chez la *truie* et la *chienne,* femelles multipares, chaque fœtus possède un chorion distinct, allongé, ellipsoïde, dépourvu de cornes et contigu par ses extrémités aux chorions voisins. Les rapports de la face interne sont dans la *truie* comme chez les ruminants, et dans la *chienne* comme chez les monodactyles, mais l'adhérence est moins serrée.

DE L'AMNIOS.

Disposition.

Enveloppe immédiate du fœtus, l'*amnios* l'entoure complétement, excepté au niveau de l'ombilic, pour livrer passage au cordon ombilical.

Il renferme un liquide dont la quantité varie, suivant l'époque de la gestation, et dans lequel le fœtus est comme flottant.

Dans tous les animaux domestiques, le sac amniotique est à minces parois, ellipsoïde et formant une rentrée, au niveau de l'ombilic, sur le cordon ombilical.

Cette membrane se développe dès les premiers temps de la période embryonnaire ; elle forme d'abord une pe-tite capsule close qui grandit peu à peu, s'étend sur l'em-bryon, s'applique à sa surface et l'entoure, excepté dans le point de l'abdomen correspondant à la vésicule ombi-licale ; là, elle se réfléchit circulairement et s'applique à la face interne du chorion ; de cette manière, l'amnios enveloppe l'embryon, sans l'admettre dans sa cavité qui reste entièrement libre. *Développe-ment.*

D'après ce mode de développement, observé par de Baër, Breschet, Duvernoy, etc., l'amnios est considéré comme une séreuse déployée autour du fœtus. La portion qui répond à la peau se confond avec cette membrane et se détruit ; au pourtour de l'ombilic, la délimitation n'est pas tranchée d'abord, mais, plus tard, elle est indi-quée par un bourrelet séparant la peau du fœtus de la portion de l'amnios réfléchie autour du cordon ombilical. *Nature.*

Selon M. Flourens, l'amnios est un prolongement mo-difié de la peau. M. Lecoq regarde cette opinion comme vraisemblable, parce que, dans la vache, l'amnios possède deux feuillets, dont l'interne, lisse, représente l'épiderme, et l'externe, floconneux, analogue au derme, admet seul des vaisseaux.

Quoi qu'il en soit, le sac amniotique, seconde mem-brane formée dans l'œuf, répond d'abord à la face in-terne du chorion ; plus tard, quand l'allantoïde se déve-loppe, elle se place entre ces deux membranes et les sépare complétement ou incomplétement, suivant l'espèce des animaux.

Solipèdes. Dans les *solipèdes,* l'amnios est entièrement séparé du chorion par l'allantoïde ; l'union de cette dernière membrane avec le sac amniotique est moins intime qu'avec le chorion.

Des divisions vasculaires, nombreuses et fortes, se distribuent à la surface de l'amnios et sont entourées, comme les vaisseaux ombilicaux dont elles émanent, d'une couche épaisse de matière albumineuse.

A l'endroit où l'amnios se réfléchit, après avoir tapissé le cordon ombilical, se trouvent des divisions vasculaires divergentes, supportées par l'évasement de l'ouraque ; entre ces deux membranes épaissies est une étroite cavité où aboutit la vésicule ombilicale.

DIFFÉRENCES.

Didactyles. — L'amnios répond par sa face externe à l'allantoïde et, dans une plus grande étendue, au chorion ; il est uni à ces membranes par du tissu celluleux mollasse.

A sa face interne, il présente, surtout vers le cordon, beaucoup de petites plaques adhérentes, jaunâtres et demi-transparentes, dont l'origine et la nature ne sont pas bien connues.

Chez la *vache,* l'amnios est facilement divisible en deux feuillets : l'interne, plus épais, est dépourvu de vaisseaux ; l'externe reçoit des divisions vasculaires moins abondantes que chez la jument, et encore moins développées dans la *brebis.*

Tétradactyles. — Chez la *truie,* comme dans les didactyles, l'amnios répond à l'allantoïde et au chorion.

Dans la *chienne,* il est entièrement séparé du chorion

par l'allantoïde, comme chez les solipèdes. Il y a grande adhérence entre les deux lames contiguës, amniotique et allantoïdienne, qui, vers le cordon, sont séparées par la vésicule ombilicale.

LIQUIDE AMNIOTIQUE.

Le liquide contenu dans le sac amniotique et sécrété par ses parois est en quantité relative d'autant plus grande que le fœtus est plus jeune.

Liquide amniotique.

D'abord limpide, puis trouble et enfin roussâtre, ce fluide visqueux, salé et légèrement alcalin, renferme de l'eau, de l'albumine, du mucus et quelques sels de soude et de potasse.

Les résultats très-dissemblables obtenus par l'analyse chimique sont dus au mélange, en proportions variées, des fluides amniotique et allantoïdien, dont la transsudation est facile à travers les minces membranes qui les séparent.

Chez la vache comme chez la jument, à la fin de la gestation, on rencontre parfois, dans les eaux de l'amnios, des matières flottantes brunes ou blanchâtres : les premières sont des portions de méconium expulsées de l'intestin; les autres, des débris de l'épaisse enveloppe épidermique qui entoure le sabot du fœtus.

Le principal usage du fluide amniotique paraît être de fournir au fœtus un entourage, un milieu qui le protége contre les secousses, les pressions et les violences extérieures, et qui facilite son accroissement et sa mobilité.

En outre, quelques auteurs croient pouvoir établir que les eaux de l'amnios servent à la nutrition du fœtus : les uns en admettant qu'elles sont dégluties et digérées, les autres en accordant qu'elles sont simplement absorbées par la surface du corps.

D'autres encore ont supposé que ce liquide pouvait servir à une respiration branchiale.

Enfin les eaux de l'amnios, de même que celles de l'allantoïde, en s'écoulant par le vagin qu'elles lubrifient, facilitent la parturition.

DE L'ALLANTOÏDE [1].

Disposition. Ainsi nommée en raison de sa forme allongée, dans quelques espèces, l'*allantoïde* est une poche qui se développe après l'amnios, et qui, à mesure qu'elle grandit, se glisse entre cette membrane et le chorion.

Elle procède de l'ouraque, s'allonge, s'élargit et se déploie, en même temps que son liquide intérieur devient plus abondant.

Plus tard, l'ouraque est en continuité avec le fond de la vessie, et l'urine du fœtus se mêle au liquide allantoïdien.

Autour de l'ouraque et à la surface externe de l'allantoïde, se trouvent les vaisseaux ombilicaux, soutenus par cette poche pour se ramifier à la face interne du chorion et communiquer avec le placenta.

La forme, l'étendue et conséquemment les connexions de l'allantoïde, varient dans les différentes espèces d'animaux domestiques.

Chez les *solipèdes,* le sac allantoïdien, très-étendu, se déploie entre le chorion et l'amnios, de manière à remplir tout l'espace compris entre ces deux enveloppes. Il

Face externe. en résulte que sa *surface externe* présente deux portions : l'une, superficielle, en rapport avec le chorion, et dite *feuillet externe* ou *chorial ;* l'autre, profonde, en

---

[1] Αλλας, αντος, saucisse; Ειδος, forme.

rapport avec l'amnios, et nommée *feuillet interne* ou *amniotique*.

Ces deux feuillets sont continus l'un à l'autre par un prolongement intérieur, sorte de repli de l'allantoïde, qui enveloppe les vaisseaux ombilicaux, à la suite de la gaîne amniotique, depuis l'évasement de l'ouraque jusqu'au chorion.

Le *feuillet externe* tapisse toute la face interne du chorion; l'adhérence est très-intime et la séparation n'est praticable que par petits lambeaux, au voisinage des plus gros vaisseaux ombilicaux, dont les ramifications multipliées sont comprises entre ces deux membranes. Au moyen de l'insufflation, on parvient aussi à soulever, dans des limites restreintes, il est vrai, la lame choriale de l'allantoïde, et l'on constate que l'union est d'autant plus serrée qu'on s'éloigne davantage du point central ou d'irradiation du paquet vasculaire ombilical. *Feuillet chorial.*

Le *feuillet interne* entoure complétement le sac de l'amnios, et lui est uni par des filaments celluleux, d'une manière peu serrée; aussi la séparation est-elle possible, soit au moyen du scalpel, soit par l'insufflation. *Feuillet amniotique.*

La *surface interne* de l'allantoïde forme les parois de la poche, grande cavité circulaire renfermant un liquide plus ou moins abondant, suivant l'époque de la gestation. *Face interne.*

Le *tissu* de cette membrane est mince, pellucide, et ne renferme pas de vaisseaux apparents.

DIFFÉRENCES.

Didactyles. — Chez les ruminants, l'allantoïde est allongée et irrégulièrement cylindrique; son corps, situé entre le chorion et une partie de l'amnios, présente deux branches ou cornes inégales et bosselées, qui se prolongent au delà du sac amniotique, dans chacune des cornes du chorion.

A son extrémité, chaque branche de l'allantoïde se fixe au fond de la corne, où elle est reçue, par un rétrécissement, sorte de bride ligamenteuse, sur laquelle le chorion s'applique.

Le tissu celluleux, qui unit l'allantoïde à l'amnios et même au chorion, est peu serré ; aussi peut-on isoler cette poche assez facilement. Si, après l'avoir vidée, on l'insuffle, elle prend un grand développement ; elle s'allonge, s'incurve de manière à représenter les trois quarts d'un cercle, et présente deux extrémités : l'une, plus grosse et plus courte, qui s'étend vers la tête du fœtus ; l'autre qui se prolonge dans la corne du chorion où se trouvent situés les membres postérieurs.

Dans la *brebis* et la *chèvre,* lorsqu'il y a deux fœtus, les deux allantoïdes, simplement accolées par l'une de leurs extrémités, restent distinctes.

Tétradactyles. — Dans la *truie,* l'allantoïde est disposée à peu près comme chez les ruminants.

Chez la *chienne,* cette poche est périphérique, comme dans les solipèdes. L'union du feuillet chorial est moins serrée.

LIQUIDE ALLANTOÏDIEN.

Liquide allan-
toïdien.

Les eaux de l'allantoïde sont en quantité relative d'autant plus grande que la gestation est moins avancée.

Ce liquide, d'abord transparent, devient un peu trouble et de saveur fade ; ensuite, il prend une couleur jaunâtre, qui se fonce de plus en plus, et une saveur salée.

Il contient d'abord de l'eau, de l'albumine, de l'osmazôme, et une matière azotée insoluble dans l'alcool. A une période plus avancée, d'autres éléments s'ajoutent à celle composition, ce sont : un acide cristallisable, nommé *amniotique* par Vauquelin et Buniva ; un principe particulier, appelé *allantoïne* par M. Pelouze, et considéré par M. Liébig comme un *urate d'urée*.

La nature différente du liquide allantoïdien, au commencement et à la fin de la vie fœtale, indique que dans la dernière période l'urine du fœtus, conduite par l'ouraque, vient se mêler à ce fluide qui primitivement remplissait des usages relatifs à la nutrition. A l'appui de cette dernière opinion, admise par plusieurs physiologistes, M. Lecoq cite un cas dans lequel il a rencontré, chez une vache, une allantoïde supplémentaire longue de 46 centimètres et large de 35 millimètres dans son plus grand diamètre transversal ; ce petit sac, accolé à la face interne du chorion, renfermait un liquide jaunâtre, légèrement trouble.

Hippomanes.

Dans le liquide allantoïdien des solipèdes, on trouve assez fréquemment, vers la fin de la gestation, des corps flottants nommés *hippomanes*. Ils sont brunâtres, mous, élastiques, aplatis, irrégulièrement arrondis et à bords amincis.

Souvent il n'y en a qu'un, et quelquefois plusieurs, dont un principal offrant un diamètre de 3 à 4 centimètres.

Composés de filaments disposés en couches concentriques, les hippomanes ne paraissent pas formés aux dépens du liquide allantoïdien. D'après M. Rainard, ce seraient des produits organisés de sécrétions nouvelles.

Les hippomanes ne sont pas toujours libres et flottants : on en rencontre, à la face interne du feuillet chorial de l'allantoïde, qui sont adhérents ou pourvus d'un pédicule d'autant plus rétréci qu'ils sont eux-mêmes plus élargis. Il semble que ces corps se soient formés en dehors de l'allantoïde, et qu'en se développant ils aient refoulé cette membrane, au point de se détacher ensuite et de devenir libres dans sa cavité; ils ont, du reste, les mêmes caractères physiques que les hippomanes flottants.

Ces corps pédiculés, déjà observés par Bourgelat, motivèrent son opinion sur l'origine des hippomanes, qu'il regarda comme provenant des sucs utérins. L'explication donnée par M. Lecoq est analogue : sur un fœtus de cheval d'environ dix mois, il trouva des hippomanes pédiculés; par la pression, la matière brune contenue dans la dépression allantoïdienne, refluait par le pédicule et parvenait à la surface externe du chorion par une ouverture circonscrite d'une aréole blanchâtre. En conséquence, et d'après l'analogie physique de la matière de l'hippomane avec le liquide brunâtre qui se trouve entre l'utérus et le placenta, M. Lecoq admet que l'hippomane se développe entre le placenta et l'utérus; qu'il se porte en dedans, en poussant devant lui le chorion et le feuillet annexé de l'allantoïde, et qu'il devient libre dans le sac allantoïdien, comme certains corps fibreux ou cartilagineux dans les cavités synoviales et séreuses [1]. Jusqu'à démonstration du contraire, cette théorie est satisfaisante et la seule acceptable.

Chez les ruminants, on rencontre parfois des hippomanes, toujours plus petits, plus mous, et d'un jaune moins foncé que dans les solipèdes.

FONCTIONS.

Fonctions de l'allantoïde. L'allantoïde est une poche sécrétant un liquide qui

---

[1] *Des annexes du fœtus.* Lyon, 1845.

paraît d'abord servir à la nutrition temporaire de l'embryon.

Les parois de ce sac soutiennent et déploient, à la face interne du chorion, les ramifications des vaisseaux ombilicaux qui communiquent avec le placenta et fondent les relations vasculaires du fœtus avec la mère.

Par sa libre communication avec la vessie, l'allantoïde est un réservoir pour les urines.

Enfin les eaux de cette poche, comme celles de l'amnios, protégent le fœtus, et facilitent la parturition en dilatant le col utérin et en lubrifiant le vagin, quand les membranes de l'œuf viennent à se déchirer.

Annexes de nutrition.

DE LA VÉSICULE OMBILICALE.

La *vésicule ombilicale* est une petite poche située, comme l'allantoïde, entre l'amnios et le chorion, près du cordon ombilical.

Disposition.

Elle représente temporairement, chez les mammifères, le *vitellus* ou le jaune de l'œuf des oiseaux.

D'abord très-petite et renfermant peu de matière nutritive, la vésicule ombilicale emprunte des sucs aux parois de la matrice par les villosités vasculaires dont se couvre l'œuf parvenu dans l'utérus. Ensuite, cette poche communique, par son col, avec l'intestin grêle de l'embryon, et avec le système circulatoire, au moyen des vaisseaux *vitellins* ou *omphalo-mésentériques*.

Développement.

On remarque que ce moyen temporaire de nutrition s'amoindrit et disparaît d'autant plus tôt, dans les différentes espèces, que le développement de l'allantoïde est plus précoce : ce qui semblerait prouver que l'allantoïde succède à la vésicule ombilicale, comme moyen nutritif temporaire, en attendant que l'appareil placentaire soit établi.

Quand la poche vitelline s'amoindrit, son col se sépare de l'intestin qui rentre dans l'abdomen, et la vésicule, de plus en plus restreinte et atrophiée, reste appliquée contre le cordon ombilical ; l'époque de sa disparition complète est variable, selon les espèces. Bientôt après, les vaisseaux vitellins disparaissent aussi.

Structure. D'après de Baër, la vésicule ombilicale est formée d'une couche extérieure, *vasculaire,* et d'une interne, *muqueuse.*

Liquide. Le liquide qu'elle contient est limpide et jaunâtre, au moins chez les carnassiers.

On pense que ce fluide, absorbé par les vaisseaux omphalo-mésentériques, fournit les éléments formateurs du sang du fœtus, si différent du sang de la mère, surtout par le diamètre plus grand de ses globules.

Solipèdes. Dans les *solipèdes,* la vésicule ombilicale s'amoindrit bientôt. Elle a été observée, vers le milieu de la gestation, par Carus ; mais elle était très-petite et fixée au chorion par les deux extrémités, à peu près comme le jaune est maintenu dans l'œuf des oiseaux par les chalazes. Enfin à l'époque de la parturition, il y en a encore des vestiges.

Configuration. Dans les premiers temps, cette poche présente un *corps,* uni à l'intestin par un pédicule rétréci, en manière de col, et deux prolongements ou *cornes,* parallèles à l'embryon.

Vers trois ou quatre mois, les prolongements latéraux ont disparu ; le pédicule, séparé de l'intestin, est plein, en manière de cordon, et la vésicule, d'un rouge vif, est réduite à l'état d'un corps allongé et pouvant prendre par l'insufflation une forme pyramidale.

On la rencontre dans cet espace conique, sorte d'infun- Situation. dibulum formé par le feuillet chorial de l'allantoïde rentré entre les vaisseaux ombilicaux, à l'endroit où ils atteignent le chorion. Elle est libre par ses côtés ; *l'extrémité inférieure,* qui correspond à son *fond,* est adhérente au chorion, et présente, d'après deux observations de M. Lecoq, une petite ouverture à bords frangés qui perce le chorion et fait communiquer l'intérieur de la poche avec la cavité utérine ; *l'extrémité supérieure* ou Connexions. le *col* est taillée en pointe et s'engage entre l'amnios et l'allantoïde, dans une petite cavité correspondante au point de réflexion de l'amnios, et où se trouve un plexus vasculaire à branches divergentes.

A la fin de la gestation, la vésicule est oblitérée ; ce n'est plus qu'un cordon rouge, sans cavité, ayant la même longueur et appliqué sur l'une des parois de l'infundibulum allantoïdien.

DIFFÉRENCES.

Didactyles. — Primitivement allongée, étroite et offrant deux branches latérales, à peu près comme chez les solipèdes, la vésicule ombilicale s'atrophie et disparaît rapidement : ce qui concorde avec la prompte apparition de l'allantoïde.

Chez la *brebis,* la vésicule est déjà diminuée au dix-huitième jour ; elle est encore plus réduite au vingt-quatrième, et elle ne tarde pas à ne plus être visible.

Tétradactyles. — Chez la *truie,* il en est à peu près de même que chez les ruminants. Selon M. Flourens, la poche vitelline est triangulaire.

Chez les *carnivores,* la vésicule ombilicale est remarquable par son développement et en ce qu'elle conserve sa cavité et ses vaisseaux jusqu'à la naissance.

D'après quelques observateurs, le sac vitellin, d'abord sphérique, puis elliptique et cylindrique, augmente ses dimensions et s'allonge de chaque côté, de manière à former deux branches plissées qui, lorsqu'on les insuffle, mesurent à peu près la longueur du fœtus et présentent une configuration analogue à celle de la vessie natatoire des poissons.

Vasculaire et rouge, cette poche est située entre l'amnios et le feuillet correspondant de l'allantoïde; sa partie moyenne est au-dessous de l'ombilic et son col est séparé de l'intestin, vers le vingt-cinquième jour.

A la naissance, la vésicule assez grande, vasculaire et rougeâtre, contient encore un peu de liquide dans sa cavité.

VAISSEAUX OMPHALO-MÉSENTÉRIQUES.

Vaisseaux vitellins.

Les vaisseaux *vitellins* ou *omphalo-mésentériques* déploient le réseau de leurs ramifications dans les parois de la vésicule ombilicale et mettent ce réservoir nutritif en relation avec l'appareil circulatoire du fœtus.

Ils sont petits et au nombre de deux, une *artère* et une *veine :*

Artère.

1° L'*artère,* fournie par la grande mésentérique, se rend à la vésicule, qu'elle aborde à son col.

Veine.

2° La *veine* se détache du même point, et gagne la veine porte, où elle verse le produit de son absorption.

Différences.

Chez les *solipèdes,* ces vaisseaux disparaissent promptement. Il n'est pas rare de n'en rencontrer qu'un seul au milieu de la gestation.

Leur atrophie a lieu plus tôt chez la *truie,* plus tôt encore dans les *ruminants.*

Chez la *chienne,* ils sont plus développés et persistent, de même que la vésicule ombilicale, jusqu'à la naissance.

DU PLACENTA.

Quand les moyens de nutrition fournis par l'œuf sont épuisés, le fœtus, dont le développement est encore imparfait, ne peut vivre par lui-même. Il faut alors qu'il se constitue en parasite dans l'utérus, et qu'il reçoive de la mère les matériaux nutritifs qui lui sont indispensables pour compléter son accroissement.

Dans ce but important s'établissent des relations vasculaires disposées de telle sorte, que des éléments réparateurs, empruntés à la mère, sont transportés au fœtus, et que les matériaux épuisés sont rapportés de celui-ci à la mère.

Tel est le rôle du *placenta* et des *vaisseaux ombilicaux.*

Disposition générale.

Le *placenta* est un appareil vasculaire formé à la surface de l'œuf par les ramifications des vaisseaux ombilicaux. Dans les points de contact, la muqueuse utérine a éprouvé des modifications analogues aux changements qui se sont opérés à la superficie du chorion ; elle est devenue plus vasculaire, et s'est disposée de manière à pouvoir s'engrener avec les houppes tubuleuses du placenta. Aussi a-t-on cru devoir reconnaître un *placenta fœtal* et un *placenta utérin.*

TEXTURE.

Texture.

La structure essentielle du placenta fœtal est constituée par des petites saillies, sorte de villosités pressées

les unes contre les autres à la surface du chorion, et formées chacune d'un *ramuscule artériel* et d'une *radicule veineuse,* appartenant aux vaisseaux ombilicaux.
Dans cette organisation, on n'a pas reconnu de *lymphatiques* ni de *nerfs.*

Les houppes vasculaires du placenta sont plus ou
moins marquées, selon les espèces ; en outre, elles sont
ramifiées chez les animaux à placenta multiple ou incomplet ; simples, au contraire, quand le placenta est unique
et complet. Aussi l'adhérence de l'appareil placentaire
avec la matrice est-elle plus prononcée dans le premier
cas que dans le second.

De son côté, la muqueuse utérine, plus vasculaire, est
devenue tomenteuse à sa surface, et présente des plissements ou des mailles qui reçoivent les villosités placentaires. Les ramuscules artériels, fins et multipliés, sont
disposés en hélice ; les radicules veineuses, qui leur font
suite, sont dilatées et constituent les *sinus utérins.* C'est
à travers leurs parois, amincies et contiguës aux villosités du placenta, que s'accomplit l'échange mutuel des
fluides du fœtus et de la mère.

Entre la surface utérine et les villosités placentaires
est un liquide, sorte de médium d'absorption, dont la
teinte et la quantité varient selon les espèces. Plus apparente chez les grandes femelles et vers la fin de la gestation, cette matière interposée facilite le détachement du
placenta fœtal ; en outre, sa présence indique qu'il n'y a
pas communication directe entre les vaisseaux de la mère
et ceux du fœtus. Ce fait est, du reste, bien démontré par
les injections, qui ne passent pas d'un ordre de vaisseaux dans l'autre. Ainsi, l'injection, poussée dans les
artères ombilicales, distend le réseau vasculaire du placenta, gonfle cet appareil, ne pénètre pas dans les vais-

seaux utérins, et revient par la veine ombilicale; de même l'injection, poussée dans les artères utérines, passe simplement de ces vaisseaux dans les veines utérines. On sait aussi, à l'appui de cette démonstration, la différence qui existe entre le sang du fœtus et celui de la mère, relativement à la couleur, à la composition, au diamètre des globules, etc.

FONCTIONS.

En conclusion de ce qui précède, le placenta est un organe intermédiaire aux vaisseaux de la mère et du fœtus. Il appartient spécialement au fœtus, dont il représente, en quelque sorte, les racines. Deux systèmes capillaires sont en contact, l'un *fœtal,* l'autre *utérin.* A travers leurs parois minces et perméables, une partie du sang vicié apporté par les artères ombilicales est échangée avec des matériaux nutritifs et réparateurs fournis par le sang que charrient les artères utérines. Les produits différents de cet échange passent dans les radicules veineuses, utérines du côté de la mère, ombilicales du côté du fœtus. C'est ainsi que la mère se nourrit et respire pour elle et aussi pour le produit qu'elle porte.

Les phénomènes physiologiques qui s'accomplissent dans le placenta sont comparables à ceux qui s'effectuent dans le poumon pendant la vie extra-utérine; seulement, le rôle de l'air est ici rempli par le sang artériel venant de la mère, et possédant, comme autre ressource nutritive, les principes alibiles fournis par l'absorption digestive.

Mais la rénovation du sang fœtal dans le placenta n'est pas complète; le liquide transmis à la veine ombilicale n'a pas perdu toutes ses matières viciées en traversant le réseau placentaire : il conserve encore des principes du

Fonctions.

35

sang veineux ; il s'en dépouille en passant à travers le foie, qui, à cette époque de la vie, semble remplir, avec le placenta, les fonctions dépuratrices confiées aux poumons après la naissance.

Aux approches de la parturition, le placenta devient moins vasculaire et moins adhérent à la matrice ; le fœtus passe à l'état de corps étranger, et doit être nécessairement expulsé. En même temps, des modifications importantes se manifestent dans les poumons et dans l'appareil circulatoire, afin de préparer le nouvel être à vivre de sa vie propre, comme tous les animaux de son espèce.

CONFIGURATION.

Configuration La disposition du placenta fœtal varie chez les différentes femelles domestiques. Ces variétés de forme peuvent se rapporter à deux genres, qui sont le *placenta unique* ou *simple* et le *placenta multiple.* Dans le premier groupe se rangent le placenta de la *jument,* qui est complet, et celui des *carnivores,* qui est incomplet ; au second ordre appartiennent les placentas des *ruminants* et de la *truie.*

Solipèdes. — Le placenta revêt toute la périphérie du chorion, où il constitue une surface rouge, grenue, formée de villosités ou papilles vasculaires courtes et non ramifiées. De son côté, la muqueuse utérine forme un réseau vasculaire à mailles polygonales et peu profondes. Aussi l'engrènement est-il superficiel et facile à détruire.

DIFFÉRENCES.

Chienne. **Tétradactyles irréguliers.** — Dans l'espèce de la *chienne,* de même que chez la *chatte,* chaque œuf est entouré d'une bande transversale circulaire. Cette ceinture est épaisse, d'un rouge livide et bordée, de chaque côté, d'une ligne verte dont la matière colorante, existant aussi à la surface du placenta utérin, est comparable à de la bile : ce qui implique, relativement à l'hématose, une analogie fonctionnelle entre le placenta et le foie.

Les villosités placentaires sont fines et ramifiées ; elles sont reçues dans les mailles du placenta utérin, surface circulaire tomenteuse, plus adhérente au placenta fœtal que chez les solipèdes.

Didactyles. — Les surfaces placentaires, constituées à la surface du chorion par l'épanouissement des vaisseaux ombilicaux, sont nombreuses, circonscrites et correspondent aux cotylédons utérins ; aussi ces plaques vasculaires sont-elles plus petites et plus multipliées sur les cornes que sur la partie centrale du chorion.

Chacun de ces placentas est rouge et présente à sa surface de longues papilles, finement ramifiées sur leurs côtés, et faciles à observer sous l'eau.

Du côté de l'utérus, les placentas utérins sont représentés par les cotylédons ; leur surface correspondante aux placentas du chorion est jaunâtre, tomenteuse, et présente des anfractuosités, sorte de sinus formés par la muqueuse, vasculaire et amincie, et dans lesquels s'enfoncent les papilles placentaires.

Chez la *vache*, les placentas sont des plaques ellipsoïdes, plus ou moins étendues ; chacun d'eux entoure et coiffe le cotylédon correspondant ; si on le détache, il conserve à peu près sa forme de cupule et s'affaisse sur le chorion étalé. Alors on peut examiner les papilles de cet appareil, la surface percillée du cotylédon et le liquide intermédiaire.

Chez la *brebis* et la *chèvre*, les saillies cotylédonnaires de la muqueuse utérine sont excavées en cupules, et constituent de véritables cotylédons.

Chacune de ces éminences entoure son placenta et l'enferme dans sa cavité. En tirant sur le chorion ou bien en comprimant un cotylédon, on en fait sortir le placenta, sous forme d'une petite masse rougeâtre, pourvue de papilles analogues à celles de la vache, mais plus fines.

On voit aussi que chacun de ces corps placentaires est un centre pour les vaisseaux ombilicaux, soutenus par le chorion, les uns artériels convergents, les autres veineux divergents ; il en est de même, du côté de la matrice, pour les vaisseaux utérins relativement à chaque cotylédon ; bien que moins apparentes, ces dispositions essentielles existent chez la *vache*.

Truie.

Tétradactyles réguliers. — Chez la *truie*, l'appareil placentaire est constitué par des groupes de villosités, nombreux et petits, en forme de disques, irrégulièrement disséminés à la surface de l'œuf, excepté dans les points de contact des chorions entre eux. Les papilles placentaires fixes et ramifiées s'unissent à la muqueuse utérine également vasculaire dans les points correspondants.

DU CORDON OMBILICAL.

Définition.

Le *cordon ombilical* est un faisceau de conduits au moyen desquels le fœtus communique avec ses annexes.

Composition.

Il passe par l'ouverture ombilicale ; ses parties constituantes varient selon l'époque de la gestation : les principales sont : l'*ouraque* et les *vaisseaux ombilicaux*, annexes indispensables, l'un de l'allantoïde, et les autres du placenta, dans la période fœtale ; les autres, plus spéciales à la période embryonnaire, sont les *vaisseaux vi-*

tellins ou *omphalo-mésentériques,* précédemment étudiés avec la vésicule ombilicale.

Dans les premiers temps de la gestation, le cordon comprend aussi une partie de l'intestin qui, plus tard, se sépare du col de la vésicule vitelline et rentre dans l'abdomen.

Ces diverses parties, rassemblées en un corps ou faisceau dont les dimensions augmentent avec celle du fœtus, se séparent et suivent des directions différentes, aux deux extrémités du cordon, l'une centrale ou fœtale, et l'autre périphérique. *Disposition.*

Au-dessous de l'ombilic, la partie fasciculée est recouverte, dans une certaine étendue, par une gaîne, portion réfléchie de l'amnios ; dans le reste de sa longueur, le cordon est entouré par un repli de l'allantoïde. En dessous de ces membranes et autour des parties enveloppées est une matière albumineuse, de quantité variable. *Portion fasciculée : ses connexions.*

OURAQUE.

Origine de l'allantoïde, *l'ouraque* communique avec le fond de la vessie, franchit l'ouverture ombilicale, entouré des vaisseaux ombilicaux, et vient par son évasement, au delà de l'amnios, constituer la poche allantoïdienne où il conduit l'urine du fœtus.

VAISSEAUX OMBILICAUX.

Les *vaisseaux ombilicaux* sont au nombre de trois : les deux *artères ombilicales* et la *veine* du même nom.

Ces vaisseaux sont tordus en manière de corde, et, bien que leur calibre soit peu considérable, ils paraissent volumineux, en raison de la matière albumineuse qui les entoure.

A. Les *artères ombilicales*, une de chaque côté, naissent de l'iliaque interne par un tronc commun à la bulbeuse, ou *génitale interne* ; elles s'infléchissent de dehors en dedans sur le fond de la vessie ; accolées à l'ouraque, elles se dirigent en avant, sortent de l'abdomen par l'anneau ombilical, et, soutenues par le repli de l'allantoïde, elles descendent jusqu'au chorion ; entre cette membrane et le feuillet chorial de l'allantoïde, elles se divisent en rameaux et ramuscules qui, distribués à toute la périphérie de l'œuf, percent le chorion, pour constituer à sa surface l'appareil placentaire ; là, ces vaisseaux rapportent du fœtus le sang qui, devenu impropre à la nutrition, doit subir une dépuration rénovatrice.

B. La *veine ombilicale* procède des papilles placentaires par ses radicules, qui en constituent la base essentielle avec les derniers ramuscules des artères ; ses racines, satellites des divisions artérielles, traversent le chorion, rampent, s'anastomosent et convergent à sa face interne ; elles forment deux groupes correspondant, chacun, à l'une des artères ombilicales ; en quittant le chorion, les deux branches veineuses qui en résultent se réunissent en une seule qui monte avec les artères vers l'ombilic.

Chez les *ruminants,* ces deux branches veineuses ne se confondent qu'à leur entrée dans l'abdomen ; d'où il suit qu'on rencontre *deux veines ombilicales* dans la partie fasciculée du cordon.

Parvenue dans l'abdomen, la veine ombilicale se dirige en avant, suit la ligne médiane sur les parois inférieures de la cavité, monte en arrière du diaphragme jusqu'au bord inférieur du lobe mitoyen du foie, où elle se plonge et se divise, après s'être abouchée avec la veine porte, et avoir détaché à la veine cave une branche de communication dite *canal veineux*.

La veine ombilicale conduit au fœtus le sang qui s'est régénéré au contact de celui de la mère en traversant le placenta.

FIN.

TABLE DES MATIÈRES

CONTENUES

DANS CETTE LIVRAISON.

SPLANCHNOLOGIE.

GÉNÉRALITÉS.

APPAREILS DE LA NUTRITION.

—

APPAREIL DE LA DIGESTION.

APPAREIL RESPIRATOIRE.

APPAREIL DE LA SÉCRÉTION URINAIRE.

—

APPAREIL DE LA GÉNÉRATION.

APPAREILS DES SENS.

FIN DE LA TABLE.

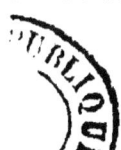

Paris. — Impr. d'ALEXANDRE BAILLY, rue du Faubourg-Montmartre, 10.

ERRATA

—

Page 31, *ligne* 16, *au lieu de* : Malgré ce moyen de mobilité,...— *Lisez* : Malgré *ces moyens*...

Page 40, *ligne* 2, *au lieu de* : fournis par la branche maxillaire... — *Lisez* : fournis par la branche *sus*-maxillaire...

Page 57, *ligne* 25, *au lieu de* : facultés motrice et sensible. — *Lisez* : facultés motrice et *sensitive*.

Page 74, *ligne* 6, *au lieu de* : l'insertion du stylo-maxillaire,... — *Lisez* : l'insertion du *sterno*-maxillaire,...

Page 90, *ligne* 27, *au lieu de* : d'avant en arrière et de haut en bas, — *Lisez* : d'arrière en avant et de haut en bas.

Page 92, *lignes* 13, 14 *et* 15, *au lieu de* : les unes enroulées d'avant en arrière et de gauche à droite, les autres d'arrière en avant, etc... — *Lisez* : en s'enroulant d'avant en arrière, les unes de gauche à droite et les autres de droite à gauche.

Page 153, *lignes* 28 *et* 29, *au lieu de* : *grand épiploon* ou *épiploon spléno-colique*. — *Lisez* : grand épiploon, épiploon spléno-colique ou *gastro-colique*.

Page 218, *ligne* 19, *au lieu de* : l'appareil lympathique,... — *Lisez* : lymphatique,...

Page 218, *ligne* 27, *au lieu de* : Ganglions *lympathiques*... — *Lisez* : Lymphatiques...

Page 237, *ligne* 8, *au lieu de* : division de la branche *maxillaire*... — *Lisez* : division de la branche *sus-maxillaire*...

Page 263, *ligne* 11, *au lieu de* : les corps rectiformes,... — *Lisez* : restiformes,...

Page 307, *ligne* 26, *au lieu de* : entourés de tissus celluleux,... — *Lisez* : entourés de tissu celluleux,...

Page 330, *ligne* 12, *au lieu de* : continue l'origine de l'urèthre ;... — *Lisez* : constitue...

Page 351, *lignes* 14 *et* 15, *au lieu de* : cet orifice abdominal *au* collet de la gaine... — *Lisez* : *ou* collet de la gaine...

Page 380, *ligne* 9, *au lieu de* : branches *générales internes*,... — *Lisez* : branches *génitales internes*,...

Page 414, *ligne* 16, *au lieu de* : enveloppent complétement... — *Lisez* : enveloppent incomplétement...

Page 420, *ligne* 3, *au lieu de* : ganglions lombaires du grand sympathique ; — *Lisez* : ganglions lombaires *et pelviens* du grand sympathique ;...

Page 448, lignes 26, 27 et 28, au lieu de : cette même partie est fixée au cartilage emboîté par des fibres ligamenteuses... — *Lisez* : cette même partie et le cartilage qu'elle emboîte sont unis par des fibres ligamenteuses.

Page 458, lignes 17 et 18, au lieu de : l'artère auriculaire,... — *Lisez* : L'artère auriculaire *postérieure*,...

Page 461, lignes 13 et 14, au lieu de : De ses deux branches, la supérieure se porte en arrière et se fixe, etc., — *Lisez* : De ses deux branches *inégales*, la supérieure, plus courte, se porte en arrière, et son extrémité se fixe aux parois de la cuisse par un petit lien muqueux;

Page 464, lignes 21, 22 et 23, au lieu de : unie dans le crâne à la 7e, à la 8e, etc., au moyen du ganglion otique du grand sympathique. — *Lisez* : unie dans le crâne à la 7e, à la 8e *paires, etc.*, au moyen du grand sympathique.

Page 466, ligne 9, au lieu de : sont situés en arrière... — *Lisez* : sont situés *au-dessus et* en arrière...

Page 466, ligne 11, au lieu de : Recourbés en cercles réguliers,... — *Lisez* : Recourbés en cercles réguliers, mais incomplets ou en fer à cheval,...

Page 466, ligne 13, au lieu de : l'un est antérieur, l'autre postérieur ; — *Lisez* : l'un est antérieur *et supérieur*, l'autre postérieur *et inférieur*;

Page 466, ligne 21, au lieu de : branche supérieure du canal horizontal. — *Lisez* : branche *antérieure* du canal horizontal.

Page 466, ligne 22, au lieu de : vesticule. — *Lisez* : vestibule.

Page 466, lignes 23, 24, etc., au lieu de : deux d'entre elles se trouvent sur la paroi interne, ce sont celle de l'extrémité ampullaire du canal vertical supérieur et celle de l'extrémité non ampullaire du canal horizontal; les trois autres sont du côté interne. — *Lisez* : deux d'entre elles se trouvent sur la paroi *externe ou antérieure*, ce sont celles des extrémités ampullaires des canaux vertical antérieur et horizontal; les trois autres sont du côté interne ou postérieur.

Page 467, ligne 19, au lieu de : à la partie inférieure du vestibule : — *Lisez* : à la partie inférieure *et externe* du vestibule :

Page 470, lignes 25 et 26, au lieu de : des fibres nerveuses de la 5e paire et du sympathique émanent du ganglion *otique*, suivent... — *Lisez* : des fibres nerveuses de la 5e paire et du sympathique suivent...

Page 471, ligne 12, au lieu de : au moyen du ganglion otique, du nerf vidien, etc.,... — *Lisez* : Au moyen *des filets carotidiens, du nerf vidien*, etc.,...

Page 475, ligne 8, ajoutez : Postérieurement est une bande longitudinale jaune et élastique.

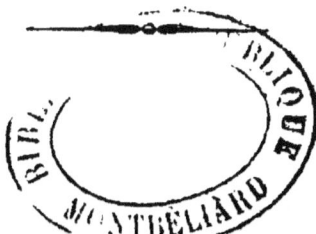